中国医药卫生改革与发展相关文件汇编

（2017~2018年）

中国药学会药事管理专业委员会　编

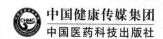

中国健康传媒集团

中国医药科技出版社

图书在版编目（CIP）数据

中国医药卫生改革与发展相关文件汇编.2017~2018年/中国药学会药事管理专业委员会编.—北京：中国医药科技出版社，2018.8

ISBN 978-7-5214-0386-2

Ⅰ.①中…　Ⅱ.①中…　Ⅲ.①医疗保健制度-体制改革-文件-汇编-中国-2017-2018　Ⅳ.①R199.2

中国版本图书馆CIP数据核字（2018）第190502号

美术编辑　陈君杞
版式设计　张　璐

出版　**中国健康传媒集团** | 中国医药科技出版社
地址　北京市海淀区文慧园北路甲22号
邮编　100082
电话　发行：010-62227427　邮购：010-62236938
网址　www.cmstp.com
规格　850×1168mm $^1/_{32}$
印张　22
字数　529千字
版次　2018年8月第1版
印次　2018年8月第1次印刷
印刷　三河市百盛印装有限公司
经销　全国各地新华书店
书号　ISBN 978-7-5214-0386-2
定价　**98.00元**

前　言

为使广大医药卫生工作者在工作实践中了解国家医药卫生体制改革的政策导向，中国药学会药事管理专业委员会从2000年开始组织编纂《中国医药卫生改革与发展相关文件汇编》（以下简称《汇编》），至今已经出版了16册。《汇编》按年度编辑、出版，已成为医药卫生工作者了解国家医药卫生体制改革与发展工作的方针、政策的重要参考资料和培训教材，受到广大医药卫生工作者的欢迎。

《汇编》主要收载相应年度出台的与医药卫生体制改革相关的法律、法规、部门规章、政策解读、报告等。《汇编》（2017～2018年）包括正文与附录两大部分。在正文部分，收集了107部法律、法规、部门规章、规范性文件，按照法律、法规、部门规章、规范性文件的顺序排列，并按照国务院、国家卫生健康委员会、国家中医药管理局、国家药品监督管理局、人力资源和社会保障部、工业和信息化部、科学技术部等对文件进行部门归类。在附录部分，为了使广大医药卫生工作者深刻领会文件精神、了解医药行业经济发展状况，收集了《中国的中医药》白皮书、《药物非临床研究质量管理规范》《国务院办公厅关于改革完善全科医生培养与使用激励机制的意见》《国医大师、全国名中医学术传承管理暂行办法》等相关文件解读，以及国家药物滥用监测年度报告（2016年）、2017年度药品审评报告、国家药品不良反应监测年度报告（2017年）、2017年度药品检查报告、2017年度我国卫生健康事业发展统计公报等医药卫生领域的重要报告等。

2018 年医药卫生体制改革已进入深入推进、全面实施阶段。编辑出版《汇编》（2017～2018 年），使《汇编》编纂工作得到了连续，更是为广大医药界同行继续深入学习医药卫生政策提供方便。

《汇编》（2017～2018 年）的编辑、出版，得到了北京秦脉医药咨询有限公司的大力支持，对此我们表示衷心感谢。

热烈欢迎医药界同仁对《汇编》的编辑、出版提出宝贵意见和建议，让我们共同为编好《汇编》而努力！

中国药学会药事管理专业委员会

2018 年 6 月

目　　录

附录

中华人民共和国宪法

（1982 年 12 月 4 日第五届全国人民代表大会第五次会议通过 1982 年 12 月 4 日全国人民代表大会公告公布施行 根据 1988 年 4 月 12 日第七届全国人民代表大会第一次会议通过的《中华人民共和国宪法修正案》、1993 年 3 月 29 日第八届全国人民代表大会第一次会议通过的《中华人民共和国宪法修正案》、1999 年 3 月 15 日第九届全国人民代表大会第二次会议通过的《中华人民共和国宪法修正案》、2004 年 3 月 14 日第十届全国人民代表大会第二次会议通过的《中华人民共和国宪法修正案》和 2018 年 3 月 11 日第十三届全国人民代表大会第一次会议通过的《中华人民共和国宪法修正案》修正）

目 录

序　言

中国是世界上历史最悠久的国家之一。中国各族人民共同创造了光辉灿烂的文化，具有光荣的革命传统。

一八四〇年以后，封建的中国逐渐变成半殖民地、半封建的国家。中国人民为国家独立、民族解放和民主自由进行了前仆后继的英勇奋斗。

二十世纪，中国发生了翻天覆地的伟大历史变革。

一九一一年孙中山先生领导的辛亥革命，废除了封建帝制，创立了中华民国。但是，中国人民反对帝国主义和封建主义的历史任务还没有完成。

一九四九年，以毛泽东主席为领袖的中国共产党领导中国各族人民，在经历了长期的艰难曲折的武装斗争和其他形式的斗争以后，终于推翻了帝国主义、封建主义和官僚资本主义的统治，取得了新民主主义革命的伟大胜利，建立了中华人民共和国。从此，中国人民掌握了国家的权力，成为国家的主人。

中华人民共和国成立以后，我国社会逐步实现了由新民主主义到社会主义的过渡。生产资料私有制的社会主义改造已经完成，人剥削人的制度已经消灭，社会主义制度已经确立。工人阶级领导的、以工农联盟为基础的人民民主专政，实质上即无产阶级专政，得到巩固和发展。中国人民和中国人民解放军战胜了帝国主义、霸权主义的侵略、破坏和武装挑衅，维护了国家的独立和安全，增强了国防。经济建设取得了重大的成就，独立的、比较完整的社会主义工业体系已经基本形成，农业生产显著提高。教育、科学、文化等事业有了很大的发展，社会主义思想教育取得了明显的成效。广大人民的生活有了较大的改善。

中国新民主主义革命的胜利和社会主义事业的成就，是中国共产党领导中国各族人民，在马克思列宁主义、毛泽东思想的指引下，坚持真理，修正错误，战胜许多艰难险阻而取得的。我国将长期处于社会主义初级阶段。国家的根本任务是，沿着中国特色社会主义道路，集中力量进行社会主义现代化建设。中国各族人民将继续在中国共产党领导下，在马克思列宁主义、毛泽东思想、邓小平理论、"三个代表"重要思想、科学发展观、习近平新时代中国特色社会主义思想指引下，坚持人民民主专政，坚持社会主义道路，坚持改革开放，不断完善社会主义的各项制度，发展社会主义市场经济，发展社会主义民主，健全社会主义法治，贯彻新发展理念，自力更生，艰苦奋斗，逐步实现工业、农业、国防和科学技术的现代化，推动物质文明、政治文明、精神文明、社会文明、生态文明协调发展，把我国建设成为富强民主文明和谐美丽的社会主义现代化强国，实现中华民族伟大复兴。

在我国，剥削阶级作为阶级已经消灭，但是阶级斗争还将在一定范围内长期存在。中国人民对敌视和破坏我国社会主义制度的国内外的敌对势力和敌对分子，必须进行斗争。

台湾是中华人民共和国的神圣领土的一部分。完成统一祖国的大业是包括台湾同胞在内的全中国人民的神圣职责。

社会主义的建设事业必须依靠工人、农民和知识分子，团结一切可以团结的力量。在长期的革命、建设、改革过程中，已经结成由中国共产党领导的，有各民主党派和各人民团体参加的，包括全体社会主义劳动者、社会主义事业的建设者、拥护社会主义的爱国者、拥护祖国统一和致力于中华民族伟大复兴的爱国者的广泛的爱国统一战线，这个统一战线将继续巩固和发展。中国人民政治协商会议是有广泛代表性的统一战线组织，过去发挥了重要的历史作用，今后在国家政治生活、社会生活和对外友好活动中，在进行社会主义现代化建设、维护国家的统一和团结的斗争中，将进一步发挥它的重要作用。中国共产党领导的多党合作和政治协商制度将长期存在和发展。

中华人民共和国是全国各族人民共同缔造的统一的多民族国家。平等团结互助和谐的社会主义民族关系已经确立，并将继续加强。在维护民族团结的斗争中，要反对大民族主义，主要是大汉族主义，也要反对地方民族主义。国家尽一切努力，促进全国各民族的共同繁荣。

中国革命、建设、改革的成就是同世界人民的支持分不开的。中国的前途是同世界的前途紧密地联系在一起的。中国坚持独立自主的对外政策，坚持互相尊重主权和领土完整、互不侵犯、互不干涉内政、平等互利、和平共处的五项原则，坚持和平发展道路，坚持互利共赢开放战略，发展同各国的外交关系和经济、文化交流，推动构建人类命运共同体；坚持反对帝国主义、霸权主义、殖民主义，加强同世界各国人民的团结，支持被压迫民族和发展中国家争取和维护民族独立、发展民族经济的正义斗争，为维护世界和平和促进人类进步事业而努力。

本宪法以法律的形式确认了中国各族人民奋斗的成果，规定了国家的根本制度和根本任务，是国家的根本法，具有最高的法律效力。全国各族人民、一切国家机关和武装力量、各政党和各社会团体、各企业事业组织，都必须以宪法为根本的活动准则，并且负有维护宪法尊严、保证宪法实施的职责。

第一章　总　纲

第一条　中华人民共和国是工人阶级领导的、以工农联盟为基础的人民民主专政的社会主义国家。

社会主义制度是中华人民共和国的根本制度。中国共产党领导是中国特色社会主义最本质的特征。禁止任何组织或者个人破坏社会主义制度。

第二条　中华人民共和国的一切权力属于人民。

人民行使国家权力的机关是全国人民代表大会和地方各级人民代表大会。

人民依照法律规定，通过各种途径和形式，管理国家事务，管理经济和文化事业，管理社会事务。

第三条　中华人民共和国的国家机构实行民主集中制的

原则。

全国人民代表大会和地方各级人民代表大会都由民主选举产生，对人民负责，受人民监督。

国家行政机关、监察机关、审判机关、检察机关都由人民代表大会产生，对它负责，受它监督。

中央和地方的国家机构职权的划分，遵循在中央的统一领导下，充分发挥地方的主动性、积极性的原则。

第四条　中华人民共和国各民族一律平等。国家保障各少数民族的合法的权利和利益，维护和发展各民族的平等团结互助和谐关系。禁止对任何民族的歧视和压迫，禁止破坏民族团结和制造民族分裂的行为。

国家根据各少数民族的特点和需要，帮助各少数民族地区加速经济和文化的发展。

各少数民族聚居的地方实行区域自治，设立自治机关，行使自治权。各民族自治地方都是中华人民共和国不可分离的部分。

各民族都有使用和发展自己的语言文字的自由，都有保持或者改革自己的风俗习惯的自由。

第五条　中华人民共和国实行依法治国，建设社会主义法治国家。

国家维护社会主义法制的统一和尊严。

一切法律、行政法规和地方性法规都不得同宪法相抵触。

一切国家机关和武装力量、各政党和各社会团体、各企业事业组织都必须遵守宪法和法律。一切违反宪法和法律的行为，必须予以追究。

任何组织或者个人都不得有超越宪法和法律的特权。

第六条　中华人民共和国的社会主义经济制度的基础是生产资料的社会主义公有制，即全民所有制和劳动群众集体所有制。社会主义公有制消灭人剥削人的制度，实行各尽所能、按劳分配的原则。

国家在社会主义初级阶段，坚持公有制为主体、多种所有制经济共同发展的基本经济制度，坚持按劳分配为主体、多种分配方式并存的分配制度。

第七条 国有经济，即社会主义全民所有制经济，是国民经济中的主导力量。国家保障国有经济的巩固和发展。

第八条 农村集体经济组织实行家庭承包经营为基础、统分结合的双层经营体制。农村中的生产、供销、信用、消费等各种形式的合作经济，是社会主义劳动群众集体所有制经济。参加农村集体经济组织的劳动者，有权在法律规定的范围内经营自留地、自留山、家庭副业和饲养自留畜。

城镇中的手工业、工业、建筑业、运输业、商业、服务业等行业的各种形式的合作经济，都是社会主义劳动群众集体所有制经济。

国家保护城乡集体经济组织的合法的权利和利益，鼓励、指导和帮助集体经济的发展。

第九条 矿藏、水流、森林、山岭、草原、荒地、滩涂等自然资源，都属于国家所有，即全民所有；由法律规定属于集体所有的森林和山岭、草原、荒地、滩涂除外。

国家保障自然资源的合理利用，保护珍贵的动物和植物。禁止任何组织或者个人用任何手段侵占或者破坏自然资源。

第十条 城市的土地属于国家所有。

农村和城市郊区的土地，除由法律规定属于国家所有的以外，属于集体所有；宅基地和自留地、自留山，也属于集体所有。

国家为了公共利益的需要，可以依照法律规定对土地实行征收或者征用并给予补偿。

任何组织或者个人不得侵占、买卖或者以其他形式非法转让土地。土地的使用权可以依照法律的规定转让。

一切使用土地的组织和个人必须合理地利用土地。

第十一条 在法律规定范围内的个体经济、私营经济等非公有制经济，是社会主义市场经济的重要组成部分。

国家保护个体经济、私营经济等非公有制经济的合法的权利和利益。国家鼓励、支持和引导非公有制经济的发展，并对非公有制经济依法实行监督和管理。

第十二条 社会主义的公共财产神圣不可侵犯。

国家保护社会主义的公共财产。禁止任何组织或者个人用任何手段侵占或者破坏国家的和集体的财产。

第十三条 公民的合法的私有财产不受侵犯。

国家依照法律规定保护公民的私有财产权和继承权。

国家为了公共利益的需要，可以依照法律规定对公民的私有财产实行征收或者征用并给予补偿。

第十四条 国家通过提高劳动者的积极性和技术水平，推广先进的科学技术，完善经济管理体制和企业经营管理制度，实行各种形式的社会主义责任制，改进劳动组织，以不断提高劳动生产率和经济效益，发展社会生产力。

国家厉行节约，反对浪费。

国家合理安排积累和消费，兼顾国家、集体和个人的利益，在发展生产的基础上，逐步改善人民的物质生活和文化生活。

国家建立健全同经济发展水平相适应的社会保障制度。

第十五条 国家实行社会主义市场经济。

国家加强经济立法，完善宏观调控。

国家依法禁止任何组织或者个人扰乱社会经济秩序。

第十六条 国有企业在法律规定的范围内有权自主经营。

国有企业依照法律规定，通过职工代表大会和其他形式，实行民主管理。

第十七条 集体经济组织在遵守有关法律的前提下，有独立进行经济活动的自主权。

集体经济组织实行民主管理，依照法律规定选举和罢免管理人员，决定经营管理的重大问题。

第十八条 中华人民共和国允许外国的企业和其他经济组织或者个人依照中华人民共和国法律的规定在中国投资，同中国的企业或者其他经济组织进行各种形式的经济合作。

在中国境内的外国企业和其他外国经济组织以及中外合资经营的企业，都必须遵守中华人民共和国的法律。它们的合法的权利和利益受中华人民共和国法律的保护。

第十九条 国家发展社会主义的教育事业，提高全国人民的科学文化水平。

国家举办各种学校，普及初等义务教育，发展中等教育、职业教育和高等教育，并且发展学前教育。

国家发展各种教育设施，扫除文盲，对工人、农民、国家工作人员和其他劳动者进行政治、文化、科学、技术、业务的教育，鼓励自学成才。

国家鼓励集体经济组织、国家企业事业组织和其他社会力量依照法律规定举办各种教育事业。

国家推广全国通用的普通话。

第二十条 国家发展自然科学和社会科学事业，普及科学和技术知识，奖励科学研究成果和技术发明创造。

第二十一条 国家发展医疗卫生事业，发展现代医药和我国传统医药，鼓励和支持农村集体经济组织、国家企业事业组织和街道组织举办各种医疗卫生设施，开展群众性的卫生活动，保护人民健康。

国家发展体育事业，开展群众性的体育活动，增强人民体质。

第二十二条 国家发展为人民服务、为社会主义服务的文学艺术事业、新闻广播电视事业、出版发行事业、图书馆博物馆文化馆和其他文化事业，开展群众性的文化活动。

国家保护名胜古迹、珍贵文物和其他重要历史文化遗产。

第二十三条 国家培养为社会主义服务的各种专业人才，扩大知识分子的队伍，创造条件，充分发挥他们在社会主义现代化建设中的作用。

第二十四条 国家通过普及理想教育、道德教育、文化教育、纪律和法制教育，通过在城乡不同范围的群众中制定和执行各种守则、公约，加强社会主义精神文明的建设。

国家倡导社会主义核心价值观，提倡爱祖国、爱人民、爱劳动、爱科学、爱社会主义的公德，在人民中进行爱国主义、集体主义和国际主义、共产主义的教育，进行辩证唯物主义和历史唯物主义的教育，反对资本主义的、封建主义的和其他的腐朽思想。

第二十五条 国家推行计划生育，使人口的增长同经济和社会发展计划相适应。

第二十六条 国家保护和改善生活环境和生态环境，防治污染和其他公害。

国家组织和鼓励植树造林，保护林木。

第二十七条 一切国家机关实行精简的原则，实行工作责任制，实行工作人员的培训和考核制度，不断提高工作质量和工作效率，反对官僚主义。

一切国家机关和国家工作人员必须依靠人民的支持，经常保持同人民的密切联系，倾听人民的意见和建议，接受人民的监督，努力为人民服务。

国家工作人员就职时应当依照法律规定公开进行宪法宣誓。

第二十八条 国家维护社会秩序，镇压叛国和其他危害国家安全的犯罪活动，制裁危害社会治安、破坏社会主义经济和其他犯罪的活动，惩办和改造犯罪分子。

第二十九条 中华人民共和国的武装力量属于人民。它的任务是巩固国防，抵抗侵略，保卫祖国，保卫人民的和平劳动，参加国家建设事业，努力为人民服务。

国家加强武装力量的革命化、现代化、正规化的建设，增强国防力量。

第三十条 中华人民共和国的行政区域划分如下：

（一）全国分为省、自治区、直辖市；

（二）省、自治区分为自治州、县、自治县、市；

（三）县、自治县分为乡、民族乡、镇。

直辖市和较大的市分为区、县。自治州分为县、自治县、市。

自治区、自治州、自治县都是民族自治地方。

第三十一条 国家在必要时得设立特别行政区。在特别行政区内实行的制度按照具体情况由全国人民代表大会以法律规定。

第三十二条 中华人民共和国保护在中国境内的外国人的合法权利和利益，在中国境内的外国人必须遵守中华人民共和国的法律。

中华人民共和国对于因为政治原因要求避难的外国人，可以给予受庇护的权利。

第二章　公民的基本权利和义务

第二十二条 凡具有中华人民共和国国籍的人都是中华人民共和国公民。

中华人民共和国公民在法律面前一律平等。

国家尊重和保障人权。

任何公民享有宪法和法律规定的权利，同时必须履行宪法和法律规定的义务。

第三十四条 中华人民共和国年满十八周岁的公民，不分民族、种族、性别、职业、家庭出身、宗教信仰、教育程度、财产状况、居住期限，都有选举权和被选举权；但是依照法律被剥夺政治权利的人除外。

第三十五条 中华人民共和国公民有言论、出版、集会、结社、游行、示威的自由。

第三十六条 中华人民共和国公民有宗教信仰自由。

任何国家机关、社会团体和个人不得强制公民信仰宗教或者不信仰宗教，不得歧视信仰宗教的公民和不信仰宗教的公民。

国家保护正常的宗教活动。任何人不得利用宗教进行破坏社会秩序、损害公民身体健康、妨碍国家教育制度的活动。

宗教团体和宗教事务不受外国势力的支配。

第三十七条 中华人民共和国公民的人身自由不受侵犯。

任何公民，非经人民检察院批准或者决定或者人民法院决定，并由公安机关执行，不受逮捕。

禁止非法拘禁和以其他方法非法剥夺或者限制公民的人身自由，禁止非法搜查公民的身体。

第三十八条 中华人民共和国公民的人格尊严不受侵犯。禁止用任何方法对公民进行侮辱、诽谤和诬告陷害。

第三十九条 中华人民共和国公民的住宅不受侵犯。禁止非法搜查或者非法侵入公民的住宅。

第四十条 中华人民共和国公民的通信自由和通信秘密受法律的保护。除因国家安全或者追查刑事犯罪的需要，由公安机关或者检察机关依照法律规定的程序对通信进行检查外，任何组织或者个人不得以任何理由侵犯公民的通信自由和通信秘密。

第四十一条 中华人民共和国公民对于任何国家机关和国家工作人员，有提出批评和建议的权利；对于任何国家机关和国家工作人员的违法失职行为，有向有关国家机关提出申诉、控告或者检举的权利，但是不得捏造或者歪曲事实进行诬告陷害。

对于公民的申诉、控告或者检举，有关国家机关必须查清事实，负责处理。任何人不得压制和打击报复。

由于国家机关和国家工作人员侵犯公民权利而受到损失的人，有依照法律规定取得赔偿的权利。

第四十二条 中华人民共和国公民有劳动的权利和义务。

国家通过各种途径，创造劳动就业条件，加强劳动保护，改善劳动条件，并在发展生产的基础上，提高劳动报酬和福利待遇。

劳动是一切有劳动能力的公民的光荣职责。国有企业和城乡集体经济组织的劳动者都应当以国家主人翁的态度对待自己的劳动。国家提倡社会主义劳动竞赛，奖励劳动模范和先进工作者。国家提倡公民从事义务劳动。

国家对就业前的公民进行必要的劳动就业训练。

第四十三条 中华人民共和国劳动者有休息的权利。

国家发展劳动者休息和休养的设施，规定职工的工作时间和休假制度。

第四十四条 国家依照法律规定实行企业事业组织的职工和国家机关工作人员的退休制度。退休人员的生活受到国家和社会的保障。

第四十五条 中华人民共和国公民在年老、疾病或者丧失劳动能力的情况下，有从国家和社会获得物质帮助的权利。国家发展为公民享受这些权利所需要的社会保险、社会救济和医疗卫生事业。

国家和社会保障残废军人的生活，抚恤烈士家属，优待军人家属。

国家和社会帮助安排盲、聋、哑和其他有残疾的公民的劳动、生活和教育。

第四十六条 中华人民共和国公民有受教育的权利和义务。

国家培养青年、少年、儿童在品德、智力、体质等方面全面发展。

第四十七条 中华人民共和国公民有进行科学研究、文学艺术创作和其他文化活动的自由。国家对于从事教育、科学、技术、文学、艺术和其他文化事业的公民的有益于人民的创造性工作，给以鼓励和帮助。

第四十八条 中华人民共和国妇女在政治的、经济的、文化的、社会的和家庭的生活等各方面享有同男子平等的权利。

国家保护妇女的权利和利益，实行男女同工同酬，培养和选拔妇女干部。

第四十九条 婚姻、家庭、母亲和儿童受国家的保护。

夫妻双方有实行计划生育的义务。

父母有抚养教育未成年子女的义务，成年子女有赡养扶助父母的义务。

禁止破坏婚姻自由，禁止虐待老人、妇女和儿童。

第五十条　中华人民共和国保护华侨的正当的权利和利益，保护归侨和侨眷的合法的权利和利益。

第五十一条　中华人民共和国公民在行使自由和权利的时候，不得损害国家的、社会的、集体的利益和其他公民的合法的自由和权利。

第五十二条　中华人民共和国公民有维护国家统一和全国各民族团结的义务。

第五十三条　中华人民共和国公民必须遵守宪法和法律，保守国家秘密，爱护公共财产，遵守劳动纪律，遵守公共秩序，尊重社会公德。

第五十四条　中华人民共和国公民有维护祖国的安全、荣誉和利益的义务，不得有危害祖国的安全、荣誉和利益的行为。

第五十五条　保卫祖国、抵抗侵略是中华人民共和国每一个公民的神圣职责。

依照法律服兵役和参加民兵组织是中华人民共和国公民的光荣义务。

第五十六条　中华人民共和国公民有依照法律纳税的义务。

第三章　国家机构

第一节　全国人民代表大会

第五十七条　中华人民共和国全国人民代表大会是最高国家权力机关。它的常设机关是全国人民代表大会常务委员会。

第五十八条　全国人民代表大会和全国人民代表大会常务委员会行使国家立法权。

第五十九条　全国人民代表大会由省、自治区、直辖市、特别行政区和军队选出的代表组成。各少数民族都应当有适当名额的代表。

全国人民代表大会代表的选举由全国人民代表大会常务委员会主持。

全国人民代表大会代表名额和代表产生办法由法律规定。

第六十条 全国人民代表大会每届任期五年。

全国人民代表大会任期届满的两个月以前，全国人民代表大会常务委员会必须完成下届全国人民代表大会代表的选举。如果遇到不能进行选举的非常情况，由全国人民代表大会常务委员会以全体组成人员的三分之二以上的多数通过，可以推迟选举，延长本届全国人民代表大会的任期。在非常情况结束后一年内，必须完成下届全国人民代表大会代表的选举。

第六十一条 全国人民代表大会会议每年举行一次，由全国人民代表大会常务委员会召集。如果全国人民代表人会常务委员会认为必要，或者有五分之一以上的全国人民代表大会代表提议，可以临时召集全国人民代表大会会议。

全国人民代表大会举行会议的时候，选举主席团主持会议。

第六十二条 全国人民代表大会行使下列职权：

（一）修改宪法；

（二）监督宪法的实施；

（三）制定和修改刑事、民事、国家机构的和其他的基本法律；

（四）选举中华人民共和国主席、副主席；

（五）根据中华人民共和国主席的提名，决定国务院总理的人选；根据国务院总理的提名，决定国务院副总理、国务委员、各部部长、各委员会主任、审计长、秘书长的人选；

（六）选举中央军事委员会主席；根据中央军事委员会主席的提名，决定中央军事委员会其他组成人员的人选；

（七）选举国家监察委员会主任；

（八）选举最高人民法院院长；

（九）选举最高人民检察院检察长；

（十）审查和批准国民经济和社会发展计划和计划执行情况的报告；

（十一）审查和批准国家的预算和预算执行情况的报告；

（十二）改变或者撤销全国人民代表大会常务委员会不适当的决定；

（十三）批准省、自治区和直辖市的建置；

（十四）决定特别行政区的设立及其制度；

（十五）决定战争和和平的问题；

（十六）应当由最高国家权力机关行使的其他职权。

第六十三条 全国人民代表大会有权罢免下列人员：

（一）中华人民共和国主席、副主席；

（二）国务院总理、副总理、国务委员、各部部长、各委员会主任、审计长、秘书长；

（三）中央军事委员会主席和中央军事委员会其他组成人员；

（四）国家监察委员会主任；

（五）最高人民法院院长；

（六）最高人民检察院检察长。

第六十四条 宪法的修改，由全国人民代表大会常务委员会或者五分之一以上的全国人民代表大会代表提议，并由全国人民代表大会以全体代表的三分之二以上的多数通过。

法律和其他议案由全国人民代表大会以全体代表的过半数通过。

第六十五条 全国人民代表大会常务委员会由下列人员组成：

委员长，

副委员长若干人，

秘书长，

委员若干人。

全国人民代表大会常务委员会组成人员中，应当有适当名额的少数民族代表。

全国人民代表大会选举并有权罢免全国人民代表大会常务委员会的组成人员。

全国人民代表大会常务委员会的组成人员不得担任国家行政机关、监察机关、审判机关和检察机关的职务。

第六十六条 全国人民代表大会常务委员会每届任期同全国人民代表大会每届任期相同，它行使职权到下届全国人民代表大会选出新的常务委员会为止。

委员长、副委员长连续任职不得超过两届。

第六十七条 全国人民代表大会常务委员会行使下列职权：

（一）解释宪法，监督宪法的实施；

（二）制定和修改除应当由全国人民代表大会制定的法律以外的其他法律；

（三）在全国人民代表大会闭会期间，对全国人民代表大会制定的法律进行部分补充和修改，但是不得同该法律的基本原则相抵触；

（四）解释法律；

（五）在全国人民代表大会闭会期间，审查和批准国民经济和社会发展计划、国家预算在执行过程中所必须作的部分调整方案；

（六）监督国务院、中央军事委员会、国家监察委员会、最高人民法院和最高人民检察院的工作；

（七）撤销国务院制定的同宪法、法律相抵触的行政法规、决定和命令；

（八）撤销省、自治区、直辖市国家权力机关制定的同宪法、法律和行政法规相抵触的地方性法规和决议；

（九）在全国人民代表大会闭会期间，根据国务院总理的提名，决定部长、委员会主任、审计长、秘书长的人选；

（十）在全国人民代表大会闭会期间，根据中央军事委员会主席的提名，决定中央军事委员会其他组成人员的人选；

（十一）根据国家监察委员会主任的提请，任免国家监察委员会副主任、委员；

（十二）根据最高人民法院院长的提请，任免最高人民法院副院长、审判员、审判委员会委员和军事法院院长；

（十三）根据最高人民检察院检察长的提请，任免最高人民检察院副检察长、检察员、检察委员会委员和军事检察院检察长，并且批准省、自治区、直辖市的人民检察院检察长的任免；

（十四）决定驻外全权代表的任免；

（十五）决定同外国缔结的条约和重要协定的批准和废除；

（十六）规定军人和外交人员的衔级制度和其他专门衔级制度；

（十七）规定和决定授予国家的勋章和荣誉称号；

（十八）决定特赦；

（十九）在全国人民代表大会闭会期间，如果遇到国家遭受武装侵犯或者必须履行国际间共同防止侵略的条约的情况，决定战争状态的宣布；

（二十）决定全国总动员或者局部动员；

（二十一）决定全国或者个别省、自治区、直辖市进入紧急状态；

（二十二）全国人民代表大会授予的其他职权。

第六十八条 全国人民代表大会常务委员会委员长主持全国人民代表大会常务委员会的工作，召集全国人民代表大会常务委员会会议。副委员长、秘书长协助委员长工作。

委员长、副委员长、秘书长组成委员长会议，处理全国人民代表大会常务委员会的重要日常工作。

第六十九条 全国人民代表大会常务委员会对全国人民代表大会负责并报告工作。

第七十条 全国人民代表大会设立民族委员会、宪法和法律委员会、财政经济委员会、教育科学文化卫生委员会、外事委员会、华侨委员会和其他需要设立的专门委员会。在全国人民代表大会闭会期间，各专门委员会受全国人民代表大会常务委员会的领导。

各专门委员会在全国人民代表大会和全国人民代表大会常务委员会领导下，研究、审议和拟订有关议案。

第七十一条 全国人民代表大会和全国人民代表大会常务委员会认为必要的时候，可以组织关于特定问题的调查委员会，并且根据调查委员会的报告，作出相应的决议。

调查委员会进行调查的时候，一切有关的国家机关、社会团体和公民都有义务向它提供必要的材料。

第七十二条 全国人民代表大会代表和全国人民代表大会常务委员会组成人员，有权依照法律规定的程序分别提出属于全国人民代表大会和全国人民代表大会常务委员会职权范围内的议案。

第七十三条 全国人民代表大会代表在全国人民代表大会开会期间，全国人民代表大会常务委员会组成人员在常务委员会开会期间，有权依照法律规定的程序提出对国务院或者国务院各部、各委员会的质询案。受质询的机关必须负责答复。

第七十四条 全国人民代表大会代表，非经全国人民代表大会会议主席团许可，在全国人民代表大会闭会期间非经全国人民代表大会常务委员会许可，不受逮捕或者刑事审判。

第七十五条 全国人民代表大会代表在全国人民代表大会各种会议上的发言和表决，不受法律追究。

第七十六条 全国人民代表大会代表必须模范地遵守宪法和法律，保守国家秘密，并且在自己参加的生产、工作和社会活动中，协助宪法和法律的实施。

全国人民代表大会代表应当同原选举单位和人民保持密切的联系，听取和反映人民的意见和要求，努力为人民服务。

第七十七条 全国人民代表大会代表受原选举单位的监督。原选举单位有权依照法律规定的程序罢免本单位选出的代表。

第七十八条 全国人民代表大会和全国人民代表大会常务委员会的组织和工作程序由法律规定。

第二节 中华人民共和国主席

第七十九条 中华人民共和国主席、副主席由全国人民代表大会选举。

有选举权和被选举权的年满四十五周岁的中华人民共和国公民可以被选为中华人民共和国主席、副主席。

中华人民共和国主席、副主席每届任期同全国人民代表大会每届任期相同。

第八十条 中华人民共和国主席根据全国人民代表大会的决定和全国人民代表大会常务委员会的决定，公布法律，任免国务院总理、副总理、国务委员、各部部长、各委员会主任、审计长、秘书长，授予国家的勋章和荣誉称号，发布特赦令，宣布进入紧急状态，宣布战争状态，发布动员令。

第八十一条 中华人民共和国主席代表中华人民共和国，进行国事活动，接受外国使节；根据全国人民代表大会常务委员会的决定，派遣和召回驻外全权代表，批准和废除同外国缔结的条约和重要协定。

第八十二条 中华人民共和国副主席协助主席工作。

中华人民共和国副主席受主席的委托，可以代行主席的部分职权。

第八十三条 中华人民共和国主席、副主席行使职权到下届全国人民代表大会选出的主席、副主席就职为止。

第八十四条 中华人民共和国主席缺位的时候，由副主席继任主席的职位。

中华人民共和国副主席缺位的时候，由全国人民代表大会补选。

中华人民共和国主席、副主席都缺位的时候，由全国人民代表大会补选；在补选以前，由全国人民代表大会常务委员会委员长暂时代理主席职位。

第三节　国　务　院

第八十五条　中华人民共和国国务院，即中央人民政府，是最高国家权力机关的执行机关，是最高国家行政机关。

第八十六条　国务院由下列人员组成：

总理，

副总理若干人，

国务委员若干人，

各部部长，

各委员会主任，

审计长，

秘书长。

国务院实行总理负责制。各部、各委员会实行部长、主任负责制。

国务院的组织由法律规定。

第八十七条　国务院每届任期同全国人民代表大会每届任期相同。

总理、副总理、国务委员连续任职不得超过两届。

第八十八条　总理领导国务院的工作。副总理、国务委员协助总理工作。

总理、副总理、国务委员、秘书长组成国务院常务会议。

总理召集和主持国务院常务会议和国务院全体会议。

第八十九条　国务院行使下列职权：

（一）根据宪法和法律，规定行政措施，制定行政法规，发布决定和命令；

（二）向全国人民代表大会或者全国人民代表大会常务委员会提出议案；

（三）规定各部和各委员会的任务和职责，统一领导各部和各委员会的工作，并且领导不属于各部和各委员会的全国性的行政工作；

（四）统一领导全国地方各级国家行政机关的工作，规定中央和省、自治区、直辖市的国家行政机关的职权的具体划分；

（五）编制和执行国民经济和社会发展计划和国家预算；

（六）领导和管理经济工作和城乡建设、生态文明建设；

（七）领导和管理教育、科学、文化、卫生、体育和计划生育工作；

（八）领导和管理民政、公安、司法行政等工作；

（九）管理对外事务，同外国缔结条约和协定；

（十）领导和管理国防建设事业；

（十一）领导和管理民族事务，保障少数民族的平等权利和民族自治地方的自治权利；

（十二）保护华侨的正当的权利和利益，保护归侨和侨眷的合法的权利和利益；

（十三）改变或者撤销各部、各委员会发布的不适当的命令、指示和规章；

（十四）改变或者撤销地方各级国家行政机关的不适当的决定和命令；

（十五）批准省、自治区、直辖市的区域划分，批准自治州、县、自治县、市的建置和区域划分；

（十六）依照法律规定决定省、自治区、直辖市的范围内部分地区进入紧急状态；

（十七）审定行政机构的编制，依照法律规定任免、培训、考核和奖惩行政人员；

（十八）全国人民代表大会和全国人民代表大会常务委员会授予的其他职权。

第九十条 国务院各部部长、各委员会主任负责本部门的工作；召集和主持部务会议或者委员会会议、委务会议，讨论决定本部门工作的重大问题。

各部、各委员会根据法律和国务院的行政法规、决定、命令，在本部门的权限内，发布命令、指示和规章。

第九十一条 国务院设立审计机关，对国务院各部门和地方各级政府的财政收支，对国家的财政金融机构和企业事业组织的财务收支，进行审计监督。

审计机关在国务院总理领导下，依照法律规定独立行使审计监督权，不受其他行政机关、社会团体和个人的干涉。

第九十二条 国务院对全国人民代表大会负责并报告工作；在全国人民代表大会闭会期间，对全国人民代表大会常务委员会负责并报告工作。

第四节　中央军事委员会

第九十三条 中华人民共和国中央军事委员会领导全国武装力量。

中央军事委员会由下列人员组成：

主席，

副主席若干人，

委员若干人。

中央军事委员会实行主席负责制。

中央军事委员会每届任期同全国人民代表大会每届任期相同。

第九十四条 中央军事委员会主席对全国人民代表大会和全国人民代表大会常务委员会负责。

第五节　地方各级人民代表大会和地方各级人民政府

第九十五条 省、直辖市、县、市、市辖区、乡、民族乡、镇设立人民代表大会和人民政府。

地方各级人民代表大会和地方各级人民政府的组织由法律规定。

自治区、自治州、自治县设立自治机关。自治机关的组织和工作根据宪法第三章第五节、第六节规定的基本原则由法律规定。

第九十六条 地方各级人民代表大会是地方国家权力

机关。

县级以上的地方各级人民代表大会设立常务委员会。

第九十七条 省、直辖市、设区的市的人民代表大会代表由下一级的人民代表大会选举；县、不设区的市、市辖区、乡、民族乡、镇的人民代表大会代表由选民直接选举。

地方各级人民代表大会代表名额和代表产生办法由法律规定。

第九十八条 地方各级人民代表大会每届任期五年。

第九十九条 地方各级人民代表大会在本行政区域内，保证宪法、法律、行政法规的遵守和执行；依照法律规定的权限，通过和发布决议，审查和决定地方的经济建设、文化建设和公共事业建设的计划。

县级以上的地方各级人民代表大会审查和批准本行政区域内的国民经济和社会发展计划、预算以及它们的执行情况的报告；有权改变或者撤销本级人民代表大会常务委员会不适当的决定。

民族乡的人民代表大会可以依照法律规定的权限采取适合民族特点的具体措施。

第一百条 省、直辖市的人民代表大会和它们的常务委员会，在不同宪法、法律、行政法规相抵触的前提下，可以制定地方性法规，报全国人民代表大会常务委员会备案。

设区的市的人民代表大会和它们的常务委员会，在不同宪法、法律、行政法规和本省、自治区的地方性法规相抵触的前提下，可以依照法律规定制定地方性法规，报本省、自治区人民代表大会常务委员会批准后施行。

第一百零一条 地方各级人民代表大会分别选举并且有权罢免本级人民政府的省长和副省长、市长和副市长、县长和副县长、区长和副区长、乡长和副乡长、镇长和副镇长。

县级以上的地方各级人民代表大会选举并且有权罢免本级监察委员会主任、本级人民法院院长和本级人民检察院检察长。选出或者罢免人民检察院检察长，须报上级人民检察院检察长提请该级人民代表大会常务委员会批准。

第一百零二条 省、直辖市、设区的市的人民代表大会代表受原选举单位的监督；县、不设区的市、市辖区、乡、民族乡、镇的人民代表大会代表受选民的监督。

地方各级人民代表大会代表的选举单位和选民有权依照法律规定的程序罢免由他们选出的代表。

第一百零三条 县级以上的地方各级人民代表大会常务委员会由主任、副主任若干人和委员若干人组成，对本级人民代表大会负责并报告工作。

县级以上的地方各级人民代表大会选举并有权罢免本级人民代表大会常务委员会的组成人员。

县级以上的地方各级人民代表大会常务委员会的组成人员不得担任国家行政机关、监察机关、审判机关和检察机关的职务。

第一百零四条 县级以上的地方各级人民代表大会常务委员会讨论、决定本行政区域内各方面工作的重大事项；监督本级人民政府、监察委员会、人民法院和人民检察院的工作；撤销本级人民政府的不适当的决定和命令；撤销下一级人民代表大会的不适当的决议；依照法律规定的权限决定国家机关工作人员的任免；在本级人民代表大会闭会期间，罢免和补选上一级人民代表大会的个别代表。

第一百零五条 地方各级人民政府是地方各级国家权力机关的执行机关，是地方各级国家行政机关。

地方各级人民政府实行省长、市长、县长、区长、乡长、镇长负责制。

第一百零六条 地方各级人民政府每届任期同本级人民代表大会每届任期相同。

第一百零七条 县级以上地方各级人民政府依照法律规定的权限，管理本行政区域内的经济、教育、科学、文化、卫生、体育事业、城乡建设事业和财政、民政、公安、民族事务、司法行政、计划生育等行政工作，发布决定和命令，任免、培训、考核和奖惩行政工作人员。

乡、民族乡、镇的人民政府执行本级人民代表大会的决议和上级国家行政机关的决定和命令，管理本行政区域内的行政工作。

省、直辖市的人民政府决定乡、民族乡、镇的建置和区域划分。

第一百零八条 县级以上的地方各级人民政府领导所属各工作部门和下级人民政府的工作，有权改变或者撤销所属各工作部门和下级人民政府的不适当的决定。

第一百零九条 县级以上的地方各级人民政府设立审计机关。地方各级审计机关依照法律规定独立行使审计监督权，对本级人民政府和上一级审计机关负责。

第一百一十条 地方各级人民政府对本级人民代表大会负责并报告工作。县级以上的地方各级人民政府在本级人民代表大会闭会期间，对本级人民代表大会常务委员会负责并报告工作。

地方各级人民政府对上一级国家行政机关负责并报告工作。全国地方各级人民政府都是国务院统一领导下的国家行政机关，都服从国务院。

第一百一十一条 城市和农村按居民居住地区设立的居民委员会或者村民委员会是基层群众性自治组织。居民委员会、村民委员会的主任、副主任和委员由居民选举。居民委员会、村民委员会同基层政权的相互关系由法律规定。

居民委员会、村民委员会设人民调解、治安保卫、公共卫生等委员会，办理本居住地区的公共事务和公益事业，调解民间纠纷，协助维护社会治安，并且向人民政府反映群众的意见、要求和提出建议。

第六节 民族自治地方的自治机关

第一百一十二条 民族自治地方的自治机关是自治区、自治州、自治县的人民代表大会和人民政府。

第一百一十三条　自治区、自治州、自治县的人民代表大会中，除实行区域自治的民族的代表外，其他居住在本行政区域内的民族也应当有适当名额的代表。

自治区、自治州、自治县的人民代表大会常务委员会中应当有实行区域自治的民族的公民担任主任或者副主任。

第一百一十四条　自治区主席、自治州州长、自治县县长由实行区域自治的民族的公民担任。

第一百一十五条　自治区、自治州、自治县的自治机关行使宪法第三章第五节规定的地方国家机关的职权，同时依照宪法、民族区域自治法和其他法律规定的权限行使自治权，根据本地方实际情况贯彻执行国家的法律、政策。

第一百一十六条　民族自治地方的人民代表大会有权依照当地民族的政治、经济和文化的特点，制定自治条例和单行条例。自治区的自治条例和单行条例，报全国人民代表大会常务委员会批准后生效。自治州、自治县的自治条例和单行条例，报省或者自治区的人民代表大会常务委员会批准后生效，并报全国人民代表大会常务委员会备案。

第一百一十七条　民族自治地方的自治机关有管理地方财政的自治权。凡是依照国家财政体制属于民族自治地方的财政收入，都应当由民族自治地方的自治机关自主地安排使用。

第一百一十八条　民族自治地方的自治机关在国家计划的指导下，自主地安排和管理地方性的经济建设事业。

国家在民族自治地方开发资源、建设企业的时候，应当照顾民族自治地方的利益。

第一百一十九条　民族自治地方的自治机关自主地管理本地方的教育、科学、文化、卫生、体育事业，保护和整理民族的文化遗产，发展和繁荣民族文化。

第一百二十条　民族自治地方的自治机关依照国家的军事制度和当地的实际需要，经国务院批准，可以组织本地方维护社会治安的公安部队。

第一百二十一条　民族自治地方的自治机关在执行职务的

时候，依照本民族自治地方自治条例的规定，使用当地通用的一种或者几种语言文字。

第一百二十二条　国家从财政、物资、技术等方面帮助各少数民族加速发展经济建设和文化建设事业。

国家帮助民族自治地方从当地民族中大量培养各级干部、各种专业人才和技术工人。

第七节　监察委员会

第一百二十三条　中华人民共和国各级监察委员会是国家的监察机关。

第一百二十四条　中华人民共和国设立国家监察委员会和地方各级监察委员会。

监察委员会由下列人员组成：

主任，

副主任若干人，

委员若干人。

监察委员会主任每届任期同本级人民代表大会每届任期相同。国家监察委员会主任连续任职不得超过两届。

监察委员会的组织和职权由法律规定。

第一百二十五条　中华人民共和国国家监察委员会是最高监察机关。

国家监察委员会领导地方各级监察委员会的工作，上级监察委员会领导下级监察委员会的工作。

第一百二十六条　国家监察委员会对全国人民代表大会和全国人民代表大会常务委员会负责。地方各级监察委员会对产生它的国家权力机关和上一级监察委员会负责。

第一百二十七条　监察委员会依照法律规定独立行使监察权，不受行政机关、社会团体和个人的干涉。

监察机关办理职务违法和职务犯罪案件，应当与审判机关、检察机关、执法部门互相配合，互相制约。

第八节　人民法院和人民检察院

第一百二十八条　中华人民共和国人民法院是国家的审判机关。

第一百二十九条　中华人民共和国设立最高人民法院、地方各级人民法院和军事法院等专门人民法院。

最高人民法院院长每届任期同全国人民代表大会每届任期相同，连续任职不得超过两届。

人民法院的组织由法律规定。

第一百三十条　人民法院审理案件，除法律规定的特别情况外，一律公开进行。被告人有权获得辩护。

第一百三十一条　人民法院依照法律规定独立行使审判权，不受行政机关、社会团体和个人的干涉。

第一百三十二条　最高人民法院是最高审判机关。

最高人民法院监督地方各级人民法院和专门人民法院的审判工作，上级人民法院监督下级人民法院的审判工作。

第一百三十三条　最高人民法院对全国人民代表大会和全国人民代表大会常务委员会负责。地方各级人民法院对产生它的国家权力机关负责。

第一百三十四条　中华人民共和国人民检察院是国家的法律监督机关。

第一百三十五条　中华人民共和国设立最高人民检察院、地方各级人民检察院和军事检察院等专门人民检察院。

最高人民检察院检察长每届任期同全国人民代表大会每届任期相同，连续任职不得超过两届。

人民检察院的组织由法律规定。

第一百三十六条　人民检察院依照法律规定独立行使检察权，不受行政机关、社会团体和个人的干涉。

第一百三十七条　最高人民检察院是最高检察机关。

最高人民检察院领导地方各级人民检察院和专门人民检察院的工作，上级人民检察院领导下级人民检察院的工作。

第一百三十八条　最高人民检察院对全国人民代表大会和

全国人民代表大会常务委员会负责。地方各级人民检察院对产生它的国家权力机关和上级人民检察院负责。

第一百三十九条　各民族公民都有用本民族语言文字进行诉讼的权利。人民法院和人民检察院对于不通晓当地通用的语言文字的诉讼参与人，应当为他们翻译。

在少数民族聚居或者多民族共同居住的地区，应当用当地通用的语言进行审理；起诉书、判决书、布告和其他文书应当根据实际需要使用当地通用的一种或者几种文字。

第一百四十条　人民法院、人民检察院和公安机关办理刑事案件，应当分工负责，互相配合，互相制约，以保证准确有效地执行法律。

第四章　国旗、国歌、国徽、首都

第一百四十一条　中华人民共和国国旗是五星红旗。

中华人民共和国国歌是《义勇军进行曲》。

第一百四十二条　中华人民共和国国徽，中间是五星照耀下的天安门，周围是谷穗和齿轮。

第一百四十三条　中华人民共和国首都是北京。

中华人民共和国主席令

第六十九号

《中华人民共和国国家情报法》已由中华人民共和国第十二届全国人民代表大会常务委员会第二十八次会议于2017年6月27日通过，现予公布，自2017年6月28日起施行。

中华人民共和国主席　习近平

2017年6月27日

中华人民共和国国家情报法

（2017 年 6 月 27 日第十二届全国人民代表大会常务委员会
第二十八次会议通过）

目　录

第一章　总　则

第一条　为了加强和保障国家情报工作，维护国家安全和利益，根据宪法，制定本法。

第二条　国家情报工作坚持总体国家安全观，为国家重大决策提供情报参考，为防范和化解危害国家安全的风险提供情报支持，维护国家政权、主权、统一和领土完整、人民福祉、经济社会可持续发展和国家其他重大利益。

第三条　国家建立健全集中统一、分工协作、科学高效的国家情报体制。

中央国家安全领导机构对国家情报工作实行统一领导，制定国家情报工作方针政策，规划国家情报工作整体发展，建立健全国家情报工作协调机制，统筹协调各领域国家情报工作，研究决定国家情报工作中的重大事项。

中央军事委员会统一领导和组织军队情报工作。

第四条　国家情报工作坚持公开工作与秘密工作相结合、专门工作与群众路线相结合、分工负责与协作配合相结合的原则。

第五条　国家安全机关和公安机关情报机构、军队情报机构（以下统称国家情报工作机构）按照职责分工，相互配合，做好情报工作、开展情报行动。

各有关国家机关应当根据各自职能和任务分工，与国家情报工作机构密切配合。

第六条　国家情报工作机构及其工作人员应当忠于国家和人民，遵守宪法和法律，忠于职守，纪律严明，清正廉洁，无私奉献，坚决维护国家安全和利益。

第七条　任何组织和公民都应当依法支持、协助和配合国家情报工作，保守所知悉的国家情报工作秘密。

国家对支持、协助和配合国家情报工作的个人和组织给予保护。

第八条　国家情报工作应当依法进行，尊重和保障人权，维护个人和组织的合法权益。

第九条　国家对在国家情报工作中作出重大贡献的个人和组织给予表彰和奖励。

第二章　国家情报工作机构职权

第十条　国家情报工作机构根据工作需要，依法使用必要的方式、手段和渠道，在境内外开展情报工作。

第十一条　国家情报工作机构应当依法搜集和处理境外机构、组织、个人实施或者指使、资助他人实施的，或者境内外机构、组织、个人相勾结实施的危害中华人民共和国国家安全和利益行为的相关情报，为防范、制止和惩治上述行为提供情报依据或者参考。

第十二条　国家情报工作机构可以按照国家有关规定，与有关个人和组织建立合作关系，委托开展相关工作。

第十三条　国家情报工作机构可以按照国家有关规定，开展对外交流与合作。

第十四条　国家情报工作机构依法开展情报工作，可以要求有关机关、组织和公民提供必要的支持、协助和配合。

第十五条　国家情报工作机构根据工作需要，按照国家有关规定，经过严格的批准手续，可以采取技术侦察措施和身份保护措施。

第十六条　国家情报工作机构工作人员依法执行任务时，按照国家有关规定，经过批准，出示相应证件，可以进入限制进入的有关区域、场所，可以向有关机关、组织和个人了解、询问有关情况，可以查阅或者调取有关的档案、资料、物品。

第十七条　国家情报工作机构工作人员因执行紧急任务需要，经出示相应证件，可以享受通行便利。

国家情报工作机构工作人员根据工作需要，按照国家有关规定，可以优先使用或者依法征用有关机关、组织和个人的交通工具、通信工具、场地和建筑物，必要时，可以设置相关工作场所和设备、设施，任务完成后应当及时归还或者恢复原状，并依照规定支付相应费用；造成损失的，应当补偿。

第十八条　国家情报工作机构根据工作需要，按照国家有关规定，可以提请海关、出入境边防检查等机关提供免检等便利。

第十九条　国家情报工作机构及其工作人员应当严格依法办事，不得超越职权、滥用职权，不得侵犯公民和组织的合法权益，不得利用职务便利为自己或者他人谋取私利，不得泄露国家秘密、商业秘密和个人信息。

第三章　国家情报工作保障

第二十条　国家情报工作机构及其工作人员依法开展情报工作，受法律保护。

第二十一条　国家加强国家情报工作机构建设，对其机构设置、人员、编制、经费、资产实行特殊管理，给予特殊保障。

国家建立适应情报工作需要的人员录用、选调、考核、培训、待遇、退出等管理制度。

第二十二条 国家情报工作机构应当适应情报工作需要，提高开展情报工作的能力。

国家情报工作机构应当运用科学技术手段，提高对情报信息的鉴别、筛选、综合和研判分析水平。

第二十三条 国家情报工作机构工作人员因执行任务，或者与国家情报工作机构建立合作关系的人员因协助国家情报工作，其本人或者近亲属人身安全受到威胁时，国家有关部门应当采取必要措施，予以保护、营救。

第二十四条 对为国家情报工作作出贡献并需要安置的人员，国家给予妥善安置。

公安、民政、财政、卫生、教育、人力资源和社会保障等有关部门以及国有企业事业单位应当协助国家情报工作机构做好安置工作。

第二十五条 对因开展国家情报工作或者支持、协助和配合国家情报工作导致伤残或者牺牲、死亡的人员，按照国家有关规定给予相应的抚恤优待。

个人和组织因支持、协助和配合国家情报工作导致财产损失的，按照国家有关规定给予补偿。

第二十六条 国家情报工作机构应当建立健全严格的监督和安全审查制度，对其工作人员遵守法律和纪律等情况进行监督，并依法采取必要措施，定期或者不定期进行安全审查。

第二十七条 任何个人和组织对国家情报工作机构及其工作人员超越职权、滥用职权和其他违法违纪行为，有权检举、控告。受理检举、控告的有关机关应当及时查处，并将查处结果告知检举人、控告人。

对依法检举、控告国家情报工作机构及其工作人员的个人和组织，任何个人和组织不得压制和打击报复。

国家情报工作机构应当为个人和组织检举、控告、反映情况提供便利渠道，并为检举人、控告人保密。

第四章　法律责任

第二十八条　违反本法规定，阻碍国家情报工作机构及其工作人员依法开展情报工作的，由国家情报工作机构建议相关单位给予处分或者由国家安全机关、公安机关处警告或者十五日以下拘留；构成犯罪的，依法追究刑事责任。

第二十九条　泄露与国家情报工作有关的国家秘密的，由国家情报工作机构建议相关单位给予处分或者由国家安全机关、公安机关处警告或者十五日以下拘留；构成犯罪的，依法追究刑事责任。

第三十条　冒充国家情报工作机构工作人员或者其他相关人员实施招摇撞骗、诈骗、敲诈勒索等行为的，依照《中华人民共和国治安管理处罚法》的规定处罚；构成犯罪的，依法追究刑事责任。

第三十一条　国家情报工作机构及其工作人员有超越职权、滥用职权，侵犯公民和组织的合法权益，利用职务便利为自己或者他人谋取私利，泄露国家秘密、商业秘密和个人信息等违法违纪行为的，依法给予处分；构成犯罪的，依法追究刑事责任。

第五章　附　　则

第三十二条　本法自 2017 年 6 月 28 日起施行。

中华人民共和国主席令

第七十七号

《中华人民共和国反不正当竞争法》已由中华人民共和国

第十二届全国人民代表大会常务委员会第三十次会议于 2017 年 11 月 4 日修订通过，现将修订后的《中华人民共和国反不正当竞争法》公布，自 2018 年 1 月 1 日起施行。

中华人民共和国主席　习近平
2017 年 11 月 4 日

中华人民共和国反不正当竞争法

(1993 年 9 月 2 日第八届全国人民代表大会常务委员会第三次会议通过　2017 年 11 月 4 日第十二届全国人民代表大会常务委员会第三十次会议修订)

目　录

第一章　总　则

第一条　为了促进社会主义市场经济健康发展，鼓励和保护公平竞争，制止不正当竞争行为，保护经营者和消费者的合法权益，制定本法。

第二条　经营者在生产经营活动中，应当遵循自愿、平等、公平、诚信的原则，遵守法律和商业道德。

本法所称的不正当竞争行为，是指经营者在生产经营活动中，违反本法规定，扰乱市场竞争秩序，损害其他经营者或者消费者的合法权益的行为。

本法所称的经营者，是指从事商品生产、经营或者提供服务（以下所称商品包括服务）的自然人、法人和非法人组织。

第三条　各级人民政府应当采取措施，制止不正当竞争行为，为公平竞争创造良好的环境和条件。

国务院建立反不正当竞争工作协调机制，研究决定反不正当竞争重大政策，协调处理维护市场竞争秩序的重大问题。

第四条　县级以上人民政府履行工商行政管理职责的部门对不正当竞争行为进行查处；法律、行政法规规定由其他部门查处的，依照其规定。

第五条　国家鼓励、支持和保护一切组织和个人对不正当竞争行为进行社会监督。

国家机关及其工作人员不得支持、包庇不正当竞争行为。

行业组织应当加强行业自律，引导、规范会员依法竞争，维护市场竞争秩序。

第二章　不正当竞争行为

第六条　经营者不得实施下列混淆行为，引人误认为是他人商品或者与他人存在特定联系：

（一）擅自使用与他人有一定影响的商品名称、包装、装潢等相同或者近似的标识；

（二）擅自使用他人有一定影响的企业名称（包括简称、字号等）、社会组织名称（包括简称等）、姓名（包括笔名、艺名、译名等）；

（三）擅自使用他人有一定影响的域名主体部分、网站名称、网页等；

（四）其他足以引人误认为是他人商品或者与他人存在特定联系的混淆行为。

第七条　经营者不得采用财物或者其他手段贿赂下列单位或者个人，以谋取交易机会或者竞争优势：

（一）交易相对方的工作人员；

（二）受交易相对方委托办理相关事务的单位或者个人；

（三）利用职权或者影响力影响交易的单位或者个人。

经营者在交易活动中，可以以明示方式向交易相对方支付折扣，或者向中间人支付佣金。经营者向交易相对方支付折扣、向中间人支付佣金的，应当如实入账。接受折扣、佣金的经营者也应当如实入账。

经营者的工作人员进行贿赂的，应当认定为经营者的行为；但是，经营者有证据证明该工作人员的行为与为经营者谋取交易机会或者竞争优势无关的除外。

第八条 经营者不得对其商品的性能、功能、质量、销售状况、用户评价、曾获荣誉等作虚假或者引人误解的商业宣传，欺骗、误导消费者。

经营者不得通过组织虚假交易等方式，帮助其他经营者进行虚假或者引人误解的商业宣传。

第九条 经营者不得实施下列侵犯商业秘密的行为：

（一）以盗窃、贿赂、欺诈、胁迫或者其他不正当手段获取权利人的商业秘密；

（二）披露、使用或者允许他人使用以前项手段获取的权利人的商业秘密；

（三）违反约定或者违反权利人有关保守商业秘密的要求，披露、使用或者允许他人使用其所掌握的商业秘密。

第三人明知或者应知商业秘密权利人的员工、前员工或者其他单位、个人实施前款所列违法行为，仍获取、披露、使用或者允许他人使用该商业秘密的，视为侵犯商业秘密。

本法所称的商业秘密，是指不为公众所知悉、具有商业价值并经权利人采取相应保密措施的技术信息和经营信息。

第十条 经营者进行有奖销售不得存在下列情形：

（一）所设奖的种类、兑奖条件、奖金金额或者奖品等有奖销售信息不明确，影响兑奖；

（二）采用谎称有奖或者故意让内定人员中奖的欺骗方式

进行有奖销售；

（三）抽奖式的有奖销售，最高奖的金额超过五万元。

第十一条 经营者不得编造、传播虚假信息或者误导性信息，损害竞争对手的商业信誉、商品声誉。

第十二条 经营者利用网络从事生产经营活动，应当遵守本法的各项规定。

经营者不得利用技术手段，通过影响用户选择或者其他方式，实施下列妨碍、破坏其他经营者合法提供的网络产品或者服务正常运行的行为：

（一）未经其他经营者同意，在其合法提供的网络产品或者服务中，插入链接、强制进行目标跳转；

（二）误导、欺骗、强迫用户修改、关闭、卸载其他经营者合法提供的网络产品或者服务；

（三）恶意对其他经营者合法提供的网络产品或者服务实施不兼容；

（四）其他妨碍、破坏其他经营者合法提供的网络产品或者服务正常运行的行为。

第三章 对涉嫌不正当竞争行为的调查

第十三条 监督检查部门调查涉嫌不正当竞争行为，可以采取下列措施：

（一）进入涉嫌不正当竞争行为的经营场所进行检查；

（二）询问被调查的经营者、利害关系人及其他有关单位、个人，要求其说明有关情况或者提供与被调查行为有关的其他资料；

（三）查询、复制与涉嫌不正当竞争行为有关的协议、账簿、单据、文件、记录、业务函电和其他资料；

（四）查封、扣押与涉嫌不正当竞争行为有关的财物；

（五）查询涉嫌不正当竞争行为的经营者的银行账户。

采取前款规定的措施，应当向监督检查部门主要负责人书面报告，并经批准。采取前款第四项、第五项规定的措施，应当向设区的市级以上人民政府监督检查部门主要负责人书面报告，并经批准。

监督检查部门调查涉嫌不正当竞争行为，应当遵守《中华人民共和国行政强制法》和其他有关法律、行政法规的规定，并应当将查处结果及时向社会公开。

第十四条 监督检查部门调查涉嫌不正当竞争行为，被调查的经营者、利害关系人及其他有关单位、个人应当如实提供有关资料或者情况。

第十五条 监督检查部门及其工作人员对调查过程中知悉的商业秘密负有保密义务。

第十六条 对涉嫌不正当竞争行为，任何单位和个人有权向监督检查部门举报，监督检查部门接到举报后应当依法及时处理。

监督检查部门应当向社会公开受理举报的电话、信箱或者电子邮件地址，并为举报人保密。对实名举报并提供相关事实和证据的，监督检查部门应当将处理结果告知举报人。

第四章　法律责任

第十七条 经营者违反本法规定，给他人造成损害的，应当依法承担民事责任。

经营者的合法权益受到不正当竞争行为损害的，可以向人民法院提起诉讼。

因不正当竞争行为受到损害的经营者的赔偿数额，按照其因被侵权所受到的实际损失确定；实际损失难以计算的，按照侵权人因侵权所获得的利益确定。赔偿数额还应当包括经营者为制止侵权行为所支付的合理开支。

经营者违反本法第六条、第九条规定，权利人因被侵权所受到的实际损失、侵权人因侵权所获得的利益难以确定的，由人民法院根据侵权行为的情节判决给予权利人三百万元以下的赔偿。

第十八条 经营者违反本法第六条规定实施混淆行为的，由监督检查部门责令停止违法行为，没收违法商品。违法经营额五万元以上的，可以并处违法经营额五倍以下的罚款；没有违法经营额或者违法经营额不足五万元的，可以并处二十五万元以下的罚款。情节严重的，吊销营业执照。

经营者登记的企业名称违反本法第六条规定的，应当及时办理名称变更登记；名称变更前，由原企业登记机关以统一社会信用代码代替其名称。

第十九条 经营者违反本法第七条规定贿赂他人的，由监督检查部门没收违法所得，处十万元以上三百万元以下的罚款。情节严重的，吊销营业执照。

第二十条 经营者违反本法第八条规定对其商品作虚假或者引人误解的商业宣传，或者通过组织虚假交易等方式帮助其他经营者进行虚假或者引人误解的商业宣传的，由监督检查部门责令停止违法行为，处二十万元以上一百万元以下的罚款；情节严重的，处一百万元以上二百万元以下的罚款，可以吊销营业执照。

经营者违反本法第八条规定，属于发布虚假广告的，依照《中华人民共和国广告法》的规定处罚。

第二十一条 经营者违反本法第九条规定侵犯商业秘密的，由监督检查部门责令停止违法行为，处十万元以上五十万元以下的罚款；情节严重的，处五十万元以上三百万元以下的罚款。

第二十二条 经营者违反本法第十条规定进行有奖销售的，由监督检查部门责令停止违法行为，处五万元以上五十万元以下的罚款。

第二十三条 经营者违反本法第十一条规定损害竞争对手商业信誉、商品声誉的，由监督检查部门责令停止违法行为、消除影响，处十万元以上五十万元以下的罚款；情节严重的，处五十万元以上三百万元以下的罚款。

第二十四条　经营者违反本法第十二条规定妨碍、破坏其他经营者合法提供的网络产品或者服务正常运行的，由监督检查部门责令停止违法行为，处十万元以上五十万元以下的罚款；情节严重的，处五十万元以上三百万元以下的罚款。

第二十五条　经营者违反本法规定从事不正当竞争，有主动消除或者减轻违法行为危害后果等法定情形的，依法从轻或者减轻行政处罚；违法行为轻微并及时纠正，没有造成危害后果的，不予行政处罚。

第二十六条　经营者违反本法规定从事不正当竞争，受到行政处罚的，由监督检查部门记入信用记录，并依照有关法律、行政法规的规定予以公示。

第二十七条　经营者违反本法规定，应当承担民事责任、行政责任和刑事责任，其财产不足以支付的，优先用于承担民事责任。

第二十八条　妨害监督检查部门依照本法履行职责，拒绝、阻碍调查的，由监督检查部门责令改正，对个人可以处五千元以下的罚款，对单位可以处五万元以下的罚款，并可以由公安机关依法给予治安管理处罚。

第二十九条　当事人对监督检查部门作出的决定不服的，可以依法申请行政复议或者提起行政诉讼。

第三十条　监督检查部门的工作人员滥用职权、玩忽职守、徇私舞弊或者泄露调查过程中知悉的商业秘密的，依法给予处分。

第三十一条　违反本法规定，构成犯罪的，依法追究刑事责任。

第五章　附　　则

第三十二条　本法自 2018 年 1 月 1 日起施行。

中华人民共和国主席令

第八十号

《中华人民共和国刑法修正案（十）》已由中华人民共和国第十二届全国人民代表大会常务委员会第三十次会议于2017年11月4日通过，现予公布，自公布之日起施行。

中华人民共和国主席　习近平
2017 年 11 月 4 日

中华人民共和国刑法修正案（十）

（2017 年 11 月 4 日第十二届全国人民代表大会
常务委员会第三十次会议通过）

为了惩治侮辱国歌的犯罪行为，切实维护国歌奏唱、使用的严肃性和国家尊严，在刑法第二百九十九条中增加一款作为第二款，将该条修改为：

"在公共场合，故意以焚烧、毁损、涂划、玷污、践踏等方式侮辱中华人民共和国国旗、国徽的，处三年以下有期徒刑、拘役、管制或者剥夺政治权利。

"在公共场合，故意篡改中华人民共和国国歌歌词、曲谱，以歪曲、贬损方式奏唱国歌，或者以其他方式侮辱国歌，情节严重的，依照前款的规定处罚。"

本修正案自公布之日起施行。

中华人民共和国主席令

第三号

《中华人民共和国监察法》已由中华人民共和国第十三届全国人民代表大会第一次会议于 2018 年 3 月 20 日通过，现予公布，自公布之日起施行。

中华人民共和国主席　习近平
2018 年 3 月 20 日

中华人民共和国监察法

（2018 年 3 月 20 日第十三届全国人民代表大会第一次会议通过）

目　录

第一章　总　则

第一条　为了深化国家监察体制改革，加强对所有行使公权力的公职人员的监督，实现国家监察全面覆盖，深入开展反腐败工作，推进国家治理体系和治理能力现代化，根据宪法，制定本法。

第二条　坚持中国共产党对国家监察工作的领导，以马克思列宁主义、毛泽东思想、邓小平理论、"三个代表"重要思想、科学发展观、习近平新时代中国特色社会主义思想为指导，构建集中统一、权威高效的中国特色国家监察体制。

第三条　各级监察委员会是行使国家监察职能的专责机关，依照本法对所有行使公权力的公职人员（以下称公职人员）进行监察，调查职务违法和职务犯罪，开展廉政建设和反腐败工作，维护宪法和法律的尊严。

第四条　监察委员会依照法律规定独立行使监察权，不受行政机关、社会团体和个人的干涉。

监察机关办理职务违法和职务犯罪案件，应当与审判机关、检察机关、执法部门互相配合，互相制约。

监察机关在工作中需要协助的，有关机关和单位应当根据监察机关的要求依法予以协助。

第五条　国家监察工作严格遵照宪法和法律，以事实为根据，以法律为准绳；在适用法律上一律平等，保障当事人的合法权益；权责对等，严格监督；惩戒与教育相结合，宽严相济。

第六条　国家监察工作坚持标本兼治、综合治理，强化监督问责，严厉惩治腐败；深化改革、健全法治，有效制约和监督权力；加强法治教育和道德教育，弘扬中华优秀传统文化，构建不敢腐、不能腐、不想腐的长效机制。

第二章　监察机关及其职责

第七条　中华人民共和国国家监察委员会是最高监察机关。

省、自治区、直辖市、自治州、县、自治县、市、市辖区设立监察委员会。

第八条　国家监察委员会由全国人民代表大会产生，负责全国监察工作。

国家监察委员会由主任、副主任若干人、委员若干人组成，主任由全国人民代表大会选举，副主任、委员由国家监察委员会主任提请全国人民代表大会常务委员会任免。

国家监察委员会主任每届任期同全国人民代表大会每届任期相同，连续任职不得超过两届。

国家监察委员会对全国人民代表大会及其常务委员会负责，并接受其监督。

第九条　地方各级监察委员会由本级人民代表大会产生，负责本行政区域内的监察工作。

地方各级监察委员会由主任、副主任若干人、委员若干人组成，主任由本级人民代表大会选举，副主任、委员由监察委员会主任提请本级人民代表大会常务委员会任免。

地方各级监察委员会主任每届任期同本级人民代表大会每届任期相同。

地方各级监察委员会对本级人民代表大会及其常务委员会和上一级监察委员会负责，并接受其监督。

第十条　国家监察委员会领导地方各级监察委员会的工作，上级监察委员会领导下级监察委员会的工作。

第十一条　监察委员会依照本法和有关法律规定履行监督、调查、处置职责：

（一）对公职人员开展廉政教育，对其依法履职、秉公用权、廉洁从政从业以及道德操守情况进行监督检查；

（二）对涉嫌贪污贿赂、滥用职权、玩忽职守、权力寻租、利益输送、徇私舞弊以及浪费国家资财等职务违法和职务犯罪进行调查；

（三）对违法的公职人员依法作出政务处分决定；对履行职责不力、失职失责的领导人员进行问责；对涉嫌职务犯罪的，将调查结果移送人民检察院依法审查、提起公诉；向监察对象所在单位提出监察建议。

第十二条 各级监察委员会可以向本级中国共产党机关、国家机关、法律法规授权或者委托管理公共事务的组织和单位以及所管辖的行政区域、国有企业等派驻或者派出监察机构、监察专员。

监察机构、监察专员对派驻或者派出它的监察委员会负责。

第十三条 派驻或者派出的监察机构、监察专员根据授权，按照管理权限依法对公职人员进行监督，提出监察建议，依法对公职人员进行调查、处置。

第十四条 国家实行监察官制度，依法确定监察官的等级设置、任免、考评和晋升等制度。

第三章　监察范围和管辖

第十五条 监察机关对下列公职人员和有关人员进行监察：

（一）中国共产党机关、人民代表大会及其常务委员会机关、人民政府、监察委员会、人民法院、人民检察院、中国人民政治协商会议各级委员会机关、民主党派机关和工商业联合会机关的公务员，以及参照《中华人民共和国公务员法》管理的人员；

（二）法律、法规授权或者受国家机关依法委托管理公共事务的组织中从事公务的人员；

（三）国有企业管理人员；

（四）公办的教育、科研、文化、医疗卫生、体育等单位中从事管理的人员；

（五）基层群众性自治组织中从事管理的人员；

（六）其他依法履行公职的人员。

第十六条 各级监察机关按照管理权限管辖本辖区内本法第十五条规定的人员所涉监察事项。

上级监察机关可以办理下一级监察机关管辖范围内的监察事项，必要时也可以办理所辖各级监察机关管辖范围内的监察事项。

监察机关之间对监察事项的管辖有争议的，由其共同的上级监察机关确定。

第十七条 上级监察机关可以将其所管辖的监察事项指定下级监察机关管辖，也可以将下级监察机关有管辖权的监察事项指定给其他监察机关管辖。

监察机关认为所管辖的监察事项重大、复杂，需要由上级监察机关管辖的，可以报请上级监察机关管辖。

第四章　监察权限

第十八条 监察机关行使监督、调查职权，有权依法向有关单位和个人了解情况，收集、调取证据。有关单位和个人应当如实提供。

监察机关及其工作人员对监督、调查过程中知悉的国家秘密、商业秘密、个人隐私，应当保密。

任何单位和个人不得伪造、隐匿或者毁灭证据。

第十九条 对可能发生职务违法的监察对象，监察机关按照管理权限，可以直接或者委托有关机关、人员进行谈话或者要求说明情况。

第二十条 在调查过程中，对涉嫌职务违法的被调查人，监察机关可以要求其就涉嫌违法行为作出陈述，必要时向被调查人出具书面通知。

对涉嫌贪污贿赂、失职渎职等职务犯罪的被调查人，监察机关可以进行讯问，要求其如实供述涉嫌犯罪的情况。

第二十一条　在调查过程中，监察机关可以询问证人等人员。

第二十二条　被调查人涉嫌贪污贿赂、失职渎职等严重职务违法或者职务犯罪，监察机关已经掌握其部分违法犯罪事实及证据，仍有重要问题需要进一步调查，并有下列情形之一的，经监察机关依法审批，可以将其留置在特定场所：

（一）涉及案情重大、复杂的；

（二）可能逃跑、自杀的；

（三）可能串供或者伪造、隐匿、毁灭证据的；

（四）可能有其他妨碍调查行为的。

对涉嫌行贿犯罪或者共同职务犯罪的涉案人员，监察机关可以依照前款规定采取留置措施。

留置场所的设置、管理和监督依照国家有关规定执行。

第二十三条　监察机关调查涉嫌贪污贿赂、失职渎职等严重职务违法或者职务犯罪，根据工作需要，可以依照规定查询、冻结涉案单位和个人的存款、汇款、债券、股票、基金份额等财产。有关单位和个人应当配合。

冻结的财产经查明与案件无关的，应当在查明后三日内解除冻结，予以退还。

第二十四条　监察机关可以对涉嫌职务犯罪的被调查人以及可能隐藏被调查人或者犯罪证据的人的身体、物品、住处和其他有关地方进行搜查。在搜查时，应当出示搜查证，并有被搜查人或者其家属等见证人在场。

搜查女性身体，应当由女性工作人员进行。

监察机关进行搜查时，可以根据工作需要提请公安机关配合。公安机关应当依法予以协助。

第二十五条　监察机关在调查过程中，可以调取、查封、扣押用以证明被调查人涉嫌违法犯罪的财物、文件和电子数据等信息。采取调取、查封、扣押措施，应当收集原物原件，会同持有人或者保管人、见证人，当面逐一拍照、登记、编号、开列清单，由在场人员当场核对、签名，并将清单副本交财物、文件的持有人或者保管人。

对调取、查封、扣押的财物、文件，监察机关应当设立专用账户、专门场所，确定专门人员妥善保管，严格履行交接、调取手续，定期对账核实，不得毁损或者用于其他目的。对价值不明物品应当及时鉴定，专门封存保管。

查封、扣押的财物、文件经查明与案件无关的，应当在查明后三日内解除查封、扣押，予以退还。

第二十六条 监察机关在调查过程中，可以直接或者指派、聘请具有专门知识、资格的人员在调查人员主持下进行勘验检查。勘验检查情况应当制作笔录，由参加勘验检查的人员和见证人签名或者盖章。

第二十七条 监察机关在调查过程中，对于案件中的专门性问题，可以指派、聘请有专门知识的人进行鉴定。鉴定人进行鉴定后，应当出具鉴定意见，并且签名。

第二十八条 监察机关调查涉嫌重大贪污贿赂等职务犯罪，根据需要，经过严格的批准手续，可以采取技术调查措施，按照规定交有关机关执行。

批准决定应当明确采取技术调查措施的种类和适用对象，自签发之日起三个月以内有效；对于复杂、疑难案件，期限届满仍有必要继续采取技术调查措施的，经过批准，有效期可以延长，每次不得超过三个月。对于不需要继续采取技术调查措施的，应当及时解除。

第二十九条 依法应当留置的被调查人如果在逃，监察机关可以决定在本行政区域内通缉，由公安机关发布通缉令，追捕归案。通缉范围超出本行政区域的，应当报请有权决定的上级监察机关决定。

第三十条 监察机关为防止被调查人及相关人员逃匿境外，经省级以上监察机关批准，可以对被调查人及相关人员采取限制出境措施，由公安机关依法执行。对于不需要继续采取限制出境措施的，应当及时解除。

第三十一条 涉嫌职务犯罪的被调查人主动认罪认罚，有下列情形之一的，监察机关经领导人员集体研究，并报上一级监察机关批准，可以在移送人民检察院时提出从宽处罚的建议：

（一）自动投案，真诚悔罪悔过的；

（二）积极配合调查工作，如实供述监察机关还未掌握的违法犯罪行为的；

（三）积极退赃，减少损失的；

（四）具有重大立功表现或者案件涉及国家重大利益等情形的。

第三十二条 职务违法犯罪的涉案人员揭发有关被调查人职务违法犯罪行为，查证属实的，或者提供重要线索，有助于调查其他案件的，监察机关经领导人员集体研究，并报上一级监察机关批准，可以在移送人民检察院时提出从宽处罚的建议。

第三十三条 监察机关依照本法规定收集的物证、书证、证人证言、被调查人供述和辩解、视听资料、电子数据等证据材料，在刑事诉讼中可以作为证据使用。

监察机关在收集、固定、审查、运用证据时，应当与刑事审判关于证据的要求和标准相一致。

以非法方法收集的证据应当依法予以排除，不得作为案件处置的依据。

第三十四条 人民法院、人民检察院、公安机关、审计机关等国家机关在工作中发现公职人员涉嫌贪污贿赂、失职渎职等职务违法或者职务犯罪的问题线索，应当移送监察机关，由监察机关依法调查处置。

被调查人既涉嫌严重职务违法或者职务犯罪，又涉嫌其他违法犯罪的，一般应当由监察机关为主调查，其他机关予以协助。

第五章　监察程序

第三十五条　监察机关对于报案或者举报，应当接受并按照有关规定处理。对于不属于本机关管辖的，应当移送主管机关处理。

第三十六条　监察机关应当严格按照程序开展工作，建立问题线索处置、调查、审理各部门相互协调、相互制约的工作机制。

监察机关应当加强对调查、处置工作全过程的监督管理，设立相应的工作部门履行线索管理、监督检查、督促办理、统计分析等管理协调职能。

第三十七条　监察机关对监察对象的问题线索，应当按照有关规定提出处置意见，履行审批手续，进行分类办理。线索处置情况应当定期汇总、通报，定期检查、抽查。

第三十八条　需要采取初步核实方式处置问题线索的，监察机关应当依法履行审批程序，成立核查组。初步核实工作结束后，核查组应当撰写初步核实情况报告，提出处理建议。承办部门应当提出分类处理意见。初步核实情况报告和分类处理意见报监察机关主要负责人审批。

第三十九条　经过初步核实，对监察对象涉嫌职务违法犯罪，需要追究法律责任的，监察机关应当按照规定的权限和程序办理立案手续。

监察机关主要负责人依法批准立案后，应当主持召开专题会议，研究确定调查方案，决定需要采取的调查措施。

立案调查决定应当向被调查人宣布，并通报相关组织。涉嫌严重职务违法或者职务犯罪的，应当通知被调查人家属，并向社会公开发布。

第四十条　监察机关对职务违法和职务犯罪案件，应当进行调查，收集被调查人有无违法犯罪以及情节轻重的证据，查明违法犯罪事实，形成相互印证、完整稳定的证据链。

严禁以威胁、引诱、欺骗及其他非法方式收集证据,严禁侮辱、打骂、虐待、体罚或者变相体罚被调查人和涉案人员。

第四十一条 调查人员采取讯问、询问、留置、搜查、调取、查封、扣押、勘验检查等调查措施,均应当依照规定出示证件,出具书面通知,由二人以上进行,形成笔录、报告等书面材料,并由相关人员签名、盖章。

调查人员进行讯问以及搜查、查封、扣押等重要取证工作,应当对全过程进行录音录像,留存备查。

第四十二条 调查人员应当严格执行调查方案,不得随意扩大调查范围、变更调查对象和事项。

对调查过程中的重要事项,应当集体研究后按程序请示报告。

第四十三条 监察机关采取留置措施,应当由监察机关领导人员集体研究决定。设区的市级以下监察机关采取留置措施,应当报上一级监察机关批准。省级监察机关采取留置措施,应当报国家监察委员会备案。

留置时间不得超过三个月。在特殊情况下,可以延长一次,延长时间不得超过三个月。省级以下监察机关采取留置措施的,延长留置时间应当报上一级监察机关批准。监察机关发现采取留置措施不当的,应当及时解除。

监察机关采取留置措施,可以根据工作需要提请公安机关配合。公安机关应当依法予以协助。

第四十四条 对被调查人采取留置措施后,应当在二十四小时以内,通知被留置人员所在单位和家属,但有可能毁灭、伪造证据,干扰证人作证或者串供等有碍调查情形的除外。有碍调查的情形消失后,应当立即通知被留置人员所在单位和家属。

监察机关应当保障被留置人员的饮食、休息和安全,提供医疗服务。讯问被留置人员应当合理安排讯问时间和时长,讯问笔录由被讯问人阅看后签名。

被留置人员涉嫌犯罪移送司法机关后,被依法判处管制、拘役和有期徒刑的，留置一日折抵管制二日，折抵拘役、有期徒刑一日。

第四十五条　监察机关根据监督、调查结果，依法作出如下处置：

（一）对有职务违法行为但情节较轻的公职人员，按照管理权限，直接或者委托有关机关、人员，进行谈话提醒、批评教育、责令检查，或者予以诫勉；

（二）对违法的公职人员依照法定程序作出警告、记过、记大过、降级、撤职、开除等政务处分决定；

（三）对不履行或者不正确履行职责负有责任的领导人员，按照管理权限对其直接作出问责决定，或者向有权作出问责决定的机关提出问责建议；

（四）对涉嫌职务犯罪的，监察机关经调查认为犯罪事实清楚，证据确实、充分的，制作起诉意见书，连同案卷材料、证据一并移送人民检察院依法审查、提起公诉；

（五）对监察对象所在单位廉政建设和履行职责存在的问题等提出监察建议。

监察机关经调查，对没有证据证明被调查人存在违法犯罪行为的，应当撤销案件，并通知被调查人所在单位。

第四十六条　监察机关经调查，对违法取得的财物，依法予以没收、追缴或者责令退赔；对涉嫌犯罪取得的财物，应当随案移送人民检察院。

第四十七条　对监察机关移送的案件，人民检察院依照《中华人民共和国刑事诉讼法》对被调查人采取强制措施。

人民检察院经审查，认为犯罪事实已经查清，证据确实、充分，依法应当追究刑事责任的，应当作出起诉决定。

人民检察院经审查，认为需要补充核实的，应当退回监察机关补充调查，必要时可以自行补充侦查。对于补充调查的案件，应当在一个月内补充调查完毕。补充调查以二次为限。

人民检察院对于有《中华人民共和国刑事诉讼法》规定的不起诉的情形的，经上一级人民检察院批准，依法作出不起诉的决定。监察机关认为不起诉的决定有错误的，可以向上一级人民检察院提请复议。

第四十八条　监察机关在调查贪污贿赂、失职渎职等职务犯罪案件过程中，被调查人逃匿或者死亡，有必要继续调查的，经省级以上监察机关批准，应当继续调查并作出结论。被调查人逃匿，在通缉一年后不能到案，或者死亡的，由监察机关提请人民检察院依照法定程序，向人民法院提出没收违法所得的申请。

第四十九条　监察对象对监察机关作出的涉及本人的处理决定不服的，可以在收到处理决定之日起一个月内，向作出决定的监察机关申请复审，复审机关应当在一个月内作出复审决定；监察对象对复审决定仍不服的，可以在收到复审决定之日起一个月内，向上一级监察机关申请复核，复核机关应当在二个月内作出复核决定。复审、复核期间，不停止原处理决定的执行。复核机关经审查，认定处理决定有错误的，原处理机关应当及时予以纠正。

第六章　反腐败国际合作

第五十条　国家监察委员会统筹协调与其他国家、地区、国际组织开展的反腐败国际交流、合作，组织反腐败国际条约实施工作。

第五十一条　国家监察委员会组织协调有关方面加强与有关国家、地区、国际组织在反腐败执法、引渡、司法协助、被判刑人的移管、资产追回和信息交流等领域的合作。

第五十二条　国家监察委员会加强对反腐败国际追逃追赃和防逃工作的组织协调，督促有关单位做好相关工作：

（一）对于重大贪污贿赂、失职渎职等职务犯罪案件，被调查人逃匿到国（境）外，掌握证据比较确凿的，通过开展境外追逃合作，追捕归案；

（二）向赃款赃物所在国请求查询、冻结、扣押、没收、追缴、返还涉案资产；

（三）查询、监控涉嫌职务犯罪的公职人员及其相关人员进出国（境）和跨境资金流动情况，在调查案件过程中设置防逃程序。

第七章　对监察机关和监察人员的监督

第五十三条　各级监察委员会应当接受本级人民代表大会及其常务委员会的监督。

各级人民代表大会常务委员会听取和审议本级监察委员会的专项工作报告，组织执法检查。

县级以上各级人民代表大会及其常务委员会举行会议时，人民代表大会代表或者常务委员会组成人员可以依照法律规定的程序，就监察工作中的有关问题提出询问或者质询。

第五十四条　监察机关应当依法公开监察工作信息，接受民主监督、社会监督、舆论监督。

第五十五条　监察机关通过设立内部专门的监督机构等方式，加强对监察人员执行职务和遵守法律情况的监督，建设忠诚、干净、担当的监察队伍。

第五十六条　监察人员必须模范遵守宪法和法律，忠于职守、秉公执法，清正廉洁、保守秘密；必须具有良好的政治素质，熟悉监察业务，具备运用法律、法规、政策和调查取证等能力，自觉接受监督。

第五十七条　对于监察人员打听案情、过问案件、说情干预的，办理监察事项的监察人员应当及时报告。有关情况应当登记备案。

发现办理监察事项的监察人员未经批准接触被调查人、涉案人员及其特定关系人，或者存在交往情形的，知情人应当及时报告。有关情况应当登记备案。

第五十八条　办理监察事项的监察人员有下列情形之一的，应当自行回避，监察对象、检举人及其他有关人员也有权要求其回避：

（一）是监察对象或者检举人的近亲属的；

（二）担任过本案的证人的；

（三）本人或者其近亲属与办理的监察事项有利害关系的；

（四）有可能影响监察事项公正处理的其他情形的。

第五十九条　监察机关涉密人员离岗离职后，应当遵守脱密期管理规定，严格履行保密义务，不得泄露相关秘密。

监察人员辞职、退休三年内，不得从事与监察和司法工作相关联且可能发生利益冲突的职业。

第六十条　监察机关及其工作人员有下列行为之一的，被调查人及其近亲属有权向该机关申诉：

（一）留置法定期限届满，不予以解除的；

（二）查封、扣押、冻结与案件无关的财物的；

（三）应当解除查封、扣押、冻结措施而不解除的；

（四）贪污、挪用、私分、调换以及违反规定使用查封、扣押、冻结的财物的；

（五）其他违反法律法规、侵害被调查人合法权益的行为。

受理申诉的监察机关应当在受理申诉之日起一个月内作出处理决定。申诉人对处理决定不服的，可以在收到处理决定之日起一个月内向上一级监察机关申请复查，上一级监察机关应当在收到复查申请之日起二个月内作出处理决定，情况属实的，及时予以纠正。

第六十一条　对调查工作结束后发现立案依据不充分或者失实，案件处置出现重大失误，监察人员严重违法的，应当追究负有责任的领导人员和直接责任人员的责任。

第八章　法律责任

第六十二条　有关单位拒不执行监察机关作出的处理决定，或者无正当理由拒不采纳监察建议的，由其主管部门、上级机关责令改正，对单位给予通报批评；对负有责任的领导人员和直接责任人员依法给予处理。

第六十三条 有关人员违反本法规定，有下列行为之一的，由其所在单位、主管部门、上级机关或者监察机关责令改正，依法给予处理：

（一）不按要求提供有关材料，拒绝、阻碍调查措施实施等拒不配合监察机关调查的；

（二）提供虚假情况，掩盖事实真相的；

（三）串供或者伪造、隐匿、毁灭证据的；

（四）阻止他人揭发检举、提供证据的；

（五）其他违反本法规定的行为，情节严重的。

第六十四条 监察对象对控告人、检举人、证人或者监察人员进行报复陷害；控告人、检举人、证人捏造事实诬告陷害监察对象的，依法给予处理。

第六十五条 监察机关及其工作人员有下列行为之一的，对负有责任的领导人员和直接责任人员依法给予处理：

（一）未经批准、授权处置问题线索，发现重大案情隐瞒不报，或者私自留存、处理涉案材料的；

（二）利用职权或者职务上的影响干预调查工作、以案谋私的；

（三）违法窃取、泄露调查工作信息，或者泄露举报事项、举报受理情况以及举报人信息的；

（四）对被调查人或者涉案人员逼供、诱供，或者侮辱、打骂、虐待、体罚或者变相体罚的；

（五）违反规定处置查封、扣押、冻结的财物的；

（六）违反规定发生办案安全事故，或者发生安全事故后隐瞒不报、报告失实、处置不当的；

（七）违反规定采取留置措施的；

（八）违反规定限制他人出境，或者不按规定解除出境限制的；

（九）其他滥用职权、玩忽职守、徇私舞弊的行为。

第六十六条 违反本法规定，构成犯罪的，依法追究刑事责任。

第六十七条 监察机关及其工作人员行使职权，侵犯公民、法人和其他组织的合法权益造成损害的，依法给予国家赔偿。

第九章　附　则

第六十八条 中国人民解放军和中国人民武装警察部队开展监察工作，由中央军事委员会根据本法制定具体规定。

第六十九条 本法自公布之日起施行。《中华人民共和国行政监察法》同时废止。

中华人民共和国国务院令

第 687 号

现公布《国务院关于修改部分行政法规的决定》，自公布之日起施行。

总理　李克强
2017 年 10 月 7 日

国务院关于修改部分行政法规的决定

（节选*）

为了依法推进简政放权、放管结合、优化服务改革，国务

注：*为编者节选，全书下同。

院对取消行政审批项目涉及的行政法规进行了清理。经过清理，国务院决定：对 15 部行政法规的部分条款予以修改。

一、将《植物检疫条例》第十三条修改为："农林院校和试验研究单位对植物检疫对象的研究，不得在检疫对象的非疫区进行。因教学、科研确需在非疫区进行时，应当遵守国务院农业主管部门、林业主管部门的规定。"

三、将《中华人民共和国自然保护区条例》第二十七条第一款修改为："禁止任何人进入自然保护区的核心区。因科学研究的需要，必须进入核心区从事科学研究观测、调查活动的，应当事先向自然保护区管理机构提交申请和活动计划，并经自然保护区管理机构批准；其中，进入国家级自然保护区核心区的，应当经省、自治区、直辖市人民政府有关自然保护区行政主管部门批准。"

第二十九条第一款修改为："在自然保护区的实验区内开展参观、旅游活动的，由自然保护区管理机构编制方案，方案应当符合自然保护区管理目标。"第二款修改为："在自然保护区组织参观、旅游活动的，应当严格按照前款规定的方案进行，并加强管理；进入自然保护区参观、旅游的单位和个人，应当服从自然保护区管理机构的管理。"

第三十一条修改为："外国人进入自然保护区，应当事先向自然保护区管理机构提交活动计划，并经自然保护区管理机构批准；其中，进入国家级自然保护区的，应当经省、自治区、直辖市环境保护、海洋、渔业等有关自然保护区行政主管部门按照各自职责批准。

"进入自然保护区的外国人，应当遵守有关自然保护区的法律、法规和规定，未经批准，不得在自然保护区内从事采集标本等活动。"

第三十七条修改为："自然保护区管理机构违反本条例规定，有下列行为之一的，由县级以上人民政府有关自然保护区行政主管部门责令限期改正；对直接责任人员，由其所在单位或者上级机关给予行政处分：

"（一）开展参观、旅游活动未编制方案或者编制的方案不符合自然保护区管理目标的；

"（二）开设与自然保护区保护方向不一致的参观、旅游项目的；

"（三）不按照编制的方案开展参观、旅游活动的；

"（四）违法批准人员进入自然保护区的核心区，或者违法批准外国人进入自然保护区的；

"（五）有其他滥用职权、玩忽职守、徇私舞弊行为的。"

四、将《中华人民共和国野生植物保护条例》第十六条第一款修改为："禁止采集国家一级保护野生植物。因科学研究、人工培育、文化交流等特殊需要，采集国家一级保护野生植物的，应当按照管理权限向国务院林业行政主管部门或者其授权的机构申请采集证；或者向采集地的省、自治区、直辖市人民政府农业行政主管部门或者其授权的机构申请采集证。"

第二十条第一款修改为："出口国家重点保护野生植物或者进出口中国参加的国际公约所限制进出口的野生植物的，应当按照管理权限经国务院林业行政主管部门批准，或者经进出口者所在地的省、自治区、直辖市人民政府农业行政主管部门审核后报国务院农业行政主管部门批准，并取得国家濒危物种进出口管理机构核发的允许进出口证明书或者标签。海关凭允许进出口证明书或者标签查验放行。国务院野生植物行政主管部门应当将有关野生植物进出口的资料抄送国务院环境保护部门。"

第二十一条第二款修改为："外国人在中国境内对农业行政主管部门管理的国家重点保护野生植物进行野外考察的，应当经农业行政主管部门管理的国家重点保护野生植物所在地的省、自治区、直辖市人民政府农业行政主管部门批准。"

第二十七条中的"或者未经批准对国家重点保护野生植物进行野外考察的"修改为"或者未经批准对农业行政主管

部门管理的国家重点保护野生植物进行野外考察的"。

五、删去《农业转基因生物安全管理条例》第十六条第二款第二项。第二款第四项改为第三项，修改为："（三）国务院农业行政主管部门规定的试验材料、检测方法等其他材料"。第三款修改为："国务院农业行政主管部门收到申请后，应当委托具备检测条件和能力的技术检测机构进行检测，并组织农业转基因生物安全委员会进行安全评价；安全评价合格的，方可颁发农业转基因生物安全证书。"

删去第二十二条。

第三十三条改为第三十二条，修改为："境外公司向中华人民共和国出口农业转基因生物用作加工原料的，应当向国务院农业行政主管部门提出申请，提交国务院农业行政主管部门要求的试验材料、检测方法等材料；符合下列条件，经国务院农业行政主管部门委托的、具备检测条件和能力的技术检测机构检测确认对人类、动植物、微生物和生态环境不存在危险，并经安全评价合格的，由国务院农业行政主管部门颁发农业转基因生物安全证书：

"（一）输出国家或者地区已经允许作为相应用途并投放市场；

"（二）输出国家或者地区经过科学试验证明对人类、动植物、微生物和生态环境无害；

"（三）有相应的安全管理、防范措施。"

第三十五条改为第三十四条，修改为："农业转基因生物在中华人民共和国过境转移的，应当遵守中华人民共和国有关法律、行政法规的规定。"

第三十六条改为第三十五条，删去其中的"国家出入境检验检疫部门"。

删去第四十九条。

第五十一条改为第四十九条，修改为："违反本条例规定，进口、携带、邮寄农业转基因生物未向口岸出入境检验检疫机构报检的，由口岸出入境检验检疫机构比照进出境动植物检疫法的有关规定处罚。"

六、将《重大动物疫情应急条例》第二十一条第一款修改为："重大动物疫病应当由动物防疫监督机构采集病料。其他单位和个人采集病料的，应当具备以下条件：

"（一）重大动物疫病病料采集目的、病原微生物的用途应当符合国务院兽医主管部门的规定；

"（二）具有与采集病料相适应的动物病原微生物实验室条件；

"（三）具有与采集病料所需要的生物安全防护水平相适应的设备，以及防止病原感染和扩散的有效措施。"

第四十七条中的"擅自采集"修改为"不符合相应条件采集"。

中华人民共和国国务院令

第 690 号

现公布《国务院关于修改部分行政法规的决定》，自公布之日起施行。

总理　李克强
2017 年 11 月 17 日

国务院关于修改部分行政法规的决定

为了依法推进简政放权、放管结合、优化服务改革，国务院对取消行政审批项目涉及的行政法规进行了清理。经过清理，国务院决定：对 2 部行政法规的部分条款予以修改。

一、删去《中华人民共和国中外合作经营企业法实施细则》第三十五条第二款。

二、将《中华人民共和国母婴保健法实施办法》第二十四条修改为："国家提倡住院分娩。医疗、保健机构应当按照国务院卫生行政部门制定的技术操作规范，实施消毒接生和新生儿复苏，预防产伤及产后出血等产科并发症，降低孕产妇及围产儿发病率、死亡率。

"没有条件住院分娩的，应当由经过培训、具备相应接生能力的家庭接生人员接生。

"高危孕妇应当在医疗、保健机构住院分娩。

"县级人民政府卫生行政部门应当加强对家庭接生人员的培训、技术指导和监督管理。"

删去第三十五条第三款中的"以及从事家庭接生的人员"。

本决定自公布之日起施行。

中华人民共和国国务院令

第 694 号

现公布《国务院关于修改〈行政法规制定程序条例〉的决定》，自 2018 年 5 月 1 日起施行。

总理　李克强
2017 年 12 月 22 日

国务院关于修改《行政法规制定程序条例》的决定

国务院决定对《行政法规制定程序条例》作如下修改：

一、将第三条修改为："制定行政法规，应当贯彻落实党的路线方针政策和决策部署，符合宪法和法律的规定，遵循立法法确定的立法原则。"

二、增加一条，作为第四条："制定政治方面法律的配套行政法规，应当按照有关规定及时报告党中央。

"制定经济、文化、社会、生态文明等方面重大体制和重大政策调整的重要行政法规，应当将行政法规草案或者行政法规草案涉及的重大问题按照有关规定及时报告党中央。"

三、将第七条改为第八条，修改为："国务院有关部门认为需要制定行政法规的，应当于国务院编制年度立法工作计划前，向国务院报请立项。

"国务院有关部门报送的行政法规立项申请，应当说明立法项目所要解决的主要问题、依据的党的路线方针政策和决策部署，以及拟确立的主要制度。

"国务院法制机构应当向社会公开征集行政法规制定项目建议。"

四、将第八条改为第九条，第一款修改为："国务院法制机构应当根据国家总体工作部署，对行政法规立项申请和公开征集的行政法规制定项目建议进行评估论证，突出重点，统筹兼顾，拟订国务院年度立法工作计划，报党中央、国务院批准后向社会公布。"

第二款第一项修改为："（一）贯彻落实党的路线方针政策和决策部署，适应改革、发展、稳定的需要"。

五、将第九条改为第十条，第一款修改为："对列入国务院年度立法工作计划的行政法规项目，承担起草任务的部门应当抓紧工作，按照要求上报国务院；上报国务院前，应当与国务院法制机构沟通。"

增加一款，作为第二款："国务院法制机构应当及时跟踪了解国务院各部门落实国务院年度立法工作计划的情况，加强组织协调和督促指导。"

六、将第十一条改为第十二条，修改为："起草行政法规，应当符合本条例第三条、第四条的规定，并符合下列要求：

"（一）弘扬社会主义核心价值观；

"（二）体现全面深化改革精神，科学规范行政行为，促进政府职能向宏观调控、市场监管、社会管理、公共服务、环境保护等方面转变；

"（三）符合精简、统一、效能的原则，相同或者相近的职能规定由一个行政机关承担，简化行政管理手续；

"（四）切实保障公民、法人和其他组织的合法权益，在规定其应当履行的义务的同时，应当规定其相应的权利和保障权利实现的途径；

"（五）体现行政机关的职权与责任相统一的原则，在赋予有关行政机关必要的职权的同时，应当规定其行使职权的条件、程序和应承担的责任。"

七、将第十二条改为第十三条，修改为："起草行政法规，起草部门应当深入调查研究，总结实践经验，广泛听取有关机关、组织和公民的意见。涉及社会公众普遍关注的热点难点问题和经济社会发展遇到的突出矛盾，减损公民、法人和其他组织权利或者增加其义务，对社会公众有重要影响等重大利益调整事项的，应当进行论证咨询。听取意见可以采取召开座谈会、论证会、听证会等多种形式。

"起草行政法规，起草部门应当将行政法规草案及其说明等向社会公布，征求意见，但是经国务院决定不公布的除外。向社会公布征求意见的期限一般不少于30日。

"起草专业性较强的行政法规，起草部门可以吸收相关领域的专家参与起草工作，或者委托有关专家、教学科研单位、社会组织起草。"

八、将第十三条改为第十四条，修改为："起草行政法规，起草部门应当就涉及其他部门的职责或者与其他部门关系紧密的规定，与有关部门充分协商，涉及部门职责分工、行政许可、财政支持、税收优惠政策的，应当征得机构编制、财政、税务等相关部门同意。"

九、将第十五条改为第十六条，修改为："起草部门向国务院报送的行政法规草案送审稿（以下简称行政法规送审稿），应当由起草部门主要负责人签署。

"起草行政法规，涉及几个部门共同职责需要共同起草的，应当共同起草，达成一致意见后联合报送行政法规送审稿。几个部门共同起草的行政法规送审稿，应当由该几个部门主要负责人共同签署。"

十、将第十六条改为第十七条，第二款修改为："行政法规送审稿的说明应当对立法的必要性，主要思路，确立的主要制度，征求有关机关、组织和公民意见的情况，各方面对送审稿主要问题的不同意见及其协调处理情况，拟设定、取消或者调整行政许可、行政强制的情况等作出说明。有关材料主要包括所规范领域的实际情况和相关数据、实践中存在的主要问题、国内外的有关立法资料、调研报告、考察报告等。"

十一、将第十七条改为第十八条，第二款第一项修改为："是否严格贯彻落实党的路线方针政策和决策部署，是否符合宪法和法律的规定，是否遵循立法法确定的立法原则"。

十二、将第十八条改为第十九条，修改为："行政法规送审稿有下列情形之一的，国务院法制机构可以缓办或者退回起草部门：

"（一）制定行政法规的基本条件尚不成熟或者发生重大变化的；

"（二）有关部门对送审稿规定的主要制度存在较大争议，起草部门未征得机构编制、财政、税务等相关部门同意的；

"（三）未按照本条例有关规定公开征求意见的；

"（四）上报送审稿不符合本条例第十五条、第十六条、第十七条规定的。"

十三、将第十九条改为第二十条，修改为："国务院法制机构应当将行政法规送审稿或者行政法规送审稿涉及的主要问题发送国务院有关部门、地方人民政府、有关组织和专家等各方面征求意见。国务院有关部门、地方人民政府应当在规定期限内反馈书面意见，并加盖本单位或者本单位办公厅（室）印章。

"国务院法制机构可以将行政法规送审稿或者修改稿及其说明等向社会公布，征求意见。向社会公布征求意见的期限一般不少于30日。"

十四、将第二十一条、第二十二条合并，作为第二十二条，修改为："行政法规送审稿涉及重大利益调整的，国务院法制机构应当进行论证咨询，广泛听取有关方面的意见。论证咨询可以采取座谈会、论证会、听证会、委托研究等多种形式。

"行政法规送审稿涉及重大利益调整或者存在重大意见分歧，对公民、法人或者其他组织的权利义务有较大影响，人民群众普遍关注的，国务院法制机构可以举行听证会，听取有关机关、组织和公民的意见。"

十五、将第二十三条修改为："国务院有关部门对行政法规送审稿涉及的主要制度、方针政策、管理体制、权限分工等有不同意见的，国务院法制机构应当进行协调，力求达成一致意见。对有较大争议的重要立法事项，国务院法制机构可以委托有关专家、教学科研单位、社会组织进行评估。

"经过充分协调不能达成一致意见的，国务院法制机构、起草部门应当将争议的主要问题、有关部门的意见以及国务院法制机构的意见及时报国务院领导协调，或者报国务院决定。"

十六、将第二十八条第一款修改为："行政法规签署公布后，及时在国务院公报和中国政府法制信息网以及在全国范围内发行的报纸上刊载。国务院法制机构应当及时汇编出版行政法规的国家正式版本。"

十七、将第三十一条第一款修改为："行政法规有下列情形之一的，由国务院解释：

"（一）行政法规的规定需要进一步明确具体含义的；

"（二）行政法规制定后出现新的情况，需要明确适用行政法规依据的。"

十八、增加一条，作为第三十五条："国务院可以根据全面深化改革、经济社会发展需要，就行政管理等领域的特定事项，决定在一定期限内在部分地方暂时调整或者暂时停止适用行政法规的部分规定。"

十九、增加一条，作为第三十六条："国务院法制机构或者国务院有关部门应当根据全面深化改革、经济社会发展需要以及上位法规定，及时组织开展行政法规清理工作。对不适应全面深化改革和经济社会发展要求、不符合上位法规定的行政法规，应当及时修改或者废止。"

二十、增加一条，作为第三十七条："国务院法制机构或者国务院有关部门可以组织对有关行政法规或者行政法规中的有关规定进行立法后评估，并把评估结果作为修改、废止有关行政法规的重要参考。"

二十一、将第三十五条改为第三十八条，修改为："行政法规的修改、废止程序适用本条例的有关规定。

"行政法规修改、废止后，应当及时公布。"

此外，对条文顺序和个别文字作相应调整和修改。

本决定自 2018 年 5 月 1 日起施行。

《行政法规制定程序条例》根据本决定作相应修改，重新公布。

行政法规制定程序条例

（2001 年 11 月 16 日中华人民共和国国务院令第 321 号公布
根据 2017 年 12 月 22 日《国务院关于修改〈行政法规制定
程序条例〉的决定》修订）

第一章 总 则

第一条 为了规范行政法规制定程序，保证行政法规质量，根据宪法、立法法和国务院组织法的有关规定，制定本条例。

第二条 行政法规的立项、起草、审查、决定、公布、解释，适用本条例。

第三条 制定行政法规，应当贯彻落实党的路线方针政策和决策部署，符合宪法和法律的规定，遵循立法法确定的立法原则。

第四条 制定政治方面法律的配套行政法规，应当按照有关规定及时报告党中央。

制定经济、文化、社会、生态文明等方面重大体制和重大政策调整的重要行政法规，应当将行政法规草案或者行政法规草案涉及的重大问题按照有关规定及时报告党中央。

第五条 行政法规的名称一般称"条例"，也可以称"规定"、"办法"等。国务院根据全国人民代表大会及其常务委员会的授权决定制定的行政法规，称"暂行条例"或者"暂行规定"。

国务院各部门和地方人民政府制定的规章不得称"条例"。

第六条 行政法规应当备而不繁，逻辑严密，条文明确、具体，用语准确、简洁，具有可操作性。

行政法规根据内容需要，可以分章、节、条、款、项、目。章、节、条的序号用中文数字依次表述，款不编序号，项的序号用中文数字加括号依次表述，目的序号用阿拉伯数字依次表述。

第二章 立 项

第七条 国务院于每年年初编制本年度的立法工作计划。

第八条 国务院有关部门认为需要制定行政法规的，应当于国务院编制年度立法工作计划前，向国务院报请立项。

国务院有关部门报送的行政法规立项申请，应当说明立法项目所要解决的主要问题、依据的党的路线方针政策和决策部署，以及拟确立的主要制度。

国务院法制机构应当向社会公开征集行政法规制定项目建议。

第九条 国务院法制机构应当根据国家总体工作部署，对行政法规立项申请和公开征集的行政法规制定项目建议进行评估论证，突出重点，统筹兼顾，拟订国务院年度立法工作计划，报党中央、国务院批准后向社会公布。

列入国务院年度立法工作计划的行政法规项目应当符合下列要求：

（一）贯彻落实党的路线方针政策和决策部署，适应改革、发展、稳定的需要；

（二）有关的改革实践经验基本成熟；

（二）所要解决的问题属于国务院职权范围并需要国务院制定行政法规的事项。

第十条 对列入国务院年度立法工作计划的行政法规项目，承担起草任务的部门应当抓紧工作，按照要求上报国务院；上报国务院前，应当与国务院法制机构沟通。

国务院法制机构应当及时跟踪了解国务院各部门落实国务院年度立法工作计划的情况，加强组织协调和督促指导。

国务院年度立法工作计划在执行中可以根据实际情况予以调整。

第三章 起 草

第十一条 行政法规由国务院组织起草。国务院年度立法工作计划确定行政法规由国务院的一个部门或者几个部门具体负责起草工作，也可以确定由国务院法制机构起草或者组织起草。

第十二条 起草行政法规，应当符合本条例第三条、第四条的规定，并符合下列要求：

（一）弘扬社会主义核心价值观；

（二）体现全面深化改革精神，科学规范行政行为，促进政府职能向宏观调控、市场监管、社会管理、公共服务、环境保护等方面转变；

（三）符合精简、统一、效能的原则，相同或者相近的职能规定由一个行政机关承担，简化行政管理手续；

（四）切实保障公民、法人和其他组织的合法权益，在规定其应当履行的义务的同时，应当规定其相应的权利和保障权利实现的途径；

（五）体现行政机关的职权与责任相统一的原则，在赋予有关行政机关必要的职权的同时，应当规定其行使职权的条件、程序和应承担的责任。

第十三条　起草行政法规，起草部门应当深入调查研究，总结实践经验，广泛听取有关机关、组织和公民的意见。涉及社会公众普遍关注的热点难点问题和经济社会发展遇到的突出矛盾，减损公民、法人和其他组织权利或者增加其义务，对社会公众有重要影响等重大利益调整事项的，应当进行论证咨询。听取意见可以采取召开座谈会、论证会、听证会等多种形式。

起草行政法规，起草部门应当将行政法规草案及其说明等向社会公布，征求意见，但是经国务院决定不公布的除外。向社会公布征求意见的期限一般不少于30日。

起草专业性较强的行政法规，起草部门可以吸收相关领域的专家参与起草工作，或者委托有关专家、教学科研单位、社会组织起草。

第十四条　起草行政法规，起草部门应当就涉及其他部门的职责或者与其他部门关系紧密的规定，与有关部门充分协商，涉及部门职责分工、行政许可、财政支持、税收优惠政策的，应当征得机构编制、财政、税务等相关部门同意。

第十五条　起草行政法规，起草部门应当对涉及有关管理体制、方针政策等需要国务院决策的重大问题提出解决方案，报国务院决定。

第十六条 起草部门向国务院报送的行政法规草案送审稿（以下简称行政法规送审稿），应当由起草部门主要负责人签署。

起草行政法规，涉及几个部门共同职责需要共同起草的，应当共同起草，达成一致意见后联合报送行政法规送审稿。几个部门共同起草的行政法规送审稿，应当由该几个部门主要负责人共同签署。

第十七条 起草部门将行政法规送审稿报送国务院审查时，应当一并报送行政法规送审稿的说明和有关材料。

行政法规送审稿的说明应当对立法的必要性，主要思路，确立的主要制度，征求有关机关、组织和公民意见的情况，各方面对送审稿主要问题的不同意见及其协调处理情况，拟设定、取消或者调整行政许可、行政强制的情况等作出说明。有关材料主要包括所规范领域的实际情况和相关数据、实践中存在的主要问题、国内外的有关立法资料、调研报告、考察报告等。

第四章　审　查

第十八条 报送国务院的行政法规送审稿，由国务院法制机构负责审查。

国务院法制机构主要从以下方面对行政法规送审稿进行审查：

（一）是否严格贯彻落实党的路线方针政策和决策部署，是否符合宪法和法律的规定，是否遵循立法法确定的立法原则；

（二）是否符合本条例第十二条的要求；

（三）是否与有关行政法规协调、衔接；

（四）是否正确处理有关机关、组织和公民对送审稿主要问题的意见；

（五）其他需要审查的内容。

第十九条　行政法规送审稿有下列情形之一的，国务院法制机构可以缓办或者退回起草部门：

（一）制定行政法规的基本条件尚不成熟或者发生重大变化的；

（二）有关部门对送审稿规定的主要制度存在较大争议，起草部门未征得机构编制、财政、税务等相关部门同意的；

（三）未按照本条例有关规定公开征求意见的；

（四）上报送审稿不符合本条例第十五条、第十六条、第十七条规定的。

第二十条　国务院法制机构应当将行政法规送审稿或者行政法规送审稿涉及的主要问题发送国务院有关部门、地方人民政府、有关组织和专家等各方面征求意见。国务院有关部门、地方人民政府应当在规定期限内反馈书面意见，并加盖本单位或者本单位办公厅（室）印章。

国务院法制机构可以将行政法规送审稿或者修改稿及其说明等向社会公布，征求意见。向社会公布征求意见的期限一般不少于30日。

第二十一条　国务院法制机构应当就行政法规送审稿涉及的主要问题，深入基层进行实地调查研究，听取基层有关机关、组织和公民的意见。

第二十二条　行政法规送审稿涉及重大利益调整的，国务院法制机构应当进行论证咨询，广泛听取有关方面的意见。论证咨询可以采取座谈会、论证会、听证会、委托研究等多种形式。

行政法规送审稿涉及重大利益调整或者存在重大意见分歧，对公民、法人或者其他组织的权利义务有较大影响，人民群众普遍关注的，国务院法制机构可以举行听证会，听取有关机关、组织和公民的意见。

第二十三条　国务院有关部门对行政法规送审稿涉及的主要制度、方针政策、管理体制、权限分工等有不同意见的，国务院法制机构应当进行协调，力求达成一致意见。对有较大争议的重要立法事项，国务院法制机构可以委托有关专家、教学科研单位、社会组织进行评估。

经过充分协调不能达成一致意见的，国务院法制机构、起草部门应当将争议的主要问题、有关部门的意见以及国务院法制机构的意见及时报国务院领导协调，或者报国务院决定。

第二十四条　国务院法制机构应当认真研究各方面的意见，与起草部门协商后，对行政法规送审稿进行修改，形成行政法规草案和对草案的说明。

第二十五条　行政法规草案由国务院法制机构主要负责人提出提请国务院常务会议审议的建议；对调整范围单一、各方面意见一致或者依据法律制定的配套行政法规草案，可以采取传批方式，由国务院法制机构直接提请国务院审批。

第五章　决定与公布

第二十六条　行政法规草案由国务院常务会议审议，或者由国务院审批。

国务院常务会议审议行政法规草案时，由国务院法制机构或者起草部门作说明。

第二十七条　国务院法制机构应当根据国务院对行政法规草案的审议意见，对行政法规草案进行修改，形成草案修改稿，报请总理签署国务院令公布施行。

签署公布行政法规的国务院令载明该行政法规的施行日期。

第二十八条　行政法规签署公布后，及时在国务院公报和中国政府法制信息网以及在全国范围内发行的报纸上刊载。国务院法制机构应当及时汇编出版行政法规的国家正式版本。

在国务院公报上刊登的行政法规文本为标准文本。

第二十九条　行政法规应当自公布之日起 30 日后施行；但是，涉及国家安全、外汇汇率、货币政策的确定以及公布后不立即施行将有碍行政法规施行的，可以自公布之日起施行。

第三十条　行政法规在公布后的 30 日内由国务院办公厅报全国人民代表大会常务委员会备案。

第六章　行政法规解释

第三十一条　行政法规有下列情形之一的，由国务院解释：

（一）行政法规的规定需要进一步明确具体含义的；

（二）行政法规制定后出现新的情况，需要明确适用行政法规依据的。

国务院法制机构研究拟订行政法规解释草案，报国务院同意后，由国务院公布或者由国务院授权国务院有关部门公布。

行政法规的解释与行政法规具有同等效力。

第三十二条　国务院各部门和省、自治区、直辖市人民政府可以向国务院提出行政法规解释要求。

第三十三条　对属于行政工作中具体应用行政法规的问题，省、自治区、直辖市人民政府法制机构以及国务院有关部门法制机构请求国务院法制机构解释的，国务院法制机构可以研究答复；其中涉及重大问题的，由国务院法制机构提出意见，报国务院同意后答复。

第七章　附　　则

第三十四条　拟订国务院提请全国人民代表大会或者全国人民代表大会常务委员会审议的法律草案，参照本条例的有关规定办理。

第三十五条　国务院可以根据全面深化改革、经济社会发展需要，就行政管理等领域的特定事项，决定在一定期限内在部分地方暂时调整或者暂时停止适用行政法规的部分规定。

第三十六条　国务院法制机构或者国务院有关部门应当根

据全面深化改革、经济社会发展需要以及上位法规定，及时组织开展行政法规清理工作。对不适应全面深化改革和经济社会发展要求、不符合上位法规定的行政法规，应当及时修改或者废止。

第三十七条　国务院法制机构或者国务院有关部门可以组织对有关行政法规或者行政法规中的有关规定进行立法后评估，并把评估结果作为修改、废止有关行政法规的重要参考。

第三十八条　行政法规的修改、废止程序适用本条例的有关规定。

行政法规修改、废止后，应当及时公布。

第三十九条　行政法规的外文正式译本和民族语言文本，由国务院法制机构审定。

第四十条　本条例自 2002 年 1 月 1 日起施行。1987 年 4 月 21 日国务院批准、国务院办公厅发布的《行政法规制定程序暂行条例》同时废止。

中华人民共和国国务院令

第 695 号

现公布《国务院关于修改〈规章制定程序条例〉的决定》，自 2018 年 5 月 1 日起施行。

总理　李克强

2017 年 12 月 22 日

国务院关于修改《规章制定程序条例》的决定

国务院决定对《规章制定程序条例》作如下修改：

一、将第三条修改为："制定规章，应当贯彻落实党的路线方针政策和决策部署，遵循立法法确定的立法原则，符合宪法、法律、行政法规和其他上位法的规定。

"没有法律或者国务院的行政法规、决定、命令的依据，部门规章不得设定减损公民、法人和其他组织权利或者增加其义务的规范，不得增加本部门的权力或者减少本部门的法定职责。没有法律、行政法规、地方性法规的依据，地方政府规章不得设定减损公民、法人和其他组织权利或者增加其义务的规范。"

二、增加一条，作为第四条："制定政治方面法律的配套规章，应当按照有关规定及时报告党中央或者同级党委（党组）。

"制定重大经济社会方面的规章，应当按照有关规定及时报告同级党委（党组）。"

三、将第五条改为第六条，第一款修改为："制定规章，应当体现全面深化改革精神，科学规范行政行为，促进政府职能向宏观调控、市场监管、社会管理、公共服务、环境保护等方面转变。"

四、将第九条改为第十条，第二款修改为："省、自治区、直辖市和设区的市、自治州的人民政府所属工作部门或者下级人民政府认为需要制定地方政府规章的，应当向该省、自治区、直辖市或者设区的市、自治州的人民政府报请立项。"

增加一款，作为第三款："国务院部门，省、自治区、直辖市和设区的市、自治州的人民政府，可以向社会公开征集规章制定项目建议。"

五、将第十一条改为第十二条，第一款修改为："国务院部门法制机构，省、自治区、直辖市和设区的市、自治州的人民政府法制机构（以下简称法制机构），应当对制定规章的立项申请和公开征集的规章制定项目建议进行评估论证，拟订本部门、本级人民政府年度规章制定工作计划，报本部门、本级人民政府批准后向社会公布。"

六、将第十二条改为第十三条，第一款修改为："国务院部门，省、自治区、直辖市和设区的市、自治州的人民政府，应当加强对执行年度规章制定工作计划的领导。对列入年度规章制定工作计划的项目，承担起草工作的单位应当抓紧工作，按照要求上报本部门或者本级人民政府决定。"

增加一款，作为第二款："法制机构应当及时跟踪了解本部门、本级人民政府年度规章制定工作计划执行情况，加强组织协调和督促指导。"

七、将第十四条改为第十五条，增加一款，作为第二款："起草规章，除依法需要保密的外，应当将规章草案及其说明等向社会公布，征求意见。向社会公布征求意见的期限一般不少于30日。"

将第十三条第四款改为第十五条第三款，修改为："起草专业性较强的规章，可以吸收相关领域的专家参与起草工作，或者委托有关专家、教学科研单位、社会组织起草。"

八、将第十五条改为第十六条，修改为："起草规章，涉及社会公众普遍关注的热点难点问题和经济社会发展遇到的突出矛盾，减损公民、法人和其他组织权利或者增加其义务，对社会公众有重要影响等重大利益调整事项的，起草单位应当进行论证咨询，广泛听取有关方面的意见。

"起草的规章涉及重大利益调整或者存在重大意见分歧，对公民、法人或者其他组织的权利义务有较大影响，人民群众普遍关注，需要进行听证的，起草单位应当举行听证会听取意见。听证会依照下列程序组织：

"（一）听证会公开举行，起草单位应当在举行听证会的30日前公布听证会的时间、地点和内容；

"（二）参加听证会的有关机关、组织和公民对起草的规章，有权提问和发表意见；

"（三）听证会应当制作笔录，如实记录发言人的主要观点和理由；

"（四）起草单位应当认真研究听证会反映的各种意见，

起草的规章在报送审查时，应当说明对听证会意见的处理情况及其理由。"

九、将第十七条改为第十八条，第三款修改为："规章送审稿的说明应当对制定规章的必要性、规定的主要措施、有关方面的意见及其协调处理情况等作出说明。"

第四款修改为："有关材料主要包括所规范领域的实际情况和相关数据、实践中存在的主要问题、汇总的意见、听证会笔录、调研报告、国内外有关立法资料等。"

十、将第十八条改为第十九条，修改为："规章送审稿由法制机构负责统一审查。法制机构主要从以下方面对送审稿进行审查：

"（一）是否符合本条例第三条、第四条、第五条、第六条的规定；

"（二）是否符合社会主义核心价值观的要求；

"（三）是否与有关规章协调、衔接；

"（四）是否正确处理有关机关、组织和公民对规章送审稿主要问题的意见；

"（五）是否符合立法技术要求；

"（六）需要审查的其他内容。"

十一、将第十九条改为第二十条，修改为："规章送审稿有下列情形之一的，法制机构可以缓办或者退回起草单位：

"（一）制定规章的基本条件尚不成熟或者发生重大变化的；

"（二）有关机构或者部门对规章送审稿规定的主要制度存在较大争议，起草单位未与有关机构或者部门充分协商的；

"（三）未按照本条例有关规定公开征求意见的；

"（四）上报送审稿不符合本条例第十八条规定的。"

十二、将第二十条改为第二十一条，增加一款，作为第二款："法制机构可以将规章送审稿或者修改稿及其说明等向社会公布，征求意见。向社会公布征求意见的期限一般不少于30日。"

十三、将第二十二条、第二十三条合并，作为第二十三条，修改为："规章送审稿涉及重大利益调整的，法制机构应当进行论证咨询，广泛听取有关方面的意见。论证咨询可以采取座谈会、论证会、听证会、委托研究等多种形式。

"规章送审稿涉及重大利益调整或者存在重大意见分歧，对公民、法人或者其他组织的权利义务有较大影响，人民群众普遍关注，起草单位在起草过程中未举行听证会的，法制机构经本部门或者本级人民政府批准，可以举行听证会。举行听证会的，应当依照本条例第十六条规定的程序组织。"

十四、将第二十四条修改为："有关机构或者部门对规章送审稿涉及的主要措施、管理体制、权限分工等问题有不同意见的，法制机构应当进行协调，力求达成一致意见。对有较大争议的重要立法事项，法制机构可以委托有关专家、教学科研单位、社会组织进行评估。

"经过充分协调不能达成一致意见的，法制机构应当将主要问题、有关机构或者部门的意见和法制机构的意见及时报本部门或者本级人民政府领导协调，或者报本部门或者本级人民政府决定。"

十五、将第二十九条修改为："法制机构应当根据有关会议审议意见对规章草案进行修改，形成草案修改稿，报请本部门首长或者省长、自治区主席、市长、自治州州长签署命令予以公布。"

十六、将第三十一条修改为："部门规章签署公布后，及时在国务院公报或者部门公报和中国政府法制信息网以及在全国范围内发行的报纸上刊载。

"地方政府规章签署公布后，及时在本级人民政府公报和中国政府法制信息网以及在本行政区域范围内发行的报纸上刊载。

"在国务院公报或者部门公报和地方人民政府公报上刊登的规章文本为标准文本。"

十七、将第三十五条修改为："国家机关、社会团体、企业事业组织、公民认为规章同法律、行政法规相抵触的，可以向国务院书面提出审查的建议，由国务院法制机构研究并提出处理意见，按照规定程序处理。

"国家机关、社会团体、企业事业组织、公民认为设区的市、自治州的人民政府规章同法律、行政法规相抵触或者违反其他上位法的规定的，也可以向本省、自治区人民政府书面提出审查的建议，由省、自治区人民政府法制机构研究并提出处理意见，按照规定程序处理。"

十八、将第三十七条修改为："国务院部门，省、自治区、直辖市和设区的市、自治州的人民政府，应当根据全面深化改革、经济社会发展需要以及上位法规定，及时组织开展规章清理工作。对不适应全面深化改革和经济社会发展要求、不符合上位法规定的规章，应当及时修改或者废止。"

十九、增加一条，作为第三十八条："国务院部门，省、自治区、直辖市和设区的市、自治州的人民政府，可以组织对有关规章或者规章中的有关规定进行立法后评估，并把评估结果作为修改、废止有关规章的重要参考。"

二十、将第三十七条第二款改为第三十九条第一款，修改为："规章的修改、废止程序适用本条例的有关规定。"

增加一款，作为第二款："规章修改、废止后，应当及时公布。"

此外，对条文顺序和个别文字作相应调整和修改。

本决定自 2018 年 5 月 1 日起施行。

《规章制定程序条例》根据本决定作相应修改，重新公布。

规章制定程序条例

（2001 年 11 月 16 日中华人民共和国国务院令第 322 号公布根据 2017 年 12 月 22 日《国务院关于修改〈规章制定程序条例〉的决定》修订）

第一章 总 则

第一条 为了规范规章制定程序，保证规章质量，根据立法法的有关规定，制定本条例。

第二条 规章的立项、起草、审查、决定、公布、解释，适用本条例。

违反本条例规定制定的规章无效。

第三条 制定规章，应当贯彻落实党的路线方针政策和决策部署，遵循立法法确定的立法原则，符合宪法、法律、行政法规和其他上位法的规定。

没有法律或者国务院的行政法规、决定、命令的依据，部门规章不得设定减损公民、法人和其他组织权利或者增加其义务的规范，不得增加本部门的权力或者减少本部门的法定职责。没有法律、行政法规、地方性法规的依据，地方政府规章不得设定减损公民、法人和其他组织权利或者增加其义务的规范。

第四条 制定政治方面法律的配套规章，应当按照有关规定及时报告党中央或者同级党委（党组）。

制定重大经济社会方面的规章，应当按照有关规定及时报告同级党委（党组）。

第五条 制定规章，应当切实保障公民、法人和其他组织的合法权益，在规定其应当履行的义务的同时，应当规定其相应的权利和保障权利实现的途径。

制定规章，应当体现行政机关的职权与责任相统一的原则，在赋予有关行政机关必要的职权的同时，应当规定其行使职权的条件、程序和应承担的责任。

第六条 制定规章，应当体现全面深化改革精神，科学规范行政行为，促进政府职能向宏观调控、市场监管、社会管理、公共服务、环境保护等方面转变。

制定规章，应当符合精简、统一、效能的原则，相同或者相近的职能应当规定由一个行政机关承担，简化行政管理手续。

第七条　规章的名称一般称"规定"、"办法"，但不得称"条例"。

第八条　规章用语应当准确、简洁，条文内容应当明确、具体，具有可操作性。

法律、法规已经明确规定的内容，规章原则上不作重复规定。

除内容复杂的外，规章一般不分章、节。

第九条　涉及国务院两个以上部门职权范围的事项，制定行政法规条件尚不成熟，需要制定规章的，国务院有关部门应当联合制定规章。

有前款规定情形的，国务院有关部门单独制定的规章无效。

第二章　立　项

第十条　国务院部门内设机构或者其他机构认为需要制定部门规章的，应当向该部门报请立项。

省、自治区、直辖市和设区的市、自治州的人民政府所属工作部门或者下级人民政府认为需要制定地方政府规章的，应当向该省、自治区、直辖市或者设区的市、自治州的人民政府报请立项。

国务院部门，省、自治区、直辖市和设区的市、自治州的人民政府，可以向社会公开征集规章制定项目建议。

第十一条　报送制定规章的立项申请，应当对制定规章的必要性、所要解决的主要问题、拟确立的主要制度等作出说明。

第十二条　国务院部门法制机构，省、自治区、直辖市和设区的市、自治州的人民政府法制机构（以下简称法制机构），应当对制定规章的立项申请和公开征集的规章制定项目建议进行评估论证，拟订本部门、本级人民政府年度规章制定工作计划，报本部门、本级人民政府批准后向社会公布。

年度规章制定工作计划应当明确规章的名称、起草单位、完成时间等。

第十三条 国务院部门，省、自治区、直辖市和设区的市、自治州的人民政府，应当加强对执行年度规章制定工作计划的领导。对列入年度规章制定工作计划的项目，承担起草工作的单位应当抓紧工作，按照要求上报本部门或者本级人民政府决定。

法制机构应当及时跟踪了解本部门、本级人民政府年度规章制定工作计划执行情况，加强组织协调和督促指导。

年度规章制定工作计划在执行中，可以根据实际情况予以调整，对拟增加的规章项目应当进行补充论证。

第三章 起 草

第十四条 部门规章由国务院部门组织起草，地方政府规章由省、自治区、直辖市和设区的市、自治州的人民政府组织起草。

国务院部门可以确定规章由其一个或者几个内设机构或者其他机构具体负责起草工作，也可以确定由其法制机构起草或者组织起草。

省、自治区、直辖市和设区的市、自治州的人民政府可以确定规章由其一个部门或者几个部门具体负责起草工作，也可以确定由其法制机构起草或者组织起草。

第十五条 起草规章，应当深入调查研究，总结实践经验，广泛听取有关机关、组织和公民的意见。听取意见可以采取书面征求意见、座谈会、论证会、听证会等多种形式。

起草规章，除依法需要保密的外，应当将规章草案及其说明等向社会公布，征求意见。向社会公布征求意见的期限一般不少于 30 日。

起草专业性较强的规章，可以吸收相关领域的专家参与起草工作，或者委托有关专家、教学科研单位、社会组织起草。

第十六条 起草规章，涉及社会公众普遍关注的热点难点问题和经济社会发展遇到的突出矛盾，减损公民、法人和其他组织权利或者增加其义务，对社会公众有重要影响等重大利益调整事项的，起草单位应当进行论证咨询，广泛听取有关方面的意见。

起草的规章涉及重大利益调整或者存在重大意见分歧，对公民、法人或者其他组织的权利义务有较大影响，人民群众普遍关注，需要进行听证的，起草单位应当举行听证会听取意见。听证会依照下列程序组织：

（一）听证会公开举行，起草单位应当在举行听证会的30日前公布听证会的时间、地点和内容；

（二）参加听证会的有关机关、组织和公民对起草的规章，有权提问和发表意见；

（三）听证会应当制作笔录，如实记录发言人的主要观点和理由；

（四）起草单位应当认真研究听证会反映的各种意见，起草的规章在报送审查时，应当说明对听证会意见的处理情况及其理由。

第十七条 起草部门规章，涉及国务院其他部门的职责或者与国务院其他部门关系紧密的，起草单位应当充分征求国务院其他部门的意见。

起草地方政府规章，涉及本级人民政府其他部门的职责或者与其他部门关系紧密的，起草单位应当充分征求其他部门的意见。起草单位与其他部门有不同意见的，应当充分协商；经过充分协商不能取得一致意见的，起草单位应当在上报规章草案送审稿（以下简称规章送审稿）时说明情况和理由。

第十八条 起草单位应当将规章送审稿及其说明、对规章送审稿主要问题的不同意见和其他有关材料按规定报送审查。

报送审查的规章送审稿，应当由起草单位主要负责人签署；几个起草单位共同起草的规章送审稿，应当由该几个起草单位主要负责人共同签署。

规章送审稿的说明应当对制定规章的必要性、规定的主要措施、有关方面的意见及其协调处理情况等作出说明。

有关材料主要包括所规范领域的实际情况和相关数据、实践中存在的主要问题、汇总的意见、听证会笔录、调研报告、国内外有关立法资料等。

第四章　审　查

第十九条　规章送审稿由法制机构负责统一审查。法制机构主要从以下方面对送审稿进行审查：

（一）是否符合本条例第三条、第四条、第五条、第六条的规定；

（二）是否符合社会主义核心价值观的要求；

（三）是否与有关规章协调、衔接；

（四）是否正确处理有关机关、组织和公民对规章送审稿主要问题的意见；

（五）是否符合立法技术要求；

（六）需要审查的其他内容。

第二十条　规章送审稿有下列情形之一的，法制机构可以缓办或者退回起草单位：

（一）制定规章的基本条件尚不成熟或者发生重大变化的；

（二）有关机构或者部门对规章送审稿规定的主要制度存在较大争议，起草单位未与有关机构或者部门充分协商的；

（三）未按照本条例有关规定公开征求意见的；

（四）上报送审稿不符合本条例第十八条规定的。

第二十一条　法制机构应当将规章送审稿或者规章送审稿涉及的主要问题发送有关机关、组织和专家征求意见。

法制机构可以将规章送审稿或者修改稿及其说明等向社会

公布，征求意见。向社会公布征求意见的期限一般不少于30日。

第二十二条 法制机构应当就规章送审稿涉及的主要问题，深入基层进行实地调查研究，听取基层有关机关、组织和公民的意见。

第二十三条 规章送审稿涉及重大利益调整的，法制机构应当进行论证咨询，广泛听取有关方面的意见。论证咨询可以采取座谈会、论证会、听证会、委托研究等多种形式。

规章送审稿涉及重大利益调整或者存在重大意见分歧，对公民、法人或者其他组织的权利义务有较大影响，人民群众普遍关注，起草单位在起草过程中未举行听证会的，法制机构经本部门或者本级人民政府批准，可以举行听证会。举行听证会的，应当依照本条例第十六条规定的程序组织。

第二十四条 有关机构或者部门对规章送审稿涉及的主要措施、管理体制、权限分工等问题有不同意见的，法制机构应当进行协调，力求达成一致意见。对有较大争议的重要立法事项，法制机构可以委托有关专家、教学科研单位、社会组织进行评估。

经过充分协调不能达成一致意见的，法制机构应当将主要问题、有关机构或者部门的意见和法制机构的意见及时报本部门或者本级人民政府领导协调，或者报本部门或者本级人民政府决定。

第二十五条 法制机构应当认真研究各方面的意见，与起草单位协商后，对规章送审稿进行修改，形成规章草案和对草案的说明。说明应当包括制定规章拟解决的主要问题、确立的主要措施以及与有关部门的协调情况等。

规章草案和说明由法制机构主要负责人签署，提出提请本部门或者本级人民政府有关会议审议的建议。

第二十六条 法制机构起草或者组织起草的规章草案，由法制机构主要负责人签署，提出提请本部门或者本级人民政府有关会议审议的建议。

第五章　决定和公布

第二十七条　部门规章应当经部务会议或者委员会会议决定。

地方政府规章应当经政府常务会议或者全体会议决定。

第二十八条　审议规章草案时，由法制机构作说明，也可以由起草单位作说明。

第二十九条　法制机构应当根据有关会议审议意见对规章草案进行修改，形成草案修改稿，报请本部门首长或者省长、自治区主席、市长、自治州州长签署命令予以公布。

第三十条　公布规章的命令应当载明该规章的制定机关、序号、规章名称、通过日期、施行日期、部门首长或者省长、自治区主席、市长、自治州州长署名以及公布日期。

部门联合规章由联合制定的部门首长共同署名公布，使用主办机关的命令序号。

第三十一条　部门规章签署公布后，及时在国务院公报或者部门公报和中国政府法制信息网以及在全国范围内发行的报纸上刊载。

地方政府规章签署公布后，及时在本级人民政府公报和中国政府法制信息网以及在本行政区域范围内发行的报纸上刊载。

在国务院公报或者部门公报和地方人民政府公报上刊登的规章文本为标准文本。

第三十二条　规章应当自公布之日起 30 日后施行；但是，涉及国家安全、外汇汇率、货币政策的确定以及公布后不立即施行将有碍规章施行的，可以自公布之日起施行。

第六章　解释与备案

第三十三条　规章解释权属于规章制定机关。

规章有下列情形之一的，由制定机关解释：

（一）规章的规定需要进一步明确具体含义的；

（二）规章制定后出现新的情况，需要明确适用规章依据的。

规章解释由规章制定机关的法制机构参照规章送审稿审查程序提出意见，报请制定机关批准后公布。

规章的解释同规章具有同等效力。

第三十四条　规章应当自公布之日起 30 日内，由法制机构依照立法法和《法规规章备案条例》的规定向有关机关备案。

第三十五条　国家机关、社会团体、企业事业组织、公民认为规章同法律、行政法规相抵触的，可以向国务院书面提出审查的建议，由国务院法制机构研究并提出处理意见，按照规定程序处理。

国家机关、社会团体、企业事业组织、公民认为设区的市、自治州的人民政府规章同法律、行政法规相抵触或者违反其他上位法的规定的，也可以向本省、自治区人民政府书面提出审查的建议，由省、自治区人民政府法制机构研究并提出处理意见，按照规定程序处理。

第七章　附　　则

第三十六条　依法不具有规章制定权的县级以上地方人民政府制定、发布具有普遍约束力的决定、命令，参照本条例规定的程序执行。

第三十七条　国务院部门，省、自治区、直辖市和设区的市、自治州的人民政府，应当根据全面深化改革、经济社会发展需要以及上位法规定，及时组织开展规章清理工作。对不适应全面深化改革和经济社会发展要求、不符合上位法规定的规章，应当及时修改或者废止。

第三十八条　国务院部门，省、自治区、直辖市和设区的市、自治州的人民政府，可以组织对有关规章或者规章中的有关规定进行立法后评估，并把评估结果作为修改、废止有关规章的重要参考。

第三十九条　规章的修改、废止程序适用本条例的有关规定。

规章修改、废止后，应当及时公布。

第四十条　编辑出版正式版本、民族文版、外文版本的规章汇编，由法制机构依照《法规汇编编辑出版管理规定》的有关规定执行。

第四十一条　本条例自 2002 年 1 月 1 日起施行。

中华人民共和国国务院令

第 698 号

现公布《国务院关于修改和废止部分行政法规的决定》，自公布之日起施行。

总理　李克强

2018 年 3 月 19 日

国务院关于修改和废止部分行政法规的决定

为了依法推进简政放权、放管结合、优化服务改革，国务院对取消行政许可项目及制约新产业、新业态、新模式发展涉及的行政法规进行了清理。经过清理，国务院决定：

一、对 18 部行政法规的部分条款予以修改。（附件 1）

二、对 5 部行政法规予以废止。（附件 2）

本决定自公布之日起施行。

附件：1. 国务院决定修改的行政法规（节选*）
　　　2. 国务院决定废止的行政法规（节选*）

附件1

国务院决定修改的行政法规

（节选*）

一、将《中华人民共和国计量法实施细则》第二条修改为："国家实行法定计量单位制度。法定计量单位的名称、符号按照国务院关于在我国统一实行法定计量单位的有关规定执行。"

删去第十四条、第十五条。

第十六条改为第十四条，修改为："制造、修理计量器具的企业、事业单位和个体工商户须在固定的场所从事经营，具有符合国家规定的生产设施、检验条件、技术人员等，并满足安全要求。"

删去第十七条。

第二十三条改为第二十条，将其中的"凡没有产品合格印、证和《制造计量器具许可证》标志的计量器具不得销售"修改为"凡没有产品合格印、证标志的计量器具不得销售"。

第四十条改为第三十七条，删去其中的"制造、修理计量器具申请许可证"。

第四十四条改为第四十一条，修改为："违反《中华人民共和国计量法》第十四条规定，制造、销售和进口非法定计量单位的计量器具的，责令其停止制造、销售和进口，没收计量器具和全部违法所得，可并处相当其违法所得10%至50%的罚款。"

删去第四十七条。

二、删去《病原微生物实验室生物安全管理条例》第二十一条第二款。

第二十二条第一款中的"取得从事高致病性病原微生物实验活动资格证书的实验室,"修改为"三级、四级实验室"。

第二十三条第一款中的"取得相应资格证书的实验室"修改为"具备相应条件的实验室"。

第二十六条修改为:"国务院卫生主管部门和兽医主管部门应当定期汇总并互相通报实验室数量和实验室设立、分布情况,以及三级、四级实验室从事高致病性病原微生物实验活动的情况。"

第五十六条修改为:"三级、四级实验室未经批准从事某种高致病性病原微生物或者疑似高致病性病原微生物实验活动的,由县级以上地方人民政府卫生主管部门、兽医主管部门依照各自职责,责令停止有关活动,监督其将用于实验活动的病原微生物销毁或者送交保藏机构,并给予警告;造成传染病传播、流行或者其他严重后果的,由实验室的设立单位对主要负责人、直接负责的主管人员和其他直接责任人员,依法给予撤职、开除的处分;构成犯罪的,依法追究刑事责任。"

第五十八条中的"卫生主管部门或者兽医主管部门对符合法定条件的实验室不颁发从事高致病性病原微生物实验活动的资格证书,或者对出入境检验检疫机构为了检验检疫工作的紧急需要"修改为"卫生主管部门或者兽医主管部门对出入境检验检疫机构为了检验检疫工作的紧急需要"。

第六十一条中的"由原发证部门吊销该实验室从事高致病性病原微生物相关实验活动的资格证书"修改为"责令停止该项实验活动,该实验室2年内不得申请从事高致病性病原微生物实验活动"。

三、将《中华人民共和国濒危野生动植物进出口管理条例》第十条修改为:"进口或者出口濒危野生动植物及其产品的,申请人应当按照管理权限,向其所在地的省、自治区、直辖市人民政府农业(渔业)主管部门提出申请,或者向国务院林业主管部门提出申请,并提交下列材料:

"(一)进口或者出口合同;

"（二）濒危野生动植物及其产品的名称、种类、数量和用途；

"（三）活体濒危野生动物装运设施的说明资料；

"（四）国务院野生动植物主管部门公示的其他应当提交的材料。

"省、自治区、直辖市人民政府农业（渔业）主管部门应当自收到申请之日起10个工作日内签署意见，并将全部申请材料转报国务院农业（渔业）主管部门。"

四、删去《中华人民共和国招标投标法实施条例》第十一条第一款。

删去第十三条第一款中的"其资格许可和"，删去第三款。

此外，对相关行政法规中的条文序号作相应调整。

附件2

国务院决定废止的行政法规

（节选*）

一、中华人民共和国私营企业暂行条例（1988年6月25日国务院发布）

二、中华人民共和国水污染防治法实施细则（2000年3月20日国务院发布）

国务院关于机构设置的通知

国发〔2018〕6号

各省、自治区、直辖市人民政府，国务院各部委、各直属机构：

根据党的十九届三中全会审议通过的《深化党和国家机

构改革方案》、第十三届全国人民代表大会第一次会议审议批准的国务院机构改革方案和国务院第一次常务会议审议通过的国务院直属特设机构、直属机构、办事机构、直属事业单位设置方案，现将国务院机构设置通知如下：

一、中华人民共和国国务院办公厅

二、国务院组成部门

中华人民共和国外交部

中华人民共和国国防部

中华人民共和国国家发展和改革委员会

中华人民共和国教育部

中华人民共和国科学技术部

中华人民共和国工业和信息化部

中华人民共和国国家民族事务委员会

中华人民共和国公安部

中华人民共和国国家安全部

中华人民共和国民政部

中华人民共和国司法部

中华人民共和国财政部

中华人民共和国人力资源和社会保障部

中华人民共和国自然资源部

中华人民共和国生态环境部

中华人民共和国住房和城乡建设部

中华人民共和国交通运输部

中华人民共和国水利部

中华人民共和国农业农村部

中华人民共和国商务部

中华人民共和国文化和旅游部

中华人民共和国国家卫生健康委员会

中华人民共和国退役军人事务部

中华人民共和国应急管理部

中国人民银行

中华人民共和国审计署

教育部对外保留国家语言文字工作委员会牌子。科学技术部对外保留国家外国专家局牌子。工业和信息化部对外保留国家航天局、国家原子能机构牌子。自然资源部对外保留国家海洋局牌子。生态环境部对外保留国家核安全局牌子。

三、国务院直属特设机构

国务院国有资产监督管理委员会

四、国务院直属机构

中华人民共和国海关总署

国家税务总局

国家市场监督管理总局

国家广播电视总局

国家体育总局

国家统计局

国家国际发展合作署

国家医疗保障局

国务院参事室

国家机关事务管理局

国家市场监督管理总局对外保留国家认证认可监督管理委员会、国家标准化管理委员会牌子。国家新闻出版署（国家版权局）在中央宣传部加挂牌子，由中央宣传部承担相关职责。国家宗教事务局在中央统战部加挂牌子，由中央统战部承担相关职责。

五、国务院办事机构

国务院港澳事务办公室

国务院研究室

国务院侨务办公室在中央统战部加挂牌子，由中央统战部承担相关职责。国务院台湾事务办公室与中共中央台湾工作办公室、国家互联网信息办公室与中央网络安全和信息化委员会办公室，一个机构两块牌子，列入中共中央直属机构序列。国务院新闻办公室在中央宣传部加挂牌子。

六、国务院直属事业单位

新华通讯社

中国科学院

中国社会科学院

中国工程院

国务院发展研究中心

中央广播电视总台

中国气象局

中国银行保险监督管理委员会

中国证券监督管理委员会

国家行政学院与中央党校，一个机构两块牌子，作为党中央直属事业单位。

国务院

2018 年 3 月 22 日

国务院关于部委管理的国家局设置的通知

国发〔2018〕7 号

各省、自治区、直辖市人民政府，国务院各部委、各直属机构：

根据党的十九届三中全会审议通过的《深化党和国家机构改革方案》、国务院第一次常务会议审议通过的国务院部委管理的国家局设置方案，现将部委管理的国家局设置通知如下：

国家信访局，由国务院办公厅管理。

国家粮食和物资储备局，由国家发展和改革委员会管理。

国家能源局，由国家发展和改革委员会管理。

国家国防科技工业局，由工业和信息化部管理。

国家烟草专卖局，由工业和信息化部管理。

国家移民管理局，由公安部管理。

国家林业和草原局，由自然资源部管理。

国家铁路局，由交通运输部管理。

中国民用航空局，由交通运输部管理。

国家邮政局，由交通运输部管理。

国家文物局，由文化和旅游部管理。

国家中医药管理局，由国家卫生健康委员会管理。

国家煤矿安全监察局，由应急管理部管理。

国家外汇管理局，由中国人民银行管理。

国家药品监督管理局，由国家市场监督管理总局管理。

国家知识产权局，由国家市场监督管理总局管理。

国家移民管理局加挂中华人民共和国出入境管理局牌子。国家林业和草原局加挂国家公园管理局牌子。国家公务员局在中央组织部加挂牌子，由中央组织部承担相关职责。国家档案局与中央档案馆、国家保密局与中央保密委员会办公室、国家密码管理局与中央密码工作领导小组办公室，一个机构两块牌子，列入中共中央直属机关的下属机构序列。

国务院

2018 年 3 月 22 日

国务院关于同意设立
"中国医师节"的批复

国函〔2017〕136号

国家卫生计生委：

你委《关于申请设立"中国医师节"的请示》（国卫办报〔2017〕138号）收悉。同意自2018年起，将每年8月19日设立为"中国医师节"。具体工作由你委商有关部门组织实施。

国务院

2017年11月3日

国务院办公厅关于进一步深化基本
医疗保险支付方式改革的指导意见

国办发〔2017〕55号

各省、自治区、直辖市人民政府，国务院各部委、各直属机构：

医保支付是基本医保管理和深化医改的重要环节，是调节医疗服务行为、引导医疗资源配置的重要杠杆。新一轮医改以来，各地积极探索医保支付方式改革，在保障参保人员权益、控制医保基金不合理支出等方面取得积极成效，但医保对医疗服务供需双方特别是对供方的引导制约作用尚未得到有效发挥。为更好地保障参保人员权益、规范医疗服务行为、控制医疗费用不合理增长，充分发挥医保在医改中的基础性作用，经国务院同意，现就进一步深化基本医疗保险支付方式改革提出如下意见。

一、总体要求

（一）指导思想

全面贯彻党的十八大和十八届三中、四中、五中、六中全会精神，深入贯彻习近平总书记系列重要讲话精神和治国理政新理念新思想新战略，按照党中央、国务院决策部署，落实全国卫生与健康大会精神，紧紧围绕深化医药卫生体制改革目标，正确处理政府和市场关系，全面建立并不断完善符合我国国情和医疗服务特点的医保支付体系。健全医保支付机制和利益调控机制，实行精细化管理，激发医疗机构规范行为、控制成本、合理收治和转诊患者的内生动力，引导医疗资源合理配置和患者有序就医，支持建立分级诊疗模式和基层医疗卫生机构健康发展，切实保障广大参保人员基本医疗权益和医保制度长期可持续发展。

（二）基本原则

一是保障基本。坚持以收定支、收支平衡、略有结余，不断提高医保基金使用效率，着力保障参保人员基本医疗需求，促进医疗卫生资源合理利用，筑牢保障底线。

二是建立机制。发挥医保第三方优势，健全医保对医疗行为的激励约束机制以及对医疗费用的控制机制。建立健全医保经办机构与医疗机构间公开平等的谈判协商机制、"结余留用、合理超支分担"的激励和风险分担机制，提高医疗机构自我管理的积极性，促进医疗机构从规模扩张向内涵式发展转变。

三是因地制宜。各地要从实际出发，充分考虑医保基金支付能力、医保管理服务能力、医疗服务特点、疾病谱分布等因素，积极探索创新，实行符合本地实际的医保支付方式。

四是统筹推进。统筹推进医疗、医保、医药各项改革，注重改革的系统性、整体性、协调性，发挥部门合力，多措并举，实现政策叠加效应。

（三）主要目标

2017年起，进一步加强医保基金预算管理，全面推行以按病种付费为主的多元复合式医保支付方式。各地要选择一定数量的病种实施按病种付费，国家选择部分地区开展按疾病诊断相关分组（DRGs）付费试点，鼓励各地完善按人头、按床日等多种付费方式。到2020年，医保支付方式改革覆盖所有医疗机构及医疗服务，全国范围内普遍实施适应不同疾病、不同服务特点的多元复合式医保支付方式，按项目付费占比明显下降。

二、改革的主要内容

（一）实行多元复合式医保支付方式。针对不同医疗服务特点，推进医保支付方式分类改革。对住院医疗服务，主要按病种、按疾病诊断相关分组付费，长期、慢性病住院医疗服务可按床日付费；对基层医疗服务，可按人头付费，积极探索将按人头付费与慢性病管理相结合；对不宜打包付费的复杂病例和门诊费用，可按项目付费。探索符合中医药服务特点的支付方式，鼓励提供和使用适宜的中医药服务。

（二）重点推行按病种付费。原则上对诊疗方案和出入院标准比较明确、诊疗技术比较成熟的疾病实行按病种付费。逐步将日间手术以及符合条件的中西医病种门诊治疗纳入医保基金病种付费范围。建立健全谈判协商机制，以既往费用数据和医保基金支付能力为基础，在保证疗效的基础上科学合理确定中西医病种付费标准，引导适宜技术使用，节约医疗费用。做好按病种收费、付费政策衔接，合理确定收费、付费标准，由医保基金和个人共同分担。加快制定医疗服务项目技术规范，实现全国范围内医疗服务项目名称和内涵的统一。逐步统一疾病分类编码（ICD－10）、手术与操作编码系统，明确病历及病案首页书写规范，制定完善符合基本医疗需求的临床路径等行业技术标准，为推行按病种付费打下良好基础。

（三）开展按疾病诊断相关分组付费试点。探索建立按疾病诊断相关分组付费体系。按疾病病情严重程度、治疗方法复杂程度和实际资源消耗水平等进行病种分组，坚持分组公开、分组逻辑公开、基础费率公开，结合实际确定和调整完善各组之间的相对比价关系。可以疾病诊断相关分组技术为支撑进行医疗机构诊疗成本与疗效测量评价，加强不同医疗机构同一病种组间的横向比较，利用评价结果完善医保付费机制，促进医疗机构提升绩效、控制费用。加快提升医保精细化管理水平，逐步将疾病诊断相关分组用于实际付费并扩大应用范围。疾病诊断相关分组收费、付费标准包括医保基金和个人付费在内的全部医疗费用。

（四）完善按人头付费、按床日付费等支付方式。支持分级诊疗模式和家庭医生签约服务制度建设，依托基层医疗卫生机构推行门诊统筹按人头付费，促进基层医疗卫生机构提供优质医疗服务。各统筹地区要明确按人头付费的基本医疗服务包范围，保障医保目录内药品、基本医疗服务费用和一般诊疗费的支付。逐步从糖尿病、高血压、慢性肾功能衰竭等治疗方案标准、评估指标明确的慢性病入手，开展特殊慢性病按人头付费，鼓励医疗机构做好健康管理。有条件的地区可探索将签约居民的门诊基金按人头支付给基层医疗卫生机构或家庭医生团队，患者向医院转诊的，由基层医疗卫生机构或家庭医生团队支付一定的转诊费用。对于精神病、安宁疗护、医疗康复等需要长期住院治疗且日均费用较稳定的疾病，可采取按床日付费的方式，同时加强对平均住院天数、日均费用以及治疗效果的考核评估。

（五）强化医保对医疗行为的监管。完善医保服务协议管理，将监管重点从医疗费用控制转向医疗费用和医疗质量双控制。根据各级各类医疗机构的功能定位和服务特点，分类完善科学合理的考核评价体系，将考核结果与医保基金支付挂钩。中医医疗机构考核指标应包括中医药服务提供比例。有条件的地方医保经办机构可以按协议约定向医疗机构预付一部分医保资金，缓解其资金运行压力。医保经办机构要全面推开医保智能监控工作，实现医保费用结算从部分审核向全面审核转变，从事后纠正向事前提示、事中监督转变，从单纯管制向监督、管理、服务相结合转变。不断完善医保信息系统，确保信息安全。积极探索将医保监管延伸到医务人员医疗服务行为的有效方式，探索将监管考核结果向社会公布，促进医疗机构强化医务人员管理。

三、配套改革措施

（一）加强医保基金预算管理。按照以收定支、收支平衡、略有结余的原则，科学编制并严格执行医保基金收支预算。加快推进医保基金收支决算公开，接受社会监督。

各统筹地区要结合医保基金预算管理完善总额控制办法，提高总额控制指标的科学性、合理性。完善与总额控制相适应的考核评价体系和动态调整机制，对超总额控制指标的医疗机构合理增加的工作量，可根据考核情况按协议约定给予补偿，保证医疗机构正常运行。健全医保经办机构与医疗机构之间的协商机制，促进医疗机构集体协商。总额控制指标应向基层医疗卫生机构、儿童医疗机构等适当倾斜，制定过程按规定向医疗机构、相关部门和社会公开。

有条件的地区可积极探索将点数法与预算总额管理、按病种付费等相结合，逐步使用区域（或一定范围内）医保基金总额控制代替具体医疗机构总额控制。采取点数法的地区确定本区域（或一定范围内）医保基金总额控制指标后，不再细化明确各医疗机构的总额控制指标，而是将项目、病种、床日等各种医疗服务的价值以一定点数体现，年底根据各医疗机构所提供服务的总点数以及地区医保基金支出预算指标，得出每个点的实际价值，按照各医疗机构实际点数付费，促进医疗机构之间分工协作、有序竞争和资源合理配置。

（二）完善医保支付政策措施。严格规范基本医保责任边界，基本医保重点保障符合"临床必需、安全有效、价格合理"原则的药品、医疗服务和基本服务设施相关费用。公共卫生费用、与疾病治疗无直接关系的体育健身或养生保健消费等，不得纳入医保支付范围。各地要充分考虑医保基金支付能力、社会总体承受能力和参保人个人负担，坚持基本保障和责任分担的原则，按照规定程序调整待遇政策。科学合理确定药品和医疗服务项目的医保支付标准。

结合分级诊疗模式和家庭医生签约服务制度建设，引导参保人员优先到基层首诊，对符合规定的转诊住院患者可以连续计算起付线，将符合规定的家庭医生签约服务费纳入医保支付范围。探索对纵向合作的医疗联合体等分工协作模式实行医保总额付费，合理引导双向转诊，发挥家庭医生在医保控费方面的"守门人"作用。鼓励定点零售药店做好慢性病用药供应保障，患者可凭处方自由选择在医疗机构或到医疗机构外购药。

（三）协同推进医药卫生体制相关改革。建立区域内医疗卫生资源总量、医疗费用总量与经济发展水平、医保基金支付能力相适应的宏观调控机制，控制医疗费用过快增长。推行临床路径管理，提高诊疗行为透明度。推进同级医疗机构医学检查检验结果互认，减少重复检查。建立医疗机构效率和费用信息公开机制，将费用、患者负担水平等指标定期公开，接受社会监督，并为参保人就医选择提供参考。完善公立医疗机构内部绩效考核和收入分配机制，引导医疗机构建立以合理诊疗为核心的绩效考核评价体系，体现多劳多得、优劳优酬。规范和推动医务人员多点执业。

四、组织实施

（一）加强组织领导。各省（区、市）要高度认识深化医保支付方式改革的重要性，在医改领导小组领导下，协调推进医保支付方式及相关领域改革，妥善做好政策衔接，发挥政策合力。各级人力资源社会保障、卫生计生、财政、发展改革、中医药等部门要根据各自职能，协同推进医保支付方式改革，明确时间表、路线图，做好规划和组织落实工作。

（二）切实抓好落实。各统筹地区要按照本意见精神，在总结经验的基础上，结合本地实际，于 2017 年 9 月底前制定具体改革实施方案。人力资源社会保障部、国家卫生计生委会同财政部、国家中医药局成立按疾病诊断相关分组付费试点工作组，2017 年选择部分地区开展按疾病诊断相关分组付费试点，并加强技术指导。

（三）做好交流评估。加强不同地区间医保支付方式改革成果交流，及时总结推广好的经验做法。各统筹地区要开展改革效果评估，既对改革前后医疗费用、医疗服务数量和质量、医保待遇水平、参保人员健康水平等进行纵向评估，又与周边地区、经济和医疗水平相似地区进行横向比较，通过评估为完善政策提供支持。

国务院办公厅

2017 年 6 月 20 日

国务院办公厅关于加快发展商业养老保险的若干意见

国办发〔2017〕59 号

各省、自治区、直辖市人民政府，国务院各部委、各直属机构：

商业养老保险是商业保险机构提供的，以养老风险保障、养老资金管理等为主要内容的保险产品和服务，是养老保障体系的重要组成部分。发展商业养老保险，对于健全多层次养老保障体系，促进养老服务业多层次多样化发展，应对人口老龄化趋势和就业形态新变化，进一步保障和改善民生，促进社会和谐稳定等具有重要意义。为深入贯彻落实《中共中央关于全面深化改革若干重大问题的决定》、《国务院关于加快发展养老服务业的若干意见》（国发〔2013〕35 号）、《国务院关于加快发展现代保险服务业的若干意见》（国发〔2014〕29 号）等文件要求，经国务院同意，现就加快发展商业养老保险提出以下意见：

一、总体要求

（一）指导思想

全面贯彻党的十八大和十八届三中、四中、五中、六中全会精神，深入贯彻习近平总书记系列重要讲话精神和治国理政新理念新思想新战略，认真落实党中央、国务院决策部署，牢固树立新发展理念，以提高发展质量和效益为中心，以推进供给侧结构性改革为主线，以应对人口老龄化、满足人民群众日益增长的养老保障需求、促进社会和谐稳定为出发点，以完善养老风险保障机制、提升养老资金运用效率、优化养老金融服务体系为方向，依托商业保险机构专业优势和市场机制作用，扩大商业养老保险产品供给，拓宽服务领域，提升保障能力，充分发挥商业养老保险在健全养老保障体系、推动养老服务业发展、促进经济提质增效升级等方面的生力军作用。

（二）基本原则

坚持改革创新，提升保障水平。以应对人口老龄化、保障和改善民生为导向，坚持专注主业，深化商业养老保险体制机制改革，激发创新活力，增加养老保障产品和服务供给，提高服务质量和效率，更好满足人民群众多样化、多层次养老保障需求。

坚持政策引导，强化市场机制。更好发挥政府引导和推动作用，给予商业养老保险发展必要政策支持，创造良好政策环境。充分发挥市场在资源配置中的决定性作用，鼓励市场主体及相关业务特色化、差异化发展。

坚持完善监管，规范市场秩序。始终把维护保险消费者合法权益作为商业养老保险监管的出发点和立足点，坚持底线思维，完善制度体系，加强监管协同，强化制度执行，杜绝行政摊派、强买强卖，营造平等参与、公平竞争、诚信规范的市场环境。

（三）主要目标

到 2020 年，基本建立运营安全稳健、产品形态多样、服务领域较广、专业能力较强、持续适度盈利、经营诚信规范的商业养老保险体系，商业养老保险成为个人和家庭商业养老保障计划的主要承担者、企业发起的商业养老保障计划的重要提供者、社会养老保障市场化运作的积极参与者、养老服务业健康发展的有力促进者、金融安全和经济增长的稳定支持者。

二、创新商业养老保险产品和服务

（四）丰富商业养老保险产品供给，为个人和家庭提供个性化、差异化养老保障。支持商业保险机构开发多样化商业养老保险产品，满足个人和家庭在风险保障、财富管理等方面的需求。积极发展安全性高、保障性强、满足长期或终身领取要求的商业养老年金保险。支持符合条件的商业保险机构积极参与个人税收递延型商业养老保险试点。针对独生子女家庭、无子女家庭、"空巢"家庭等特殊群体养老保障需求，探索发展涵盖多种保险产品和服务的综合养老保障计划。允许商业养老保险机构依法合规发展具备长期养老功能、符合生命周期管理特点的个人养老保障管理业务。

（五）推动商业保险机构提供企业（职业）年金计划等产品和服务。鼓励商业保险机构发展与企业（职业）年金领取相衔接的商业保险业务，强化基金养老功能。支持符合条件的商业保险机构申请相关资质，积极参与企业年金基金和职业年金基金管理，在基金受托、账户管理、投资管理等方面提供优质高效服务。鼓励商业保险机构面向创新创业企业就业群体的市场需求，丰富商业养老保险产品供给，优化相关服务，提供多样化养老保障选择。

（六）鼓励商业保险机构充分发挥行业优势，提供商业服务和支持。充分发挥商业保险机构在精算管理和服务资源等方面的优势，为养老保险制度改革提供技术支持和相关服务。支持符合条件的商业保险机构利用资产管理优势，依法依规有序参与基本养老保险基金和全国社会保障基金投资运营，促进养老保险基金和社会保障基金保值增值。

三、促进养老服务业健康发展

（七）鼓励商业保险机构投资养老服务产业。发挥商业养老保险资金长期性、稳定性优势，遵循依法合规、稳健安全原则，以投资新建、参股、并购、租赁、托管等方式，积极兴办养老社区以及养老养生、健康体检、康复管理、医疗护理、休闲康养等养老健康服务设施和机构，为相关机构研发生产老年用品提供支持，增加养老服务供给。鼓励商业保险机构积极参与养老服务业综合改革试点，加快推进试点地区养老服务体系建设。

（八）支持商业保险机构为养老机构提供风险保障服务。探索商业保险机构与各类养老机构合作模式，发展适应养老机构经营管理风险要求的综合责任保险，提升养老机构运营效率和稳健性。支持商业保险机构发展针对社区日间照料中心、老年活动中心、托老所、互助型社区养老服务中心等老年人短期托养和文体休闲活动机构的责任保险。

（九）建立完善老年人综合养老保障计划。针对老年人养老保障需求，坚持保障适度、保费合理、保单通俗原则，大力发展老年人意外伤害保险、老年人长期护理保险、老年人住房反向抵押养老保险等适老性强的商业保险，完善保单贷款、多样化养老金支付形式等配套金融服务。逐步建立老年人长期照护、康养结合、医养结合等综合养老保障计划，健全养老、康复、护理、医疗等服务保障体系。

四、推进商业养老保险资金安全稳健运营

（十）发挥商业养老保险资金长期投资优势。坚持风险可控、商业可持续原则，推进商业养老保险资金稳步有序参与国家重大战略实施。支持商业养老保险资金通过债权投资计划、股权投资计划、不动产投资计划、资产支持计划、保险资产管理产品等形式，参与重大基础设施、棚户区改造、新型城镇化建设等重大项目和民生工程建设，服务科技型企业、小微企业、战略性新兴产业、生活性服务新业态等发展，助力国有企业混合所有制改革。

（十一）促进商业养老保险资金与资本市场协调发展。发挥商业保险机构作为资本市场长期机构投资者的积极作用，依法有序参与股票、债券、证券投资基金等领域投资，为资本市场平稳健康发展提供长期稳定资金支持，规范有序参与资本市场建设。

（十二）审慎开展商业养老保险资金境外投资。在风险可控前提下，稳步发展商业养老保险资金境外投资业务，合理配置境外资产，优化配置结构。支持商业养老保险资金通过相关自贸试验区开展境外市场投资；按照商业可持续原则，有序参与丝路基金、亚洲基础设施投资银行和金砖国家新开发银行等

主导的投资项目，更好服务国家"走出去"战略。

五、提升管理服务水平

（十三）加强制度建设。坚持制度先行，健全商业养老保险管理运行制度体系，优化业务流程，提升运营效率，增强商业养老保险业务运作规范性。细化完善商业养老保险资金重点投资领域业务规则，强化限额管理，探索建立境外投资分级管理机制。完善商业养老保险服务国家战略的引导政策和支持实体经济发展的配套政策。

（十四）提升服务质量。制定完善商业养老保险服务标准，构建以保险消费者满意度为核心的服务评价体系。深入推进以客户为中心的运营管理体系建设，运用现代技术手段，促进销售渠道和服务模式创新，为保险消费者提供高效便捷的服务。突出销售、承保、赔付等关键服务环节，着力改进服务质量，提升保险消费者消费体验，巩固培育商业品牌和信誉。

（十五）发展专业机构。提升商业养老保险从业人员职业道德和专业素质，加大专业人才培养和引进力度，完善职业教育。支持符合条件的商业保险机构发起设立商业养老保险机构，拓宽民间资本参与商业养老保险机构投资运营渠道，允许专业能力强、市场信誉度高的境外专业机构投资商业养老保险机构。

（十六）强化监督管理。完善商业养老保险监管政策，加强监督检查，规范商业养老保险市场秩序，强化保险消费者权益保护。落实偿付能力监管制度要求，加强商业养老保险资金运用监管，健全风险监测预警和信息披露机制。督促商业保险机构加强投资能力和风险管控能力建设，强化资产负债匹配管理和风险控制，防范投资运用风险，实现商业养老保险资金保值及合理回报，提升保险保障水平。

六、完善支持政策

（十七）加强组织领导与部门协同。各地区、各有关部门要将加快发展商业养老保险纳入完善养老保障体系和加快发展养老服务业的总体部署，加强沟通配合，创新体制机制，积极研究解决商业养老保险发展中的重大问题。有关部门可根据本意见精神，细化完善配套政策措施。各省（区、市）人民政府可结合实际制定具体实施意见，促进本地区商业养老保险持续健康发展。

（十八）加强投资和财税等政策支持。研究制定商业养老保险服务实体经济的投资支持政策，完善风险保障机制，为商业养老保险资金服务国家战略、投资重大项目、支持民生工程建设提供绿色通道和优先支持。落实好国家支持现代保险服务业和养老服务业发展的税收优惠政策，对商业保险机构一年期以上人身保险保费收入免征增值税。2017年年底前启动个人税收递延型商业养老保险试点。研究制定商业保险机构参与全国社会保障基金投资运营的相关政策。

（十九）完善地方保障支持政策。各省（区、市）人民政府要统筹规划养老服务业发展，鼓励符合条件的商业保险机构投资养老服务业，落实好养老服务设施的用地保障政策。支持商业保险机构依法依规在投资开办的养老机构内设置医院、门诊、康复中心等医疗机构，符合条件的可按规定纳入城乡基本医疗保险定点范围。支持商业保险机构开展住房反向抵押养老保险业务，在房地产交易、登记、公证等机构设立绿色通道，降低收费标准，简化办事程序，提升服务效率。

（二十）营造良好环境。大力普及商业养老保险知识，增强人民群众商业养老保险意识。以商业养老保险满足人民群众多样化养老保障需求为重点，加大宣传力度，积极推广成熟经验。加强保险业诚信体系建设，推动落实守信联合激励和失信联合惩戒机制。强化行业自律，倡导公平竞争合作，为商业养老保险健康发展营造良好环境。

国务院办公厅
2017年6月29日

国务院办公厅关于印发国民营养计划（2017—2030 年）的通知

国办发〔2017〕60 号

各省、自治区、直辖市人民政府，国务院各部委、各直属机构：

《国民营养计划（2017—2030 年）》已经国务院同意，现印发给你们，请认真贯彻执行。

国务院办公厅
2017 年 6 月 30 日

国民营养计划（2017—2030 年）

营养是人类维持生命、生长发育和健康的重要物质基础，国民营养事关国民素质提高和经济社会发展。近年来，我国人民生活水平不断提高，营养供给能力显著增强，国民营养健康状况明显改善。但仍面临居民营养不足与过剩并存、营养相关疾病多发、营养健康生活方式尚未普及等问题，成为影响国民健康的重要因素。为贯彻落实《"健康中国 2030"规划纲要》，提高国民营养健康水平，制定本计划。

一、总体要求

（一）指导思想

全面贯彻党的十八大和十八届三中、四中、五中、六中全会精神，深入贯彻习近平总书记系列重要讲话精神和治国理政新理念新思想新战略，紧紧围绕统筹推进"五位一体"总体布局和协调推进"四个全面"战略布局，认真落实党中央、国务院决策部署，牢固树立和贯彻落实新发展理念，坚持以人民健康为中心，以普及营养健康知识、优化营养健康服务、完善营养健康制度、建设营养健康环境、发展营养健康产业为重点，立足现状，着眼长远，关注国民生命全周期、健康全过程的营养健康，将营养融入所有健康政策，不断满足人民群众营养健康需求，提高全民健康水平，为建设健康中国奠定坚实基础。

（二）基本原则

坚持政府引导。注重统筹规划、整合资源、完善制度、健全体系，充分发挥市场在配置营养资源和提供服务中的作用，营造全社会共同参与国民营养健康工作的政策环境。

坚持科学发展。探索把握营养健康发展规律，充分发挥科技引领作用，加强适宜技术的研发和应用，提高国民营养健康素养，提升营养工作科学化水平。

坚持创新融合。以改革创新驱动营养型农业、食品加工业和餐饮业转型升级，丰富营养健康产品供给，促进营养健康与产业发展融合。

坚持共建共享。充分发挥营养相关专业学术团体、行业协会等社会组织，以及企业、个人在实施国民营养计划中的重要作用，推动社会各方良性互动、有序参与、各尽其责，使人人享有健康福祉。

（三）主要目标

到2020年，营养法规标准体系基本完善；营养工作制度基本健全，省、市、县营养工作体系逐步完善，基层营养工作得到加强；食物营养健康产业快速发展，传统食养服务日益丰富；营养健康信息化水平逐步提升；重点人群营养不良状况明显改善，吃动平衡的健康生活方式进一步普及，居民营养健康素养得到明显提高。实现以下目标：

——降低人群贫血率。5 岁以下儿童贫血率控制在 12% 以下；孕妇贫血率下降至 15% 以下；老年人群贫血率下降至 10% 以下；贫困地区人群贫血率控制在 10% 以下。

——孕妇叶酸缺乏率控制在 5% 以下；0—6 个月婴儿纯母乳喂养率达到 50% 以上；5 岁以下儿童生长迟缓率控制在 7% 以下。

——农村中小学生的生长迟缓率保持在 5% 以下，缩小城乡学生身高差别；学生肥胖率上升趋势减缓。

——提高住院病人营养筛查率和营养不良住院病人的营养治疗比例。

——居民营养健康知识知晓率在现有基础上提高 10%。

到 2030 年，营养法规标准体系更加健全，营养工作体系更加完善，食物营养健康产业持续健康发展，传统食养服务更加丰富，"互联网＋营养健康"的智能化应用普遍推广，居民营养健康素养进一步提高，营养健康状况显著改善。实现以下目标：

——进一步降低重点人群贫血率。5 岁以下儿童贫血率和孕妇贫血率控制在 10% 以下。

——5 岁以下儿童生长迟缓率下降至 5% 以下；0—6 个月婴儿纯母乳喂养率在 2020 年的基础上提高 10%。

——进一步缩小城乡学生身高差别；学生肥胖率上升趋势得到有效控制。

——进一步提高住院病人营养筛查率和营养不良住院病人的营养治疗比例。

——居民营养健康知识知晓率在 2020 年的基础上继续提高 10%。

——全国人均每日食盐摄入量降低 20%，居民超重、肥胖的增长速度明显放缓。

二、完善实施策略

（一）完善营养法规政策标准体系

推动营养立法和政策研究。开展营养相关立法的研究工作，进一步健全营养法规体系。研究制定临床营养管理、营养监测管理等规章制度。制定完善营养健康相关政策。研究建立各级营养健康指导委员会，加强营养健康法规、政策、标准等的技术咨询和指导。

完善标准体系。加强标准制定的基础研究和措施保障，提高标准制修订能力。科学、及时制定以食品安全为基础的营养健康标准。制修订中国居民膳食营养素参考摄入量、膳食调查方法、人群营养不良风险筛查、糖尿病人膳食指导、人群营养调查工作规范等行业标准。研究制定老年人群营养食品通则、餐饮食品营养标识等标准，加快修订预包装食品营养标签通则、食品营养强化剂使用标准、婴儿配方食品等重要食品安全国家标准。

（二）加强营养能力建设

加强营养科研能力建设。加快研究制定基于我国人群资料的膳食营养素参考摄入量，改变依赖国外人群研究结果的现状，优先研究铁、碘等重要营养素需要量。研究完善食物、人群营养监测与评估的技术与方法。研究制定营养相关疾病的防控技术及策略。开展营养与健康、营养与社会发展的经济学研究。加强国家级营养与健康科研机构建设，以国家级和省级营养专业机构为基础，建立3—5个区域性营养创新平台和20—30个省部级营养专项重点实验室。

加强营养人才培养。强化营养人才的专业教育和高层次人才培养，推进对医院、妇幼保健机构、基层医疗卫生机构的临床医生、集中供餐单位配餐人员等的营养培训。开展营养师、营养配餐员等人才培养工作，推动有条件的学校、幼儿园、养老机构等场所配备或聘请营养师。充分利用社会资源，开展营养教育培训。

（三）强化营养和食品安全监测与评估

定期开展人群营养状况监测。定期开展具有全国代表性的人群营养健康状况、食物消费状况监测，收集人群食物消费量、营养素摄入量、体格测量、实验室检测等信息。针对区域特点，根据需要逐步扩大监测地区和监测人群。

加强食物成分监测工作。拓展食物成分监测内容，定期开展监测，收集营养成分、功能成分、与特殊疾病相关成分、有害成分等数据。持续更新、完善国家食物成分数据库。建立实验室参比体系，强化质量控制。

开展综合评价与评估工作。抢救历史调查资料，及时收集、系统整理各类监测数据，建立数据库。开展人群营养健康状况评价、食物营养价值评价。开展膳食营养素摄入、污染物等有害物质暴露的风险—受益评估，为制定科学膳食指导提供依据。

强化碘营养监测与碘缺乏病防治。持续开展人群尿碘、水碘、盐碘监测以及重点食物中的碘调查，逐步扩大覆盖地区和人群，建立中国居民碘营养状况数据库。研究制定人群碘营养状况科学评价技术与指标。制定差异化碘干预措施，实施精准补碘。

（四）发展食物营养健康产业

加大力度推进营养型优质食用农产品生产。编制食用农产品营养品质提升指导意见，提升优质农产品的营养水平，将"三品一标"（无公害农产品、绿色食品、有机农产品和农产品地理标志）在同类农产品中总体占比提高至80%以上。创立营养型农产品推广体系，促进优质食用农产品的营养升级扩版，推动广大贫困地区安全、营养的农产品走出去。研究与建设持续滚动的全国农产品营养品质数据库及食物营养供需平衡决策支持系统。

规范指导满足不同需求的食物营养健康产业发展。开发利用我国丰富的特色农产品资源，针对不同人群的健康需求，着力发展保健食品、营养强化食品、双蛋白食物等新型营养健康食品。加强产业指导，规范市场秩序，科学引导消费，促进生产、消费、营养、健康协调发展。

开展健康烹饪模式与营养均衡配餐的示范推广。加强对传统烹饪方式的营养化改造，研发健康烹饪模式。结合人群营养需求与区域食物资源特点，开展系统的营养均衡配餐研究。创建国家食物营养教育示范基地，开展示范健康食堂和健康餐厅建设，推广健康烹饪模式与营养均衡配餐。

强化营养主食、双蛋白工程等重大项目实施力度。继续推进马铃薯主食产品研发与消费引导，以传统大众型、地域特色型、休闲及功能型产品为重点，开展营养主食的示范引导。以优质动物、植物蛋白为主要营养基料，加大力度创新基础研究与加工技术工艺，开展双蛋白工程重点产品的转化推广。

加快食品加工营养化转型。优先研究加工食品中油、盐、糖用量及其与健康的相关性，适时出台加工食品中油、盐、糖的控制措施。提出食品加工工艺营养化改造路径，集成降低营养损耗和避免有毒有害物质产生的技术体系。研究不同贮运条件对食物营养物质等的影响，控制食物贮运过程中的营养损失。

（五）大力发展传统食养服务

加强传统食养指导。发挥中医药特色优势，制定符合我国现状的居民食养指南，引导养成符合我国不同地区饮食特点的食养习惯。通过多种形式促进传统食养知识传播，推动传统食养与现代营养学、体育健身等有效融合。开展针对老年人、儿童、孕产妇及慢性病人群的食养指导，提升居民食养素养。实施中医药治未病健康工程，进一步完善适合国民健康需求的食养制度体系。

开展传统养生食材监测评价。建立传统养生食材监测和评价制度，开展食材中功效成分、污染物的监测及安全性评价，进一步完善我国既是食品又是中药材的物品名单。深入调研，筛选一批具有一定使用历史和实证依据的传统食材和配伍，对其养生作用进行实证研究。建设养生食材数据库和信息化共享平台。

推进传统食养产品的研发以及产业升级换代。将现代食品加工工业与传统食养产品、配方等相结合，推动产品、配方标准化，推进产业规模化，形成一批社会价值和经济价值较大的食养产品。建立覆盖全国养生食材主要产区的资源监测网络，掌握资源动态变化，为研发、生产、消费提供及时的信息服务。

（六）加强营养健康基础数据共享利用

大力推动营养健康数据互通共享。依托现有信息平台，加强营养与健康信息化建设，完善食物成分与人群健康监测信息系统。构建信息共享与交换机制，推动互联互通与数据共享。协同共享环境、农业、食品药品、医疗、教育、体育等信息数据资源，建设跨行业集成、跨地域共享、跨业务应用的基础数据平台。建立营养健康数据标准体系和电子认证服务体系，切实提高信息安全能力。积极推动"互联网＋营养健康"服务和促进大数据应用试点示范，带动以营养健康为导向的信息技术产业发展。

全面深化数据分析和智能应用。建立营养健康数据资源目录体系，制定分级授权、分类应用、安全审查的管理规范，促进数据资源的开放共享，强化数据资源在多领域的创新应用。推动多领域数据综合分析与挖掘，开展数据分析应用场景研究，构建关联分析、趋势预测、科学预警、决策支持模型，推动整合型大数据驱动的服务体系，支持业务集成、跨部门协同、社会服务和科学决策，实现政府精准管理和高效服务。

大力开展信息惠民服务。发展汇聚营养、运动和健康信息的可穿戴设备、移动终端（APP），推动"互联网＋"、大数据前沿技术与营养健康融合发展，开发个性化、差异化的营养健康电子化产品，如营养计算器，膳食营养、运动健康指导移动应用等，提供方便可及的健康信息技术产品和服务。

（七）普及营养健康知识

提升营养健康科普信息供给和传播能力。围绕国民营养、食品安全科普宣教需求，结合地方食物资源和饮食习惯，结合传统食养理念，编写适合于不同地区、不同人群的居民膳食指南等营养、食品安全科普宣传资料，使科普工作更好落地。创新科普信息的表达形式，拓展传播渠道，建立免费共享的国家营养、食品安全科普平台。采用多种传播方式和渠道，定向、精准地将科普信息传播到目标人群。加强营养、食品安全科普队伍建设。发挥媒体的积极作用，坚决反对伪科学，依法打击和处置各种形式的谣言，及时发现和纠正错误营养宣传，避免营养信息误导。

推动营养健康科普宣教活动常态化。以全民营养周、全国食品安全宣传周、"5·20"全国学生营养日、"5·15"全国碘缺乏病防治日等为契机，大力开展科普宣教活动，带动宣教活动常态化。推动将国民营养、食品安全知识知晓率纳入健康城市和健康村镇考核指标。建立营养、食品安全科普示范工作场所，如营养、食品安全科普小屋等。定期开展科普宣传的效果评价，及时指导调整宣传内容和方式，增强宣传工作的针对性和有效性。开展舆情监测，回应社会关注，合理引导舆论，为公众解疑释惑。

三、开展重大行动

（一）生命早期1000天营养健康行动

开展孕前和孕产期营养评价与膳食指导。推进县级以上妇幼保健机构对孕妇进行营养指导，将营养评价和膳食指导纳入我国孕前和孕期检查。开展孕产妇的营养筛查和干预，降低低出生体重儿和巨大儿出生率。建立生命早期1000天营养咨询平台。

实施妇幼人群营养干预计划。继续推进农村妇女补充叶酸预防神经管畸形项目，积极引导围孕期妇女加强含叶酸、铁在内的多种微量营养素补充，降低孕妇贫血率，预防儿童营养缺乏。在合理膳食基础上，推动开展孕妇营养包干预项目。

提高母乳喂养率，培养科学喂养行为。进一步完善母乳喂养保障制度，改善母乳喂养环境，在公共场所和机关、企事业单位建立母婴室。研究制定婴幼儿科学喂养策略，宣传引导合理辅食喂养。加强对婴幼儿腹泻、营养不良病例的监测预警，研究制定并实施婴幼儿食源性疾病（腹泻等）的防控策略。

提高婴幼儿食品质量与安全水平，推动产业健康发展。加强婴幼儿配方食品及辅助食品营养成分和重点污染物监测，及时修订完善婴幼儿配方食品及辅助食品标准。提高研发能力，持续提升婴幼儿配方食品和辅助食品质量。

（二）学生营养改善行动

指导学生营养就餐。鼓励地方因地制宜制定满足不同年龄段在校学生营养需求的食谱指南，引导学生科学营养就餐。制定并实施集体供餐单位营养操作规范。

学生超重、肥胖干预。开展针对学生的"运动＋营养"的体重管理和干预策略，对学生开展均衡膳食和营养宣教，增强学生体育锻炼。加强对校园及周边食物售卖的管理。加强对学生超重、肥胖情况的监测与评价，分析家庭、学校和社会等影响因素，提出有针对性的综合干预措施。

开展学生营养健康教育。推动中小学加强营养健康教育。结合不同年龄段学生的特点，开展形式多样的课内外营养健康教育活动。

（三）老年人群营养改善行动

开展老年人群营养状况监测和评价。依托国家老年医学研究机构和基层医疗卫生机构，建立健全中国老年人群营养筛查与评价制度，编制营养健康状况评价指南，研制适宜的营养筛查工具。试点开展老年人群的营养状况监测、筛查与评价工作并形成区域示范，逐步覆盖全国 80% 以上老年人群，基本掌握我国老年人群营养健康状况。

建立满足不同老年人群需求的营养改善措施，促进"健康老龄化"。依托基层医疗卫生机构，为居家养老人群提供膳食指导和咨询。出台老年人群的营养膳食供餐规范，指导医院、社区食堂、医养结合机构、养老机构营养配餐。开发适合老年人群营养健康需求的食品产品。对低体重高龄老人进行专项营养干预，逐步提高老年人群的整体健康水平。

建立老年人群营养健康管理与照护制度。逐步将老年人群营养健康状况纳入居民健康档案，实现无缝对接与有效管理。依托现有工作基础，在家庭保健服务中纳入营养工作内容。推进多部门协作机制，实现营养工作与医养结合服务内容的有效衔接。

（四）临床营养行动

建立、完善临床营养工作制度。通过试点示范，进一步全面推进临床营养工作，加强临床营养科室建设，使临床营养师和床位比例达到 1∶150，增加多学科诊疗模式，组建营养支持团队，开展营养治疗，并逐步扩大试点范围。

开展住院患者营养筛查、评价、诊断和治疗。逐步开展住院患者营养筛查工作，了解患者营养状况。建立以营养筛查—评价—诊断—治疗为基础的规范化临床营养治疗路径，依据营养阶梯治疗原则对营养不良的住院患者进行营养治疗，并定期对其效果开展评价。

推动营养相关慢性病的营养防治。制定完善高血压、糖尿病、脑卒中及癌症等慢性病的临床营养干预指南。对营养相关慢性病的住院患者开展营养评价工作，实施分类指导治疗。建立从医院、社区到家庭的营养相关慢性病患者长期营养管理模式，开展营养分级治疗。

推动特殊医学用途配方食品和治疗膳食的规范化应用。进一步研究完善特殊医学用途配方食品标准，细化产品分类，促进特殊医学用途配方食品的研发和生产。建立统一的临床治疗膳食营养标准，逐步完善治疗膳食的配方。加强医护人员相关知识培训。

（五）贫困地区营养干预行动

将营养干预纳入健康扶贫工作，因地制宜开展营养和膳食指导。试点开展各类人群营养健康状况、食物消费模式、食物中主要营养成分和污染物监测。因地制宜制定膳食营养指导方案，开展区域性的精准分类指导和宣传教育。针对改善居民营养状况和减少特定污染物摄入风险，研究农业种植养殖和居民膳食结构调整的可行性，提出解决办法和具体措施，并在有条件的地区试点先行。

实施贫困地区重点人群营养干预。继续推进实施农村义务教育学生营养改善计划和贫困地区儿童营养改善项目，逐步覆盖所有国家扶贫开发工作重点县和集中连片特困地区县。鼓励贫困地区学校结合本地资源、因地制宜开展合理配餐，并改善学生在校就餐条件。持续开展贫困地区学生营养健康状况和食品安全风险监测与评估。针对贫困地区人群营养需要，制定完善营养健康政策、标准。对营养干预产品开展监测，定期评估改善效果。

加强贫困地区食源性疾病监测与防控，减少因食源性疾病导致的营养缺乏。加强贫困地区食源性疾病监测网络和报告系统建设，了解贫困地区主要食源性疾病病种、流行趋势、对当地居民营养和健康状况的影响，重点加强腹泻监测及溯源调查，掌握食品污染来源、传播途径。针对食源性疾病发生的关键点，制定防控策略。开展营养与健康融合知识宣传教育。

（六）吃动平衡行动

推广健康生活方式。积极推进全民健康生活方式行动，广泛开展以"三减三健"（减盐、减油、减糖，健康口腔、健康体重、健康骨骼）为重点的专项行动。推广应用《中国居民膳食指南》指导日常饮食，控制食盐摄入量，逐步量化用盐用油，同时减少隐性盐摄入。倡导平衡膳食的基本原则，坚持食物多样、谷类为主的膳食模式，推动国民健康饮食习惯的形成和巩固。宣传科学运动理念，培养运动健身习惯，加强个人体重管理，对成人超重、肥胖者进行饮食和运动干预。定期修订和发布居民膳食指南、成年人身体活动指南等。

提高运动人群营养支持能力和效果。建立运动人群营养网络信息服务平台，构建运动营养处方库，推进运动人群精准营养指导，降低运动损伤风险。及时修订运动营养食品相关国家标准和行业标准，提升运动营养食品技术研发能力，推动产业发展。

推进体医融合发展。调查糖尿病、肥胖、骨骼疾病等营养相关慢性病人群的营养状况和运动行为，构建以预防为主、防治结合的营养运动健康管理模式。研究建立营养相关慢性病运动干预路径，构建体医融合模式，发挥运动干预在营养相关慢性病预防和康复等方面的积极作用。

四、加强组织实施

（一）强化组织领导。地方各级政府要结合本地实际，强化组织保障，统筹协调，制定实施方案，细化工作措施，将国民营养计划实施情况纳入政府绩效考评，确保取得实效。各级卫生计生部门要会同有关部门明确职责分工，加强督查评估，将各项工作任务落到实处。

（二）保障经费投入。要加大对国民营养计划工作的投入力度，充分依托各方资金渠道，引导社会力量广泛参与、多元化投入，并加强资金监管。

（三）广泛宣传动员。要组织专业机构、行业学会、协会以及新闻媒体等开展多渠道、多形式的主题宣传活动，增强全社会对国民营养计划的普遍认知，争取各方支持，促进全民参与。

（四）加强国际合作。加强与国际组织和相关国家营养专业机构的交流，通过项目合作、教育培训、学术研讨等方式，提升我国在营养健康领域的国际影响力。

国务院办公厅关于深化医教协同进一步推进医学教育改革与发展的意见

国办发〔2017〕63号

各省、自治区、直辖市人民政府，国务院各部委、各直属机构：

医教协同推进医学教育改革与发展，加强医学人才培养，是提高医疗卫生服务水平的基础工程，是深化医药卫生体制改革的重要任务，是推进健康中国建设的重要保障。为深入贯彻落实全国卫生与健康大会精神和《"健康中国2030"规划纲要》，进一步加强医学人才培养，经国务院同意，现提出以下意见。

一、总体要求

（一）指导思想。全面贯彻党的十八大和十八届三中、四中、五中、六中全会精神，深入贯彻习近平总书记系列重要讲话精神和治国理政新理念新思想新战略，认真落实党中央、国务院决策部署，统筹推进"五位一体"总体布局和协调推进"四个全面"战略布局，牢固树立和贯彻落实新发展理念，坚持以人民为中心的发展思想，紧紧围绕推进健康中国建设，贯彻党的教育方针和卫生与健康工作方针，始终坚持把医学教育和人才培养摆在卫生与健康事业优先发展的战略地位，遵循医学教育规律和医学人才成长规律，立足基本国情，借鉴国际经验，创新体制机制，以服务需求、提高质量为核心，建立健全适应行业特点的医学人才培养制度，完善医学人才使用激励机制，为建设健康中国提供坚实的人才保障。

（二）主要目标。到2020年，医学教育管理体制机制改革取得突破，医学人才使用激励机制得到完善，以"5＋3"（5年临床医学本科教育＋3年住院医师规范化培训或3年临床医学硕士专业学位研究生教育）为主体、"3＋2"（3年临床医学专科教育＋2年助理全科医生培训）为补充的临床医学人才培养体系基本建立，全科、儿科等紧缺人才培养得到加强，公共卫生、药学、护理、康复、医学技术等人才培养协调发展，培养质量显著提升，对卫生与健康事业的支撑作用明显增强。到2030年，医学教育改革与发展的政策环境更加完善，具有中国特色的标准化、规范化医学人才培养体系更加健全，医学人才队伍基本满足健康中国建设需要。

二、加快构建标准化、规范化医学人才培养体系，全面提升人才培养质量

（二）提高生源质量。本科临床医学类、中医学类专业逐步实现一本招生，已经实施招生批次改革的省份，要采取措施吸引优秀生源报考医学专业，提高生源质量。严格控制医学院校本科临床医学类专业单点招生规模。鼓励举办医学教育的中央部门所属院校适度扩大本科医学类专业招生规模，增加优质人才供给。

（四）提升医学专业学历教育层次。中职层次农村医学、中医专业要逐步缩减初中毕业生招生规模，逐步转向在岗乡村医生能力和学历提升。2020年后，逐步停止中职层次农村医学、中医专业招生；届时中西部地区、贫困地区确有需要举办的，应依据本地区村卫生室人员岗位需求，按照省级卫生计生行政部门（含中医药管理部门，下同）有关开办区域、培养规模、执业地域范围等方面的要求，由省级教育行政部门会同省级卫生计生行政部门按照有关规定备案后招生。根据行业需求，严格控制高职（专科）临床医学专业招生规模，重点为农村基层培养助理全科医生。稳步发展医学类专业本科教育。调整优化护理职业教育结构，大力发展高职护理专业教育。

（五）深化院校医学教育改革。夯实5年制临床医学、中

医学教育基础地位。把思想政治教育和医德培养贯穿教育教学全过程，推动人文教育和专业教育有机结合，引导医学生将预防疾病、解除病痛和维护群众健康权益作为自己的职业责任。统筹优化通识教育、基础教育、专业教育，推动基础与临床融合、临床与预防融合，加强面向全体医学生的全科医学教育，规范临床实习管理，提升医学生解决临床实际问题的能力，鼓励探索开展基于器官/系统的整合式教学和基于问题的小组讨论式教学。推进信息技术与医学教育融合，建设国家教学案例共享资源库，建设一批国家精品在线开放课程。加强教师队伍建设，在医学院校建立教师发展示范中心，对新任职教师（含临床教师）逐步实施岗前培训制度。积极推进卫生职业教育教学改革，构建现代卫生职业教育体系，坚持工学结合，规范和强化实践教学环节，健全教学标准动态更新机制，促进教育教学内容与临床技术技能同步更新。

深化临床医学、口腔医学、中医专业学位研究生教育改革。考试招生要加强临床医学职业素质和临床能力考查；统筹优化临床培养培训内容和时间，促进硕士专业学位研究生教育与住院医师规范化培训有机衔接；加强硕士专业学位研究生的临床科研思维和分析运用能力培养，学位论文可以是研究报告、临床经验总结、临床疗效评价、专业文献循证研究、文献综述、针对临床问题的实验研究等。严格控制 8 年制医学教育高校数量和招生规模，积极探索基础宽厚、临床综合能力强的复合型高层次医学人才培养模式和支撑机制。

加强医学院校临床教学基地建设，制订完善各类临床教学基地标准和准入制度，严格临床教学基地认定审核和动态管理，依托高校附属医院建设一批国家临床教学培训示范中心，在本科生临床实践教学、研究生培养、住院医师规范化培训及临床带教师资培训等方面发挥示范辐射作用。高校要把附属医院教学建设纳入学校发展整体规划，明确附属医院临床教学主体职能，将教学作为附属医院考核评估的重要内容；高校附属医院要把医学人才培养作为重大使命，处理好医疗、教学和科研工作的关系，健全教学组织机构，加大教学投入，围绕人才培养优化临床科室设置，加强临床学科建设，落实教育教学任务。

（六）建立完善毕业后医学教育制度。落实并加快完善住院医师规范化培训制度，健全临床带教激励机制，加强师资队伍建设，严格培训过程管理和结业考核，持续加强培训质量建设，培训合格证书在全国范围内有效。保障住院医师培训期间待遇，积极扩大全科、儿科等紧缺专业培训规模，探索建立培训招收计划与临床岗位需求紧密衔接的匹配机制，增补建设一批住院医师规范化培训基地，2020 年前基本满足行业需求和人才培养需要；高校要加大投入、加快建设，提升附属医院临床教学水平，将符合条件的附属医院优先纳入培训基地。稳妥推进专科医师规范化培训制度试点，不断提高临床医师专科诊疗水平，探索和完善待遇保障、质量控制、使用激励等相关政策，逐步建立专科医师规范化培训制度。探索建立公共卫生与临床医学复合型人才培养机制，培养一批临床医学专业基础扎实、防治结合的公共卫生人才。

积极探索和完善接受住院医师规范化培训、专科医师规范化培训的人员取得临床医学、口腔医学、中医硕士和博士专业学位的办法。调整完善住院医师规范化培训和专科医师规范化培训标准、年限以及考核要求等规定，逐步建立统一规范的毕业后医学教育制度。

（七）健全继续医学教育制度。强化全员继续医学教育，健全终身教育学习体系。将继续医学教育合格作为医疗卫生人员岗位聘用和定期考核的重要依据，作为聘任专业技术职务或申报评定上一级资格的重要条件。以基层为重点，以岗位胜任能力为核心，围绕各类人才职业发展需求，分层分类制订继续医学教育指南，遴选开发优质教材，健全继续医学教育基地网络，开展有针对性的教育培训活动，强化规范管理。大力发展远程教育，支持建立以国家健康医疗开放大学为基础、中国健康医疗教育慕课联盟为支撑的健康教育培训云平台。

（八）强化医学教育质量评估。建立健全医学教育质量评估与认证制度，到 2020 年建立起具有中国特色、国际实质等效的院校医学教育专业认证制度，探索实施高职临床医学、护理等专业质量评估，加强医学类博士、硕士学位授权点合格评估，推进毕业后医学教育和继续医学教育第三方评估。将人才培养工作纳入公立医院绩效考核以及院长年度和任期目标责任考核的重要内容。将医师和护士资格考试通过率、规范化培训结业考核通过率、专业认证结果等逐步予以公布，并作为高校和医疗卫生机构人才培养质量评价的重要内容。建立预警和退出机制，对高校和承担培训任务的医疗卫生机构实施动态管理，质量评估与专业认证不合格者限期整改，整改后不达标者取消招生（收）资格。

三、促进医学人才供给与需求有效衔接，全面优化人才培养结构

（九）建立健全医学人才培养供需平衡机制。统筹卫生与健康事业各类医学人才需求，制定卫生与健康人才培养规划，加强全科、儿科、妇产科、精神科、病理、老年医学、公共卫生、护理、助产、康复、心理健康等紧缺人才培养。制定服务健康事业和健康产业人才培养的引导性专业目录，推动医学院校进一步优化学科专业结构。严格医学教育准入标准，规范医学专业办学，强化监督管理，新增医学类专业布点重点向中西部医学教育资源匮乏的地区倾斜。省级教育、卫生计生行政部门要定期沟通，坚持按需招生、以用定招，探索建立招生、人才培养与就业联动机制，省级卫生计生行政部门要定期制定和发布人才需求规划，省级教育行政部门及医学院校要根据人才需求及医学教育资源状况，合理确定医学专业招生规模及结构。

（十）加强以全科医生为重点的基层医疗卫生人才培养。通过住院医师规范化培训、助理全科医生培训、转岗培训等多种途径，加大全科医生培养力度。完善订单定向医学生教育培

养政策，鼓励有条件的省份结合本地实际积极探索按照考生户籍以县为单位定向招生的办法，将本科毕业生全部纳入全科专业住院医师规范化培训，根据需求适度扩大培养规模；严格履约管理，及时落实就业岗位和薪酬待遇，鼓励各地探索实行"县管乡用"（县医院聘用管理、乡镇卫生院使用）的用人管理制度。对在岗基层卫生人员（含乡村医生）加强全科医学、中医学基本知识技能和适宜技术培训。

（十一）加强中医药人才培养。分类推进中医药教育改革，适度增加具有推荐优秀应届本科毕业生免试攻读研究生资格的中医类院校为"5＋3"一体化招生院校，促进中医药院校教育与中医住院医师规范化培训的衔接。构建服务生命全周期的中医药学科专业体系，推进中医药养生保健、健康养老等人才培养。完善中医药师承教育制度，加强师承导师、学科带头人、中青年骨干教师培养，建立以名老中医药专家、教学名师为核心的教师团队，实施中医药传承与创新"百千万"人才工程（岐黄工程），加快推进中医药高层次人才培养。建立完善西医学习中医制度，鼓励临床医学专业毕业生攻读中医专业学位，鼓励西医离职学习中医。鼓励扶持民族地区和高等院校开办民族医药相关专业，支持有条件的院校开展民族医药研究生教育。

（十二）促进区域医学教育协调发展。以中西部地区为重点，加强薄弱地区医学院校教育、毕业后教育和继续教育能力建设。在中西部高等教育振兴计划实施过程中，加大对中西部医学院校的政策和资金支持力度。发挥高水平医学院校的辐射带动作用，提升薄弱院校办学水平，加大东部高校"团队式"对口支援西藏医学教育工作力度，加快西藏现代高等医学教育体系建设。以新疆和西藏为重点，实施住院医师规范化培训西部支援行动和专科医师规范化培训中西部地区支持计划。通过专家支援、骨干进修、适宜医疗技术推广等多种形式，提升中西部地区、贫困地区、农村基层医务人员的医疗卫生服务能力。

四、创新体制机制，加强医教协同管理

（十三）建立医学教育宏观管理协调机制。国家和各省（区、市）要分别建立教育、卫生计生、机构编制、发展改革、财政、人力资源社会保障、中医药等多部门共同参与的医学教育宏观管理协调机制，统筹医学教育改革发展，共同研究协商重大政策与问题。

（十四）强化医学教育统筹管理。教育部、国家卫生计生委、国家中医药局要进一步加强医学教育综合管理和统筹协调。成立医学教育专家委员会，充分发挥专家智库作用，为医学教育改革与发展提供智力支持。支持行业学（协）会参与学科专业设置、人才培养规划、标准制修订、考核评估等工作，相关公共服务逐步交由社会组织承担。教育部、国家卫生计生委与省级人民政府要共建一批医学院校，教育部、国家中医药局与省级人民政府要共建若干中医药院校，在人才培养、科学研究、经费投入等方面给予政策倾斜，提升共建院校办学能力和水平，更好地服务区域和全国卫生与健康事业发展。在世界一流大学和一流学科建设中对医学院校和医学学科予以支持。

（十五）深化综合性大学医学教育管理体制改革。遵循医学教育规律，完善大学、医学院（部）、附属医院医学教育管理运行机制，保障医学教育的完整性。加强对医学教育的组织领导，在现有领导职数限额内，逐步实现配备有医学专业背景的副校长分管医学教育或兼任医学院（部）院长（主任），有条件的高校可根据实际需要探索由常务副校长分管医学教育或兼任医学院（部）院长（主任），或由党委副书记兼任医学院（部）书记。实化医学院（部）职能，建立健全组织机构，强化对医学教育的统筹管理，承担医学相关院系和附属医院教学、科研、人事、学生管理、教师队伍建设、国际交流等职能。教育部、国家卫生计生委要组织开展综合性大学医学教育管理体制改革试点，在国家改革建设重大项目上对试点高校予以倾斜支持。

五、完善人才使用激励政策

（十六）提升医疗卫生行业职业吸引力。深化医药卫生体制改革，理顺医疗服务价格，合理体现医务人员专业技术劳务价值，加快建立适应行业特点的人事薪酬制度，吸引优秀人才从事医疗卫生工作，特别是全科、儿科、精神科、公共卫生等紧缺专业。建立健全符合行业特点的人才评价机制，坚持德才兼备，注重凭能力、实绩和贡献评价人才，克服唯学历、唯资历、唯论文等倾向。完善职称晋升办法，拓宽医务人员职业发展空间。本科及以上学历毕业生参加住院医师规范化培训合格并到基层医疗卫生机构（新疆、西藏及四省藏区等艰苦边远地区可放宽到县级医疗卫生机构，下同）工作的，可直接参加中级职称考试，考试通过的直接聘任中级职称，增加基层医疗卫生机构的中高级专业技术岗位比例。对"定向评价、定向使用"的基层医疗卫生机构高级专业技术岗位实行总量控制、比例单列，不占各地高级岗位比例。

根据医疗卫生机构功能定位和工作特点，分层分类完善临床、公共卫生、护理、康复、医学技术等各类专业人才准入和评价标准。创新人才使用机制，落实公立医院用人自主权，对急需引进的高层次人才、紧缺专业人才以及具有高级专业技术职务或住院医师规范化培训合格证书、专科医师规范化培训合格证书的人员，可由医院采取考察的方式予以公开招聘。基层卫生计生事业单位招聘高层次和全科等急需紧缺专业技术人才，可直接考察聘用。

六、完善保障措施

（十七）加强组织实施。各地各有关部门要充分认识医教协同推进医学教育改革发展的重要意义，提高思想认识，加强组织领导，强化部门协同，明确责任分工，狠抓贯彻落实。各省（区、市）要在 2017 年 9 月底前出台具体实施方案。

（十八）保障经费投入。积极发挥财政投入的引导和激励作用，调动社会、医疗卫生机构、个人出资的积极性，建立健全多元化、可持续的医学教育经费保障机制和政府投入动态调整机制。根据财力、物价变动水平、培养成本等情况适时调整医学门类专业生均定额拨款标准、住院医师规范化培训补助标准，探索建立专科医师规范化培训补助机制，加大继续医学教育投入，合理确定医学门类专业学费标准，完善对贫困家庭医学生的资助政策。改革探索以培养质量、绩效评价为导向的经费拨款方式，提高资金使用效率。地方各级人民政府要按照规定落实投入责任，加大投入力度，中央财政予以适当补助。

（十九）强化追踪监测。建立健全追踪监测机制，制订部门分工方案和追踪监测方案，对实施进度和效果进行监测评估。实施常态化、经常化的督导考核机制，强化激励和问责。对各地在实施过程中好的做法和有效经验，要及时总结推广。

国务院办公厅

2017 年 7 月 3 日

国务院办公厅关于建立现代医院管理制度的指导意见

国办发〔2017〕67 号

各省、自治区、直辖市人民政府，国务院各部委、各直属机构：

现代医院管理制度是中国特色基本医疗卫生制度的重要组成部分。为建立现代医院管理制度，经国务院同意，现提出如下意见。

一、总体要求

（一）指导思想。全面贯彻党的十八大和十八届三中、四中、五中、六中全会以及全国卫生与健康大会精神，深入贯彻习近平总书记系列重要讲话精神和治国理政新理念新思想新战略，认真落实党中央、国务院决策部署，统筹推进"五位一体"总体布局和协调推进"四个全面"战略布局，牢固树立和贯彻落实创新、协调、绿色、开放、共享的发展理念，坚持党的领导，坚持正确的卫生与健康工作方针，坚持中国特色卫生与健康发展道路，不断提高医疗服务质量，努力实现社会效益与运行效率的有机统一，充分调动医务人员积极性，实行民主管理和科学决策，强化公立医院引领带动作用，完善多元办医格局，加快医疗服务供给侧结构性改革，实现医院治理体系和管理能力现代化，为推进健康中国建设奠定坚实基础。

（二）基本原则。坚持以人民健康为中心。把人民健康放在优先发展的战略地位，将公平可及、群众受益作为出发点和立足点，全方位、全周期保障人民健康，增进人民健康福祉，增强群众改革获得感。

坚持公立医院的公益性。落实党委和政府对公立医院的领导责任、保障责任、管理责任、监督责任，把社会效益放在首位，注重健康公平，增强普惠性。坚持政府主导与发挥市场机制作用相结合，满足多样化、差异化、个性化健康需求。

坚持政事分开、管办分开。加快转变政府职能，深化"放管服"改革，合理界定政府作为公立医院出资人的举办监督职责和公立医院作为事业单位的自主运营管理权限，实行所有权与经营权分离。各级行政主管部门要创新管理方式，从直接管理公立医院转为行业管理，强化政策法规、行业规划、标准规范的制定和对医院的监督指导职责。

坚持分类指导，鼓励探索创新。尊重地方首创精神，鼓励各地在中央确定的改革方向和原则下，根据医院性质、功能定位、等级规模等不同情况，因地制宜，突破创新，建立符合实际的现代医院管理制度。

（三）主要目标。到 2020 年，基本形成维护公益性、调动积极性、保障可持续的公立医院运行新机制和决策、执行、监督相协调、相互制衡、相互促进的治理机制，促进社会办医健康发展，推动各级各类医院管理规范化、精细化、科学化，基本建立权责清晰、管理科学、治理完善、运行高效、监督有力的现代医院管理制度。

二、完善医院管理制度

（一）制定医院章程。各级各类医院应制定章程。医院章程应包括医院性质、办医宗旨、功能定位、办医方向、管理体制、经费来源、组织结构、决策机制、管理制度、监督机制、文化建设、党的建设、群团建设，以及举办主体、医院、职工的权利义务等内容。医院要以章程为统领，建立健全内部管理机构、管理制度、议事规则、办事程序等，规范内部治理结构和权力运行规则，提高医院运行效率。制定公立医院章程时，要明确党组织在医院内部治理结构中的地位和作用。

（二）健全医院决策机制。院长全面负责医疗、教学、科研、行政管理工作。院长办公会议是公立医院行政、业务议事决策机构，对讨论研究事项作出决定。在决策程序上，公立医院发展规划、"三重一大"等重大事项，以及涉及医务人员切身利益的重要问题，要经医院党组织会议研究讨论同意，保证党组织意图在决策中得到充分体现。充分发挥专家作用，组建医疗质量安全管理、药事管理等专业委员会，对专业性、技术性强的决策事项提供技术咨询和可行性论证。资产多元化、实行托管的医院以及医疗联合体等，可在医院层面成立理事会。把党的领导融入公立医院治理结构，医院党组织领导班子成员应当按章程进入医院管理层或通过法定程序进入理事会，医院管理层或理事会内部理事中的党员成员一般应当进入医院党组织领导班子。

（三）健全民主管理制度。健全以职工代表大会为基本形式的民主管理制度。工会依法组织职工参与医院的民主决策、民主管理和民主监督。医院研究经营管理和发展的重大问题应当充分听取职工意见，召开讨论涉及职工切身利益的会议，必须有工会代表参加。推进院务公开，落实职工群众知情权、参与权、表达权、监督权。

（四）健全医疗质量安全管理制度。院长是医院依法执业和医疗质量安全的第一责任人，落实医疗质量安全院、科两级责任制。建立全员参与、覆盖临床诊疗服务全过程的医疗质量管理与控制工作制度，严格落实首诊负责、三级查房、分级护理、手术分级管理、抗菌药物分级管理、临床用血安全等医疗质量安全核心制度。严格执行医院感染管理制度、医疗质量内部公示制度等。加强重点科室、重点区域、重点环节、重点技术的质量安全管理，推进合理检查、用药和治疗。

（五）健全人力资源管理制度。建立健全人员聘用管理、岗位管理、职称管理、执业医师管理、护理人员管理、收入分配管理等制度。在岗位设置、收入分配、职称评定、管理使用等方面，对编制内外人员统筹考虑。公立医院在核定的薪酬总量内进行自主分配，体现岗位差异，兼顾学科平衡，做到多劳多得、优绩优酬。按照有关规定，医院可以探索实行目标年薪制和协议薪酬。医务人员薪酬不得与药品、卫生材料、检查、化验等业务收入挂钩。

（六）健全财务资产管理制度。财务收支、预算决算、会计核算、成本管理、价格管理、资产管理等必须纳入医院财务部门统一管理。建立健全全面预算管理、成本管理、财务报告、第三方审计和信息公开机制，确保经济活动合法合规，提高资金资产使用效益。公立医院作为预算单位，所有收支纳入部门预算统一管理，要强化成本核算与控制，逐步实行医院全成本核算。三级公立医院应设置总会计师岗位，统筹管理医院经济工作，其他有条件的医院结合实际推进总会计师制度建设。加强公立医院内部审计监督，推动注册会计师审计工作。

（七）健全绩效考核制度。将政府、举办主体对医院的绩效考核落实到科室和医务人员，对不同岗位、不同职级医务人员实行分类考核。建立健全绩效考核指标体系，围绕办院方向、社会效益、医疗服务、经济管理、人才培养培训、可持续发展等方面，突出岗位职责履行、工作量、服务质量、行为规范、医疗质量安全、医疗费用控制、医德医风和患者满意度等指标。严禁给医务人员设定创收指标。将考核结果与医务人员岗位聘用、职称晋升、个人薪酬挂钩。

（八）健全人才培养培训管理制度。落实住院医师规范化培训、专科医师规范化培训和继续医学教育制度，做好医学生培养工作。加强临床重点专科、学科建设，提升医院核心竞争力。城市医生在晋升主治医师或副主任医师职称前到基层或对口帮扶的医疗机构累计服务不少于 1 年。城市大医院要积极为基层和边远贫困地区培养人才。

（九）健全科研管理制度。加强临床医学研究，加快诊疗技术创新突破和应用，大力开展适宜技术推广普及，加强和规范药物临床试验研究，提高医疗技术水平。加强基础学科与临床学科、辅助诊疗学科的交叉融合。建立健全科研项目管理、质量管理、科研奖励、知识产权保护、成果转化推广等制度。

（十）健全后勤管理制度。强化医院发展建设规划编制和项目前期论证，落实基本建设项目法人责任制、招标投标制、合同管理制、工程监理制、质量责任终身制等。合理配置适宜医学装备，建立采购、使用、维护、保养、处置全生命周期管理制度。探索医院"后勤一站式"服务模式，推进医院后勤服务社会化。

（十一）健全信息管理制度。强化医院信息系统标准化和规范化建设，与医保、预算管理、药品电子监管等系统有效对接。完善医疗服务管理、医疗质量安全、药品耗材管理、绩效考核、财务运行、成本核算、内部审计、廉洁风险防控等功能。加强医院网络和信息安全建设管理，完善患者个人信息保护制度和技术措施。

（十二）加强医院文化建设。树立正确的办院理念，弘扬

"敬佑生命、救死扶伤、甘于奉献、大爱无疆"的职业精神。恪守服务宗旨，增强服务意识，提高服务质量，全心全意为人民健康服务。推进医院精神文明建设，开展社会主义核心价值观教育，促进形成良好医德医风。关心爱护医务人员身心健康，尊重医务人员劳动成果和辛勤付出，增强医务人员职业荣誉感。建设医术精湛、医德高尚、医风严谨的医务人员队伍，塑造行业清风正气。

（十三）全面开展便民惠民服务。三级公立医院要全部参与医疗联合体建设并发挥引领作用。进一步改善医疗服务，优化就医流程，合理布局诊区设施，科学实施预约诊疗，推行日间手术、远程医疗、多学科联合诊疗模式。加强急诊急救力量，畅通院前院内绿色通道。开展就医引导、诊间结算、检查检验结果推送、异地就医结算等信息化便民服务。开展优质护理服务，加强社工、志愿者服务。推进院内调解、人民调解、司法调解、医疗风险分担机制有机结合的"三调解一保险"机制建设，妥善化解医疗纠纷，构建和谐医患关系。

三、建立健全医院治理体系

（一）明确政府对公立医院的举办职能。积极探索公立医院管办分开的多种有效实现形式，统筹履行政府办医职责。政府行使公立医院举办权、发展权、重大事项决策权、资产收益权等，审议公立医院章程、发展规划、重大项目实施、收支预算等。制定区域卫生规划和医疗机构设置规划，合理控制公立综合性医院数量和规模。全面落实对符合区域卫生规划的公立医院投入政策，细化落实对中医医院（含民族医院）的投入倾斜政策，逐步偿还和化解符合条件的公立医院长期债务。逐步建立以成本和收入结构变化为基础的医疗服务价格动态调整机制。在地方现有编制总量内，确定公立医院编制总量，逐步实行备案制。按照中央组织部公立医院领导人员管理有关规定，选拔任用公立医院领导人员。逐步取消公立医院的行政级别，各级卫生计生行政部门（含中医药管理部门，下同）负责人一律不得兼任公立医院领导职务。建立适应医疗行业特点的薪酬制度，着力体现医务人员技术劳务价值。建立以公益性为导向的考核评价机制，定期组织公立医院绩效考核以及院长年度和任期目标责任考核，考核结果与财政补助、医保支付、绩效工资总量以及院长薪酬、任免、奖惩等挂钩。

（二）明确政府对医院的监管职能。建立综合监管制度，重点加强对各级各类医院医疗质量安全、医疗费用以及大处方、欺诈骗保、药品回扣等行为的监管，建立"黑名单"制度，形成全行业、多元化的长效监管机制。对造成重大社会影响的乱收费、不良执业等行为，造成重大医疗事故、重大安全事故的行为，严重违法违纪案件，严重违反行风建设的行为，要建立问责机制。强化卫生计生行政部门医疗服务监管职能，完善机构、人员、技术、装备准入和退出机制。深化医保支付方式改革，充分发挥医保对医疗服务行为和费用的调控引导与监督制约作用，逐步将医保对医疗机构服务监管延伸到对医务人员医疗服务行为的监管。从严控制公立医院床位规模、建设标准和大型医用设备配备，严禁举债建设和豪华装修，对超出规模标准的要逐步压缩床位。控制公立医院特需服务规模，提供特需服务的比例不超过10%。强化对公立医院经济运行和财务活动的会计和审计监督。健全非营利性和营利性社会办医院分类管理制度，加强对非营利性社会办医院产权归属、财务运营、资金结余使用等的监管，加强对营利性社会办医院盈利率的管控。

（三）落实公立医院经营管理自主权。公立医院要依法依规进行经营管理和提供医疗服务，行使内部人事管理、机构设置、中层干部聘任、人员招聘和人才引进、内部绩效考核与薪酬分配、年度预算执行等经营管理自主权。落实公立医院用人自主权，在编制总量内根据业务需要面向社会自主公开招聘医务人员，对紧缺、高层次人才可按规定采取考察的方式予以招聘。进一步改进艰苦边远地区公立医院人员招聘工作，合理设置招聘条件，改进招聘方式方法，完善激励保障措施。

（四）加强社会监督和行业自律。加强医院信息公开，重点公开质量安全、价格、医疗费用、财务状况、绩效考核等信息。加强行业协会、学会等社会组织在行业自律和职业道德建设中的作用，引导医院依法经营、公平有序竞争。改革完善医疗质量、技术、安全和服务评估认证制度。探索建立第三方评价机制。

四、加强医院党的建设

（一）充分发挥公立医院党委的领导核心作用。公立医院党委要抓好对医院工作的政治、思想和组织领导，把方向、管大局、保落实。把方向，主要是自觉在思想上政治上行动上同以习近平同志为核心的党中央保持高度一致，全面贯彻执行党的理论路线方针政策，引导监督医院遵守国家法律法规，维护各方合法权益，确保医院改革发展正确方向。管大局，主要是坚持在大局下行动，谋全局、议大事、抓重点，统筹推进医院改革发展、医疗服务、医德医风等各项工作，努力建设患者放心、人民满意的现代医院。保落实，主要是管干部聚人才、建班子带队伍、抓基层打基础，讨论决定医院内部组织机构的设置及其负责人的选拔任用，领导精神文明建设和思想政治工作，领导群团组织和职工代表大会，做好知识分子工作和统一战线工作，加强党风廉政建设，确保党的卫生与健康工作方针和政策部署在医院不折不扣落到实处。

（二）全面加强公立医院基层党建工作。坚持把公立医院党的建设与现代医院管理制度建设紧密结合，同步规划，同步推进。加强和完善党建工作领导体制和工作机制，合理设置医院党建工作机构，配齐配强党建工作力量，建立科学有效的党建工作考核评价体系，进一步落实管党治党主体责任，推进党组织和党的工作全覆盖，建立健全医院内设机构党支部，选优配强党支部书记，充分发挥党支部的政治核心作用，把党支部建设成为坚强战斗堡垒。坚持把党组织活动与业务工作有机融合，积极推进活动创新、思想政治工作内容和载体创新，防止"两张皮"。认真贯彻落实《关于新形势下党内政治生活的若干准则》、《中国共产党党内监督条例》，推进"两学一做"学习教育常态化制度化，严格"三会一课"、民主生活会和组织生活会、主题党日等制度。严格发展党员和党员教育管理工作，引导党员充分发挥先锋模范作用。

（三）加强社会办医院党组织建设。加大社会办医院党组织组建力度，批准设立社会办医院时，要坚持党的建设同步谋划、党的组织同步设置、党的工作同步开展。实行属地管理与主管部门管理相结合，建立健全社会办医院党建工作管理体制，规范党组织隶属关系。社会办医院党组织要紧紧围绕党章赋予基层党组织的基本任务，结合实际开展工作，按照党的要求办医立院。

五、组织实施

（一）加强组织落实。各地要将建立现代医院管理制度作为深化医改的重要内容，制定实施方案，明确目标任务和责任分工，完善落实督办制度。各级卫生计生等相关部门要适应建立现代医院管理制度的新要求、新情况，按照职能分工及时下放相关权限，调整相关政策，加强事中事后监管，优化政务服务流程，形成工作推进合力。

（二）总结推广经验。各级卫生计生行政部门要会同有关部门密切跟踪工作进展，加强调研指导，及时研究解决改革中出现的新情况、新问题。挖掘、总结、提炼、推广各地建立现代医院管理制度的典型经验，及时将成熟经验上升为政策，推动现代医院管理制度不断完善。

（三）做好宣传工作。坚持正确的舆论导向，及时回应社会关切，合理引导社会预期，为建立现代医院管理制度营造良好舆论环境。加强宣传引导，引导公众树立科学、理性、有序的就医理念，营造全社会尊医重卫的良好风气。

国务院办公厅
2017 年 7 月 14 日

国务院办公厅关于改革完善全科医生培养与使用激励机制的意见

国办发〔2018〕3 号

各省、自治区、直辖市人民政府，国务院各部委、各直属机构：

全科医生是居民健康和控制医疗费用支出的"守门人"，在基本医疗卫生服务中发挥着重要作用。加快培养大批合格的全科医生，对于加强基层医疗卫生服务体系建设、推进家庭医生签约服务、建立分级诊疗制度、维护和增进人民群众健康，具有重要意义。为贯彻党的十九大和全国卫生与健康大会精神，落实《"健康中国 2030"规划纲要》要求，经国务院同意，现就改革完善全科医生培养与使用激励机制提出如下意见：

一、总体要求

（一）指导思想。以习近平新时代中国特色社会主义思想为指导，按照党的十九大提出的有关战略部署和工作要求，认真落实卫生与健康工作方针，以问题和需求为导向，遵循医疗卫生服务和临床医学人才成长规律，坚持政府主导，发挥市场机制作用，立足基本国情，借鉴国际经验，完善适应行业特点的全科医生培养制度，创新全科医生使用激励机制，为卫生与健康事业发展提供可靠的全科医学人才支撑。

（二）工作目标。到 2020 年，适应行业特点的全科医生培养制度基本建立，适应全科医学人才发展的激励机制基本健全，全科医生职业吸引力显著提高，城乡分布趋于合理，服务能力显著增强，全科医生与城乡居民基本建立比较稳定的服务关系，城乡每万名居民拥有 2—3 名合格的全科医生。到 2030 年，适应行业特点的全科医生培养制度更加健全，使用激励机制更加完善，城乡每万名居民拥有 5 名合格的全科医生，全科医生队伍基本满足健康中国建设需求。

二、建立健全适应行业特点的全科医生培养制度

（三）医教协同深化院校全科医学教育改革。高等医学院校要高度重视全科医学学科建设，面向全体医学类专业学生开展全科医学教育和全科临床见习实习。鼓励有条件的高校成立全科医学教研室、全科医学系或全科医学学院，开设全科医学概论等必修课程。依托全科专业住院医师规范化培训基地和助理全科医生培训基地，建设一批全科医学实践教学基地。加强全科医学师资队伍建设，制订建设规划，在人员配备、职称评聘、工作量考核等方面给予支持。鼓励医学院校在全科医学实践教学基地聘请有教学潜质的全科医生承担教学任务，符合条件的可聘任相应的教师专业技术职务。

2018 年起，新增临床医学、中医硕士专业学位研究生招生计划重点向全科等紧缺专业倾斜。继续实施农村订单定向医学生免费培养，推进农村基层本地全科人才培养。改革完善高职临床医学、中医学等相关专业人才培养模式，推进教育教学标准与助理全科医生培训标准有机衔接。

（四）建立健全毕业后全科医学教育制度。合理分配各专业住院医师规范化培训招收名额，扩大全科专业住院医师规范化培训招收规模，力争到 2020 年全科专业招收数量达到当年总招收计划的 20%，并逐年增加。将全科专业招收任务完成情况纳入住院医师规范化培训基地考核，并与财政补助资金挂钩。继续开展助理全科医生培训。农村订单定向免费培养的本科医学生毕业后全部纳入全科专业住院医师规范化培训。对于单位委派参加住院医师规范化培训和助理全科医生培训的人员，委派单位应与其签订协议，就培训期间待遇、培训期满后

服务年限、违约处理办法等进行约定。

认定为住院医师规范化培训基地的综合医院（含中医、中西医结合、民族医医院，下同）要加强全科专业基地建设，增加全科医疗诊疗科目，独立设置全科医学科，以人才培养为目的，开展全科临床、教学和科研工作，与基层医疗卫生机构联合培养全科医生。在培训基地内部分配中，合理确定全科医学科医务人员绩效工资水平，适当加大倾斜力度，吸引和稳定优秀专业人员。以县级综合医院为重点，加强助理全科医生培训基地建设，完善教育教学设施设备和学员住宿条件。严格培训基地动态管理，将全科专业基地建设和作用发挥情况作为培训基地考核评估的核心指标。

制定全科医学师资培训标准，实行双导师制，遴选建立一批全科医学师资培训基地，加强骨干师资培训，提高带教师资的教学意识和带教能力，将教学业绩纳入绩效考核，带教经历和教学质量作为职称晋升的重要因素。支持具有临床医学或中医硕士专业学位授予资格的高校与住院医师规范化培训基地建立协同教学关系，积极探索和完善全科专业住院医师规范化培训人员取得硕士专业学位的办法。稳妥推进全科专业专科医师规范化培训制度试点工作。

（五）巩固完善全科继续医学教育。制定全科医学继续教育指南，加快网络数字化课程、课件、教材开发，大力发展远程继续教育，普及全科适宜技术，实现全科医生继续医学教育全覆盖。积极开展基层全科医生进修培训和学历提升教育。强化继续医学教育基地建设，充分发挥县级综合医院在农村基层全科医生进修培训中的作用。加强对全科医生的中医药和康复医学知识与技能培训，将中医药作为其继续教育的重要内容，鼓励提供中医诊疗、养生保健康复、健康养老等服务。

扩大全科医生转岗培训实施范围，鼓励二级及以上医院有关专科医师参加全科医生转岗培训，对培训合格的，在原注册执业范围基础上增加全科医学专业执业范围，允许其在培训基地和基层医疗卫生机构提供全科医疗服务。实行乡村医生全员全科基本知识技能培训，并有计划地安排乡村医生到乡镇卫生院、县医院等上级医疗卫生机构进修学习，鼓励具有执业（助理）医师资格的乡村医生参加全科医生转岗培训。

三、全面提高全科医生职业吸引力

（六）改革完善全科医生薪酬制度。推进医疗服务价格改革，体现包括全科医生在内的医务人员技术劳务价值。按照"允许医疗卫生机构突破现行事业单位工资调控水平，允许医疗服务收入扣除成本并按规定提取各项基金后主要用于人员奖励"要求，合理核定政府办基层医疗卫生机构绩效工资总量，提升基层医疗卫生机构全科医生工资水平，使其工资水平与当地县区级综合医院同等条件临床医师工资水平相衔接。鼓励基层医疗卫生机构聘用经住院医师规范化培训合格的全科医生，地方要根据实际，在核定绩效工资总量时给予其进一步倾斜。建立基层医疗卫生机构绩效工资水平正常增长机制。完善绩效工资分配，调动基层医疗卫生机构医务人员工作积极性，内部绩效工资分配可设立全科医生津贴。

推进家庭医生签约服务，签约服务费作为家庭医生团队所在基层医疗卫生机构收入组成部分，可用于人员薪酬分配。将服务对象健康状况和居民满意度纳入考核指标，加强签约服务质量考核，考核结果与家庭医生团队的签约服务收入挂钩，确保签约服务质量。

（七）完善全科医生聘用管理办法。政府办基层医疗卫生机构在核定的编制内要保证全科医生的配备，对本科及以上学历医学毕业生或经住院医师规范化培训合格的全科医生要优先安排，简化招聘程序，可采取面试、组织考察等方式公开招聘。对经住院医师规范化培训合格到农村基层执业的全科医生，可实行"县管乡用"（县级医疗卫生机构聘用管理、乡镇卫生院使用）。对经助理全科医生培训合格到村卫生室工作的助理全科医生，可实行"乡管村用"（乡镇卫生院聘用管理、村卫生室使用）。

（八）拓展全科医生职业发展前景。基层医疗卫生机构在临床医师队伍建设中，对经住院医师规范化培训合格的本科学历全科医生，在人员招聘、职称晋升、岗位聘用等方面，与临床医学、中医硕士专业学位研究生同等对待，落实工资等相关待遇。

增加基层医疗卫生机构的中高级专业技术岗位比例，重点向经全科专业住院医师规范化培训和全科专业专科医师规范化培训合格的全科医生倾斜。本科及以上学历毕业、经全科专业住院医师规范化培训合格并到基层医疗卫生机构工作的，可直接参加中级职称考试，考试通过的直接聘任中级职称。基层全科医生参加中级职称考试或申报高级职称时，外语成绩可不作为申报条件，对论文、科研不作硬性规定，侧重评价临床工作能力，将签约居民数量、接诊量、服务质量、群众满意度等作为职称评审的重要依据；申报高级职称实行单独分组、单独评审。

（九）鼓励社会力量举办全科诊所。落实国家关于促进社会办医加快发展的政策措施，医疗机构相关规划布局不对全科诊所的设置作出限制，实行市场调节。支持符合条件的全科医生个体或合伙在城乡开办全科诊所，为居民就近提供医疗保健服务。鼓励二、三级综合医院与辖区内全科诊所建立双向转诊机制，畅通转诊渠道。加强政府监管、行业自律与社会监督，促进全科诊所规范发展。

对提供基本医疗卫生服务的非营利性全科诊所，在人才培养等方面执行与政府办基层医疗卫生机构同等补助政策，政府通过购买服务的方式，引导其参与当地基本医疗和基本公共卫生服务提供以及承接政府下达的相关任务，并逐步扩大购买范围；对符合条件的，按规定纳入医保定点范围；对具备条件的，可认定为全科医生基层实践基地，承担全科医生培养任务。对全科诊所基本建设和设备购置等发展建设支出，有条件的地方可通过财政补助等方式给予适当支持。

（十）增强全科医生职业荣誉感。坚持精神奖励与物质奖励相结合，实行以政府奖励为导向、单位奖励为主体、社会奖励为补充的全科医生奖励办法，提升全科医生职业荣誉感和社会地位。对长期扎根基层、作出突出贡献的全科医生，按照党和国家有关规定给予表彰奖励。在享受国务院政府特殊津贴人员推选和全国杰出专业技术人才、全国先进工作者、全国五一劳动奖章、全国优秀共产党员等评选工作中，向基层全科医生倾斜。鼓励各地按照有关规定开展全科医生表彰奖励工作。组织开展全科技能竞赛等活动，对优秀全科医生给予适当奖励。

四、加强贫困地区全科医生队伍建设

（十一）加快壮大贫困地区全科医生队伍。对集中连片特困地区县和国家扶贫开发工作重点县（以下统称贫困县）加大农村订单定向医学生免费培养力度。有关省份可结合实际，以贫困县为重点，订单定向免费培养农村高职（专科）医学生，毕业生经助理全科医生培训合格后，重点补充到村卫生室和艰苦边远地区乡镇卫生院。充分利用远程教育等信息化手段，面向贫困县免费实施国家继续医学教育培训项目。各地要加强县级以上医疗卫生机构对口支援农村基层医疗卫生机构力度，县级以上医疗卫生机构要通过远程教育等方式加强对基层的技术指导和培训。

（十二）扩大全科医生特岗计划实施范围。继续推进全科医生特岗计划试点工作，到 2020 年，逐步将试点范围覆盖到所有贫困县的乡镇卫生院，所需资金由中央和地方财政共同承担并适当提高补助标准。鼓励有条件的地区结合实际实施本地全科医生特岗计划，引导和激励优秀人才到基层工作。

（十三）职称晋升政策向贫困地区进一步倾斜。对长期扎根贫困县农村基层工作的全科医生，可突破学历等限制，破格晋升职称。全科专业住院医师规范化培训合格、取得中级职称后在贫困县农村基层连续工作满 10 年的，可经职称评审委员会考核认定，直接取得副高级职称，取得的副高级职称原则上应限定在基层医疗卫生机构聘任，由基层医疗卫生机构向上级医疗卫生机构流动时，应取得全省（区、市）统一的高级职称。

五、完善保障措施

（十四）加强组织领导。各地各部门要充分认识改革完善全科医生培养与使用激励机制的重要意义，将其作为深化医药卫生体制改革、建设健康中国的关键环节和重大任务，加强组织领导，强化部门协同，明确任务分工，确保各项改革举措落实到位。2018 年 3 月底前，各省（区、市）要按照本意见精神制定出台实施方案，综合医改试点省（区、市）和有关试点城市要率先落实。

（十五）深化医保支付方式改革。依托基层医疗卫生机构推行门诊统筹按人头付费，有条件的地区可以探索将签约居民的门诊基金按人头支付给基层医疗卫生机构或家庭医生团队，对于经基层向医院转诊的患者，由基层医疗卫生机构或家庭医生团队支付一定的转诊费用。总结推广地方成熟经验，对纵向合作的医疗联合体等分工协作模式可实行医保总额付费，并加强考核，合理引导双向转诊，发挥全科医生和家庭医生团队在医保控费方面的"守门人"作用，推动医疗卫生服务由以治病为中心向以健康为中心转变。

（十六）加强经费保障。各级政府要落实投入责任，通过政府投入、单位和基地自筹、社会支持等多渠道筹资，进一步加大对全科医生培养与使用激励的支持力度，各项补助经费专款专用，不得截留、挪用、挤占。

（十七）强化督导评估。国家卫生计生委、国务院医改办要会同有关部门加强政策培训，强化督导检查和第三方评估，认真总结经验，推广好的做法，推出一批全科医生培养与使用激励机制改革创新典型示范地区和单位。各地要将全科医生培养与使用激励等政策措施落实情况纳入医改目标责任考核，建立定期调研督导机制，及时研究解决实施中出现的问题和困难。

（十八）加强宣传引导。通过多种形式宣传解读全科医生培养与使用工作的重大意义和政策措施，广泛宣传全科医生成长成才典型事例和在基本医疗卫生服务中发挥的重要作用，增进医学生、医务人员、医学教育工作者和社会公众对全科医生的了解，为加快培养大批合格全科医生营造良好舆论环境。

国务院办公厅
2018 年 1 月 14 日

国务院办公厅关于改革完善仿制药供应保障及使用政策的意见

国办发〔2018〕20 号

各省、自治区、直辖市人民政府，国务院各部委、各直属机构：

为贯彻落实党的十九大精神和党中央、国务院关于推进健康中国建设、深化医改的工作部署，促进仿制药研发，提升仿制药质量疗效，提高药品供应保障能力，更好地满足临床用药及公共卫生安全需求，加快我国由制药大国向制药强国跨越，经国务院同意，现提出如下意见。

一、促进仿制药研发

（一）制定鼓励仿制的药品目录。建立跨部门的药品生产和使用信息共享机制，强化药品供应保障及使用信息监测，及时掌握和发布药品供求情况，引导企业研发、注册和生产。以需求为导向，鼓励仿制临床必需、疗效确切、供应短缺的药品，鼓励仿制重大传染病防治和罕见病治疗所需药品、处置突发公共卫生事件所需药品、儿童使用药品以及专利到期前一年尚没有提出注册申请的药品。鼓励仿制的药品目录由国家卫生健康委员会、国家药品监督管理局会同相关部门制定，定期在国家药品供应保障综合管理信息平台等相关平台发布，并实行动态调整。新批准上市或通过仿制药质量和疗效一致性评价的药品，载入中国上市药品目录集，上市药品目录集内容动态更新并实时公开。

（二）加强仿制药技术攻关。将鼓励仿制的药品目录内的重点化学药品、生物药品关键共性技术研究列入国家相关科技计划。健全产学研医用协同创新机制，建立仿制药技术攻关联盟，发挥企业的主导作用和医院、科研机构、高等院校的基础支撑作用，加强药用原辅料、包装材料和制剂研发联动，促进药品研发链和产业链有机衔接。积极引进国际先进技术，进行消化吸收再提高。

（三）完善药品知识产权保护。按照鼓励新药创制和鼓励仿制药研发并重的原则，研究完善与我国经济社会发展水平和产业发展阶段相适应的药品知识产权保护制度，充分平衡药品专利权人与社会公众的利益。实施专利质量提升工程，培育更多的药品核心知识产权、原始知识产权、高价值知识产权。加强知识产权领域反垄断执法，在充分保护药品创新的同时，防止知识产权滥用，促进仿制药上市。建立完善药品领域专利预警机制，降低仿制药企业专利侵权风险。

二、提升仿制药质量疗效

（四）加快推进仿制药质量和疗效一致性评价工作。国家药品监督管理局、国家卫生健康委员会、科学技术部、工业和信息化部、国家医疗保障局等部门要细化落实鼓励企业开展仿制药质量和疗效一致性评价的政策措施，加快推进一致性评价工作。进一步释放仿制药一致性评价资源，支持具备条件的医疗机构、高等院校、科研机构和社会办检验检测机构参与一致性评价工作。采取有效措施，提高医疗机构和医务人员开展临床试验的积极性。对临床使用量大、金额占比高的品种，有关部门要加快工作进度；对临床必需、价格低廉的品种，有关部门要采取针对性措施，通过完善采购使用政策等方式给予支持。

（五）提高药用原辅料和包装材料质量。组织开展药用原辅料和包装材料质量标准制修订工作。推动企业等加强药用原辅料和包装材料研发，运用新材料、新工艺、新技术，提高质量水平。通过提高自我创新能力、积极引进国外先进技术等措施，推动技术升级，突破提纯、质量控制等关键技术，淘汰落后技术和产能，改变部分药用原辅料和包装材料依赖进口的局面，满足制剂质量需求。加强对药用原辅料和包装材料的质量监管，定期公布对生产厂家的检查和抽验信息。

（六）提高工艺制造水平。大力提升制药装备和智能制造水平，提高关键设备的研究制造能力和设备性能，推广应用新技术，优化和改进工艺生产管理，强化全面质量控制，提升关键工艺过程控制水平，推动解决制约产品质量的瓶颈问题。推进药品生产质量控制信息化建设，实现生产过程实时在线监控。完善企业生产工艺变更管理制度。

（七）严格药品审评审批。深化药品审评审批制度改革，严格审评审批标准，仿制药按与原研药质量和疗效一致的原则受理和审评审批，提高药品质量安全水平。优化审评审批流程，提高仿制药上市审评审批效率。对国家实施专利强制许可的仿制药、列入鼓励仿制药品目录的药品、国家科技重大专项支持的仿制药等注册申请优先审评审批。国家药品监督管理局要完善仿制药注册申请的技术标准和指南体系。

（八）加强药品质量监管。加快建立覆盖仿制药全生命周期的质量管理和质量追溯制度。加强对药物研发、生产、流通及使用过程的监督检查，加强不良反应监测和质量抽查，严肃查处数据造假、偷工减料、掺杂使假等违法违规行为，强化责任追究，检查和处罚结果向社会公开。

三、完善支持政策

（九）及时纳入采购目录。药品集中采购机构要按药品通用名编制采购目录，促进与原研药质量和疗效一致的仿制药和原研药平等竞争。对于新批准上市的仿制药，相关部门应及时编制公立医疗卫生机构药品采购编码，对应的通用名药品已在药品采购目录中的，药品集中采购机构应及时启动采购程序；对应的通用名药品未在药品采购目录中的，自批准上市之日起，药品集中采购机构要及时论证，积极将其纳入药品采购目录。国家实施专利强制许可的药品，无条件纳入各地药品采购目录。

（十）促进仿制药替代使用。将与原研药质量和疗效一致的仿制药纳入与原研药可相互替代药品目录，在说明书、标签中予以标注，并及时向社会公布相关信息，便于医务人员和患者选择使用。卫生健康等部门要加强药事管理，制定鼓励使用仿制药的政策和激励措施，加大对临床用药的监管力度。严格落实按药品通用名开具处方的要求，除特殊情形外，处方上不得出现商品名，具体由卫生健康部门规定。落实处方点评制度，加强医疗机构药品合理使用情况考核，对不合理用药的处方医生进行公示，并建立约谈制度。强化药师在处方审核和药品调配中的作用。在按规定向艾滋病、结核病患者提供药物时，优先采购使用仿制药。

（十一）发挥基本医疗保险的激励作用。加快制定医保药品支付标准，与原研药质量和疗效一致的仿制药、原研药按相同标准支付。建立完善基本医疗保险药品目录动态调整机制，及时将符合条件的药品纳入目录。对基本医疗保险药品目录中的药品，不得按商品名或生产厂家进行限定，要及时更新医保信息系统，确保批准上市的仿制药同等纳入医保支付范围。通过医保支付激励约束机制，鼓励医疗机构使用仿制药。

（十二）明确药品专利实施强制许可路径。依法分类实施药品专利强制许可，提高药品可及性。鼓励专利权人实施自愿许可。具备实施强制许可条件的单位或者个人可以依法向国家知识产权局提出强制许可请求。在国家出现重特大传染病疫情及其他突发公共卫生事件或防治重特大疾病药品出现短缺，对公共卫生安全或公共健康造成严重威胁等非常情况时，为了维护公共健康，由国家卫生健康委员会会同工业和信息化部、国家药品监督管理局等部门进行评估论证，向国家知识产权局提出实施强制许可的建议，国家知识产权局依法作出给予实施强制许可或驳回的决定。

（十三）落实税收优惠政策和价格政策。落实现行税收优惠政策，仿制药企业为开发新技术、新产品、新工艺产生的研发费用，符合条件的按照有关规定在企业所得税税前加计扣除。仿制药企业经认定为高新技术企业的，减按15%的税率征收企业所得税。国家发展和改革委员会、工业和信息化部等部门要加大扶持力度，支持仿制药企业工艺改造。鼓励地方结合实际出台支持仿制药产业转型升级的政策，进一步加大支持力度。持续推进药品价格改革，完善主要由市场形成药品价格的机制，做好与药品采购、医保支付等改革政策的衔接。坚持药品分类采购，突出药品临床价值，充分考虑药品成本，形成有升有降、科学合理的采购价格，调动企业提高药品质量的积极性。加强药品价格监测预警，依法严厉打击原料药价格垄断等违法违规行为。

（十四）推动仿制药产业国际化。结合推进"一带一路"建设重大倡议，加强与相关国际组织和国家的交流，加快药品研发、注册、上市销售的国际化步伐。支持企业开展国际产能合作，建立跨境研发合作平台。积极引进先进管理经验和关键工艺技术，鼓励境外企业在我国建立研发中心和生产基地。

（十五）做好宣传引导。卫生健康、药品监管、医疗保障等部门要做好政策宣传解读，普及药品知识和相关信息，提升人民群众对国产仿制药的信心。加强对医务人员的宣传教育，改变不合理用药习惯，提高合理用药水平，推动仿制药替代使用。及时回应社会关切，合理引导社会舆论和群众预期，形成良好改革氛围。

改革完善仿制药供应保障及使用政策，事关人民群众用药安全，事关医药行业健康发展。各地区、各部门要加强组织领导，结合实际细化出台工作方案和配套细则，完善抓落实的工作机制和办法，把责任压实、要求提实、考核抓实，积极稳妥推进，确保改革措施落地见效。

国务院办公厅
2018 年 3 月 21 日

国务院办公厅关于促进"互联网＋医疗健康"发展的意见

国办发〔2018〕26 号

各省、自治区、直辖市人民政府，国务院各部委、各直属机构：

为深入贯彻落实习近平新时代中国特色社会主义思想和党的十九大精神，推进实施健康中国战略，提升医疗卫生现代化管理水平，优化资源配置，创新服务模式，提高服务效率，降低服务成本，满足人民群众日益增长的医疗卫生健康需求，根据《"健康中国 2030"规划纲要》和《国务院关于积极推进"互联网＋"行动的指导意见》（国发〔2015〕40 号），经国务院同意，现就促进"互联网＋医疗健康"发展提出以下意见。

一、健全"互联网＋医疗健康"服务体系

（一）发展"互联网＋"医疗服务

1. 鼓励医疗机构应用互联网等信息技术拓展医疗服务空

间和内容，构建覆盖诊前、诊中、诊后的线上线下一体化医疗服务模式。

允许依托医疗机构发展互联网医院。医疗机构可以使用互联网医院作为第二名称，在实体医院基础上，运用互联网技术提供安全适宜的医疗服务，允许在线开展部分常见病、慢性病复诊。医师掌握患者病历资料后，允许在线开具部分常见病、慢性病处方。

支持医疗卫生机构、符合条件的第三方机构搭建互联网信息平台，开展远程医疗、健康咨询、健康管理服务，促进医院、医务人员、患者之间的有效沟通。（国家卫生健康委员会、国家发展改革委负责。排在第一位的部门为牵头部门，下同）

2. 医疗联合体要积极运用互联网技术，加快实现医疗资源上下贯通、信息互通共享、业务高效协同，便捷开展预约诊疗、双向转诊、远程医疗等服务，推进"基层检查、上级诊断"，推动构建有序的分级诊疗格局。

鼓励医疗联合体内上级医疗机构借助人工智能等技术手段，面向基层提供远程会诊、远程心电诊断、远程影像诊断等服务，促进医疗联合体内医疗机构间检查检验结果实时查阅、互认共享。推进远程医疗服务覆盖全国所有医疗联合体和县级医院，并逐步向社区卫生服务机构、乡镇卫生院和村卫生室延伸，提升基层医疗服务能力和效率。（国家卫生健康委员会、国家发展改革委、财政部、国家中医药局负责）

（二）创新"互联网＋"公共卫生服务

1. 推动居民电子健康档案在线查询和规范使用。以高血压、糖尿病等为重点，加强老年慢性病在线服务管理。以纳入国家免疫规划的儿童为重点服务对象，整合现有预防接种信息平台，优化预防接种服务。鼓励利用可穿戴设备获取生命体征数据，为孕产妇提供健康监测与管理。加强对严重精神障碍患者的信息管理、随访评估和分类干预。（国家卫生健康委员会

负责)

2. 鼓励医疗卫生机构与互联网企业合作,加强区域医疗卫生信息资源整合,探索运用人群流动、气候变化等大数据技术分析手段,预测疾病流行趋势,加强对传染病等疾病的智能监测,提高重大疾病防控和突发公共卫生事件应对能力。(国家卫生健康委员会负责)

(三)优化"互联网+"家庭医生签约服务

1. 加快家庭医生签约服务智能化信息平台建设与应用,加强上级医院对基层的技术支持,探索线上考核评价和激励机制,提高家庭医生团队服务能力,提升签约服务质量和效率,增强群众对家庭医生的信任度。(国家卫生健康委员会、国家发展改革委、财政部、国家中医药局负责)

2. 鼓励开展网上签约服务,为签约居民在线提供健康咨询、预约转诊、慢性病随访、健康管理、延伸处方等服务,推进家庭医生服务模式转变,改善群众签约服务感受。(国家卫生健康委员会负责)

(四)完善"互联网+"药品供应保障服务

1. 对线上开具的常见病、慢性病处方,经药师审核后,医疗机构、药品经营企业可委托符合条件的第三方机构配送。探索医疗卫生机构处方信息与药品零售消费信息互联互通、实时共享,促进药品网络销售和医疗物流配送等规范发展。(国家卫生健康委员会、国家市场监督管理总局、国家药品监督管理局负责)

2. 依托全民健康信息平台,加强基于互联网的短缺药品多源信息采集和供应业务协同应用,提升基本药物目录、鼓励仿制的药品目录的遴选等能力。(国家卫生健康委员会、工业和信息化部、国家市场监督管理总局、国家药品监督管理局负责)

(五)推进"互联网+"医疗保障结算服务

1. 加快医疗保障信息系统对接整合,实现医疗保障数据与相关部门数据联通共享，逐步拓展在线支付功能，推进"一站式"结算，为参保人员提供更加便利的服务。（国家医疗保障局、人力资源社会保障部、国家卫生健康委员会等负责）

2. 继续扩大联网定点医疗机构范围，逐步将更多基层医疗机构纳入异地就医直接结算。进一步做好外出务工人员和广大"双创"人员跨省异地住院费用直接结算。（国家医疗保障局负责）

3. 大力推行医保智能审核和实时监控，将临床路径、合理用药、支付政策等规则嵌入医院信息系统，严格医疗行为和费用监管。（国家医疗保障局负责）

（六）加强"互联网＋"医学教育和科普服务

1. 鼓励建立医疗健康教育培训云平台，提供多样化的医学在线课程和医学教育。构建网络化、数字化、个性化、终身化的医学教育培训体系，鼓励医疗工作者开展疑难杂症及重大疾病病例探讨交流，提升业务素质。（国家卫生健康委员会、教育部、人力资源社会保障部负责）

2. 实施"继续医学教育＋适宜技术推广"行动，围绕健康扶贫需求，重点针对基层和贫困地区，通过远程教育手段，推广普及实用型适宜技术。（国家卫生健康委员会、人力资源社会保障部、国家中医药局负责）

3. 建立网络科普平台，利用互联网提供健康科普知识精准教育，普及健康生活方式，提高居民自我健康管理能力和健康素养。（国家卫生健康委员会、中国科协负责）

（七）推进"互联网＋"人工智能应用服务

1. 研发基于人工智能的临床诊疗决策支持系统，开展智能医学影像识别、病理分型和多学科会诊以及多种医疗健康场景下的智能语音技术应用，提高医疗服务效率。支持中医辨证论治智能辅助系统应用，提升基层中医诊疗服务能力。开展基于人工智能技术、医疗健康智能设备的移动医疗示范，实现个人健康实时监测与评估、疾病预警、慢病筛查、主动干预。（国家发展改革委、科技部、工业和信息化部、国家卫生健康委员会、国家中医药局按职责分工负责）

2. 加强临床、科研数据整合共享和应用，支持研发医疗健康相关的人工智能技术、医用机器人、大型医疗设备、应急救援医疗设备、生物三维打印技术和可穿戴设备等。顺应工业互联网创新发展趋势，提升医疗健康设备的数字化、智能化制造水平，促进产业升级。（国家发展改革委、工业和信息化部、科技部、国家卫生健康委员会等按职责分工负责）

二、完善"互联网＋医疗健康"支撑体系

（八）加快实现医疗健康信息互通共享

1. 各地区、各有关部门要协调推进统一权威、互联互通的全民健康信息平台建设，逐步实现与国家数据共享交换平台的对接联通，强化人口、公共卫生、医疗服务、医疗保障、药品供应、综合管理等数据采集，畅通部门、区域、行业之间的数据共享通道，促进全民健康信息共享应用。（国家发展改革委、工业和信息化部、公安部、人力资源社会保障部、国家卫生健康委员会、国家市场监督管理总局、国家医疗保障局、各省级人民政府负责）

2. 加快建设基础资源信息数据库，完善全员人口、电子健康档案、电子病历等数据库。大力提升医疗机构信息化应用水平，二级以上医院要健全医院信息平台功能，整合院内各类系统资源，提升医院管理效率。三级医院要在2020年前实现院内医疗服务信息互通共享，有条件的医院要尽快实现。（国家卫生健康委员会负责）

3. 健全基于互联网、大数据技术的分级诊疗信息系统，推动各级各类医院逐步实现电子健康档案、电子病历、检验检查结果的共享，以及在不同层级医疗卫生机构间的授权使用。支持老少边穷地区基层医疗卫生机构信息化软硬件建设。（国

家卫生健康委员会、国家发展改革委、财政部负责）

（九）健全"互联网＋医疗健康"标准体系

1. 健全统一规范的全国医疗健康数据资源目录与标准体系。加强"互联网＋医疗健康"标准的规范管理，制订医疗服务、数据安全、个人信息保护、信息共享等基础标准，全面推开病案首页书写规范、疾病分类与代码、手术操作分类与代码、医学名词术语"四统一"。（国家卫生健康委员会、国家市场监督管理总局负责）

2. 加快应用全国医院信息化建设标准和规范，强化省统筹区域平台和医院信息平台功能指引、数据标准的推广应用，统一数据接口，为信息互通共享提供支撑。（国家卫生健康委员会、国家市场监督管理总局负责）

（十）提高医院管理和便民服务水平

1. 围绕群众日益增长的需求，利用信息技术，优化服务流程，提升服务效能，提高医疗服务供给与需求匹配度。到2020年，二级以上医院普遍提供分时段预约诊疗、智能导医分诊、候诊提醒、检验检查结果查询、诊间结算、移动支付等线上服务。有条件的医疗卫生机构可以开展移动护理、生命体征在线监测、智能医学影像识别、家庭监测等服务。（国家卫生健康委员会、国家中医药局负责）

2. 支持医学检验机构、医疗卫生机构联合互联网企业，发展疾病预防、检验检测等医疗健康服务。推进院前急救车载监护系统与区域或医院信息平台连接，做好患者信息规范共享、远程急救指导和院内急救准备等工作，提高急救效能。推广"智慧中药房"，提高中药饮片、成方制剂等药事服务水平。（国家卫生健康委员会、工业和信息化部、国家中医药局负责）

（十一）提升医疗机构基础设施保障能力

1. 提升"互联网＋医疗健康"服务保障水平，推进医疗卫生服务体系建设，科学布局，合理配置，实施区域中心医院医疗检测设备配置保障工程，国家对中西部等地区的贫困地区予以适当支持。加快基层医疗卫生机构标准化建设，提高基层装备保障能力。（国家卫生健康委员会、国家发展改革委、财政部负责）

2. 重点支持高速宽带网络普遍覆盖城乡各级医疗机构，深入开展电信普遍服务试点，推动光纤宽带网络向农村医疗机构延伸。推动电信企业加快宽带网络演进升级步伐，部署大容量光纤宽带网络，提供高速率网络接入。完善移动宽带网络覆盖，支撑开展急救车载远程诊疗。（工业和信息化部、国家卫生健康委员会按职责分工负责）

3. 面向远程医疗、医疗信息共享等需求，鼓励电信企业向医疗机构提供优质互联网专线、虚拟专用网（VPN）等网络接入服务，推进远程医疗专网建设，保障医疗相关数据传输服务质量。支持各医疗机构选择使用高速率高可靠的网络接入服务。（工业和信息化部、国家卫生健康委员会按职责分工负责）

（十二）及时制订完善相关配套政策

1. 适应"互联网＋医疗健康"发展，进一步完善医保支付政策。逐步将符合条件的互联网诊疗服务纳入医保支付范围，建立费用分担机制，方便群众就近就医，促进优质医疗资源有效利用。健全互联网诊疗收费政策，加强使用管理，促进形成合理的利益分配机制，支持互联网医疗服务可持续发展。（国家医疗保障局负责）

2. 完善医师多点执业政策，鼓励执业医师开展"互联网＋医疗健康"服务。（国家卫生健康委员会负责）

三、加强行业监管和安全保障

（十三）强化医疗质量监管

1. 出台规范互联网诊疗行为的管理办法，明确监管底线，健全相关机构准入标准，最大限度减少准入限制，加强事中事后监管，确保医疗健康服务质量和安全。推进网络可信体系建设，加快建设全国统一标识的医疗卫生人员和医疗卫生机构可信医学数字身份、电子实名认证、数据访问控制信息系统，创新监管机制，提升监管能力。建立医疗责任分担机制，推行在线知情同意告知，防范和化解医疗风险。（国家卫生健康委员会、国家网信办、工业和信息化部、公安部负责）

2. 互联网医疗健康服务平台等第三方机构应当确保提供服务人员的资质符合有关规定要求，并对所提供的服务承担责任。"互联网＋医疗健康"服务产生的数据应当全程留痕，可查询、可追溯，满足行业监管需求。（国家卫生健康委员会、国家网信办、工业和信息化部、公安部、国家市场监督管理总局负责）

（十四）保障数据信息安全

1. 研究制定健康医疗大数据确权、开放、流通、交易和产权保护的法规。严格执行信息安全和健康医疗数据保密规定，建立完善个人隐私信息保护制度，严格管理患者信息、用户资料、基因数据等，对非法买卖、泄露信息行为依法依规予以惩处。（国家卫生健康委员会、国家网信办、工业和信息化部、公安部负责）

2. 加强医疗卫生机构、互联网医疗健康服务平台、智能医疗设备以及关键信息基础设施、数据应用服务的信息防护，定期开展信息安全隐患排查、监测和预警。患者信息等敏感数据应当存储在境内，确需向境外提供的，应当依照有关规定进行安全评估。（国家卫生健康委员会、国家网信办、工业和信息化部负责）

各地区、各有关部门要结合工作实际，及时出台配套政策措施，确保各项部署落到实处。中西部地区、农村贫困地区、偏远边疆地区要因地制宜，积极发展"互联网＋医疗健康"，引入优质医疗资源，提高医疗健康服务的可及性。国家卫生健康委员会要会同有关部门按照任务分工，加强工作指导和督促检查，重要情况及时报告国务院。

国务院办公厅

2018 年 4 月 25 日

国务院办公厅关于同意将 *N*－苯乙基－4－哌啶酮、4－苯胺基－*N*－苯乙基哌啶、*N*－甲基－1－苯基－1－氯－2－丙胺、溴素、1－苯基－1－丙酮列入易制毒化学品品种目录的函

国办函〔2017〕120 号

公安部、商务部、卫生计生委、海关总署、安全监管总局、食品药品监管总局：

根据《易制毒化学品管理条例》第二条的规定，国务院同意在《易制毒化学品管理条例》附表《易制毒化学品的分类和品种目录》中增列 *N*－苯乙基－4－哌啶酮、4－苯胺基－*N*－苯乙基哌啶、*N*－甲基－1－苯基－1－氯－2－丙胺为第一类易制毒化学品，增列溴素、1－苯基－1－丙酮为第二类易制毒化学品。

国务院办公厅

2017 年 11 月 6 日

中华人民共和国国家卫生和计划生育委员会令

第 14 号

《中医诊所备案管理暂行办法》已于 2017 年 7 月 31 日经国家卫生计生委委主任会议讨论通过，现予公布，自 2017 年 12 月 1 日起施行。

主任　李斌

2017 年 9 月 22 日

中医诊所备案管理暂行办法

第一章　总　　则

第一条　为做好中医诊所的备案管理工作，根据《中华人民共和国中医药法》以及《医疗机构管理条例》等法律法规的有关规定，制定本办法。

第二条　本办法所指的中医诊所，是在中医药理论指导下，运用中药和针灸、拔罐、推拿等非药物疗法开展诊疗服务，以及中药调剂、汤剂煎煮等中药药事服务的诊所。不符合上述规定的服务范围或者存在不可控的医疗安全隐患和风险的，不适用本办法。

第三条　国家中医药管理局负责全国中医诊所的管理工作。

县级以上地方中医药主管部门负责本行政区域内中医诊所

的监督管理工作。

县级中医药主管部门具体负责本行政区域内中医诊所的备案工作。

第二章 备 案

第四条 举办中医诊所的，报拟举办诊所所在地县级中医药主管部门备案后即可开展执业活动。

第五条 举办中医诊所应当同时具备下列条件：

（一）个人举办中医诊所的，应当具有中医类别《医师资格证书》并经注册后在医疗、预防、保健机构中执业满三年，或者具有《中医（专长）医师资格证书》；法人或者其他组织举办中医诊所的，诊所主要负责人应当符合上述要求；

（二）符合《中医诊所基本标准》；

（三）中医诊所名称符合《医疗机构管理条例实施细则》的相关规定；

（四）符合环保、消防的相关规定；

（五）能够独立承担民事责任。

《医疗机构管理条例实施细则》规定不得申请设置医疗机构的单位和个人，不得举办中医诊所。

第六条 中医诊所备案，应当提交下列材料：

（一）《中医诊所备案信息表》；

（二）中医诊所主要负责人有效身份证明、医师资格证书、医师执业证书；

（三）其他卫生技术人员名录、有效身份证明、执业资格证件；

（四）中医诊所管理规章制度；

（五）医疗废物处理方案、诊所周边环境情况说明；

（六）消防应急预案。

法人或者其他组织举办中医诊所的，还应当提供法人或者其他组织的资质证明、法定代表人身份证明或者其他组织的代表人身份证明。

第七条 备案人应当如实提供有关材料和反映真实情况，并对其备案材料实质内容的真实性负责。

第八条 县级中医药主管部门收到备案材料后，对材料齐全且符合备案要求的予以备案，并当场发放《中医诊所备案证》；材料不全或者不符合备案要求的，应当当场或者在收到备案材料之日起五日内一次告知备案人需要补正的全部内容。

国家逐步推进中医诊所管理信息化，有条件的地方可实行网上申请备案。

第九条 中医诊所应当将《中医诊所备案证》、卫生技术人员信息在诊所的明显位置公示。

第十条 中医诊所的人员、名称、地址等实际设置应当与《中医诊所备案证》记载事项相一致。

中医诊所名称、场所、主要负责人、诊疗科目、技术等备案事项发生变动的，应当及时到原备案机关对变动事项进行备案。

第十一条 禁止伪造、出卖、转让、出借《中医诊所备案证》。

第十二条 中医诊所应当按照备案的诊疗科目、技术开展诊疗活动，加强对诊疗行为、医疗质量、医疗安全的管理，并符合中医医疗技术相关性感染预防与控制等有关规定。

中医诊所发布医疗广告应当遵守法律法规规定，禁止虚假、夸大宣传。

第十三条 县级中医药主管部门应当在发放《中医诊所备案证》之日起二十日内将辖区内备案的中医诊所信息在其政府网站公开，便于社会查询、监督，并及时向上一级中医药主管部门报送本辖区内中医诊所备案信息。上一级中医药主管部门应当进行核查，发现不符合本办法规定的备案事项，应当在三十日内予以纠正。

第三章　监督管理

第十四条　县级以上地方中医药主管部门应当加强对中医诊所依法执业、医疗质量和医疗安全、诊所管理等情况的监督管理。

第十五条　县级中医药主管部门应当自中医诊所备案之日起三十日内，对备案的中医诊所进行现场核查，对相关材料进行核实，并定期开展现场监督检查。

第十六条　有下列情形之一的，中医诊所应当向所在地县级中医药主管部门报告，县级中医药主管部门应当注销备案并及时向社会公告：

（一）中医诊所停止执业活动超过一年的；

（二）中医诊所主要负责人被吊销执业证书或者被追究刑事责任的；

（三）举办中医诊所的法人或者其他组织依法终止的；

（四）中医诊所自愿终止执业活动的。

第十七条　县级中医药主管部门应当定期组织中医诊所负责人学习卫生法律法规和医疗机构感染防控、传染病防治等知识，促进中医诊所依法执业；定期组织执业人员参加继续教育，提高其专业技术水平。

第十八条　县级中医药主管部门应当建立中医诊所不良执业行为记录制度，对违规操作、不合理收费、虚假宣传等进行记录，并作为对中医诊所进行监督管理的重要依据。

第四章　法律责任

第十九条　县级以上地方中医药主管部门未履行本办法规定的职责，对符合备案条件但未及时发放备案证或者逾期未告知需要补正材料、未在规定时限内公开辖区内备案的中医诊所信息、未依法开展监督管理的，按照《中医药法》第五十三条的规定予以处理。

第二十条　违反本办法规定，未经县级中医药主管部门备案擅自执业的，由县级中医药主管部门责令改正，没收违法所得，并处三万元以下罚款，向社会公告相关信息；拒不改正的，责令其停止执业活动，其直接责任人员自处罚决定作出之日起五年内不得从事中医药相关活动。

第二十一条　提交虚假备案材料取得《中医诊所备案证》的，由县级中医药主管部门责令改正，没收违法所得，并处三万元以下罚款，向社会公告相关信息；拒不改正的，责令其停止执业活动并注销《中医诊所备案证》，其直接责任人员自处罚决定作出之日起五年内不得从事中医药相关活动。

第二十二条　违反本办法第十条规定，中医诊所擅自更改设置未经备案或者实际设置与取得的《中医诊所备案证》记载事项不一致的，不得开展诊疗活动。擅自开展诊疗活动的，由县级中医药主管部门责令改正，给予警告，并处一万元以上三万元以下罚款；情节严重的，应当责令其停止执业活动，注销《中医诊所备案证》。

第二十三条　违反本办法第十一条规定，出卖、转让、出借《中医诊所备案证》的，由县级中医药主管部门责令改正，给予警告，可以并处一万元以上三万元以下罚款；情节严重的，应当责令其停止执业活动，注销《中医诊所备案证》。

第二十四条　中医诊所超出备案范围开展医疗活动的，由所在地县级中医药主管部门责令改正，没收违法所得，并处一万元以上三万元以下罚款。有下列情形之一的，应当责令其停止执业活动，注销《中医诊所备案证》，其直接负责的主管人员自处罚决定作出之日起五年内不得在医疗机构内从事管理工作：

（一）因超出备案范围开展医疗活动曾受过行政处罚的；

（二）超出备案范围从事医疗活动给患者造成伤害的；

（三）违反本办法规定造成其他严重后果的。

第五章　附　则

第二十五条　本办法未规定的中医诊所管理要求，按照有关法律法规和国家医疗机构管理的相关规定执行。

第二十六条　《中医诊所备案信息表》和《中医诊所备案证》格式由国家中医药管理局统一规定。

第二十七条　本办法施行前已经设置的中医诊所，符合本办法规定备案条件的，在《医疗机构执业许可证》有效期到期之前，可以按照《医疗机构管理条例》的要求管理，也可以按照备案要求管理；不符合备案条件的其他诊所仍然按照《医疗机构管理条例》的要求实行审批管理。

第二十八条　本办法规定的期限以工作日计算。

第二十九条　本办法自 2017 年 12 月 1 日起施行。

中华人民共和国国家卫生和计划生育委员会令

第 15 号

《中医医术确有专长人员医师资格考核注册管理暂行办法》已于 2017 年 7 月 31 日经国家卫生计生委委主任会议讨论通过，现予公布，自 2017 年 12 月 20 日起施行。

主任　李斌

2017 年 11 月 10 日

中医医术确有专长人员医师资格考核注册管理暂行办法

第一章 总 则

第一条 为做好中医医术确有专长人员医师资格考核注册管理工作，根据《中华人民共和国中医药法》有关规定，制定本办法。

第二条 以师承方式学习中医或者经多年实践，医术确有专长的人员参加医师资格考核和执业注册，适用本办法。

第三条 国家中医药管理局负责全国中医医术确有专长人员医师资格考核及执业工作的管理。

省级中医药主管部门组织本省、自治区、直辖市中医医术确有专长人员医师资格考核；负责本行政区域内取得医师资格的中医医术确有专长人员执业管理。

省级中医药主管部门应当根据本办法制定本省、自治区、直辖市中医医术确有专长人员医师资格考核注册管理实施细则。

设区的市和县级中医药主管部门负责本行政区域内中医医术确有专长人员医师资格考核组织申报、初审及复审工作，负责本行政区域内取得医师资格的中医医术确有专长人员执业日常管理。

第二章 考核申请

第四条 以师承方式学习中医或者经多年实践，医术确有专长的人员，可以申请参加中医医术确有专长人员医师资格考核。

第五条 以师承方式学习中医的，申请参加医师资格考核应当同时具备下列条件：

（一）连续跟师学习中医满五年，对某些病证的诊疗，方法独特、技术安全、疗效明显，经指导老师评议合格；

（二）由至少两名中医类别执业医师推荐，推荐医师不包括其指导老师。

第六条 经多年中医医术实践的，申请参加医师资格考核应当同时具备下列条件：

（一）具有医术渊源，在中医医师指导下从事中医医术实践活动满五年或者《中华人民共和国中医药法》施行前已经从事中医医术实践活动满五年的；

（二）对某些病证的诊疗，方法独特、技术安全、疗效明显，并得到患者的认可；

（三）由至少两名中医类别执业医师推荐。

第七条 推荐医师应当为被推荐者长期临床实践所在省、自治区、直辖市相关专业中医类别执业医师。

第八条 以师承方式学习中医的，其指导老师应当具有中医类别执业医师资格，从事中医临床工作十五年以上或者具有中医类副主任医师以上专业技术职务任职资格。指导老师同时带徒不超过四名。

第九条 符合本办法第五条或者第六条规定的人员，可以向其长期临床实践所在地县级中医药主管部门提出考核申请。

第十条 申请参加中医医术确有专长人员医师资格考核的，应当提交以下材料：

（一）国家中医药管理局统一式样的《中医医术确有专长人员医师资格考核申请表》；

（二）本人有效身份证明；

（三）中医医术专长综述，包括医术的基本内容及特点描述、适应症或者适用范围、安全性及有效性的说明等，以及能够证明医术专长确有疗效的相关资料；

（四）至少两名中医类别执业医师的推荐材料；

（五）以师承方式学习中医的，还应当提供跟师学习合同，学习笔记、临床实践记录等连续跟师学习中医满五年的证明材料，以及指导老师出具的跟师学习情况书面评价意见、出师结论；经多年中医医术实践的，还应当提供医术渊源的相关证明材料，以及长期临床实践所在地县级以上中医药主管部门或者所在居委会、村委会出具的从事中医医术实践活动满五年证明，或者至少十名患者的推荐证明。

第十一条　县级中医药主管部门和设区的市级中医药主管部门分别对申请者提交的材料进行初审和复审，复审合格后报省级中医药主管部门。省级中医药主管部门对报送材料进行审核确认，对符合考核条件的人员、指导老师和推荐医师信息应当予以公示。申请者在临床实践中存在医疗纠纷且造成严重后果的，取消其报名资格。

第三章　考核发证

第十二条　中医医术确有专长人员医师资格考核实行专家评议方式，通过现场陈述问答、回顾性中医医术实践资料评议、中医药技术方法操作等形式对实践技能和效果进行科学量化考核。专家人数应当为不少于五人的奇数。

第十三条　考核专家应当对参加考核者使用中医药技术方法的安全性进行风险评估，并针对风险点考核其安全风险意识、相关知识及防范措施。根据参加考核者使用的中医药技术方法分为内服方药和外治技术两类进行考核。

第十四条　内服方药类考核内容包括：医术渊源或者传承脉络、医术内容及特点；与擅长治疗的病证范围相关的中医基础知识、中医诊断技能、中医治疗方法、中药基本知识和用药安全等。

考核程序分为医术专长陈述、现场问答、诊法技能操作和现场辨识相关中药等。

考核专家应当围绕参加考核者使用的中药种类、药性、药量、配伍等进行安全性评估，根据风险点考核相关用药禁忌、中药毒性知识等。

第十五条　外治技术类考核内容包括：医术渊源或者传承脉络、外治技术内容及特点；与其使用的外治技术相关的中医基础知识、擅长治疗的病证诊断要点、外治技术操作要点、技术应用规范及安全风险防控方法或者措施等。

考核程序分为医术专长陈述、现场问答、外治技术操作等。

考核专家应当围绕参加考核者使用外治技术的操作部位、操作难度、创伤程度、感染风险等进行安全性评估，根据风险点考核其操作安全风险认知和有效防范方法等；外敷药物中含毒性中药的，还应当考核相关的中药毒性知识。

第十六条　治疗方法以内服方药为主、配合使用外治技术，或者以外治技术为主、配合使用中药的，应当增加相关考核内容。

第十七条　考核专家根据参加考核者的现场陈述，结合回顾性中医医术实践资料等，围绕相关病证的疗效评价关键要素进行分析评估并提问，对其医术专长的效果进行现场评定。必要时可采用实地调查核验等方式评定效果。

第十八条　经综合评议后，考核专家对参加考核者作出考核结论，并对其在执业活动中能够使用的中医药技术方法和具体治疗病证的范围进行认定。

第十九条　考核合格者，由省级中医药主管部门颁发《中医（专长）医师资格证书》。

第二十条　县级以上地方中医药主管部门应当加强对考核合格人员有关卫生和中医药法律法规基本知识、基本急救技能、临床转诊能力、中医医疗技术相关性感染防控指南、传染病防治基本知识及报告制度、中医病历书写等知识的培训，提高其执业技能，保障医疗安全。

第四章　考核组织

第二十一条　省级中医药主管部门应当加强考核工作的组

织领导，完善考核制度，强化考核工作人员和专家培训，严格考核管理，确保考核公平、公正、安全、有序进行。

第二十二条 省级中医药主管部门每年定期组织中医医术确有专长人员医师资格考核，考核时间应当提前三个月向社会公告。

第二十三条 省级中医药主管部门应当建立中医医术确有专长人员医师资格考核专家库。考核专家应当同时符合下列条件：

（一）中医类别执业医师；

（二）具有丰富的临床经验和技术专长，具备副主任医师以上专业技术职务任职资格或者从事中医临床工作十五年以上具有师承或者医术确有专长渊源背景人员；

（三）遵纪守法，恪守职业道德，公平公正，原则性强，工作认真负责。

第二十四条 根据参加考核人员申报的医术专长，由省级中医药主管部门在中医医术确有专长人员医师资格考核专家库内抽取考核专家。考核专家是参加考核人员的近亲属或者与其有利害关系的，应当予以回避。

第五章　执业注册

第二十五条 中医（专长）医师实行医师区域注册管理。取得《中医（专长）医师资格证书》者，应当向其拟执业机构所在地县级以上地方中医药主管部门提出注册申请，经注册后取得《中医（专长）医师执业证书》。

第二十六条 中医（专长）医师按照考核内容进行执业注册，执业范围包括其能够使用的中医药技术方法和具体治疗病证的范围。

第二十七条 中医（专长）医师在其考核所在省级行政区域内执业。中医（专长）医师跨省执业的，须经拟执业所在地省级中医药主管部门同意并注册。

第二十八条　取得《中医（专长）医师执业证书》者，即可在注册的执业范围内，以个人开业的方式或者在医疗机构内从事中医医疗活动。

第六章　监督管理

第二十九条　县级中医药主管部门负责对本行政区域内中医（专长）医师执业行为的监督检查，重点对其执业范围、诊疗行为以及广告宣传等进行监督检查。

第三十条　中医（专长）医师应当参加定期考核，每两年为一个周期。定期考核有关要求由省级中医药主管部门确定。

第三十一条　县级以上地方中医药主管部门应当加强对中医（专长）医师的培训，为中医（专长）医师接受继续教育提供条件。

第三十二条　中医（专长）医师通过学历教育取得省级以上教育行政部门认可的中医专业学历的，或者执业时间满五年、期间无不良执业记录的，可以申请参加中医类别执业医师资格考试。

第三十三条　国家建立中医（专长）医师管理信息系统，及时更新中医（专长）医师注册信息，实行注册内容公开制度，并提供中医（专长）医师注册信息查询服务。

第七章　法律责任

第三十四条　参加中医医术确有专长人员资格考核的人员和考核工作人员，违反本办法有关规定，在考核过程中发生违纪违规行为的，按照国家医师资格考试违纪违规处理有关规定处罚；通过违纪违规行为取得《中医（专长）医师资格证书》、《中医（专长）医师执业证书》的人员，由发证部门撤销并收回《中医（专长）医师资格证书》、《中医（专长）医师执业证书》，并进行通报。

第三十五条　中医医术确有专长人员医师资格考核专家违反本办法有关规定，在考核工作中未依法履行工作职责的，省级中医药主管部门应当停止其参与考核工作；情节严重的，应当进行通报批评，并建议其所在单位依法给予相应的处分；存在其他违纪违规行为的，按照国家医师资格考试违纪违规处理有关规定处罚；构成犯罪的，依法追究刑事责任。

第三十六条　推荐中医医术确有专长人员的中医医师、以师承方式学习中医的医术确有专长人员的指导老师，违反本办法有关规定，在推荐中弄虚作假、徇私舞弊的，由县级以上中医药主管部门依法责令暂停六个月以上一年以下执业活动；情节严重的，吊销其医师执业证书；构成犯罪的，依法追究刑事责任。

第三十七条　中医（专长）医师在执业中超出注册的执业范围从事医疗活动的，由县级以上中医药主管部门责令暂停六个月以上一年以下执业活动，并处一万元以上三万元以下罚款；情节严重的，吊销其执业证书。造成患者人身、财产损害的，依法承担民事责任；构成犯罪的，依法追究刑事责任。

第八章　附　则

第三十八条　本办法实施前已经取得《乡村医生执业证书》的中医药一技之长人员可以申请参加中医医术确有专长人员医师资格考核，也可继续以乡村医生身份执业，纳入乡村医生管理。自本办法施行之日起，不再开展中医药一技之长人员纳入乡村医生管理工作。

本办法实施前已经按照《传统医学师承和确有专长人员医师资格考核考试办法》规定取得《传统医学师承出师证》的，可以按照本办法规定，在继续跟师学习满两年后申请参加中医医术确有专长人员医师资格考核。

本办法实施前已经按照《传统医学师承和确有专长人员

医师资格考核考试办法》规定取得《传统医学医术确有专长证书》的，可以按照本办法规定申请参加中医医术确有专长人员医师资格考核。

第三十九条　港澳台人员在内地以师承方式学习中医的，可在指导老师所在省、自治区、直辖市申请参加中医医术确有专长医师资格考核。

第四十条　《中医（专长）医师资格证书》和《中医（专长）医师执业证书》由国家中医药管理局统一印制。

第四十一条　本办法自2017年12月20日起施行。

关于发布《血液储存要求》
（WS 399—2012）第1号修改单的通告

国卫通〔2017〕26号

现发布《血液储存要求》（WS 399—2012）第1号修改单，自发布之日起施行。

特此通告。

国家卫生计生委

2017年12月29日

《血液储存要求》（WS 399—2012）

第1号修改单

一、第7.1.2条修改为：

"7.1.2 保存期：储存于普通血袋时保存期24h。储存于血小板专用血袋时保存期5d，或按照血小板专用血袋说明书执行。

当密闭系统变为开放系统，保存期6h，且不超过原保存期。

当数个浓缩血小板汇集到同一个血袋成混合浓缩血小板，须保持可追溯性，开放系统汇集后保存期6h，且不超过原最短保存期。密闭系统汇集后储存于血小板专用血袋，保存期5d（或按照血小板专用血袋说明书执行），且不超过原最短保存期。

当无专用血小板保存设备进行持续轻缓振摇时，保存期24h，且不超过原保存期。"

二、第10.1.2条修改为：

"10.1.2 保存期：全血和红细胞应在采集后14d内辐照，辐照后保存期14d，且不超过原保存期。"

关于印发疫苗储存和运输
管理规范（2017年版）的通知

国卫疾控发〔2017〕60号

各省、自治区、直辖市卫生计生委、食品药品监督管理局，新疆生产建设兵团卫生局、食品药品监督管理局，中国疾病预防控制中心：

为加强疫苗储存和运输管理工作，根据修订后的《疫苗流通和预防接种管理条例》和《关于进一步加强疫苗流通和预防接种管理工作的意见》（国办发〔2017〕5号），国家卫生计生委、食品药品监管总局对《疫苗储存和运输管理规范》（卫疾控发〔2006〕104号）进行了修订，形成了《疫苗储存和运输管理规范（2017年版）》（可从国家卫生计生委网站http：//www.nhfpc.gov.cn下载）。现印发给你们，请遵照执行。

附件：疫苗储存和运输管理规范（2017年版）（略*）

国家卫生计生委　食品药品监管总局

2017年12月15日

关于印发医疗机构临床
路径管理指导原则的通知

国卫医发〔2017〕49号

各省、自治区、直辖市卫生计生委、中医药管理局，新疆生产建设兵团卫生局：

为贯彻落实全国卫生与健康大会精神和深化医药卫生体制改革有关要求，指导医疗机构加强临床路径管理工作，规范临床诊疗行为，提高医疗质量；同时，推进临床路径管理与医疗质量控制和绩效考核、与医疗服务费用调整、与支付方式改革、与医疗机构信息化建设等相结合，国家卫生计生委、国家中医药管理局组织对《临床路径管理指导原则（试行）》进行了修订，形成了《医疗机构临床路径管理指导原则》。现印发给你们（可从国家卫生计生委官方网站"医政医管"栏目下载），指导卫生计生行政部门（含中医药管理部门）和医疗机构加强临床路径管理工作。

附件：医疗机构临床路径管理指导原则（略）

国家卫生计生委　国家中医药管理局

2017年8月30日

注：*编者略，下同。

关于印发中医诊所基本标准和中医（综合）诊所基本标准的通知

国卫医发〔2017〕55 号

各省、自治区、直辖市卫生计生委、中医药管理局，新疆生产建设兵团卫生局：

为促进中医诊所建设和发展，组织实施好中医诊所备案工作，国家卫生计生委和国家中医药管理局组织制定了《中医诊所基本标准》和《中医（综合）诊所基本标准》。现印发给你们，请遵照执行，并将有关事宜通知如下：

一、《中医诊所基本标准》适用于备案管理的中医诊所，是举办备案中医诊所应当具备的条件之一；《中医（综合）诊所基本标准》适用于提供中西两法服务和不符合《中医诊所备案管理暂行办法》规定的服务范围或者存在不可控的医疗安全风险的中医（综合）诊所，是中医（综合）诊所执业必须达到的最低标准，是卫生计生行政部门和中医药主管部门核发《医疗机构执业许可证》和校验的依据。

二、原卫生部印发的《中医诊所基本标准》以及原卫生部和国家中医药管理局联合印发的《中医坐堂医诊所基本标准（试行）》同时废止。

三、原卫生部印发的《民族医诊所基本标准》同时废止。民族医诊所的管理参照《中医诊所基本标准》和《中医（综合）诊所基本标准》执行。

附件：关于印发中医诊所基本标准和中医（综合）诊所基本标准的通知（略）

国家卫生计生委　国家中医药管理局
2017 年 12 月 1 日

关于印发进一步改善医疗服务行动计划（2018—2020年）的通知

国卫医发〔2017〕73号

各省、自治区、直辖市卫生计生委、中医药管理局，新疆生产建设兵团卫生局：

为全面贯彻落实党的十九大精神，落实全国卫生与健康大会部署，按照党中央、国务院提出的"稳步推进进一步改善医疗服务行动计划"的要求，总结推广2015—2017年改善医疗服务有效做法，推动医疗服务高质量发展，不断增强群众获得感、幸福感，国家卫生计生委和国家中医药局制定了《进一步改善医疗服务行动计划（2018—2020年）》（可从国家卫生计生委网站下载）。现印发给你们，请认真组织实施，确保工作取得实效。

2018—2020年，国家卫生计生委和国家中医药局将继续委托第三方开展工作效果评估，并联合媒体开展宣传报道和主题活动，对改善医疗服务示范医院、示范岗位、示范个人等先进典型进行挖掘、宣传和表扬。各地在实施过程中的工作动态、先进典型和意见建议，请及时报国家卫生计生委医政医管局和国家中医药局医政司。

国家卫生计生委联系人：医政医管局　王斐、王毅
联系电话：010—68791889、68791886
国家中医药局联系人：医政司　薛静怡、严华国
联系电话：010—59957815、59957692

国家卫生计生委　国家中医药管理局
2017年12月29日

国家卫生计生委关于同意医院管理研究所开展电子病历系统应用水平分级评价有关工作的批复

国卫医函〔2017〕417号

医院管理研究所：

你所《关于进一步推进电子病历系统应用水平分级评价有关工作的请示》（国卫医研发〔2017〕55号）收悉。经研究，现批复如下：

一、同意你所建立电子病历系统应用水平分级评价机制，做好电子病历系统分级评价工作。

二、请你所完善相关信息系统建设，加强信息安全管理，保证电子病历系统应用水平分级评价工作的信息安全。

此复。

国家卫生计生委
2017年11月3日

关于延长国家高值医用耗材价格谈判企业申报工作期限的通知

国卫药政综合函〔2017〕104号

各有关生产企业：

为提高国家高值医用耗材价格谈判申报企业递交材料的质

量，确保填写内容详实准确，经研究，决定将企业申报材料递交时间更改为 2017 年 10 月 9 日 9:00 至 12:00，递交地点仍为国家卫生计生委药具管理中心（地址：北京市海淀区皂君庙甲 14 号）。未在规定时间内申报视为放弃本次价格谈判。

国家高值医用耗材价格谈判协调工作领导小组办公室

2017 年 9 月 15 日

关于做好 2017 年国家基本公共卫生服务项目工作的通知

国卫基层发〔2017〕46 号

各省、自治区、直辖市卫生计生委、财政厅局、中医药管理局，新疆生产建设兵团卫生局、财务局：

现就做好 2017 年国家基本公共卫生服务项目有关工作通知如下：

一、提高经费补助标准

2017 年人均基本公共卫生服务经费补助标准从 45 元提高至 50 元，新增经费主要用于以下方面：一是巩固现有项目，扩大服务覆盖面，适当提高服务补助水平，细化和完善服务内容，提高服务质量；二是统筹安排免费提供避孕药具和健康素养促进两个项目经费。中央将继续对各地给予补助，地方各级财政部门要足额安排补助资金。省级要统筹使用中央补助资金，加大对困难地区的支持力度。进一步加快资金拨付进度，采取"先预拨、后结算"的方式，确保资金及时足额到位。

二、做好项目统筹衔接

2017 年，由基本公共卫生服务经费安排免费提供避孕药具项目和健康素养促进项目经费后，剩余资金全部用于开展原有基本公共卫生服务项目，项目实施主体和资金使用主体主要为基层医疗卫生机构。免费提供避孕药具项目和健康素养促进项目原有管理责任主体、项目内容、实施主体、服务模式保持不变，各省（区、市）可参照 2015 年两个项目工作任务开展有关工作，项目资金用途、拨付对象和渠道不变。免费提供避孕药具项目经费用于药具的采购、存储和调拨等，省级卫生计生部门是本地区避孕药具采购主体，省、市、县级计划生育药具管理机构负责药具的存储、调拨及相关工作。健康素养促进项目经费用于提高居民健康素养水平，降低 15 岁及以上人群烟草使用流行率，建设健康促进县（区）、医院和戒烟门诊，开展健康科普尤其是针对重点疾病、领域和人群的健康教育，监测健康素养和烟草流行水平，提供 12320 热线咨询服务等。

三、明确工作任务目标

2017 年，国家基本公共卫生服务各项任务目标见附件 2。各地要合理确定乡村两级任务分工，根据村卫生室服务能力，原则上将 40% 左右的工作任务（不含免费提供避孕药具项目和健康素养促进项目）交由村卫生室承担。

四、抓好几项重点工作

（一）加大项目宣传力度。2017 年，国家卫生计生委将组织在全国范围开展一次主题为"基本公共卫生你健康我服务"的宣传月活动。各地要认真开展好本地宣传月活动，营造良好氛围。一是在全省范围内确定 2—3 条统一的标语并广泛进行宣传。二是县区和基层机构要在显著位置张贴由省级及以上统一制作的宣传壁报。三是凡是使用基本公共卫生服务经费开展的工作，一律要在宣传材料显著位置以醒目字体明示"国家基本公共卫生服务项目"。四是广泛播放国家卫生计生委制作的基本公共卫生服务项目公益广告。五是开展现场宣传，实现辖区内社区和农村全覆盖。

（二）以高血压为突破口进一步提高服务水平。2017年，国家卫生计生委将以高血压为突破口，选择部分省份开展试点，完善管理措施，提高管理水平，提高居民感受度。组织制订《基层高血压防治管理指南》，制定基层高血压防治管理质量评价及考核指标体系，逐步建立高血压管理与控制监测体系。

（三）充分发挥健康档案载体作用提高使用率。各地要结合区域人口健康信息平台建设，尽快实现计划免疫、妇幼卫生、精神卫生等现有公共卫生信息系统与居民电子健康档案的联通整合。发挥健康档案居民全生命周期健康状况载体作用，通过多种渠道完善和丰富健康档案内容，将每一次针对居民个体的服务及时录入档案；推动电子健康档案与医院、专业卫生机构、体检中心等机构的疾病诊疗信息、健康体检信息的联通对接。注重档案的使用，将电子健康档案与健康卡深度融合，通过网络平台、手机APP等，逐步将健康档案向居民个人开放，发挥健康档案在居民健康管理中的作用。

（四）严格执行新版服务规范。各地要尽快按照《国家基本公共卫生服务规范（第三版）》的要求开展工作，迅速将《规范》下达至县区，确保从事基本公共卫生服务的医务人员人手一册。对《规范》及时开展培训，组建师资队伍，改进培训方式，注重培训效果，实现基层医疗卫生机构和县区级相关专业公共卫生（含中医）机构培训全覆盖。按照《规范》要求，做好有关服务在基层医疗卫生机构与其他相关机构之间的衔接，做好工作部署。

（五）做好项目进展数据上报工作。2017年，国家卫生计生委基层司编制了《国家基本公共卫生服务项目统计调查制度》，依托中国医学科学院医学信息研究所开发了国家基本公共卫生服务项目管理信息系统（http：//glpt. nbphsp. org. cn）。各地要按照有关工作要求，做好信息系统培训、信息系统试运行等工作，根据报表内容，按规定的报送周期和程序，及时准确上报，同时要加强用户权限管理，确保数据安全。数据上报情况将作为国家基本公共卫生服务项目考核的重要内容。

（六）确定补助水平完善资金支付方式。县区级卫生计生和财政部门要按照财政部、卫生计生委等四部门《关于印发〈公共卫生服务补助资金暂行管理办法〉的通知》（财社〔2015〕255号）和《关于修订〈公共卫生服务补助资金管理暂行办法〉的通知》（财社〔2016〕229号）的要求，根据本地项目内容和任务以及工作重点，确定各项服务补助或购买服务支付标准，按照服务数量和质量拨付资金，不得简单按照人口数拨付基本公共卫生服务经费。在核定服务任务和补助标准、绩效评价补助的基础上，基层医疗卫生机构获得的基本公共卫生服务补助资金，可统筹用于经常性支出。县级卫生计生和财政部门要加强基本公共卫生服务补助资金管理，鼓励对乡村两级实行分别核算，保障村卫生室补助资金。

（七）严格开展项目考核。进一步突出县区考核主体作用，县区每年至少要对辖区所有承担任务的医疗卫生机构开展一次综合考核。从注重过程考核逐步转向注重结果考核，将居民感受度列为重要考核内容。发挥考核导向作用，突出重点，加大居民感受较深的项目，如高血压管理、健康档案等权重。严禁对指标层层加码，超出基层服务能力实际。提高考核时效性，2017年度项目考核工作务必于2018年4月底前完成。免费提供避孕药具项目和健康素养促进项目将一并纳入中央对省级考核内容。基层医疗卫生机构要加强内部项目开展情况考核，将考核结果与医务人员个人收入挂钩，体现多劳多得、优劳优酬。

附件：1. 2017年国家基本公共卫生服务项目一览表（略）

2. 2017 年国家基本公共卫生服务项目主要目标任务(略)

3. 2017 年各省份高血压和糖尿病患者管理任务（略）

国家卫生计生委　财政部

国家中医药管理局

2017 年 8 月 23 日

关于进一步加强患者安全管理工作的通知

国卫办医发〔2018〕5 号

各省、自治区、直辖市及新疆生产建设兵团卫生计生委：

为落实党的十九大会议精神，推进健康中国建设，提高医疗机构患者安全管理水平，为人民群众提供安全、优质、高效的医疗服务，现就进一步加强医疗机构患者安全管理工作通知如下：

一、进一步提高对患者安全管理工作的重视程度

患者安全事关人民群众生命和健康，是医疗管理的核心，也是健康中国建设、深化医药卫生体制改革各项工作顺利推进的重要基础。党的十九大报告指出，要为人民群众提供全方位全周期的健康服务。保障患者安全、减少可避免的伤害是健康服务的基本要求。各地要充分认识患者安全管理工作在推进健康中国建设、保障医疗质量安全、构建和谐医患关系方面的重要意义，将保障安全作为医疗管理的重要内容，围绕当前医疗服务过程中患者安全问题集中的重点领域、重点部门、重点环节、重点人群，按照"预防为主，系统优化、全员参与、持续改进"的原则，大力推进患者安全管理工作，不断提高医疗机

构患者安全管理水平，营造人人重视患者安全、人人参与患者安全的文化氛围，有效减少医疗服务中可避免的不良事件。

二、明确患者安全管理工作任务

（一）构建"政府主导、社会协同、公众参与"的患者安全工作格局。充分发挥政府主导作用，落实医疗机构主体责任，鼓励各界力量积极参与患者安全工作。

（二）健全患者安全相关管理制度体系。完善医疗机构患者安全管理相关工作制度，实现医疗机构患者安全管理系统化、科学化、规范化、精细化，落实患者安全目标。

（三）提升医疗机构患者安全管理水平。建立健全医疗机构患者安全管理组织架构，将患者安全管理融入医院管理各个环节，突出重点、系统推进，实现持续改进。

（四）营造积极的医疗机构患者安全文化。充分发挥文化建设在患者安全工作中的引领作用，营造主动报告、有效沟通、从错误中学习的非惩罚性患者安全文化。

（五）减少医疗机构患者安全主要不良事件。优先改善患者身份识别、药物使用、围术期管理等重点领域的患者安全管理工作，最大程度减少不良事件发生。

三、认真落实患者安全管理主要工作措施

（一）完善患者安全组织管理与制度体系。落实政府领导责任，明确目标任务，认真组织落实；成立国家级、省级患者安全专家技术指导组，充分发挥专家技术咨询作用；鼓励专业机构、行业组织等社会力量参与患者安全工作。完善患者安全制度管理体系，制（修）订患者安全管理相关制度、规范、标准和指南并适时更新；制订落实年度患者安全目标。

（二）广泛开展患者安全教育培训。重视教育培训在患者安全管理中的基础作用，开展师资培训，编写教学大纲，完善课程设置，通过住院医师规范化培训、岗前教育、继续教育等多种方式对各级各类医务人员开展以提升患者安全为核心的教育

培训，提高理论知识水平和业务工作能力。充分发挥专业组织和行业协会作用，开展全国性的患者安全教育培训和交流活动。

（三）加强医疗机构内患者安全组织管理。医疗机构要落实患者安全管理主体责任，将患者安全纳入医疗质量管理和医院管理的整体规划中，加强组织领导，从人力、物力和财力上给予支持，将患者安全提升落到实处。实行院、科两级责任制，医疗机构主要负责人是本机构患者安全管理第一责任人，科室、部门主要负责人是本科室、本部门患者安全管理的第一责任人。建立健全患者安全管理相关组织架构，明确部门及其岗位职责，建立工作制度、完善工作流程。

（四）全面落实患者安全各项规章制度。医疗机构、医务人员应当严格落实患者安全管理规章制度，遵循医疗核心制度、技术操作规范、行业标准等开展诊疗工作，规范医疗服务行为，对医疗器械临床使用实行全过程管理。医疗机构要切实加强对患者安全工作的监督考核，确保各项制度、措施落实到位。鼓励运用信息化手段提升管理能力，促进自我学习和不断改进。

（五）以多部门合作推动医院管理系统不断改进。患者安全管理是一项系统工程，涉及医疗机构各个部门和所有工作领域，需要全体工作人员和患者的共同参与。医疗机构应当完善患者安全管理顶层设计，建立多学科、多部门合作机制，加强部门联动，明确分工、落实责任、形成合力，多层次、持续推进患者安全管理工作。

（六）加强重点领域、重点部门、重点环节的患者安全管理。医疗机构要加强对产科、新生儿室、麻醉科、手术室、急诊科、重症医学科、血液透析室、内镜诊疗室、消毒供应室等高风险科室和部门的管理；加大对患者身份识别、用药安全、手术安全核查、医院感染预防与控制、危急值报告、医疗器械安全使用、院内意外伤害防范、信息系统安全等重点工作的管理力度。严格规范操作，采取有针对性的措施预防患者安全不良事件的发生。

（七）着力推进患者用药安全。医疗机构要高度重视患者用药安全管理，鼓励运用信息化手段优化流程，实施药品采购、储存、调配、使用全程管理。加大对抗菌药物、抗肿瘤药物、抗凝药物、高警示药物、毒麻精放等重点药物类别的管理力度。积极开展用药咨询、用药教育、用药干预、药学监护、药物合理使用监测和评价工作，推进临床合理用药，保障患者用药安全。

（八）营造积极的医院安全文化。文化建设在患者安全管理工作中发挥导向作用。医疗机构要将构建患者安全文化纳入医院发展建设总体目标，统筹规划，营造积极的患者安全文化氛围，将患者安全理念融入医务人员日常行为，引导医务人员自觉执行各项核心制度和操作规程，加强风险管理。医疗机构应当建立患者安全不良事件报告制度，指定专门部门负责患者安全不良事件报告的收集、分析和总结工作，鼓励医务人员积极报告不良事件，从错误中学习，实现持续改进。对可能发生的患者安全重大不良事件要制订应急预案。

（九）鼓励患者参与患者安全活动。医疗机构应当积极开展针对患者及患者家属的健康教育，将健康教育覆盖到患者治疗的全过程，通过健康教育提升患者的安全意识，鼓励患者关注自身安全，引导患者及家属主动咨询和报告自身情况。加强医患合作，增强医患互信，促进医患有效沟通。

（十）开展患者安全相关科学研究和国际交流合作。鼓励开展患者安全相关循证研究，加大患者安全相关科研成果转化和利用力度，运用新技术、新方法提高患者安全管理水平，为患者安全相关政策制订、实施提供科学依据。积极参与国际社会患者安全相关活动，加强与世界卫生组织及其他国家和地区的交流，学习、借鉴先进理念和经验，开展国际合作，不断提高我国患者安全管理工作水平。

各省级卫生计生委要制订详细、可行的工作方案，加强组织领导，确保贯彻落实。我委将适时对各地贯彻执行情况进行评估。

国家卫生健康委员会办公厅

2018 年 4 月 12 日

国家卫生计生委办公厅关于
实施有关病种临床路径的通知

国卫办医函〔2017〕537 号

各省、自治区、直辖市卫生计生委，新疆生产建设兵团卫生局：

为进一步推进深化医药卫生体制改革，规范诊疗行为，保障医疗质量与安全，我委持续推进临床路径管理工作，委托中华医学会组织专家制（修）订了 23 个专业 202 个病种的临床路径。上述临床路径已在中华医学会网站（网址 http：//www. cma. org. cn/col/col41/index. html）上发布，供卫生计生行政部门和医疗机构参考使用。

国家卫生计生委办公厅
2017 年 5 月 31 日

国家卫生计生委办公厅关于加强疾
病应急救助工作信息化管理的通知

国卫办医函〔2017〕551 号

各省、自治区、直辖市卫生计生委，新疆生产建设兵团卫生局：

为加强疾病应急救助工作信息化管理，我委组织开发了

"疾病应急救助信息登记平台"，并在部分地区进行了试点。在此基础上，决定在全国全面启用。现将有关工作要求通知如下：

一、提高认识，高度重视疾病应急救助工作信息化管理

疾病应急救助是我国医疗保障制度的重要组成部分，通过中央、地方财政划拨经费以及社会捐赠筹资，保障需要急救的患者能够得到及时救治，避免因身份无法核实或者无力支付而发生贻误抢救时机情况，发挥"救急难"作用。地方各级卫生计生行政部门、经办机构和医疗机构要高度重视疾病应急救助工作，加强信息化管理，通过信息化提高工作效率，实现对基金筹集、救治工作开展以及基金审核、拨付等有关工作的监管，确保基金按照要求进行管理。

二、加强组织管理，做好疾病应急救助信息登记平台启用工作

目前，"疾病应急救助信息登记平台"已加挂在国家卫生计生委官方网站"医政医管局"栏目下（http://61.49.19.43：8080）。各省级卫生计生行政部门要加强对"疾病应急救助信息登记平台"的组织管理，指定部门和专人负责。启用平台时，可通过 Internet Explorer（IE 浏览器）登录"疾病应急救助信息登记平台"中的"信息登记平台"栏目（联系我委获取专用账号和密码），下载《疾病应急救助信息登记平台用户手册》（以下简称《手册》），按照《手册》）要求建立相关用户并完善资料。平台启用工作应当于 2017 年 6 月 30 日前完成。

三、完善工作制度，做好信息上报和日常管理

各省级卫生计生行政部门应当结合"疾病应急救助信息

登记平台"管理，完善疾病应急救助相关工作制度，对基金的筹资、申请、审核、核销等有关工作明确管理部门、管理责任和时限要求等。按照轻重缓急和时限要求，统一组织，分类分阶段上报有关数据和材料。

（一）上报疾病应急救助数据。一是在 2017 年 7 月 31 日前，上报 2016 年 12 月 1 日至 2017 年 5 月 31 日发生的疾病应急救助有关信息；二是在 2017 年 9 月 30 日前，将疾病应急救治制度建立以来至 2016 年 11 月 30 日所有疾病应急救助有关信息再次核实并上报；三是在 2017 年 12 月 10 日前，上报 2017 年 6 月 1 日至 2017 年 11 月 30 日发生的疾病应急救助有关信息。

各省级卫生计生行政部门可在完成既往信息上报后，将疾病应急救助基金的申请、审核、核销等工作分解到日常工作中。同时，应当保证按照要求，于每年 6 月 10 日前完成上一年 12 月 1 日至当年 5 月 31 日、12 月 10 日前完成当年 6 月 1 日至 11 月 30 日的发生的疾病应急救助有关信息上报工作。

（二）上报政策文件和典型案例。各省级卫生计生行政部门要及时将发布的政策文件和发现、遴选的本辖区内疾病应急救助典型案例（含照片或视频），审核后按照《手册》操作要求上传至"疾病应急救助信息登记平台"中的"地方经验交流"或"感人事迹"栏下，我委将择优适时进行宣传报道。

（三）上报工作总结。各省级卫生计生行政部门应当在每年 6 月 10 日前将上半年疾病应急救助工作总结、12 月 10 日前全年工作总结（内容应当包括基金筹资使用情况分析、工作管理情况、存在困难、意见与建议等，不超过 2000 字）加盖公章，上传至"疾病应急救助信息登记平台"中的"地方经验交流"栏。

四、加强疾病应急救助档案管理，确保基金管理可追溯

对申请使用疾病应急救助基金的患者，经办机构应当建立

专门档案，将医疗救治、基金申请、审核、拨付以及相关票据等材料纳入档案，统一由"疾病应急救助信息登记平台"自动生成档案编号，并指定专人管理。这既便于审核、查询材料时快速找到档案，又便于接受监督检查，确保每一笔基金的使用、申请、审核、拨付工作可追溯。

各省级卫生计生行政部门在开展疾病应急救助工作信息化管理过程中遇到问题和困难，应当及时与我委联系。

联系人：医政医管局　尹勇、朱峰、张文宝
联系电话：010—68791976、68792730
技术支持：卫生发展研究中心　向国春
联系电话：010—82805468

国家卫生计生委办公厅
2017 年 6 月 2 日

国家卫生计生委办公厅关于组织开展"2017 年抗菌药物合理使用宣传周"活动的通知

国卫办医函〔2017〕1045 号

各省、自治区、直辖市卫生计生委，新疆生产建设兵团卫生局：

每年 11 月第三周是世界卫生组织确定的"世界提高抗菌药物认识周"。为积极响应世界卫生组织号召，进一步落实《遏制细菌耐药国家行动计划（2016—2020 年）》，提高全社会合理使用抗菌药物的意识和水平，我委决定组织开展"2017 年抗菌药物合理使用宣传周"活动。现将有关事项通知如下：

一、活动主题

以"慎重对待抗菌药物"为主题，通过广泛宣传抗菌药物合理使用知识，提高社会公众和医务人员对细菌耐药危机的认识；牢固树立抗菌药物合理使用观念，减少不必要的药物使用，营造全社会关心、支持和参与抗菌药物合理使用的良好氛围。

二、活动时间

2017 年 11 月 13 日—19 日，11 月 13 日与世界卫生组织同步启动。

三、宣传内容

（一）抗菌药物的基本知识。主要包括：抗菌药物的定义、如何正确使用抗菌药物、公众使用抗菌药物的误区、滥用抗菌药物的危害等。

（二）政府部门的管理措施。主要包括：卫生计生等政府部门在规范抗菌药物合理使用方面的工作措施、管理要求以及取得的成效等。

四、宣传形式

（一）借助各类媒体广泛宣传。通过在报纸报刊开设专栏、刊发评论文章，在广播、电视等传统媒体播放公益广告、健康讲堂，在互联网、微博、微信等新媒体推广发帖等方式，大力宣传抗菌药物合理使用知识。

（二）举办现场宣传咨询活动。采取现场专家咨询、板块展示宣传、张贴海报标语、发放科普读物等方式，向群众介绍合理使用抗菌药物的重要性，如何正确使用抗菌药物，纠正常见的错误做法等。

（三）开展行业学术活动。依托医疗机构，开展抗菌药物临床合理使用专题讲座、学术报告、病例讨论、联合查房等活动，促进医务人员提高抗菌药物合理使用水平。

五、有关要求

（一）地方各级卫生计生行政部门要从维护人民群众健康的角度，精心组织开展"2017 年抗菌药物合理使用宣传周"活动。结合本地实际，组织各级各类医疗机构积极开展宣传活动，努力在全社会营造浓厚氛围。

（二）请各省级卫生计生行政部门于 2017 年 11 月 25 日前将活动开展情况报送我委医政医管局。鼓励各地积极报送宣传资料、视频等，我委将择优在官方网站展播。

我委关于抗菌药物合理使用宣传相关资料，包括海报、画册、宣传标语、视频等，将在国家卫生计生委网站医政医管栏目公布，供各地参考使用。

联系人：王曼莉、张文宝

联系电话：010—68792733、68792730

传真：010—68792206

电子邮箱：yzygjyhc@nhfpc.gov.cn

附件：1. 2016 抗生素合理使用宣传册（略）
　　　2. 2017 抗生素合理使用宣传册（略）
　　　3. 2017 年抗菌药物宣传周宣传口号（略）
　　　4. 海报 1 - 滥用抗生素危害所有人（横版）（略）
　　　5. 海报 2 - 滥用抗生素危害所有人（竖版）（略）
　　　6. 海报 3 - 我们很快就没有可用的抗生素了（略）
　　　7. 海报 4 - 先咨询后使用（略）

国家卫生计生委办公厅

2017 年 10 月 25 日

关于实施麻醉药品、第一类精神药品购用印鉴卡电子化管理的通知

国卫办医函〔2018〕205号

各省、自治区、直辖市及新疆生产建设兵团卫生计生委：

为进一步加强麻醉药品、第一类精神药品购用印鉴卡（以下简称印鉴卡）管理，提高管理效率和水平，在前期试点的基础上，我委决定实施印鉴卡电子化管理。现将有关事项通知如下：

一、印鉴卡电子化管理主要是通过"电子印鉴卡"网络管理系统改变传统纸质印鉴卡的管理手段，可以实现医疗机构麻醉药品、第一类精神药品的网上申请、审批和采购，实时统计和跟踪药品使用情况，掌握印鉴卡的管理状态，推动麻醉药品和精神药品的全程闭环管理。

二、已实施印鉴卡电子化管理的省份要继续做好相关工作；尚未实施的，可以根据本地情况制定具体方案有序组织实施（工作流程见附件）。鼓励各医疗机构HIS系统与"电子印鉴卡"网络管理系统对接，我委将协助提供技术支持。

三、中国麻醉药品协会承担系统培训、密钥发放和网络运维等工作，具体培训时间和技术问题请与该协会联系。暂不具备信息化条件的地区和医疗机构，纸质版印鉴卡仍可继续使用。

国家卫生健康委员会联系人：医政医管局　王曼莉、张文宝
联系电话：010—68792733、68792730
中国麻醉药品协会联系电话：010—67273805、15712886935

附件：印鉴卡电子化管理实施流程（略）

国家卫生计生委办公厅
2018年3月28日

关于做好2018年家庭医生签约服务工作的通知

国卫办基层函〔2018〕209号

各省、自治区、直辖市及新疆生产建设兵团卫生计生委：

为贯彻落实党的十九大精神，加强基层医疗卫生服务体系和全科医生队伍建设，进一步做实做细家庭医生签约服务工作，为群众提供全方位、全周期的健康服务，现就做好2018年家庭医生签约服务工作通知如下。

一、合理确定签约服务的目标和任务

（一）合理确定签约服务工作目标。各地要结合服务能力及资源配置情况，实事求是、科学合理确定签约服务的工作目标。在稳定签约数量、巩固覆盖面的基础上，把工作重点向提质增效转变，做到签约一人、履约一人、做实一人，不断提高居民对签约服务的获得感和满意度。不要盲目追求签约率，不要层层加码，同时要采取措施避免签约服务数量下滑。

（二）优先做好重点人群签约服务。要按照服务规范要求，做好老年人、孕产妇、儿童以及高血压、糖尿病、结核病等慢性病和严重精神障碍患者的健康管理服务，加强防治结合，分类施策，保障基本医疗卫生服务需要。落实健康扶贫"三个一批"要求，优先推进贫困人口签约，核实核准农村贫困慢病患者，有条件地区设计个性化签约服务包。结合实际为残疾人提供基本医疗卫生服务，鼓励有条件地区将基本康复服务纳入个性化签约范围。继续做好计划生育特殊家庭成员签约服务工作。

（三）规范提供家庭医生签约服务。居民可以自愿选择家庭医生团队签订服务协议，家庭医生团队按约定协议提供签约服务。签约服务采取团队服务形式提供，鼓励药师、健康管理师、心理咨询师、社（义）工等加入团队，发挥乡镇（街道）卫生计生专干、残疾人专职委员等在签约服务中的作用。要逐步通过固定签约医生开展预约就诊、定向分诊，利用健康小屋或候诊区开展健康自测及健康教育，优化服务流程，综合提供连续的基本医疗和公共卫生服务。鼓励配备助手提供支持性服务，减轻家庭医生非医疗事务工作负荷。

（四）鼓励社会力量参与签约服务。要扩大签约服务供给，国家、集体、个人共同推进。鼓励社会办医疗机构在签约服务中发挥积极作用，满足居民多层次、多样化的健康服务需求。支持发展与基本医疗保险相衔接的商业健康保险为健康管理需求项目提供保障。

（五）做实做细签约服务各项任务。

1. 统筹做好基本医疗和基本公共卫生服务。各地要积极创新丰富签约服务方式，统筹做好基本医疗和基本公共卫生服务。家庭医生团队要对接签约居民的服务需求，提供医防融合、综合连续的医疗卫生服务。

2. 提高常见病多发病诊疗服务能力。要以优质服务基层行活动为抓手，开展常见病、多发病门诊、急诊和住院服务，有针对性提升门诊疾病咨询、诊断与治疗能力。要重点加强高血压、糖尿病、儿童常见病等专科服务能力建设。发展康复、口腔、中医药、心理卫生等专业能力建设，提高基层综合诊疗能力。

3. 推广预约诊疗服务。积极推进通过手机客户端、电话、互联网等手段，开展分时段预约，方便签约居民接受儿童保健、预防接种、健康体检、慢性病管理等健康管理服务。建立预约就诊机制，引导签约居民优先利用签约家庭医生的诊疗服务。

4. 加强签约服务技术支持。发挥二级以上医院作用，为基层医疗卫生机构提供影像、心电诊断和远程会诊、培训等服务。通过设置独立的区域医学检验、病理诊断、消毒供应等机构，实现区域资源共享。优先在贫困地区探索临床决策辅助诊断系统在基层的应用。

5. 做好转诊服务。加强家庭医生与二级以上医院专科医生的紧密联系，对确需转诊的患者及时予以转诊或提供就医路径指导。二级以上医院要指定专人负责对接，为转诊患者建立绿色通道。要通过信息化手段丰富家庭医生上转患者可选择渠道，赋予家庭医生一定比例的医院专家号、预留床位等资源。

6. 保障签约居民基本用药。合理配备基层医疗卫生机构药品，加快完善与二级以上医院用药衔接。有条件地区可开展药物第三方配送，为签约居民提供便捷服务。

7. 推广实施慢病长处方用药政策。在"合理、安全、有效"前提下，对病情稳定、依从较好的慢性病签约患者，可酌情延长单次配药量。协调相关部门探索制定慢病长处方标准和规范。经家庭医生上转患者回到基层医疗卫生机构就诊时，可根据病情和上级医院医嘱延用上级医院处方药品。

8. 开展个性化签约服务。提供包括健康咨询、评估、行为干预、用药指导等个性化服务。结合实际鼓励开展"菜单式"服务，提高签约服务精准性。积极支持家庭医生团队为企事业单位、养老院、学校等功能社区提供签约服务。在政策、技术、医疗安全保障到位的前提下，明确上门服务项目清单，完善服务标准和规范。

9. 依托信息手段密切与签约居民联系。加快签约服务智能化信息平台建设与应用，依托网站、手机客户端等手段，搭建家庭医生与签约居民交流互动平台，提供在线签约、预约、咨询、健康管理、慢病随访、报告查询等服务。针对不同服务需求、季节特点、疾病流行等情况，定期精准推送健康教育资讯。

10. 加强机构内部分工协作。家庭医生团队在提供全科诊疗服务的基础上，加强与所在机构内部预防接种、妇保儿保、中医、康复等相关部门之间的分工协作，推进专科服务与签约服务的有效衔接。

二、完善落实签约服务的保障政策

（一）完善综合激励政策。贯彻实施《关于完善基层医疗卫生机构绩效工资政策保障家庭医生签约服务工作的通知》（人社部发〔2018〕17号），按照"两个允许"要求，协同相关部门统筹平衡与当地县区级公立医院绩效工资水平的关系，合理核定基层医疗卫生机构绩效工资总量和水平，要向服务优质高效、群众满意度高、功能任务发挥好的基层医疗卫生机构倾斜。有条件的地方在绩效工资内部分配时设立全科医生津贴项目，在绩效工资中单列。提升全科医生工资水平，使其与当地县区级公立医院同等条件临床医师工资水平相衔接。

（二）合理确定签约服务费。各地要明确签约服务费标准，根据签约服务人数按年收取服务费。签约服务费由医保基金、基本公共卫生经费和签约居民付费等分担。要充分发挥民政、残联、妇联、扶贫办等部门、企事业单位和公益基金、商业健康保险、长期护理保险等社会资金购买签约服务的补充作用。签约服务费作为家庭医生团队所在基层医疗卫生机构收入组成部分，可用于人员薪酬分配。

（三）完善医保支撑政策。各地要协调相关部门建立符合实际、有利于提高家庭医生签约服务吸引力的基本医保报销政策，充分发挥医保资金的杠杆作用，实现差异化的医保支付政策，通过降低起付线、连续计算起付线、提高转诊住院报销比例等措施，引导居民到基层就诊。

（四）推进服务价格调整。各地要协调价格主管部门，合理调整签约服务有关项目价格，特别是增补和调整充分体现家庭医生团队成员技术劳务价值的巡诊、家庭病床、家庭护理等服务项目价格。

三、加强签约服务的考核与评价

（一）严格落实行政部门对签约服务的考核评价。各地要建立家庭医生签约服务的考核评价机制，纳入基层医疗卫生机构综合绩效考核范围，定期组织考核，考核结果要与基层医疗卫生机构绩效工资总量和主要负责人的薪酬挂钩。要以目标为导向，完善以签约对象数量与构成、服务质量、健康管理效果、居民满意度、医药费用控制、签约居民基层就诊比例等内容为核心的评价考核指标体系，力戒官僚主义、形式主义。对编造签约服务协议、弄虚作假等行为要严肃予以纠正查处。各地应当于 2018 年 5 月底前，在基层自查自评的基础上，组织开展一次质量督查，我委将适时组织开展督导。

（二）认真实施基层机构对签约服务的管理考核。基层医疗卫生机构要建立完善机构内部管理考核工作机制，借助信息化手段，提高数据采集、分析、利用的真实性和准确性。考核结果要与家庭医生团队和个人绩效分配挂钩，坚持多劳多得、优绩优酬。

（三）加大对签约服务的宣传推广。各地要充分利用各种信息传播媒介，提高居民知晓率和利用率。要把握宣传口径，让居民理解现阶段签约服务的内涵与标准，合理引导居民预期。2018 年 5 月 19 日是第 8 个"世界家庭医生日"，各地要集中举办主题宣传活动，挖掘优秀家庭医生、家庭医生团队的经验典型，传播以签约服务促进健康管理的理念，营造全社会参与支持签约服务的良好氛围。

国家卫生健康委员会办公厅

2018 年 3 月 29 日

关于征求将党参等 9 种物质作为按照传统既是食品又是中药材物质管理意见的函

国卫办食品函〔2018〕278 号

各有关单位：

为进一步做好按照传统既是食品又是中药材物质（以下简称食药物质）管理工作，按照《食品安全法》规定，我委正会同有关部门和单位研究调整食药物质目录，拟在前期工作基础上，再增补一批物质。本轮增补主要结合我国传统饮食习惯，综合考虑地方需求，同时参考相关国际管理经验，拟将党参、肉苁蓉、铁皮石斛、西洋参、黄芪、灵芝、天麻、山茱萸、杜仲叶等 9 种物质按照食药物质管理（附件）。

现征求你单位意见，请于 2018 年 5 月 30 日前将书面意见反馈国家食品安全风险评估中心。

电话：010—52165564、010—52165561（传真）

电子邮箱：foodrisk@cfsa.net.cn

附件：党参等 9 种物质按照食药物质管理要求（略）

国家卫生健康委员会办公厅

2018 年 4 月 24 日

国家卫生计生委办公厅关于印发 "十三五" 健康老龄化规划重点 任务分工的通知

国卫办家庭函〔2017〕1082 号

发展改革委、教育部、科技部、工业和信息化部、民政部、财政部、人力资源社会保障部、国土资源部、住房城乡建设部、体育总局办公厅，国家中医药管理局办公室，中国残联办公厅，全国老龄办综合部：

为贯彻国家卫生计生委等 13 部门《关于印发 "十三五" 健康老龄化规划的通知》（国卫家庭发〔2017〕12 号）精神，确保各项重点任务落到实处，我委研究制定了《"十三五" 健康老龄化规划重点任务分工》。经征求你部门意见并达成一致，现印发给你们，请按照职责分工推进各项任务的落实。

国家卫生计生委办公厅
2017 年 11 月 2 日

"十三五" 健康老龄化规划重点任务分工

一、重点任务及分工

1. 加强老年健康教育。开展老年健身、老年保健、老年疾病防治与康复、科学文化、心理健康、职业技能、家庭理财等内容的教育活动。（全国老龄办牵头，教育部、民政部、财政部、体育总局、国家卫生计生委配合）健全老年人身边的体育健身组织，丰富老年人身边的体育健身活动，支持老年人身边的体育健身赛事，建设老年人身边的体育健身设施，加强老年人身边的体育健身指导，弘扬老年人身边的健康文化。（体育总局牵头，全国老龄办配合）倡导积极健康的生活方式，提高老年人的健康水平和生活质量。积极发展社区老年教育，引导开展读书、讲座、学习共同体、游学、志愿服务等多种形式的老年教育活动，面向全社会宣传倡导健康老龄化的理念，营造老年友好的社会氛围。开展老年健康保健知识进社区、进家庭活动，针对老年人特点，开发老年健康教育教材，积极宣传适宜老年人的中医养生保健方法，加强老年人自救互救卫生应急训练。到 2020 年，老年人健康素养达到 10% 或以上。（全国老龄办、教育部、国家卫生计生委、国家中医药局等部门按职责分别负责）

2. 做好老年疾病预防工作。做好国家基本公共卫生服务项目中的老年人健康管理服务工作，适当调整老年人健康体检的项目和内容。推广老年痴呆、跌倒、便秘、尿失禁等防治适宜技术，开展老年常见病、慢性病、口腔疾病的筛查干预和健康指导，做到老年疾病早发现、早诊断、早治疗，促进老年人功能健康。2020 年，65 周岁及以上老年人健康管理率达到 70% 及以上。（国家卫生计生委）

3. 推动开展老年人心理健康与关怀服务。启动老年人心理健康预防和干预计划，为贫困、空巢、失能、失智、计划生育特殊家庭和高龄独居老年人提供日常关怀和心理支持服务。加强对老年严重精神障碍患者的社区管理和康复治疗，鼓励老年人积极参与社会活动，促进老年人心理健康。（国家卫生计生委）

4. 加强医疗卫生服务体系中服务老年人的功能建设。加强康复医院、护理院和综合性医院老年病科建设。推动基层医疗卫生机构积极开展老年人医疗、康复、护理、家庭病床等服务，提高老年人医疗卫生服务的可及性。推动安宁疗护服务的发展。倡导为老年人义诊，为行动不便的老年人提供上门服务。到 2020 年，医疗机构普遍建立为老年人提供挂号、就医等便利服务的绿色通道，二级以上综合性医院设老年病科比例达到 35% 及以上。（国家卫生计生委）

5. 大力发展医养结合服务。建立健全医疗卫生机构与养老机构合作机制，鼓励多种形式的签约服务、协议合作。支持有条件的养老机构按相关规定申请开办康复医院、护理院、中医医院、安宁疗护机构或医务室、护理站等，重点为失能、失智老人提供所需的医疗护理和生活照护服务。公立医院资源丰富的地区可积极稳妥地将部分公立医院转为老年康复、老年护理等机构。推进医疗卫生服务延伸至社区、家庭。推进基层医疗卫生机构和医务人员与居家老人建立签约服务关系，为老年人提供连续性的健康管理和医疗服务。提高基层医疗卫生机构为居家老人提供上门服务的能力。鼓励社会力量以多种形式开展医养结合服务。研究出台老年人健康分级标准，健全相关服务规范、管理标准及监督评价机制，研发相应的质量管理办法。（国家卫生计生委、民政部、国家中医药局按职责分工负责）

6. 推动居家老年人长期照护服务的发展。强化基层医疗卫生服务网络功能，积极推广家庭医生签约服务，为老年人提供综合、连续、协同、规范的基本医疗和公共卫生服务。充分利用社区卫生服务体系，培育社会护理人员队伍，为居家老年人提供长期照护服务，为家庭成员提供照护培训，探索建立从居家、社区到专业机构的比较健全的长期照护服务供给体系。（国家卫生计生委、民政部、人力资源社会保障部按职责分工负责）

7. 加强老年健康相关科研工作。开展大型队列研究，研究判定与预测老年健康的指标、标准与方法，研发可穿戴老年人健康支持技术和设备。探索老年综合征和共病的发病过程与规律，研发综合防治适宜技术、指南和规范，构建老年健康管理网络。（科技部、工业和信息化部、国家卫生计生委按职责分工负责）

8. 健全基本医疗保障制度，巩固提高保障水平。全面实施城乡居民大病保险制度。在地方试点基础上，探索建立长期护理保险制度。实现符合条件的跨省异地住院老年人医疗费用直接结算。鼓励发展与基本医保相衔接的老年商业健康保险，满足老年人多样化、多层次的健康保障需求。（人力资源社会保障部、国家卫生计生委按职责分工负责，财政部、民政部、全国老龄办等配合）

9. 进一步加大对贫困老年人的医疗救助力度。在做好低保对象、特困人员中老年人医疗救助工作基础上，将低收入家庭老年人纳入重特大疾病医疗救助范围。对符合条件的计划生育特殊困难家庭老年人给予相应医疗救助。（民政部牵头，财政部、国家卫生计生委配合）

10. 开展老年人中医药（民族医药）健康管理服务项目。扩大中医药健康管理服务项目的覆盖广度和服务深度，不断丰富老年人中医健康指导的内容，推广老年中医体质辨识服务，根据老年人不同体质和健康状态提供更多中医养生保健、疾病防治等健康指导。65周岁及以上老年人中医健康管理率2020年达到65%及以上。（国家中医药局负责）

11. 推动发展中医药（民族医药）特色医养结合服务。鼓励新建以中医药健康养老为主的护理院、疗养院，有条件的养老机构设置以老年病、慢性病防治为主的中医诊室。推动中医医院与老年护理院、康复疗养机构等开展合作。推动二级以上中医医院开设老年病科，增加老年病床数量，开展老年病、慢性病防治和康复护理，为老年人就医提供优先优惠服务。促进中医医疗资源进入养老机构、社区和居民家庭。支持养老机构开展融合中医特色的老年人养生保健、医疗、康复、护理服务。支持养老机构与中医医疗机构合作。鼓励社会资本进入（新建）以中医药健康养老为主的护理院、疗养院，探索建立一批中医药特色医养结合服务示范基地。（国家中医药局、民政部分别负责）

12. 积极发展老年健康产业。结合老年人身心特点，大力推动健康养生、健康体检、咨询管理、体质测定、体育健身、运动康复、医疗旅游等多样化健康服务。大力提升药品、医疗器械、康复辅助器具、保健用品、保健食品、老年健身产品等研发制造技术水平，扩大健康服务相关产业规模。（国家发展改革委牵头，国家卫生计生委、科技部、工业和信息化部、民政部、财政部、国家体育总局、国家中医药局、中国残联、全国老龄办分别负责）

13. 推进信息技术支撑健康养老发展，发展智慧健康养老新业态。充分运用互联网、物联网、大数据等信息技术手段，创新健康养老服务模式，开展面向家庭、社区的智慧健康养老应用示范，提升健康养老服务覆盖率和质量效率。搭建智慧健康养老服务平台，对接各级医疗卫生及养老服务资源，建立老年健康动态监测机制，整合信息资源，实现信息共享，为老年人提供健康指导、慢病管理、安全监护等服务。推进医疗机构远程医疗建设，为机构养老人群提供便利服务。（工业和信息化部、国家卫生计生委牵头，国家发展改革委、财政部、民政部、国家中医药局、全国老龄办配合）

14. 推进老年宜居环境建设。建设老年人社会参与支持环境，从与老年健康息息相关的各方面入手，优化"住、行、医、养"等环境，营造安全、便利、舒适、无障碍的老年宜居环境体系。推进老年人住宅适老化改造，支持适老住宅建设。弘扬敬老、养老、助老的社会风尚，强化家庭养老功能，完善家庭养老政策支持体系。（全国老龄办牵头，国家发展改革委、财政部、民政部、国土资源部、住房城乡建设部、国家卫生计生委配合）

15. 切实加强老年健康服务人员队伍建设，尽快培养一批有爱心、懂技术、会管理的老年人健康服务工作者。将老年医学、康复、护理人才作为急需紧缺人才纳入卫生计生人员培训规划，加强专业技能培训，大力推进养老护理从业人员职业技能鉴定工作。采取积极措施保障护理人员的合法权益，合理确定并逐步提高其工资待遇。支持高等院校和职业院校开设相关专业或课程，加快培养老年医学、康复、护理、营养、心理和社会工作等方面的专业人才。鼓励医养结合服务机构参与人才培养全过程，为学生实习和教师实践提供岗位。重点建设一批职业院校健康服务类与养老服务类示范专业点。（教育部、人力资源社会保障部牵头，国家发展改革委、民政部、财政部、国家卫生计生委、国家中医药局、全国老龄办配合）

16. 建立健全监测检查评估机制，定期监督重大项目、重大工程的实施情况。建立中期和末期评价制度，组织开展规划实施进度和实施效果的全面检查评估。（国家卫生计生委牵头，国家发展改革委、教育部、工业和信息化部、民政部、财政部、人力资源社会保障部、国土资源部、住房城乡建设部、国家体育总局、国家中医药局、中国残联、全国老龄办配合）

二、重点工程及分工

17. 老年心理健康与心理关怀服务项目：对老年人进行心理健康评估和必要的随访管理。开展老年痴呆筛查。推广老年精神疾病的医院－社区系统诊疗管理技术。"十三五"期间，计划选择合适省份或地区开展老年心理健康管理项目试点。到2020年，老年心理健康管理试点覆盖全国 1600 个城市社区（每省 50 个）、320 个农村社区（每省 10 个）。（国家卫生计生委牵头，国家发展改革委配合）

18. 医养结合示范工程。医养结合能力建设。建立医疗机构与养老机构合作机制，推动医疗卫生服务延伸至社区、家庭，鼓励医疗卫生机构与养老服务融合发展。医疗机构与养老机构开展对口支援、合作共建。老年照护能力及信息化建设。开展家庭老年人照护能力培训。促进信息共享，建立医养结合信息系统和老年人健康数据库。"十三五"期间，重点支持有一定医养结合服务基础以及需求较大的地区及医养结合试点城市（区）建设。建设一批综合性医养结合服务机构示范基地和社区示范基地。建设医养结合监测平台，开展医养结合试点监测及评估工作。（国家卫生计生委牵头，民政部、国家发展

改革委配合）

19. 老年中医药（民族医药）健康服务项目。面向老年人群进行中医药知识规范化传播及健康教育。开发并推广老年常见病中医适宜技术服务包。开展中医治未病工程进社区、进家庭活动，为居民提供中医药康复护理服务。开展中医药与养老相结合服务试点，探索形成中医药与养老服务相结合的主要模式与内容。鼓励社会资本新建以中医药健康养老为主的护理院、疗养院，探索设立中医药特色医养结合机构，建设一批医养结合示范基地。（国家中医药局牵头，国家发展改革委、民政部配合）

20. 开展智慧健康养老示范项目。基于互联网、物联网、大数据及多媒体影像术等网络信息技术平台，运用可穿戴设备等移动信息采集终端，实现老年健康状态信息的动态监测，将老年慢性病健康管理和社区居家养老服务相结合，依托社区养老服务机构和基层医疗卫生服务机构，建设"健康管理＋养老服务"信息化智慧健康养老服务体系。"十三五"期间，在6个城市开展智慧健康养老服务的试点工作。（工业和信息化部牵头，民政部、国家卫生计生委、国家发展改革委配合）

关于做好国家卫生计生委和国家中医药局属管医院参加属地公立医院综合改革有关工作的通知

国卫体改发〔2017〕38 号

北京市、天津市、吉林省、上海市、江苏省、山东省、湖北省、湖南省、广东省、四川省、陕西省卫生计生委、财政厅（局）、发展改革委、教育厅（教委）、人力资源社会保障厅（局）、中医药局、医改办，教育部有关直属高校，国家卫生

计生委、国家中医药局属管医院:

为贯彻落实《2017 年政府工作报告》《国务院办公厅关于印发深化医药卫生体制改革 2017 年重点工作任务的通知》（国办发〔2017〕37 号）要求和全国医改工作电视电话会议精神，决定全面推开国家卫生计生委、国家中医药局直属医院和预算管理的高校附属医院（以下简称委局属管医院）综合改革，全部取消药品加成。现将有关工作通知如下：

一、充分认识全面推开委局属管医院综合改革的重要意义

2017 年全面推开公立医院综合改革，全部取消药品加成，是党中央、国务院作出的决策部署，是深化医药卫生体制改革的重中之重。委局属管医院是公立医院的"国家队"，代表着我国医疗技术的最高水平，在疑难危重疾病诊疗、人才培养、医学科研、引领区域和全国医疗技术进步、参与突发事件紧急医学救援和提升国际竞争力等方面发挥着重要的、不可替代的作用。委局属管医院的改革与发展，关系医改成效和卫生与健康事业发展，具有重要的风向标意义。各委局属管医院要充分认识全面推开公立医院综合改革的重要性，牢固树立政治意识、大局意识、核心意识、看齐意识，自觉把思想认识和行动统一到党中央、国务院的决策部署上来，按照属地公立医院综合改革的统一部署，积极参加改革，发挥"国家队"示范带头作用，不折不扣落实好各项改革任务。

二、委局属管医院要突出抓好重点改革任务落实

（一）认真贯彻落实《国务院办公厅关于城市公立医院综合改革试点的指导意见》（国办发〔2015〕38 号）和属地公立医院综合改革实施方案，2017 年 9 月 30 日前全面推开综合改革，全部取消药品加成（中药饮片除外），破除以药补医机

制，建立维护公益性、调动积极性、保障可持续的公立医院运行新机制和决策、执行、监督相互协调、相互制衡、相互促进的治理机制，加快建立现代医院管理制度。

（二）认真执行属地医疗服务价格改革政策，配合做好调整医疗服务价格结构工作，提高体现医务人员技术劳务价值的医疗服务收入在医院总收入中的比例。要按照"国家队"的功能定位，开展与"国家队"相适应的医疗服务项目，积极开展技术难度和风险程度高的新技术、新项目。要履行社会责任开展基本医疗服务，严格执行政府指导价，有序开展实行市场调节价的特需医疗服务及其他市场竞争比较充分、个性化需求比较强的医疗服务，严格控制特需医疗服务规模，提供特需医疗服务的比例不超过全部医疗服务的10%。

（三）积极参与分级诊疗制度建设，率先全部参与医疗联合体建设并发挥引领作用。按照属地医联体建设的总体安排，联合二级医院、基层医疗卫生机构等组建医疗集团，以人才共享、技术支持、检查互认、处方流动、服务衔接为纽带进行合作，积极为家庭医生团队提供技术支持和业务指导，引导优质医疗资源下沉，提升基层医疗服务能力。鼓励跨区域与若干医联体建立合作关系，组建高层次、优势互补的医联体，辐射带动区域医疗服务能力提升。鼓励以专科协作为纽带，跨区域组建专科联盟，提升重大疾病救治能力。鼓励向基层、边远和欠发达地区提供远程医疗服务，提高优质医疗资源可及性和医疗服务整体效率。积极发挥委局属管医院在健康扶贫、对口支援、组团式援藏援疆等方面的带头作用。

（四）积极参加属地药品、高值医用耗材集中采购，医院使用的所有药品（不含中药饮片）均应当通过属地省级药品集中采购平台（省级公共资源交易平台）采购。鼓励委局属管医院联合组建或与地方医院联合组建采购集团，发挥批量采购优势，落实带量、带预算采购，进一步挤压药品耗材价格水分。率先实施药品采购"两票制"，鼓励与药品生产企业直接结算药品货款、药品生产企业与配送企业结算配送费用，并严格按照合同约定的时间支付药品货款。

（五）积极参加属地医保支付方式改革，逐步减少按项目收付费数量，扩大按病种和按服务单元收付费范围。积极探索按疾病诊断相关分组（DRGs）收付费改革，做好基础性工作和临床数据规范化工作。推进临床路径管理，提高临床路径管理病例数、入径率和完成率。积极参与医保异地就医联网结算工作。

（六）完善医院收入分配机制。按照中央事业单位实施绩效工资有关政策规定，完善绩效工资分配办法，体现岗位差异，兼顾学科平衡，体现多劳多得、优绩优酬。健全内部绩效考核制度，突出岗位职责履行、工作量、服务质量、行为规范、医疗质量安全、医疗费用控制、人才培养、医德医风和患者满意度等指标，将考核结果与医务人员个人薪酬、岗位聘用、职称晋升挂钩。严禁向科室和医务人员下达创收指标，医务人员个人薪酬不得与药品、卫生材料、检查、化验等业务收入挂钩。

（七）带头贯彻落实《关于控制公立医院医疗费用不合理增长的若干意见》（国卫体改发〔2015〕89号），采取规范医务人员诊疗行为、强化医院内控制度、严格控制医院规模、降低药品耗材虚高价格、推进医保支付方式改革、构建分级诊疗体系、实施全民健康促进和健康管理等综合措施，控制医疗费用不合理增长。按照属地化原则，委局属管医院纳入属地医疗费用控制范围。

（八）率先建立现代医院管理制度。制定医院章程，建立健全医院内部管理机构、管理制度、议事规则、办事程序等，规范内部治理结构和权力运行规则，健全医疗质量安全、人力资源、财务资产、绩效考核、人才培养培训、科研、后勤、信息等内部管理制度，提高医院管理的规范化、精细化、科学化水平，降低医院运行成本。严格落实医疗质量安全核心制度，推进合理检查、用药和治疗。在岗位设置、收入分配、职称评定、管理使用等方面，对编制内外人员统筹考虑。建立健全全面预算管理、成本管理、财务报告、第三方审计和财务信息公开制度。2017年7月底前，委局属管医院全部完成总会计师设立工作。落实住院医师规范化培训、专科医师规范化培训和继续医学教育制度，加强临床重点专科、学科和教学基地建设，做好医学生培养工作。强化医院信息系统标准化和规范化建设，率先建立统一的信息标准和接口，实现互联互通。

（九）率先落实进一步改善医疗服务行动计划。科学实施预约诊疗，实现分时段精准预约，推行实名制预约诊疗。根据患者就诊情况，灵活调配院内门急诊、住院病床、药房等医疗资源，打通影响患者看病就医体验的瓶颈环节。加强日间手术质量精细化管理，探索将部分住院服务转变为日间医疗服务，优化诊疗服务流程，提高医疗服务效率，缓解患者"住院难"和"手术难"问题。持续提升医疗质量，建立疑难重症、急性病多学科诊疗模式，加强诊区安全和患者隐私保护。加强护理队伍建设，全面实施优质护理，持续改善护理服务。加强药事管理，促进合理用药。开展就医信息查询与推送、诊间结算等信息化服务，搭建双向转诊信息平台，在方便群众就医方面发挥表率作用。

（十）成立由主要负责同志任组长的改革领导小组，主要负责同志亲自抓、负总责，切实做好改革实施工作。已经推开改革的委局属管医院，要深化内部运行机制改革，持续改善医疗服务，完善惠民便民措施，调动医务人员参与改革的积极性。在改革过程中要加强与属地和上级有关部门的沟通，重要情况及时报告。尚未推开改革的委局属管医院，要根据属地公立医院综合改革实施方案和本院实际，制订医院综合改革工作方案和应急预案，逐项分解改革任务，建立工作台账，倒排时间表，明确路线图，把责任压实、要求提实。要做好成本测算和经济运行情况分析，为属地有关部门制定医疗服务价格调整方案提供依据，并积极争取政策支持。

（十一）对医务人员和行政管理人员开展全员培训，做好思想动员、业务培训、应急演练，确保全员知晓、全员参与、全员落实，引领医院全体职工以高度的主人翁精神投入改革、支持改革，自觉承担起改革主体责任。要加强改革政策宣传，在医院挂号、门诊、住院结算等病人集中的场所增派政策宣传员、引导员，用群众听得懂的语言、看得懂的形式，向患者解读改革政策、宣传改革成效，引导合理预期，及时回应社会关切，为改革营造良好舆论环境。

三、有关部门和地方要积极支持委局属管医院改革工作

（一）落实政府投入和监管责任。中央财政加大对符合区域卫生规划的委局属管医院基本建设和设备购置、重点学科发展等的投入力度，严禁举债建设。中央财政统筹考虑取消药品加成情况，对委局属管医院推进公立医院综合改革、建立现代医院管理制度给予奖励补助，对改革进展快、成效好的医院以及肿瘤、精神疾病等专科医院给予倾斜。贯彻落实《国家卫生计生委关于开展委属委管医院综合绩效考核的通知》（国卫体改发〔2017〕11号），建立以功能定位、职责履行、费用控制、运行绩效、财务管理、成本控制、人才培养、科技创新以及群众满意度为核心的综合绩效考核体系，进行综合绩效考核，考核结果与补助资金挂钩。

（二）各有关省（市）承担全面推开各级各类公立医院综合改革的主体责任，要将委局属管医院纳入当地公立医院综合改革范围统筹考虑，指导委局属管医院所在城市完善改革政策措施。对承担地方指令性工作任务的委局属管医院，地方要给予合理补助。要充分考虑委局属管医院知名专家聚集、疑难重症患者多、技术水平高、教学科研任务重的情况，以及肿瘤、精神疾病等专科医院承担较多公共卫生职能的特殊性，按照"总量控制、结构调整、有升有降、逐步到位"要求，通过提高诊疗、手术、康复、护理、中医等体现医务人员技术劳务价值的医疗服务价格，降低大型医用设备检查治疗和检验等价格，适度放开知名专家诊察费价格，及时受理新增医疗服务项目等多种方式，给予合理补偿。支持在委局属管医院开展多元

复合式医保支付方式改革，重点推进按病种付费，实行按病种收付费的病种不少于 100 个，开展按疾病诊断相关分组（DRGs）付费试点，完善按人头付费、按服务单元付费等医保支付方式。探索符合中医药服务特点的医保支付方式。

（三）对已经推开改革的委局属管医院，各有关省（市）要密切跟踪改革进展，实时监测医疗服务、经济运行等指标，及时解决改革中出现的新情况、新问题。对受影响较大、价格补偿不到位的医院，要限时提出解决办法，确保医院的稳定和发展。对尚未推开改革的委局属管医院，各有关省（市）要加强指导，深入调研、精细测算、科学论证、凝聚共识、精准施策；各有关省（市）医改办要组织对取消药品加成进行风险评估，于改革实施前 1 个月将属地公立医院综合改革实施方案和风险评估报告报国务院医改办。

国家卫生计生委　财政部 国家发展改革委 教育部
人力资源社会保障部　国家中医药局　国务院医改办
2017 年 7 月 3 日

关于巩固破除以药补医成果持续
深化公立医院综合改革的通知

国卫体改发〔2018〕4 号

各省、自治区、直辖市及新疆生产建设兵团卫生计生委、财政厅（局）、发展改革委、人力资源社会保障厅（局）、中医药管理局、医改办：

公立医院综合改革是保障和改善民生的重要举措，是深化医药卫生体制改革的重中之重。目前，公立医院已全面推开综合改革，全部取消药品加成，逐步建立维护公益性、调动积极性、保障可持续的运行新机制，取得了重大阶段性成效。但公立医院综合改革是一项复杂的系统工程，涉及深刻的利益调整，仍面临一些困难和挑战，特别是公立医院运行新机制需要巩固完善，"三医"联动改革有待加强，重点领域和关键环节改革亟需深化，医务人员积极性有待进一步调动。为全面贯彻落实党的十九大精神，坚持以人民健康为中心、以问题为导向，全面取消以药补医，健全现代医院管理制度，现就巩固改革成果、持续深化改革有关工作通知如下：

一、巩固完善公立医院补偿新机制

各地要对全部取消药品加成进行阶段性总结评估，对公立医院运行情况进行全面深入分析，检验改革成效是否符合预期，将改革效果"验明白"。对公立医院取消药品加成减少的合理收入，要严格按照当地公立医院综合改革实施方案确定的补偿途径和比例执行，实现新旧机制平稳转换，确保公立医院良性运行。对照方案确定的各项改革政策，落实不到位的地区要查找原因、精准施策、限期整改。2018 年 4 月底前，各地要将总结评估报告和整改措施报国务院医改办。2018 年 8 月底前，整改措施要落实到位。

为巩固破除以药补医成果，中央财政在 2018—2020 年继续安排资金支持县级和城市公立医院综合改革。持续开展公立医院综合改革效果评价考核工作，根据考核结果分配公立医院综合改革专项补助资金，向人口大县和国家级贫困县倾斜，对真抓实干、改革成效明显的地方予以奖励补助，对改革进展滞后的地方扣减补助资金。各地在分配补助资金时，要将公立医院相关评价考核指标完成情况作为重要依据。地方各级财政要继续加大对公立医院综合改革的支持力度。

二、全面落实医疗服务体系规划

各地要严格按照医疗服务体系规划和资源配置标准，合理布局公立医院的数量和规模，增强规划的刚性约束，建立优质高效、上下贯通的整合型医疗服务体系，推动分级诊疗制度建设。各级各类公立医院要严格按照功能定位提供服务，将落实功能定位、体现公益性改革发展指标与财政补助、医保支付、薪酬水平和绩效工资总量以及院长薪酬、任免、奖惩等挂钩。公立医院的设置和改扩建、病床规模的扩大、大型医疗设备的购置等，无论何种资金渠道，必须按照区域卫生规划的要求和程序，严格审批，规范管理，强化问责。

三、健全现代医院管理制度

贯彻落实《国务院办公厅关于建立现代医院管理制度的指导意见》（国办发〔2017〕67号），2018年7月底前各省份制定具体实施方案。切实加强公立医院党的领导和党的建设，确保公立医院改革发展正确方向。以建立维护公益性、调动积极性、保障可持续的公立医院运行新机制和健全决策、执行、监督相互协调、相互制衡、相互促进的治理机制为目标，着力落实好政府对公立医院的举办、监管权责清单和公立医院经营管理自主权清单。2018年，国家卫生计生委和国家中医药管理局属管医院以及全国20%的二级以上公立医院、10%的社会办非营利性医院完成章程制定工作。建立以公益性为导向的公立医院考核评价机制，加强医疗服务质量和安全监管。严厉打击医药购销领域商业贿赂行为，坚决纠正医药购销和医疗服务中不正之风。

四、全面落实政府投入责任

各级政府要全面落实对符合区域卫生规划的公立医院基本建设和设备购置、重点学科发展、人才培养、符合国家规定的离退休人员费用和政策性亏损补贴等投入，对公立医院承担的公共卫生任务给予专项补助，保障政府指定的紧急救治、救灾、援外、支农、支边和城乡医院对口支援等公共服务经费。落实对中医院（民族医院）、传染病院、精神病院、职业病防治院、妇产医院、儿童医院以及康复医院等专科医院的投入倾斜政策。

五、持续控制医疗费用不合理增长

2018 年，继续控制医疗费用不合理增长，逐步实现医疗费用增长与国民经济发展相协调。各地要根据近年来省、地市、县级经济社会发展情况和医疗费用增长情况，科学设定年度医疗费用增长控制指标，逐级分解到各地市、县（市、区、师），不搞"一刀切"；要结合各级各类公立医院功能定位、提供服务情况和建立分级诊疗制度要求，将控费指标细化分解到每家医院，不搞"一刀切"。国家卫生计生委和国家中医药管理局属管医院纳入属地医疗费用控制范围。

六、持续深化重点领域和关键环节改革

继续落实《国务院办公厅关于全面推开县级公立医院综合改革的实施意见》（国办发〔2015〕33 号）和《国务院办公厅关于城市公立医院综合改革试点的指导意见》（国办发〔2015〕38 号），进一步增强改革的系统性、整体性、协同性。2018 年，全国公立医院药占比（不含中药饮片）、百元医疗收入（不含药品收入）中消耗的卫生材料费用总体较上年持续下降，医疗服务收入（不含药品、耗材、检查、化验收入）占医疗收入的比例总体较上年持续上升。

（一）深化医疗服务价格改革。认真落实医疗服务价格改革政策，在前期取消药品加成并同步调整医疗服务价格基础上，通过规范诊疗行为，降低药品、耗材等费用腾出空间，进一步优化调整医疗服务价格，并做好与医保支付、医疗控费、分级诊疗等政策的相互衔接，保证医疗机构良性运行、医保基金可承受、群众负担总体不增加。到 2020 年，逐步建立以成本和收入结构变化为基础的价格动态调整机制，基本理顺医疗服务比价关系。深化医疗服务定价方式改革，进一步扩大按病种收费、按服务单元收费范围和数量。优化规范现

有医疗服务价格项目，加快审核新增医疗服务价格项目，促进医疗新技术研发应用。对质量差异小、价格相近的同种高值医用耗材，探索实行纳入医疗服务打包收费，制定统一的医疗服务价格。

（二）扎实推进医保支付方式改革。贯彻落实《国务院办公厅关于进一步深化基本医疗保险支付方式改革的指导意见》（国办发〔2017〕55号），建立并不断完善符合国情和医疗服务特点的医保支付体系。全面推行以按病种付费为重点的多元复合式医保支付方式，2018年国家统一确定100个以上的病种，指导各地推进实施。推进按疾病诊断相关分组（DRG）付费试点，完善按人头、按床日等多种付费方式。探索符合中医药服务特点的支付方式，鼓励提供和使用适宜的中医药服务。建立"结余留用、合理超支分担"的激励和风险分担机制，提高公立医院自我管理、控制成本的积极性。

（三）持续深化药品耗材领域改革。贯彻落实改革完善药品生产流通使用政策，实行药品分类采购，鼓励跨区域和专科医院联合采购。2018年，各省份要将药品购销"两票制"方案落实落地，推进数据共享、违法线索互联、监管标准互通、处理结果互认。实行高值医用耗材分类集中采购，逐步推行高值医用耗材购销"两票制"。建立健全短缺药品供应保障体系和机制，更好满足临床合理用药需求。

（四）扩大公立医院薪酬制度改革试点。按照人力资源社会保障部、财政部、国家卫生计生委、国家中医药管理局《关于开展公立医院薪酬制度改革试点工作的指导意见》（人社部发〔2017〕10号）和《关于扩大公立医院薪酬制度改革试点的通知》（人社部发〔2017〕92号）要求，积极做好试点工作，为探索建立适应我国医疗行业特点、体现以知识价值为导向的公立医院薪酬制度，调动医务人员的积极性、主动性、创造性，推动公立医院事业发展奠定基础。

七、全面开展便民惠民服务

2018—2020 年实施新一轮改善医疗服务行动计划，持续增强群众就医获得感。加快推广预约诊疗、远程医疗、日间手术、日间化疗等医疗服务模式，提高医疗服务效率。推进胸痛中心、卒中中心、创伤中心等多学科联合诊疗模式建设，畅通院前院内急诊绿色通道。继续开展中医诊疗模式创新工作，优化中医药服务。充分利用信息化手段，推进检查检验结果查询、推送与互认，开展移动支付、出院患者床旁结算、门诊患者诊间结算等服务，使患者就医更加方便、快捷。依托区域全民健康信息平台，发挥互联网、大数据、人工智能等信息技术作用，打通医疗机构之间的信息通道，实现就诊卡和诊疗信息共享，在医联体内形成一体化的医疗服务，让信息多跑路、病人少跑腿。

八、加强示范引领

公立医院综合改革国家级示范城市、示范县（市、区、旗）要加大改革力度，在重点领域和关键环节先行先试、率先突破。确定若干现代医院管理制度示范医院，以点带面推动现代医院管理制度建设。各地要积极开展省级示范工作，加大对国家级、省级示范地区和医院的支持力度。根据公立医院综合改革效果评价考核结果，建立示范退出机制，对改革进展缓慢或工作停滞不前的示范地区和医院限期整改，整改不到位的撤销其示范资格。

国家卫生计生委　财政部
国家发展改革委　人力资源社会保障部
国家中医药管理局　国务院医改办
2018 年 3 月 5 日

国家中医药管理局关于推进中医药健康服务与互联网融合发展的指导意见

国中医药规财发〔2017〕30 号

各省、自治区、直辖市及计划单列市、副省级城市卫生计生委、中医药管理局，新疆生产建设兵团卫生局、局直属（管）各单位、局机关各部门：

中医药健康服务与互联网融合发展是将中医药养生、保健、医疗、康复、健康养老、中医药文化、健康旅游等中医药健康服务与互联网的创新成果深度融合，实现个性化、便捷化、共享化、精准化、智能化的中医药健康服务，对推进中医药供给侧结构性改革，激发创业创新活力，推动中医药传承发展，建设健康中国具有重要意义。为贯彻落实《中医药法》、《中医药发展战略规划纲要（2016—2030 年）》（国发〔2016〕15 号）、《国务院关于积极推进"互联网＋"行动的指导意见》（国发〔2015〕40 号）、《中医药健康服务发展规划(2015—2020 年)》（国办发〔2015〕32 号）和《国务院办公厅关于促进和规范健康医疗大数据应用发展的指导意见》（国办发〔2016〕47 号），推进中医药健康服务与互联网融合发展，现提出以下意见。

一、总体要求

（一）指导思想

全面贯彻落实党的十九大精神，以习近平新时代中国特色社会主义思想为指导，围绕健康中国建设，统筹推进中医药事业传承发展，以实现人人基本享有中医药服务为出发点和落脚点，充分发挥中医药特色优势，大力拓展中医药健康服务与互联网融合的广度和深度，着力创新中医药健康服务模式，释放发展潜力和活力，为人民群众提供全方位全周期健康服务，为决胜全面建成小康社会、开启全面建设社会主义现代化国家新征程作出新贡献。

（二）基本原则

健康为本，便民惠民。以满足群众中医药健康服务需求为根本，着力发挥互联网融合中医药健康服务的技术优势和应用优势。整合存量、优化增量、提高质量，扩展中医药健康服务领域，提升服务能力和水平，提供安全、有效、便捷的中医药健康服务。

融合发展，拓展服务。树立互联网思维，促进理念融合与技术融合相统一，聚焦中医药健康服务需求，推动中医药健康服务与互联网全面融合，积极发挥中医药专家作用，推进政产学研用协同创新，充分发挥平台综合优势，拓展服务范围，开发和丰富多层次多样化个性化的服务内容，开放服务资源。

政府引导，市场驱动。发挥政府在制定规划、出台政策、引导投入、规范市场等方面的引导作用，发挥市场在资源配置中的决定性作用，积极营造平等参与、公平竞争的市场环境，激发大众创业、万众创新，不断增加中医药健康服务供给，提高服务质量和效率。

鼓励创新，安全可控。注重管理创新、产品创新和品牌创新，培育发展新业态。加强信息标准和网络安全建设，增强信息安全意识，妥善处理应用发展与保障安全的关系，有效保护国家利益、公共安全、商业秘密、个人隐私。

（三）发展目标

到 2020 年，中医药健康服务与互联网融合发展迈上新台阶，融合发展新模式广泛应用，服务内容不断丰富，领域不断拓展，水平加快提升，线上线下结合更加紧密，产业链逐步形成，治理能力现代化水平明显提升，健康服务能力明显增强，实现人人基本享有中医药服务。到 2030 年，以中医药理论为指导、互联网为依托、融入现代健康管理理念的中医药健康服务模式形成并加快发展，中医药在治未病中的主导作用、在重大疾病治疗中的协同作用、在疾病康复中的核心作用得到充分发挥，中国特色健康服务蓬勃发展，人民群众得到更多实惠。

二、主要任务

（一）深化中医医疗与互联网融合

优化中医医疗服务流程。以方便患者就医为根本，发挥优质医疗资源的引领作用，整合线上线下资源，建立更加规范、共享、安全的中医诊疗流程。鼓励利用互联网技术实施预约诊疗，提供分时段就诊、候诊提醒等多渠道的诊前服务，有效分流就诊患者。基于移动互联网、物联网开展划价缴费、报告查询、健康咨询、药品配送、随访等便捷服务。积极推行电子化支付方式，简化支付流程，实现即时结算、诊间结算。

创新中医医疗服务模式。依照国家有关法律法规，利用互联网、大数据等技术，规范开展互联网中医诊疗活动。基于中医重点专科专病建设，支持基于标准协议的满足中医临床要求、数据互联互通、高度共享的区域中医诊疗中心信息化建设。鼓励医疗机构发挥原创思维，研发体现中医药特色的信息系统。加快推动中医电子病历和电子健康档案的连续记录及医疗机构之间的信息共享，构建中医临床应用知识库和患者诊疗信息库。支持人工智能辅助诊断、多种生物特征识别、中医专家系统等建设，开展互联网延伸医嘱等服务应用。探索和推广"智慧药房"建设，提供包括中药饮片、配方颗粒、中药煎煮、膏方制作、药品配送、用药咨询等药事服务。鼓励医联体相关医院管理、医疗服务等信息平台建设，推进医联体内和同城同级中医医疗机构的检查检验结果互认，实现医联体内诊疗信息互联互通。加快基层医疗卫生机构中医诊疗区（中医馆）健康信息平台建设，探索移动终端、智能终端的研发与应用。

推进中医远程医疗服务。引导和鼓励中医医院运用信息化、智能化技术装备，向下级医院、基层医疗卫生机构提供远程会诊、影像诊断、病理诊断、心电诊断、中医体质辨识、中医"四诊"、中医经络诊断、宏观微观舌相诊断、远程教育等服务，提高优质中医医疗资源可及性和服务整体效率。研究中医远程医疗服务模式、运营机制和管理机制，深化中医远程医疗业务应用，扩大中医远程医疗服务范围。充分发挥移动互联网、大数据等技术在分级诊疗中的作用，促进中医医疗资源纵向流动。

（二）发展中医养生保健互联网服务

鼓励发展中医养生保健信息服务。鼓励中医养生保健机构构建中医养生保健信息服务平台，针对不同健康状态人群提供个性化的中医健康干预方案或指南（服务包）。鼓励应用"网上下单、实店消费"等O2O模式，研发中医养生保健服务应用程序。构建开发面向社区、居民的中医养生保健知识库、知识图谱，打造中医养生保健智慧云，提供融中医健康监测、咨询评估、养生调理、跟踪管理于一体的中医养生保健服务。积极利用新媒体技术，宣传中医养生保健服务的理念、方法与产品，主动推送中医养生保健知识。

推进中医特色健康管理智能化。打造中医健康云，构建开发具备中医健康体检、中医体质辨识、健康风险评估、健康干预、慢性病管理等功能的信息系统和移动终端，实现中医健康数据的采集、管理、应用和评估，建立个体中医健康档案。开展中医特色健康管理合作试点，制定信息共享和交换标准。发展第三方在线中医药健康市场调查、咨询评价、预防管理等应用服务。

加强中医特色康复信息服务。引导和鼓励社会资本进入中医康复服务领域，利用云计算、大数据、移动互联网等技术，提供康复评定、服务过程记录、效果分析、长期跟踪等中医特色康复信息服务。推动中医医疗机构建立康复数字化诊疗系统，提供中医特色康复医疗、训练指导、知识普及、康复护理等功能。推动中医医疗机构与社区康复机构的康复诊疗信息共享，提供远程康复诊疗、双向转诊、康复教育等服务。鼓励应用互联网、虚拟现实以及智能感知、模式识别、智能分析、智能控制等技术，研发具有中医特色的康复医疗服务信息系统和智能康复器械产品。

（三）推动中医药健康养老信息化

加快推进健康养老信息服务。鼓励中医医疗机构与养老机构探索基于互联网的医养结合新模式，逐步丰富和完善服务内容及方式，延伸提供社区和居家中医药健康养老服务。鼓励社区养老服务信息平台与区域人口健康信息平台、中医药信息平台对接。鼓励养老机构应用基于物联网、移动互联网的便携式体检、紧急呼叫监控等设备，向老年人提供中医药养生保健、医疗、康复、护理的线上商务、线下实体服务，采集、存储和管理老年人体征和行为监测、健康档案、慢病管理、中医养生保健等数据，推动中医特色养老服务信息化发展。

促进智慧健康养老产业发展。积极利用互联网，发展中医药健康养老服务，开发和运用智能硬件，发展老年人电子商务，重点推进老年人健康管理、紧急救援等服务。设计开发适合老年人的智能化产品、健康监测可穿戴设备、健康养老移动应用软件等。加强中医药健康养老信息化服务成果转化及适宜技术市场推广。推进中医药健康养老大数据分析与处理，挖掘中医药健康养老服务领域的创新潜能，研发具有中医药特点的健康养老信息服务产品。

（四）发掘中医药文化与健康旅游资源

发掘中医药文化资源。编制中医药文化数字资源总目录，建设中医药文化素材库和信息资源库。发展数字出版、互动新媒体、移动多媒体、动漫等新兴文化产业，引导开发一批适合移动新媒体传播的中医药文化精品佳作和科普作品，创作具有地方特色、民族特色的中医药文化数字产品。推动建设覆盖电视媒体、网络媒体、移动终端、平面媒体等的中医药文化传播平台和客户端。加强智慧型中医药博物馆、中医药健康文化体验场馆、文化宣传教育基地的数字化、智能化建设，创新交互体验应用。

打造智慧中医药健康旅游。利用中医药文化元素突出的中医医疗机构、中药企业、名胜古迹、博物馆、中华老字号名店、中药材种植基地、药用植物园等优势资源,搭建综合服务信息平台,开发线上线下融合发展的中医药观光旅游、中医药文化体验旅游、中医药特色医疗旅游、中医药疗养康复旅游等旅游项目和产品。利用虚拟现实、增强现实等技术,推广"网上虚拟感受、网下实体体验"的中医药健康旅游模式,实现线上线下即时互动,增强中医药健康旅游的科学性、娱乐性和趣味性。

(五)促进中医药服务贸易信息交流

加强国际国内、线上线下交融互动,有序推进中医药服务贸易公共信息平台建设,采集中医药政策法规、人员资质、产品注册、市场准入、质量监管等信息,为中医药服务贸易提供技术、人才、市场、投资及政策等咨询。支持建立中医药服务贸易统计体系。充分利用互联网技术开展中医药远程教育、医疗保健和认证等服务。将中医药服务贸易与中医药文化传播相结合,支持翻译出版数字化中医古籍,支持开发一批适合移动新媒体传播的海外中医药文化创意作品,促进中医药文化的国际推广和普及。

(六)规范中医药健康大数据应用

推动中医药健康大数据资源共享开放。加快建设和完善以中医电子病历、电子处方等为核心的基础数据库,鼓励中医医疗机构推进中医药健康大数据采集、存储,规范采集中医特色诊疗数据,畅通部门、区域、行业之间的数据资源共享通道。推进数字化中医健康辨识设备、可穿戴设备、健康医疗移动应用等产生的数据资源规范接入各级中医药信息平台。建立中医药健康大数据资源目录体系,有计划地稳步推动中医药健康大数据开放,充分释放数据红利。

推进中医临床和科研大数据应用。加强中医临床和科研数据资源整合共享,建设中医临床科研信息共享系统,构建中医药古籍数据库、名老中医传承知识库、中医临床诊疗数据库、具有中医特点的生物信息样本库等。推动科研资源共享与跨地区合作，搭建中医药大数据研究平台，整合数理统计、数据挖掘、人工智能等方法，突破中医药健康大数据应用的重点、难点和关键性技术问题，加快构建中医药健康服务大数据产业链。

推进中医药健康服务评估大数据应用。综合运用中医药健康服务大数据资源和信息技术手段，建立中医药健康服务评估体系，科学评价中医药健康服务。加强中医药健康服务对居民健康、国民经济的贡献情况等重要数据的精准计算和预测评价，强化中医药健康服务机构管理，建立健全对人员、场地、收入等变化趋势的监测机制。加强与征信机构合作，建立中医药健康服务统一信用信息平台。

三、保障措施

（一）加强中医药数据中心建设

建设国家人口健康数据中心中医药分中心，加快省级中医药数据中心建设，在部分条件较好的地市探索建设地市级中医药数据中心，实现中医药与卫生计生业务协同、信息互联互通，为中医药健康服务发展提供技术支撑。

（二）加强网络安全防护

落实《网络安全法》和信息安全等级保护制度，重视云计算、大数据、物联网、移动互联网、人工智能等技术应用带来的安全风险，加强信息基础设施安全防护，完善信息共享、数据利用等安全管理和技术措施。增强安全技术支撑能力，有效保护个人隐私和信息安全。开展信息安全测评和风险评估，加强抗毁灭及灾难恢复能力建设，提升信息安全和风险防范能力。

（三）加强中医药健康服务标准体系建设

建立中医药健康服务信息标准体系，制修订中医药术语标准、数据集标准等基础标准，加快制定中医药信息资源共享和交换、中医药与人口健康信息协同的信息标准，利用大数据推进中医病证分类与代码等应用。发挥学术团体、行业协会的作用，大力开展标准推广应用培训，推动标准有效实施。

（四）加强复合型人才队伍建设

开展中医药健康服务与互联网融合关键技术研究，强化中医药信息学科建设，鼓励中医药院校开设"互联网＋"相关课程，应用在线开放课程，培育高层次、复合型专业人才队伍。鼓励中医药机构与互联网企业建立信息咨询、人才交流等合作机制，促进中医药人才与互联网人才双向流动。

（五）营造开放包容环境

发挥政策引导和监督作用，增强市场创新动力，支持和鼓励中医药健康服务与互联网融合新技术新产品新模式新业态发展，研究探索破除限制发展的障碍，实施包容审慎监管，依法加强服务的事中事后监管，营造公平、开放、包容、透明的市场环境。

国家中医药管理局

2017 年 12 月 4 日

关于印发《中医医疗机构传染病防治和感染防控监督执法专项检查方案》的通知

国中医药办法监发〔2017〕30 号

各省、自治区、直辖市卫生计生委、中医药管理局，新疆生产建设兵团卫生局：

为进一步促进中医医疗机构依法执业，切实维护好人民群众身体健康和生命安全，我局决定在全国开展中医医疗机构传染病防治和感染防控监督执法专项检查，并制定了《中医医疗机构传染病防治和感染防控监督执法专项检查方案》。现印发给你们，请认真组织实施。

附件：
《中医医疗机构传染病防治和感染防控监督执法专项检查方案》（略）

国家中医药管理局办公室
2017 年 9 月 15 日

国家中医药管理局办公室、国家卫生计生委办公厅关于印发中医医疗技术相关性感染预防与控制指南（试行）的通知

国中医药办医政发〔2017〕22 号

各省、自治区、直辖市卫生计生委、中医药管理局，新疆生产建设兵团卫生局，中国中医科学院，北京中医药大学：

为进一步规范中医医疗技术操作，预防和控制中医医疗技术相关性感染事件的发生，国家中医药管理局、国家卫生计生委组织专家制定了《中医医疗技术相关性感染预防与控制指南（试行）》。现将《指南》及其起草说明印发给你们，请组织各级各类医疗机构和相关医务人员遵照执行。

《中医医疗技术相关性感染预防与控制指南（试行）》及其起

草说明电子版可在国家中医药管理局网站下载。各地在工作过程中有任何意见或建议，请及时联系国家中医药管理局医政司。

国家中医药管理局医政司联系人：医疗管理处　董云龙

联系电话：010—59957688

传真：010—59957684

电子邮箱：yizhengsiyichu@126.com

国家卫生计生委医政医管局联系人：医疗质量处　杜冰

联系电话：010—68792793

附件1：中医医疗技术相关感染预防与控制指南（试行）（略）

附件2：《中医医疗技术相关性感染预防与控制指南（试行）》的起草说明（略）

国家中医药管理局办公室　国家卫生计生委办公厅

2017年7月3日

关于申报2018年度国家级中医药继续教育项目的通知

国中医药继教办发〔2017〕4号

各省、自治区、直辖市卫生计生委、中医药管理局，各国家级中医药继续教育项目直报单位：

2018年度国家级中医药继续教育项目申报工作业已开始，为做好项目的申报工作，现将有关事项通知如下：

一、申报内容

为提高国家级中医药继续教育项目的针对性和实效性，根据培训对象的层次定位，项目内容分为知识技能类、学习提高类、前沿进展类三个类别。

（一）知识技能类：以中医药基本理论、基础知识和基本技能为主，主要针对乡村医生、初级及以下、中级中医药专业技术人员。

（二）学习提高类：以提高综合素质和专业能力为主，主要针对中级及以上中医药专业技术人员。

（三）前沿进展类：以本专业前沿知识、理论、方法或技术为主，鼓励跨学科融合，主要针对中、高级中医药专业技术人员。

二、项目分类

为保持国家级中医药继续教育项目的可持续性，培育一批国家级中医药继续教育精品项目，国家级中医药继续教项目分为年度项目、备案项目。

（一）年度项目：新申报项目，通过专家评审被立项后，在 2018 年度内执行。

（二）备案项目：原有项目，符合备案申请条件，无需经过专家评审程序，通过备案申请在 2018 年度内执行；执行情况良好者，可继续备案申请下一年度项目。

三、申报条件

（一）年度项目申报条件

1. 主办单位、授课教师符合《国家级中医药继续教育项目管理办法》（国中医药继教委发〔2007〕2 号）规定的基本条件。

2. 申报"前沿进展类"项目，除符合上述基本条件外，主讲人及 50% 以上的授课教师须具备下列条件之一：国医大师、中国科学院院士、中国工程院院士；长江学者、西部之光访问学者等中央、国务院各部门开展的高层次人才培养项目培养对象；全国名老中医药专家传承工作室专家；全国老中医药专家学术经验继承工作指导老师；全国中医学术流派传承工作室代表性传承人；国家中医药管理局重点学科（专科）学科带头人或学术带头人；全国优秀中医临床人才。

（二）备案项目申请条件

同时具备下列条件：

1. 内容相同、名称相近的项目，3 次被列入 2013—2017 年国家级中医药继续教育项目；

2. 按规定执行，每年度培训人数在 60 人次以上，学员满意度 90% 以上；

3. 按规定报送项目执行情况等相关材料。

四、申报方式

2018 年度国家级中医药继续教育项目采取纸质申报的方式进行。

（一）各申报单位填写《2018 年度国家级中医药继续教育项目申报表》（附件 1，以下简称《申报表》），一式 1 份，连同电子版报送各省级中医药主管部门或直报单位；

（二）备案申请单位填写《2018 年度国家级中医药继续教育项目备案表》（附件 2，以下简称《备案表》），一式 1 份，连同电子版报送各省级中医药主管部门或直报单位；

（三）省级中医药主管部门或直报单位对申报项目、备案项目进行形式审查、盖章，分别填写《2018 年度国家级中医药继续教育项目申报汇总表》《2018 年度国家级中医药继续教育项目备案申请汇总表》（附件 3、4，以下简称《汇总表》），并将通过形式审查的《申报表》《备案表》及《汇总表》等相关材料报送国家中医药管理局中医药继续教育委员会办公室。

五、其他要求

（一）各申报单位要根据本单位的中医药优势特色、师资水平、培训能力和培训对象层次，在知识技能类、学习提高类、前沿进展类三类别中确定申报项目类别，确保项目的针对性和实效性。

（二）各直报单位申报的国家级中医药继续教育项目，主题内容应与本单位的职能密切相关，充分体现本单位的特色优势和师资水平。

（三）项目承办单位应为具有一定资质的中医药医疗、科研、教育等相关机构。举办项目应保证培训质量，规模不宜过大，不得以营利为目的。

（四）各备案申请单位要根据本通知精神，对备案项目进行调整优化，增加项目的针对性和实效性。

（五）按规定执行并报送相关材料的 2017 年度项目，公示无不良反映，可优先入选。

（六）申报截止时间为 9 月 30 日。《申报表》、《备案表》及《汇总表》纸质版由各省级中医药主管部门或直报单位形式审查、汇总后，于 10 月 15 日前寄送至国家中医药管理局中医药继续教育委员会办公室。电子版同时发至 scjjc@satcm. gov. cn。逾期不予受理。

（七）学术会议、论坛、学术讲座等学术活动不得申请国家级中医药继续教育项目。其他未尽事宜，请与国家中医药管理局中医药继续教育委员会办公室（国家中医药管理局人事教育司师承继教处）联系。

地址：北京市东城区工体西路 1 号

邮编：100027

联系人：曾兴水

联系电话：010—59957647

邮箱：scjjc@ satcm. gov. cn

附件：1. 2018 年度国家级中医药继续教育项目申报表
（略）

　　　2. 2018 年度国家级中医药继续教育项目备案申请

表（略）

　　3.2018 年度国家级中医药继续教育项目申报汇总表（略）

　　4.2018 年度国家级中医药继续教育项目备案申请汇总表（略）

国家中医药管理局中医药继续教育委员会办公室

2017 年 8 月 29 日

国家中医药管理局中医药继续教育委员会关于公布 2018 年度国家级中医药继续教育项目的通知

国中医药继教委发〔2018〕1 号

各省、自治区、直辖市卫生计生委、中医药管理局，各有关单位：

　　根据《关于申报 2018 年度国家级中医药继续教育项目的通知》（国中医药继教办发〔2017〕4 号）要求，现将 1296 项 2018 年度国家级中医药继续教育项目予以公布（附件 1、附件 2），并将有关事项通知如下：

　　一、2018 年度国家级中医药继续教育项目分为知识技能类、学习提高类、前沿进展类三个类别，各主办单位要根据项目类别确定相应的培训对象，提高项目的针对性和实效性。

　　二、各主办单位举办国家级中医药继续教育项目不得以营利为目的，要确保师资水平。按照《关于进一步加强国家级中医药继续教育项目管理的通知》（国中医药继教办发〔2015〕1 号）要求，认真做好项目的组织实施、学分证书的领取与规范管理。

（一）项目实施前 15 个工作日内，将开班通知及《国家级中医药继续教育项目学分证书申领表》（附件 3），传真至国家中医药管理局中医药继续教育委员会办公室备案，并申领学分证书。

（二）要严格按照实际参加培训且考核合格的学员人数颁发学分证书，做好学员基本信息、学分证书编号（项目编号+001，依次顺推）登记工作，做到一人一证、人证信息一致。学分证书不得买卖，不能以任何与学分证书有关的名义收取相关费用。

（三）项目完成后 10 个工作日内，将《国家级中医药继续教育项目执行情况报告表》（附件 4）、《国家级中医药继续教育项目学员信息登记表》（附件 5）及教材讲义等相关材料的电子版，发送至指定邮箱。

三、各省级中医药主管部门、直报单位要加强对主办单位实施过程的管理，提高项目质量。根据《国家级中医药继续教育项目执行情况抽查评价表》（附件 6）、《国家级中医药继续教育项目执行情况学员调查表》（附件 7）对本省（区、市）项目的执行情况进行抽查监管。抽查项目数不得低于举办项目总数的 10%；项目数在 10 项以内的，抽查 1 项，并将抽查结果作为下一年度项目申报的审定指标之一。

四、国家中医药管理局中医药继续教育委员会办公室对项目执行情况分 2 批次进行公示，公示材料及相关要求将另文通知。

五、本年度项目应在 2018 年 12 月 31 日前执行完毕。项目未执行或未报送项目执行情况者，将取消其申报下一年度国家级中医药继续教育项目资格。

六、此通知同时在国家中医药管理局政府网站（http：//www. satcm. gov. cn）上发布。其他未尽事宜，请及时与国家中医药管理局中医药继续教育委员会办公室联系。

联系人：郭希勇　周艳杰　曾兴水

联系电话：010—84130490　　010—59957647

传真电话：010—84130490

电子邮箱：xhscjjb@163.com

地址：北京市朝阳区樱花园东街甲 4 号

邮政编码：100029

附件：1. 2018 年度国家级中医药继续教育备案项目（略）

2. 2018 年度国家级中医药继续教育年度项目（略）

3. 国家级中医药继续教育项目学分证书申领表（略）

4. 国家级中医药继续教育项目执行情况报告表（略）

5. 国家级中医药继续教育项目学员信息登记表（略）

6. 国家级中医药继续教育项目执行情况抽查评价表（略）

7. 国家级中医药继续教育项目执行情况学员调查表（略）

国家中医药管理局中医药继续教育委员会

2018 年 2 月 13 日

关于深化中医药师承教育的指导意见

国中医药人教发〔2018〕5 号

各省、自治区、直辖市卫生计生委、中医药管理局，新疆生产建设兵团卫生局，中国中医科学院：

中医药师承教育是独具特色、符合中医药人才成长和学术传承规律的教育模式，是中医药人才培养的重要途径。发展中医药师承教育，对发挥中医药特色优势、加强中医药人才队伍建设、提高中医药学术水平和服务能力具有重要意义，是传承发展中医药事业，服务健康中国建设的战略之举。为深入贯彻落实《中华人民共和国中医药法》《中医药发展战略规划纲要（2016—2030 年）》，逐步建立健全中医药师承教育制度，现就深化中医药师承教育提出如下指导意见。

一、指导思想

全面贯彻党的十九大精神，以习近平新时代中国特色社会主义思想为指导，认真落实党中央、国务院决策部署，牢固树立和贯彻落实新发展理念，以传承发展中医药事业为统领，以解决中医药师承教育发展的重点难点问题为突破口，以中医药师承教育体系建设为重点，以中医药师承教育政策机制建立为支撑，进一步深化中医药师承教育，逐步建立健全中医药师承教育制度，为推进中医药人才队伍建设和中医药事业传承发展提供有力保障。

二、基本原则

——遵循规律，特色发展。坚持继承与创新并举，准确把握中医药人才成长规律和师承教育特点，明确师承教育内涵，充分发挥师承教育的独特作用。

——注重质量，规范发展。坚持开展师承教育研究，加强师承教育考核管理与质量监控，探索建立师承教育质量评价机制，推进师承教育规范发展。

——统筹兼顾，协调发展。坚持统筹规划，建立师承教育指导老师和师承人员遴选标准、出师标准，推进不同层级、不同类型、不同模式的中医药师承教育协调发展。

——深化改革，创新发展。坚持深化机制改革，鼓励中医药高等院校、医疗机构和社会组织发展师承教育，逐步建立政府主管、专家支持、多方参与、多元发展的发展机制。

三、总体目标

构建师承教育与院校教育、毕业后教育和继续教育有机结合，贯穿中医药人才发展全过程的中医药师承教育体系，基本建立内涵清晰、模式丰富、机制健全的中医药师承教育制度。到 2025 年，师承教育在院校教育、毕业后教育和继续教育中的作用充分发挥，师承教育指导老师队伍不断壮大，以师承教育为途径的中医药人才培养模式不断丰富，基本实现师承教育常态化和制度化。

四、主要举措

（一）发展与院校教育相结合的师承教育。

推动师承教育与院校教育相结合的人才培养模式改革。深化医教协同，夯实中医药类专业学生中医药理论基础，切实加强医德培养和人文素质教育，推动人文教育和专业教育的有机结合。推进中医药经典理论教学与临床（实践）相融合，支持国医大师、名老中医药专家、中医学术流派代表性传承人"进课堂"传授学术思想和临床（实践）经验。鼓励有条件的中医药院校开设中医药师承班，逐步实现将师承教育全面覆盖中医药类专业学生。探索师承教育制度与学位和研究生教育制度衔接的政策机制，进一步完善全国老中医药专家学术经验继承工作与中医专业学位衔接政策，支持符合条件的继承人申请中医硕士、博士专业学位。

（二）加强与毕业后教育相结合的师承教育。

发挥师承教育在毕业后教育中的作用，建立符合中医药特点的毕业后教育制度。建立具有中医特色的住院医师规范化培训模式，加强住院医师规范化培训基地中医特色优势建设，遴选中医住院医师规范化培训的师承指导老师，强化中医住院医师中医思维培养，提高中医临床诊疗水平，并将师承考核作为中医住院医生规范化培训结业考核的重要内容。试点开展以传承名老中医药专家学术思想与临床经验，提升中医医师专科诊疗能力与水平为主要内容的中医医师专科规范化培训。

（三）推进与继续教育相结合的师承教育。

省级及以上中医药主管部门应当在中医药继续教育项目中设置师承教育专项，开展不同层次的以师承教育为主要模式、以名老中医药专家学术经验和技术专长为主要内容的中医药继续教育，引导中医药专业技术人员获取师承教育专项学分，逐步将师承教育专项学分作为中医药人员专业技术职称评审与岗位聘用的重要依据。参加省级以上老中医药专家学术经验继承工作的中医药专业技术人员，经考核合格，符合职称晋升有关规定的，在同等条件下优先评审高一级职称。

鼓励中医药专家积极开展多形式的中医药继续教育活动，国医大师申报以其学术经验为主要内容的国家级中医药继续教育项目可直接入选。医疗机构应当积极推进继续教育和师承教育相结合，通过开展中医药专家学术经验继承、传承工作室建设等师承教育，提高中医药专业技术人员学术水平和服务能力。医疗机构开展继续教育和师承教育的质量评价将作为医院等级评审与综合考核等的重要内容。

实施中医药人才培养专项推动师承教育。国家中医药主管部门组织实施中医药传承与创新"百千万"人才工程（岐黄工程），持续推进全国老中医药专家学术经验继承工作、全国中医临床优秀人才研修项目、全国名老中医药专家和中医学术流派传承工作室建设等国家级中医药师承教育人才培养专项。省级中医药主管部门应当根据本地区实际，组织开展省级中医药师承教育人才培养工作。探索以学术共同体为特征的师承教育资源的共享模式，加强师承教育的相互交流。

（四）支持以师承方式学习中医中药的师承教育。

鼓励临床医学（含口腔、公卫）专业人员以师承教育学习中医，省级及以上中医药主管部门应当制定西医学习中医的政策措施，建立更加完善的西医学习中医制度，引导西医人员通过师承方式学习掌握中医药理论和诊疗技术，开展中西医结合临床诊疗工作。

规范非医药类人员以师承方式学习中医中药，省级中医药主管部门应当加强考核和执业管理，按照《中华人民共和国执业医师法》《中华人民共和国中医药法》及其相关配套文件等有关规章准则规定，开展中医医术确有专长人员医师资格考核工作或中药鉴定、炮制等相关技术考核工作。设区的市及县级中医药主管部门应当加强对指导老师带教、师承人员跟师学习的过程管理，做好质量监控和评价等相关工作。

各级中医药主管部门应支持经多年实践、确有专长的中医（专长）医师，通过师承方式传承其独特技术专长。中医（专长）医师应当按中医药继续教育相关规定，履行接受中医药继续教育的权利与义务，积极参加各级中医药主管部门开展的有关卫生和中医药法律法规基本知识及相关业务的培训，不断提高专业素质和业务水平。

（五）加强师承教育指导老师队伍建设。

各级中医药主管部门应当支持恪守职业道德，具有扎实中医药理论基础、丰富临床（实践）经验和技术专长，有较高的带教水平和传承能力，能够坚持师承带教的中医药专业技术人员参与师承教育，履行指导老师的责任和义务，在执业和业务活动中带徒授业，传授中医药理论、临床经验和技术方法，培养中医药人员。应当结合实际制定不同层级指导老师的遴选条件和准入标准，建立健全结构合理、相对稳定、不同层级有序衔接的指导老师队伍，逐步实现指导老师认证管理。

各级中医药主管部门应当建立完善师承教育指导老师激励约束机制。支持国家级师承教育指导老师优先被推荐评选国医大师、全国名中医，省级师承教育指导老师优先被推荐评选省级名中医。杜绝利用师承教育活动进行不当炒作或进行不当商业牟利的中医药专业技术人员入选中医药主管部门组织开展的师承教育项目指导老师。

指导老师自主开展带徒授业等师承教育活动，应当与继承人签订正式的跟师学习合同，明确学习时间、学习内容、职责规范及达到的预期目标，并向当地中医药主管部门申请备案，当地中医药主管部门可根据具体情况进行相关审核。国医大师、全国名中医和教学名师等中医药专家应当在省级中医药主管部门备案，并在师承教育中发挥示范带头作用。

（六）加强师承教育考核管理。

各级中医药主管部门及机构组织开展的师承教育，要结合其模式与特点，制定相应的考核及出师管理办法，确保师承教育质量。各级中医药主管部门要规范指导老师和师承人员自主开展的师承教育，根据其备案的师承内容、跟师时间与职责规范，经师承人员申请后，采取指导老师评价、或现场陈述回答、或实践操作等不同方式进行出师考核，并将出师的师承人员名单在本区域内予以公布并提供查询。

（七）加强师承教育制度建设。

建立贯穿中医药人才发展全过程的中医药师承教育体系，推进师承教育与院校教育、毕业后教育、继续教育相结合，逐步实现中医药人员在不同阶段均可参与师承教育。完善传统师承教育模式，结合现代科技发展师承教育新模式。加强中医药师承教育内涵、外延及政策研究，探索建立师承教育与执业注册、表彰激励、专业学位和研究生教育制度、职称评定等相衔接的政策机制，建立健全中医药师承教育制度。

五、组织实施

（一）强化组织落实。国务院中医药主管部门负责建立健全中医药师承教育体系与制度。省级中医药主管部门根据不同层级的师承教育，制定相应的指导老师和继承人的准入条件、考核标准、评价指标等相关管理办法。设区的市及县级中医药主管部门加强师承教育动态管理和相关考核，保证师承教育质量。用人单位负责日常管理，为开展师承教育提供必要条件。

（二）加大支持力度。逐步建立政府投入与用人单位、社会组织、个人投入相结合的多元投入机制。中央财政支持实施中医药传承与创新"百千万"人才工程（岐黄工程）。各级财政根据工作需要按规定落实投入政策。用人单位设置专项经费支持师承教育活动，并充分保障指导老师、师承人员跟师学习期间工资津贴及其他福利待遇。鼓励用人单位和社会组织建立中医药师承教育发展基金。

（三）加强部门协调。省级以上中医药主管部门要高度重视师承教育工作，加强组织领导，主动协调人力资源社会保障、教育、卫生计生、财政等相关部门，加大相关衔接政策的落实力度，建立健全中医药师承教育的政策支持和制度保障。

（四）营造良好氛围。通过政策支持、项目引导和相关措施，积极推进中医药师承教育工作。加大师承教育宣传力度，及时总结典型经验、主要做法和突出成效并加以宣传推广，营造有利于推动师承教育发展的良好社会氛围。

国家中医药管理局
2018 年 2 月 14 日

国家卫生计生委办公厅 国家中医药管理局办公室关于加强中医药地方性法规及制度建设的通知

国中医药办法监函〔2017〕21 号

各省、自治区、直辖市、新疆生产建设兵团卫生计生委（卫生局）、中医药管理局：

为贯彻落实党中央、国务院依法支持中医药事业发展的重要精神，加快完善《中华人民共和国中医药法》（以下简称《中医药法》）配套制度建设，推动《中医药法》得到有效地贯彻实施，现就加强中医药地方性法规及制度建设有关事项通知如下：

一、高度重视中医药地方性法规及制度建设。中医药地方性法规及制度建设是卫生计生和中医药法治建设的基础性工作。加强中医药地方性法规及制度建设工作是贯彻落实依法治国基本方略的重要体现，是推动《中医药法》贯彻落实的重要举措，是深入贯彻落实全国卫生与健康大会和《中医药发展战略规划纲要（2016—2030年）》关于建立健全中医药法规的重要保障。各地卫生计生行政部门、中医药管理部门要按照中医药事业发展和依法治理的新要求，高度重视中医药地方性法规及制度建设，把做好中医药地方性法规及制度建设作为依法支持中医药发展的重要抓手，以《中医药法》为纲，加快建立健全地方性中医药法规及相关制度，加强地方中医药法治建设，推动地方中医药治理体系和治理能力现代化，为推动中医药振兴发展、推进健康中国建设提供有力的法治保障。

二、认真抓好中医药地方性法规及相关制度制修订工作。各地卫生计生行政部门、中医药管理部门要以《中医药法》的颁布实施为契机，加快推进中医药地方性法规及相关制度制修订工作。一是加强中医药地方性法规的制修订相关工作。建立与地方相关立法部门的立法工作协作机制，采取切实有效措施，积极协调当地立法部门依据《中医药法》制定或修订中医药地方性法规，配合做好相关立法工作。民族自治地区，要依据《中医药法》和《民族区域自治法》的规定，结合民族医药发展需求和本地实际，协调有关部门制修订体现本民族医药特点的地方性法规。二是建立完善体现中医药特点的中医药管理制度。各地卫生计生行政部门、中医药管理部门要重点围绕贯彻落实《中医药法》及相关配套制度，结合本地区中医药工作实际，深入调研，广泛征求意见，积极探索创新，进一步细化实化政策举措，充分反映本地区改革实践的经验，制定符合地方特点的中医药管理制度。三是对各地现行中医药相关地方性法规制度进行梳理，及时对有关地方性法规制度提出清理意见，推动中医药相关地方性法规制度的立、改、废、释工作，确保《中医药法》的统一性和权威性。

三、切实加强中医药地方性法规及制度建设的组织领导。各地卫生计生行政部门、中医药管理部门要增强责任感和使命感，把加强中医药地方性法规及制度建设作为当前推动《中医药法》贯彻落实的重要任务来抓，切实加强对中医药法治建设的组织领导，明确领导责任，加强协调配合，抓好任务落实，切实保障工作条件和工作经费。各地要根据通知要求，积极推动本地区中医药地方性法规及制度制修订工作，明确工作任务及完成时限，认真组织实施，工作情况请及时报送国家中医药管理局政策法规与监督司。

国家卫生计生委办公厅
国家中医药管理局办公室
2017 年 7 月 10 日

关于开展中医医疗机构传染病防治和感染防控监督执法专项检查督查工作的通知

国中医药办法监函〔2018〕34 号

各省、自治区、直辖市卫生计生委、中医药管理局，新疆生产建设兵团卫生局：

按照《关于印发〈中医医疗机构传染病防治和感染防控监督执法专项检查方案〉的通知》（国中医药办法监发〔2017〕30 号，以下简称《检查方案》）安排，为督促地方认真做好专项检查，促进中医医疗机构依法执业，定于近期对部分省份有关工作开展督查。现将有关事项通知如下：

一、督查内容

（一）各级中医药主管部门组织领导、部署、推动专项检查工作情况；

（二）中医医疗机构自查及整改情况；

（三）中医药主管部门及卫生计生综合监督执法机构检查、抽查情况以及案件查处情况；

（四）检查工作中的问题、困难以及下一步工作措施；

（五）加强和规范中医医疗机构传染病防治和感染防控的意见和建议。

二、督查对象和形式

（一）督查对象。督查各级中医药主管部门、卫生计生综合监督执法机构，抽查部分中医医疗机构。每省份选择两个地市、8—10 家医疗机构（至少包括二级以上中医类别医院 2 家、一级（未定级）中医类别医院 1 家、中医类别门诊部、诊所 4 家）进行现场检查。

（二）督查形式。采取听取汇报、召开座谈会、查阅相关文件档案、实地检查等形式，督查组可以结合实际确定本组的具体督查形式。

三、工作要求

（一）请各省中医药主管部门对照《检查方案》要求以及此次督导检查的内容组织开展对本地专项监督检查工作的督查，提前做好有关文件档案的准备，配合督查组督查。

（二）请各省中医药主管部门按要求及时总结专项行动工作情况，于 4 月 25 日前将专项检查工作总结和汇总表报送我局政策法规与监督司。

（三）各地要按照中央八项规定精神要求，注重工作实效，避免形式主义，严格控制陪同督查人数，轻车简从，提高工作效率。具体督查省份、督查时间和人员安排另行通知。

国家中医药管理局办公室

2018 年 2 月 27 日

国家中医药管理局办公室关于启动中医药传承与创新"百千万"人才工程（岐黄工程）2017 年中医优秀人才项目的通知

国中医药办人教函〔2017〕124 号

各省、自治区、直辖市卫生计生委、中医药管理局，新疆生产建设兵团卫生局，中国中医科学院：

为推进中医药高层次人才队伍建设，根据《中医药传承与创新"百千万"人才工程（岐黄工程）实施方案》（国中医药人教发〔2017〕9 号）要求，我局将启动 2017 年中医优秀人才项目。现将有关事项通知如下：

一、2017 年中医优秀人才项目包括第四批全国中医临床优秀人才研修项目、全国中医基础优秀人才研修项目，两个项目采用同步启动、分类申报；统一考试、分类录取；统一培训、分类研修的方式进行。

二、我局研究制定的《第四批全国中医临床优秀人才研修项目实施方案》（附件 1）《全国中医基础优秀人才研修项目实施方案》（附件 2）是项目组织实施的指南和依据，请认真贯彻执行。

三、省级中医药管理部门和有关单位根据实施方案中确定的培养对象遴选条件，按照《第四批全国中医临床优秀人才研修项目培养对象候选人名额分配表》（附件3）《全国中医基础优秀人才研修项目培养对象候选人名额分配表》（附件4），组织符合条件人员申报并进行资格审核，确定两个项目的培养对象候选人名单。

四、我局组织培养对象候选人参加中医理论全国统考，并按成绩进行择优录取确定培养对象名单。具体考试内容和考试时间另文通知。

五、省级中医药管理部门和有关单位将《第四批全国中医临床优秀人才研修项目申报表》《第四批全国中医临床优秀人才研修项目培养对象候选人基本情况表》（附件5）《全国中医基础优秀人才研修项目申报表》《全国中医基础优秀人才研修项目培养对象候选人基本情况表》（附件6）各1份，于2017年7月31日前报送我局人事教育司师承继教处，并同时将电子版发送电子邮箱 scjjc@ satcm. gov. cn。

六、相关表格电子版可从国家中医药管理局政府网站（http：//www. satcm. gov. cn/）下载。

七、联系人及联系电话

国家中医药管理局人事教育司师承继教处

联系人：曾兴水　张欣霞

联系电话：010—59957647

电子邮箱：scjjc@ satcm. gov. cn

联系地址：北京市东城区工体西路1号

附件：

第四批全国中医临床优秀人才研修项目实施方案（略）

全国中医基础优秀人才研修项目实施方案（略）

第四批全国中医临床优秀人才研修项目培养对象候选人名额分配表（略）

全国中医基础优秀人才研修项目培养对象候选人名额分配表（略）

第四批全国中医临床优秀人才研修项目培养对象候选人基本情况表（略）

全国中医基础优秀人才研修项目培养对象候选人基本情况表（略）

国家中医药管理局办公室

2017 年 6 月 22 日

国家中医药管理局办公室关于印发第六批全国老中医药专家学术经验继承工作实施方案的通知

国中医药办人教函〔2017〕125 号

各省、自治区、直辖市卫生计生委、中医药管理局，新疆生产建设兵团卫生局，中国中医科学院，各中医专业学位授予单位：

为做好第六批全国老中医药专家学术经验继承工作（以下简称第六批继承工作），继承老中医药专家学术经验，培养中医药骨干人才，我局组织制定了《第六批全国老中医药专家学术经验继承工作实施方案》（附件 1，以下简称《实施方案》）。现予以印发，并将有关事项通知如下：

一、《实施方案》是开展第六批继承工作的指南和依据，省级中医药管理部门、有关单位、中医专业学位授予单位要认真组织学习并贯彻落实。

二、省级中医药管理部门和有关单位要严格按照《实施方案》规定的程序和要求，组织开展指导老师和继承人的推荐、审核工作，并根据《第六批全国老中医药专家学术经验继承工作指导老师和继承人名额分配表》（附件2）确定的名额数进行遴选，不可超额推荐。推荐的指导老师和继承人不得参加中医药传承与创新"百千万"人才工程（岐黄工程）2017年中医优秀人才项目。

三、2017年7月31日前，省级中医药管理部门和有关单位将《第六批全国老中医药专家学术经验继承工作指导老师申报表》《第六批全国老中医药专家学术经验继承工作继承人及专业学位申报表》和《第六批全国老中医药专家学术经验继承工作指导老师和继承人基本情况表》（附件3）各1份，报送我局人事教育司师承继教处，并同时将电子版发送电子邮箱 scjjc@satcm.gov.cn。

四、相关表格可从国家中医药管理局政府网站（http://www.satcm.gov.cn/）下载。

五、联系人及联系电话
国家中医药管理局人事教育司师承继教处
联系人：曾兴水　张欣霞
联系电话：010—59957647
电子邮箱：scjjc@satcm.gov.cn

附件：
第六批全国老中医药专家学术经验继承工作实施方案（略）
第六批全国老中医药专家学术经验继承工作指导老师和继承人名额分配表（略）
第六批全国老中医药专家学术经验继承工作指导老师和继承人基本情况（略）

国家中医药管理局办公室
2017年6月22日

国家中医药管理局办公室关于进一步落实中医中药中国行——中医药健康文化推进行动有关工作的通知

国中医药办新函〔2017〕153号

各省、自治区、直辖市中医药管理局，局直属各单位：

2017年7月1日，国家中医药管理局、全国人大教科文卫委员会、全国政协教科文卫体委员会等24个部门共同主办的"中医中药中国行——中医药健康文化推进行动"在北京正式启动。按照"中医中药中国行——中医药健康文化推进行动"有关工作安排，现将近期相关工作重点通知如下。请结合本地区、本单位实际，认真贯彻落实。

一、工作重点

（一）举办中医中药中国行——中医药健康文化推进行动启动仪式。

在各省（区、市）省会城市举办中医中药中国行——中医药健康文化推进行动启动仪式，通过组织健康咨询、中医药健康文化知识展览展示、中医药体育活动表演、中医药健康服务体验、中医药文化产品展示等方式，推广中医药的理念、知识、方法和产品，提升群众获得感，为中医药事业发展营造良好氛围。

（二）建设中医药健康文化知识角。

在乡镇、社区等基层单位以及基层医疗卫生机构中医综合服务区（中医馆、国医堂）建设中医药健康文化知识角，通过中医药健康知识展板、宣传墙、漫画等形式，向城乡居民宣传普及中医药健康文化。

（三）实施中医药文化进校园行动。

联合教育部门推动中医药文化进入校园，帮助中小学生养成良好的健康意识和生活习惯，激发对中华传统文化的自豪感与自信心。

（四）建设中医药健康养生文化体验场馆。

遴选推出一批融健康养生知识、养生保健体验、休闲娱乐于一体的中医药健康养生文化体验场馆，打造中医药健康养生文化转化传播平台，提供中医药健康服务实地体验。

（五）组织开展中医药文化科普巡讲活动。

组织专家深入社区、农村、部队等，开展中医药文化科普巡讲，讲授中医药饮食、起居、情志调摄、食疗药膳、运动锻炼等养生保健知识。

（六）组织开展中医药健康文化素养监测。

联合卫生计生委共同开展 2017 年中医药健康文化素养调查，掌握全国乡村、社区、家庭中医药健康文化知识普及情况基础信息和全国健康素养水平，为中医药健康文化的推广提供数据支撑。

（七）积极参与中医药健康文化传播活动。

按照有关文件要求，组织本地区积极参与"服务百姓健康行动"全国大型义诊活动、中医药健康文化作品征集活动、第四届全国悦读中医活动、中医药健康文化知识大赛活动，进一步加强中医药健康文化知识的普及，扩大中医药健康文化的影响。

二、有关要求

（一）各省（区、市）中医药管理部门要围绕以上工作重点，结合工作实际，积极组织有关工作的落实，自通知下发两个月内举办"中医中药中国行——中医药健康文化推进行动启动仪式"，推动有关工作的开展。中医中药中国行组委会办公室将对各地行动开展情况进行评估检查。

（二）各省（区、市）中医药管理部门要建立跨部门工作机制，统筹协调多方力量，形成推动中医药健康文化传播与知识普及的强大合力，共同推动各项工作的有序开展。

（三）各省（区、市）中医药管理部门要明确 1 名负责同志作为专项负责人，并于 8 月 15 日前反馈《中医中药中国行——中医药健康文化推进行动工作联络表》（见附件1）。

（四）各省（区、市）中医药管理部门要及时报送开展中医药健康文化推进行动中的重大活动和好经验好做法，我办将择优通过中央主流媒体和局"两网一报一微"等行业媒体加大宣传。

（五）各省（区、市）中医药管理部门要在 8 月 15 日前将相关工作方案报我办，并于 12 月 31 日前将年度工作总结报送我办。

三、联系方式

联系人：赵瑶琴　欧阳波
电话：010—59957624　59957626
传真：010—59957627
电子邮箱：xwb@satcm.gov.cn
地址：北京市东城区工体西路 1 号国家中医药管理局

附件：

1. 中医中药中国行——中医药健康文化推进行动工作联络表（略）

2. 中医中药中国行——中医药健康文化推进行动主办单位名单（略）

国家中医药管理局办公室
2017 年 7 月 26 日

国家食品药品监督管理总局令

第 34 号

《药物非临床研究质量管理规范》已于 2017 年 6 月 20 日经国家食品药品监督管理总局局务会议审议通过，现予公布，自 2017 年 9 月 1 日起施行。

局长　毕井泉

2017 年 7 月 27 日

药物非临床研究质量管理规范

第一章　总　则

第一条　为保证药物非临床安全性评价研究的质量，保障公众用药安全，根据《中华人民共和国药品管理法》《中华人民共和国药品管理法实施条例》，制定本规范。

第二条　本规范适用于为申请药品注册而进行的药物非临床安全性评价研究。药物非临床安全性评价研究的相关活动应当遵守本规范。以注册为目的的其他药物临床前相关研究活动参照本规范执行。

第三条　药物非临床安全性评价研究是药物研发的基础性工作，应当确保行为规范，数据真实、准确、完整。

第二章　术语及其定义

第四条　本规范下列术语的含义是：

（一）非临床研究质量管理规范，指有关非临床安全性评价研究机构运行管理和非临床安全性评价研究项目试验方案设计、组织实施、执行、检查、记录、存档和报告等全过程的质量管理要求。

（二）非临床安全性评价研究，指为评价药物安全性，在实验室条件下用实验系统进行的试验，包括安全药理学试验、单次给药毒性试验、重复给药毒性试验、生殖毒性试验、遗传毒性试验、致癌性试验、局部毒性试验、免疫原性试验、依赖性试验、毒代动力学试验以及与评价药物安全性有关的其他试验。

（三）非临床安全性评价研究机构（以下简称研究机构），指具备开展非临床安全性评价研究的人员、设施设备及质量管理体系等条件，从事药物非临床安全性评价研究的单位。

（四）多场所研究，指在不同研究机构或者同 研究机构中不同场所内共同实施完成的研究项目。该类研究项目只有一个试验方案、专题负责人，形成一个总结报告，专题负责人和实验系统所处的研究机构或者场所为"主研究场所"，其他负责实施研究工作的研究机构或者场所为"分研究场所"。

（五）机构负责人，指按照本规范的要求全面负责某一研究机构的组织和运行管理的人员。

（六）专题负责人，指全面负责组织实施非临床安全性评价研究中某项试验的人员。

（七）主要研究者，指在多场所研究中，代表专题负责人在分研究场所实施试验的人员。

（八）委托方，指委托研究机构进行非临床安全性评价研究的单位或者个人。

（九）质量保证部门，指研究机构内履行有关非临床安全性评价研究工作质量保证职能的部门，负责对每项研究及相关的设施、设备、人员、方法、操作和记录等进行检查，以保证研究工作符合本规范的要求。

（十）标准操作规程，指描述研究机构运行管理以及试验操作的程序性文件。

（十一）主计划表，指在研究机构内帮助掌握工作量和跟踪研究进程的信息汇总。

（十二）试验方案，指详细描述研究目的及试验设计的文件，包括其变更文件。

（十三）试验方案变更，指在试验方案批准之后，针对试验方案的内容所做的修改。

（十四）偏离，指非故意的或者由不可预见的因素导致的不符合试验方案或者标准操作规程要求的情况。

（十五）实验系统，指用于非临床安全性评价研究的动物、植物、微生物以及器官、组织、细胞、基因等。

（十六）受试物/供试品，指通过非临床研究进行安全性评价的物质。

（十七）对照品，指与受试物进行比较的物质。

（十八）溶媒，指用以混合、分散或者溶解受试物、对照品，以便将其给予实验系统的媒介物质。

（十九）批号，指用于识别"批"的一组数字或者字母加数字，以保证受试物或者对照品的可追溯性。

（二十）原始数据，指在第一时间获得的，记载研究工作的原始记录和有关文书或者材料，或者经核实的副本，包括工作记录、各种照片、缩微胶片、计算机打印资料、磁性载体、仪器设备记录的数据等。

（二十一）标本，指来源于实验系统，用于分析、测定或者保存的材料。

（二十二）研究开始日期，指专题负责人签字批准试验方案的日期。

（二十三）研究完成日期，指专题负责人签字批准总结报告的日期。

（二十四）计算机化系统，指由计算机控制的一组硬件与软件，共同执行一个或者一组特定的功能。

（二十五）验证，指证明某流程能够持续满足预期目的和质量属性的活动。

（二十六）电子数据，指任何以电子形式表现的文本、图表、数据、声音、图像等信息，由计算机化系统来完成其建立、修改、备份、维护、归档、检索或者分发。

（二十七）电子签名，指用于代替手写签名的一组计算机代码，与手写签名具有相同的法律效力。

（二十八）稽查轨迹，指按照时间顺序对系统活动进行连续记录，该记录足以重建、回顾、检查系统活动的过程，以便于掌握可能影响最终结果的活动及操作环境的改变。

（二十九）同行评议，指为保证数据质量而采用的一种复核程序，由同一领域的其他专家学者对研究者的研究计划或者结果进行评审。

第三章　组织机构和人员

第五条　研究机构应当建立完善的组织管理体系，配备机构负责人、质量保证部门和相应的工作人员。

第六条　研究机构的工作人员至少应当符合下列要求：

（一）接受过与其工作相关的教育或者专业培训，具备所承担工作需要的知识、工作经验和业务能力；

（二）掌握本规范中与其工作相关的要求，并严格执行；

（三）严格执行与所承担工作有关的标准操作规程，对研究中发生的偏离标准操作规程的情况应当及时记录并向专题负责人或者主要研究者书面报告；

（四）严格执行试验方案的要求，及时、准确、清楚地记录原始数据，并对原始数据的质量负责，对研究中发生的偏离试验方案的情况应当及时记录并向专题负责人或者主要研究者书面报告；

（五）根据工作岗位的需要采取必要的防护措施，最大限度地降低工作人员的安全风险，同时确保受试物、对照品和实验系统不受化学性、生物性或者放射性污染；

（六）定期进行体检，出现健康问题时，为确保研究的质量，应当避免参与可能影响研究的工作。

第七条 机构负责人全面负责本研究机构的运行管理，至少应当履行以下职责：

（一）确保研究机构的运行管理符合本规范的要求；

（二）确保研究机构具有足够数量、具备资质的人员，以及符合本规范要求的设施、仪器设备及材料，以保证研究项目及时、正常地运行；

（三）确保建立工作人员的教育背景、工作经历、培训情况、岗位描述等资料，并归档保存、及时更新；

（四）确保工作人员清楚地理解自己的职责及所承担的工作内容，如有必要应当提供与这些工作相关的培训；

（五）确保建立适当的、符合技术要求的标准操作规程，并确保工作人员严格遵守标准操作规程，所有新建和修改后的标准操作规程需经机构负责人签字批准方可生效，其原始文件作为档案进行保存；

（六）确保在研究机构内制定质量保证计划，由独立的质量保证人员执行，并确保其按照本规范的要求履行质量保证职责；

（七）确保制定主计划表并及时进行更新，确保定期对主计划表归档保存，主计划表应当至少包括研究名称或者代号、受试物名称或者代号、实验系统、研究类型、研究开始时间、研究状态、专题负责人姓名、委托方，涉及多场所研究时，还应当包括分研究场所及主要研究者的信息，以便掌握研究机构内所有非临床安全性评价研究工作的进展及资源分配情况；

（八）确保在研究开始前为每个试验指定一名具有适当资质、经验和培训经历的专题负责人，专题负责人的更换应当按照规定的程序进行并予以记录；

（九）作为分研究场所的机构负责人，在多场所研究的情况下，应当指定一名具有适当资质、经验和培训经历的主要研究者负责相应的试验工作，主要研究者的更换应当按照规定的程序进行并予以记录；

（十）确保质量保证部门的报告被及时处理，并采取必要的纠正、预防措施；

（十一）确保受试物、对照品具备必要的质量特性信息，并指定专人负责受试物、对照品的管理；

（十二）指定专人负责档案的管理；

（十三）确保计算机化系统适用于其使用目的，并且按照本规范的要求进行验证、使用和维护；

（十四）确保研究机构根据研究需要参加必要的检测实验室能力验证和比对活动；

（十五）与委托方签订书面合同，明确各方职责；

（十六）在多场所研究中，分研究场所的机构负责人，应履行以上所述除第（八）项要求之外的所有责任。

第八条 研究机构应当设立独立的质量保证部门负责检查本规范的执行情况，以保证研究的运行管理符合本规范要求。

质量保证人员的职责至少应当包括以下几个方面：

（一）保存正在实施中的研究的试验方案及试验方案修改的副本、现行标准操作规程的副本，并及时获得主计划表的副本；

（二）审查试验方案是否符合本规范的要求，审查工作应当记录归档；

（三）根据研究的内容和持续时间制定检查计划，对每项研究实施检查，以确认所有研究均按照本规范的要求进行，并记录检查的内容、发现的问题、提出的建议等；

（四）定期检查研究机构的运行管理状况，以确认研究机构的工作按照本规范的要求进行；

（五）对检查中发现的任何问题、提出的建议应当跟踪检查并核实整改结果；

（六）以书面形式及时向机构负责人或者专题负责人报告检查结果，对于多场所研究，分研究场所的质量保证人员需将检查结果报告给其研究机构内的主要研究者和机构负责人，以及主研究场所的机构负责人、专题负责人和质量保证人员；

（七）审查总结报告，签署质量保证声明，明确陈述检查的内容和检查时间，以及检查结果报告给机构负责人、专题负责人、主要研究者（多场所研究情况下）的日期，以确认其准确完整地描述了研究的方法、程序、结果，真实全面地反映研究的原始数据；

（八）审核研究机构内所有现行标准操作规程，参与标准操作规程的制定和修改。

第九条　专题负责人对研究的执行和总结报告负责，其职责至少应当包括以下方面：

（一）以签署姓名和日期的方式批准试验方案和试验方案变更，并确保质量保证人员、试验人员及时获得试验方案和试验方案变更的副本；

（二）及时提出修订、补充标准操作规程相关的建议；

（三）确保试验人员了解试验方案和试验方案变更、掌握相应标准操作规程的内容，并遵守其要求，确保及时记录研究中发生的任何偏离试验方案或者标准操作规程的情况，并评估这些情况对研究数据的质量和完整性造成的影响，必要时应当采取纠正措施；

（四）掌握研究工作的进展，确保及时、准确、完整地记录原始数据；

（五）及时处理质量保证部门提出的问题，确保研究工作符合本规范的要求；

（六）确保研究中所使用的仪器设备、计算机化系统得到确认或者验证，且处于适用状态；

（七）确保研究中给予实验系统的受试物、对照品制剂得到充分的检测，以保证其稳定性、浓度或者均一性符合研究要求；

（八）确保总结报告真实、完整地反映了原始数据，并在总结报告中签署姓名和日期予以批准；

（九）确保试验方案、总结报告、原始数据、标本、受试物或者对照品的留样样品等所有与研究相关的材料完整地归档保存；

（十）在多场所研究中，确保试验方案和总结报告中明确说明研究所涉及的主要研究者、主研究场所、分研究场所分别承担的任务；

（十一）多场所研究中，确保主要研究者所承担部分的试验工作符合本规范的要求。

第四章　设　施

第十条　研究机构应当根据所从事的非临床安全性评价研究的需要建立相应的设施，并确保设施的环境条件满足工作的需要。各种设施应当布局合理、运转正常，并具有必要的功能划分和区隔，有效地避免可能对研究造成的干扰。

第十一条　具备能够满足研究需要的动物设施，并能根据需要调控温度、湿度、空气洁净度、通风和照明等环境条件。动物设施的条件应当与所使用的实验动物级别相符，其布局应当合理，避免实验系统、受试物、废弃物等之间发生相互污染。

动物设施应当符合以下要求：

（一）不同种属实验动物能够得到有效的隔离；

（二）同一种属不同研究的实验动物应能够得到有效的隔离，防止不同的受试物、对照品之间可能产生的交叉干扰；

（三）具备实验动物的检疫和患病实验动物的隔离、治疗设施；

（四）当受试物或者对照品含有挥发性、放射性或者生物危害性等物质时，研究机构应当为此研究提供单独的、有效隔离的动物设施，以避免对其他研究造成不利的影响；

（五）具备清洗消毒设施；

（六）具备饲料、垫料、笼具及其他实验用品的存放设施，易腐败变质的用品应当有适当的保管措施。

第十二条　与受试物和对照品相关的设施应当符合以下要求：

（一）具备受试物和对照品的接收、保管、配制及配制后制剂保管的独立房间或者区域，并采取必要的隔离措施，以避免受试物和对照品发生交叉污染或者相互混淆，相关的设施应当满足不同受试物、对照品对于贮藏温度、湿度、光照等环境条件的要求，以确保受试物和对照品在有效期内保持稳定；

（二）受试物和对照品及其制剂的保管区域与实验系统所在的区域应当有效地隔离，以防止其对研究产生不利的影响；

（三）受试物和对照品及其制剂的保管区域应当有必要的安全措施，以确保受试物和对照品及其制剂在贮藏保管期间的安全。

第十三条　档案保管的设施应当符合以下要求：

（一）防止未经授权批准的人员接触档案；

（二）计算机化的档案设施具备阻止未经授权访问和病毒防护等安全措施；

（三）根据档案贮藏条件的需要配备必要的设备，有效地控制火、水、虫、鼠、电力中断等危害因素；

（四）对于有特定环境条件调控要求的档案保管设施，进行充分的监测。

第十四条　研究机构应当具备收集和处置实验废弃物的设施；对不在研究机构内处置的废弃物，应当具备暂存或者转运的条件。

第五章　仪器设备和实验材料

第十五条　研究机构应当根据研究工作的需要配备相应的仪器设备，其性能应当满足使用目的，放置地点合理，并定期进行清洁、保养、测试、校准、确认或者验证等，以确保其性能符合要求。

第十六条　用于数据采集、传输、储存、处理、归档等的计算机化系统（或者包含有计算机系统的设备）应当进行验证。计算机化系统所产生的电子数据应当有保存完整的稽查轨迹和电子签名，以确保数据的完整性和有效性。

第十七条 对于仪器设备，应当有标准操作规程详细说明各仪器设备的使用与管理要求，对仪器设备的使用、清洁、保养、测试、校准、确认或者验证以及维修等应当予以详细记录并归档保存。

第十八条 受试物和对照品的使用和管理应当符合下列要求：

（一）受试物和对照品应当有专人保管，有完善的接收、登记和分发的手续，每一批的受试物和对照品的批号、稳定性、含量或者浓度、纯度及其他理化性质应当有记录，对照品为市售商品时，可使用其标签或者说明书内容；

（二）受试物和对照品的贮存保管条件应当符合其特定的要求，贮存的容器在保管、分发、使用时应当有标签，标明品名、缩写名、代号或者化学文摘登记号（CAS）、批号、浓度或者含量、有效期和贮存条件等信息；

（三）受试物和对照品在分发过程中应当避免污染或者变质，并记录分发、归还的日期和数量；

（四）当受试物和对照品需要与溶媒混合时，应当进行稳定性分析，确保受试物和对照品制剂处于稳定状态，并定期测定混合物制剂中受试物和对照品的浓度、均一性；

（五）试验持续时间超过四周的研究，所使用的每一个批号的受试物和对照品均应当留取足够的样本，以备重新分析的需要，并在研究完成后作为档案予以归档保存。

第十九条 实验室的试剂和溶液等均应当贴有标签，标明品名、浓度、贮存条件、配制日期及有效期等。研究中不得使用变质或者过期的试剂和溶液。

第六章　实验系统

第二十条　实验动物的管理应当符合下列要求：

（一）实验动物的使用应当关注动物福利，遵循"减少、替代和优化"的原则，试验方案实施前应当获得动物伦理委员会批准。

（二）详细记录实验动物的来源、到达日期、数量、健康情况等信息；新进入设施的实验动物应当进行隔离和检疫，以确认其健康状况满足研究的要求；研究过程中实验动物如出现患病等情况，应当及时给予隔离、治疗等处理，诊断、治疗等相应的措施应当予以记录。

（三）实验动物在首次给予受试物、对照品前，应当有足够的时间适应试验环境。

（四）实验动物应当有合适的个体识别标识，以避免实验动物的不同个体在移出或者移入时发生混淆。

（五）实验动物所处的环境及相关用具应当定期清洁、消毒以保持卫生。动物饲养室内使用的清洁剂、消毒剂及杀虫剂等，不得影响试验结果，并应当详细记录其名称、浓度、使用方法及使用的时间等。

（六）实验动物的饲料、垫料和饮水应当定期检验，确保其符合营养或者污染控制标准，其检验结果应当作为原始数据归档保存。

第二十一条　实验动物以外的其他实验系统的来源、数量（体积）、质量属性、接收日期等应当予以详细记录，并在合适的环境条件下保存和操作使用；使用前应当开展适用性评估，如出现质量问题应当给予适当的处理并重新评估其适用性。

第七章　标准操作规程

第二十二条　研究机构应当制定与其业务相适应的标准操作规程，以确保数据的可靠性。公开出版的教科书、文献、生产商制定的用户手册等技术资料可以作为标准操作规程的补充说明加以使用。需要制定的标准操作规程通常包括但不限于以下方面：

（一）标准操作规程的制定、修订和管理；

（二）质量保证程序；

（三）受试物和对照品的接收、标识、保存、处理、配制、领用及取样分析；

（四）动物房和实验室的准备及环境因素的调控；

（五）实验设施和仪器设备的维护、保养、校正、使用和管理等；

（六）计算机化系统的安全、验证、使用、管理、变更控制和备份；

（七）实验动物的接收、检疫、编号及饲养管理；

（八）实验动物的观察记录及试验操作；

（九）各种试验样品的采集、各种指标的检查和测定等操作技术；

（十）濒死或者死亡实验动物的检查、处理；

（十一）实验动物的解剖、组织病理学检查；

（十二）标本的采集、编号和检验；

（十三）各种试验数据的管理和处理；

（十四）工作人员的健康管理制度；

（十五）实验动物尸体及其他废弃物的处理。

第二十三条　标准操作规程及其修订版应当经过质量保证人员审查、机构负责人批准后方可生效。失效的标准操作规程除其原始文件归档保存之外，其余副本均应当及时销毁。

第二十四条　标准操作规程的制定、修订、批准、生效的日期及分发、销毁的情况均应当予以记录并归档保存。

第二十五条　标准操作规程的分发和存放应当确保工作人员使用方便。

第八章　研究工作的实施

第二十六条　每个试验均应当有名称或者代号，并在研究相关的文件资料及试验记录中统一使用该名称或者代号。试验中所采集的各种样本均应当标明该名称或者代号、样本编号和采集日期。

第二十七条　每项研究开始前，均应当起草一份试验方案，由质量保证部门对其符合本规范要求的情况进行审查并经专题负责人批准之后方可生效，专题负责人批准的日期作为研究的开始日期。接受委托的研究，试验方案应当经委托方认可。

第二十八条　需要修改试验方案时应当进行试验方案变更，并经质量保证部门审查，专题负责人批准。试验方案变更应当包含变更的内容、理由及日期，并与原试验方案一起保存。研究被取消或者终止时，试验方案变更应当说明取消或者终止的原因和终止的方法。

第二十九条　试验方案的主要内容应当包括：

（一）研究的名称或者代号，研究目的；

（二）所有参与研究的研究机构和委托方的名称、地址和联系方式；

（三）专题负责人和参加试验的主要工作人员姓名，多场所研究的情况下应当明确负责各部分试验工作的研究场所、主要研究者姓名及其所承担的工作内容；

（四）研究所依据的试验标准、技术指南或者文献以及研究遵守的非临床研究质量管理规范；

（五）受试物和对照品的名称、缩写名、代号、批号、稳定性、浓度或者含量、纯度、组分等有关理化性质及生物特性；

（六）研究用的溶媒、乳化剂及其他介质的名称、批号、有关的理化性质或者生物特性；

（七）实验系统及选择理由；

（八）实验系统的种、系、数量、年龄、性别、体重范围、来源、等级以及其他相关信息；

（九）实验系统的识别方法；

（十）试验的环境条件；

（十一）饲料、垫料、饮用水等的名称或者代号、来源、批号以及主要控制指标；

（十二）受试物和对照品的给药途径、方法、剂量、频率和用药期限及选择的理由；

（十三）各种指标的检测方法和频率；

（十四）数据统计处理方法；

（十五）档案的保存地点。

第三十条 参加研究的工作人员应当严格执行试验方案和相应的标准操作规程，记录试验产生的所有数据，并做到及时、直接、准确、清楚和不易消除，同时需注明记录日期、记录者签名。记录的数据需要修改时，应当保持原记录清楚可辨，并注明修改的理由及修改日期、修改者签名。电子数据的生成、修改应当符合以上要求。

研究过程中发生的任何偏离试验方案和标准操作规程的情况，都应当及时记录并报告给专题负责人，在多场所研究的情况下还应当报告给负责相关试验的主要研究者。专题负责人或者主要研究者应当评估对研究数据的可靠性造成的影响，必要时采取纠正措施。

第三十一条 进行病理学同行评议工作时，同行评议的计划、管理、记录和报告应当符合以下要求：

（一）病理学同行评议工作应当在试验方案或者试验方案变更中详细描述；

（二）病理学同行评议的过程，以及复查的标本和文件应当详细记录并可追溯；

（三）制定同行评议病理学家和专题病理学家意见分歧时的处理程序；

（四）同行评议后的结果与专题病理学家的诊断结果有重要变化时，应当在总结报告中论述说明；

（五）同行评议完成后由同行评议病理学家出具同行评议声明并签字注明日期；

（六）总结报告中应当注明同行评议病理学家的姓名、资质和单位。

第三十二条 所有研究均应当有总结报告。总结报告应当经质量保证部门审查，最终由专题负责人签字批准，批准日期作为研究完成的日期。研究被取消或者终止时，专题负责人应当撰写简要试验报告。

第三十三条 总结报告主要内容应当包括：

（一）研究的名称、代号及研究目的；

（二）所有参与研究的研究机构和委托方的名称、地址和联系方式；

（三）研究所依据的试验标准、技术指南或者文献以及研究遵守的非临床研究质量管理规范；

（四）研究起止日期；

（五）专题负责人、主要研究者以及参加工作的主要人员姓名和承担的工作内容；

（六）受试物和对照品的名称、缩写名、代号、批号、稳定性、含量、浓度、纯度、组分及其他质量特性、受试物和对照品制剂的分析结果，研究用的溶媒、乳化剂及其他介质的名称、批号、有关的理化性质或者生物特性；

（七）实验系统的种、系、数量、年龄、性别、体重范围、来源、实验动物合格证号、接收日期和饲养条件；

（八）受试物和对照品的给药途径、剂量、方法、频率和给药期限；

（九）受试物和对照品的剂量设计依据；

（十）各种指标的检测方法和频率；

（十一）分析数据所采用的统计方法；

（十二）结果和结论；

（十三）档案的保存地点；

（十四）所有影响本规范符合性、研究数据的可靠性的情况；

（十五）质量保证部门签署的质量保证声明；

（十六）专题负责人签署的、陈述研究符合本规范的声明；

（十七）多场所研究的情况下，还应当包括主要研究者签署姓名、日期的相关试验部分的报告。

第三十四条　总结报告被批准后，需要修改或者补充时，应当以修订文件的形式予以修改或者补充，详细说明修改或者补充的内容、理由，并经质量保证部门审查，由专题负责人签署姓名和日期予以批准。为了满足注册申报要求修改总结报告格式的情况不属于总结报告的修订。

第九章　质量保证

第三十五条　研究机构应当确保质量保证工作的独立性。质量保证人员不能参与具体研究的实施，或者承担可能影响其质量保证工作独立性的其他工作。

第三十六条　质量保证部门应当制定书面的质量保证计划，并指定执行人员，以确保研究机构的研究工作符合本规范的要求。

第三十七条　质量保证部门应当对质量保证活动制定相应的标准操作规程，包括质量保证部门的运行、质量保证计划及检查计划的制定、实施、记录和报告，以及相关资料的归档保存等。

第三十八条　质量保证检查可分为三种检查类型：

（一）基于研究的检查，该类检查一般基于特定研究项目的进度和关键阶段进行；

（二）基于设施的检查，该类检查一般基于研究机构内某个通用设施和活动（安装、支持服务、计算机系统、培训、环境监测、维护和校准等）进行；

（三）基于过程的检查，该类检查一般不基于特定研究项目，而是基于某个具有重复性质的程序或者过程来进行。

质量保证检查应当有过程记录和报告，必要时应当提供给监管部门检查。

第三十九条 质量保证部门应当对所有遵照本规范实施的研究项目进行审核并出具质量保证声明。质量保证声明应当包含完整的研究识别信息、相关质量保证检查活动以及报告的日期和阶段。任何对已完成总结报告的修改或者补充应当重新进行审核并签署质量保证声明。

第四十条 质量保证人员在签署质量保证声明前，应当确认试验符合本规范的要求，遵照试验方案和标准操作规程执行，确认总结报告准确、可靠地反映原始数据。

第十章　资料档案

第四十一条 专题负责人应当确保研究所有的资料，包括试验方案的原件、原始数据、标本、相关检测报告、留样受试物和对照品、总结报告的原件以及研究有关的各种文件，在研究实施过程中或者研究完成后及时归档，最长不超过两周，按标准操作规程的要求整理后，作为研究档案予以保存。

第四十二条 研究被取消或者终止时，专题负责人应当将已经生成的上述研究资料作为研究档案予以保存归档。

第四十三条 其他不属于研究档案范畴的资料，包括质量保证部门所有的检查记录及报告、主计划表、工作人员的教育背景、工作经历、培训情况、获准资质、岗位描述的资料、仪器设备及计算机化系统的相关资料、研究机构的人员组织结构文件、所有标准操作规程的历史版本文件、环境条件监测数据等，均应当定期归档保存。应当在标准操作规程中对具体的归档时限、负责人员提出明确要求。

第四十四条　档案应当由机构负责人指定的专人按标准操作规程的要求进行管理，并对其完整性负责，同时应当建立档案索引以便于检索。进入档案设施的人员需获得授权。档案设施中放入或者取出材料应当准确记录。

第四十五条　档案的保存期限应当满足以下要求：

（一）用于注册申报材料的研究，其档案保存期应当在药物上市后至少五年；

（二）未用于注册申报材料的研究（如终止的研究），其档案保存期为总结报告批准日后至少五年；

（三）其他不属于研究档案范畴的资料应当在其生成后保存至少1年。

第四十六条　档案保管期满时，可对档案采取包括销毁在内的必要处理，所采取的处理措施和过程应当按照标准操作规程进行，并有准确的记录。在可能的情况下，研究档案的处理应当得到委托方的同意。

第四十七条　对于质量容易变化的档案，如组织器官、电镜标本、血液涂片、受试物和对照品留样样品等，应当以能够进行有效评价为保存期限。对于电子数据，应当建立数据备份与恢复的标准操作规程，以确保其安全性、完整性和可读性，其保存期限应当符合本规范第四十五条的要求。

第四十八条　研究机构出于停业等原因不再执行本规范的要求、且没有合法的继承者时，其保管的档案应当转移到委托方的档案设施或者委托方指定的档案设施中进行保管，直至档案最终的保管期限。接收转移档案的档案设施应当严格执行本规范的要求，对其接收的档案进行有效的管理并接受监管部门的监督。

第十一章 委托方

第四十九条 委托方作为研究工作的发起者和研究结果的申报者，对用于申报注册的研究资料负责，并承担以下责任：

（一）理解本规范的要求，尤其是机构负责人、专题负责人、主要研究者的职责要求；

（二）委托非临床安全性评价研究前，通过考察等方式对研究机构进行评估，以确认其能够遵守本规范的要求进行研究；

（三）在研究开始之前，试验方案应当得到委托方的认可；

（四）告知研究机构受试物和对照品的相关安全信息，以确保研究机构采取必要的防护措施，避免人身健康和环境安全的潜在风险；

（五）对受试物和对照品的特性进行检测的工作可由委托方、其委托的研究机构或者实验室完成，委托方应当确保其提供的受试物、对照品的特性信息真实、准确；

（六）确保研究按照本规范的要求实施。

第十二章 附 则

第五十条 本规范自 2017 年 9 月 1 日起施行，2003 年 8 月 6 日发布的《药物非临床研究质量管理规范》（原国家食品药品监督管理局令第 2 号）同时废止。

国家食品药品监督管理总局令

第 35 号

《国家食品药品监督管理总局关于调整进口药品注册管理

有关事项的决定》已于 2017 年 6 月 20 日经国家食品药品监督管理总局局务会议审议通过，现予公布，自公布之日起施行。

局长　毕井泉
2017 年 10 月 10 日

国家食品药品监督管理总局关于调整
进口药品注册管理有关事项的决定

根据《全国人民代表大会常务委员会关于授权国务院在部分地方开展药品上市许可持有人制度试点和有关问题的决定》《国务院关于改革药品医疗器械审评审批制度的意见》（国发〔2015〕44 号）要求，为鼓励新药上市，满足临床需求，经国家食品药品监督管理总局局务会议研究决定，对进口药品注册管理有关事项作如下调整：

一、在中国进行国际多中心药物临床试验，允许同步开展 Ⅰ 期临床试验，取消临床试验用药物应当已在境外注册，或者已进入 Ⅱ 期或 Ⅲ 期临床试验的要求，预防用生物制品除外。

二、在中国进行的国际多中心药物临床试验完成后，申请人可以直接提出药品上市注册申请。提出上市注册申请时，应当执行《药品注册管理办法》及相关文件的要求。

三、对于提出进口药品临床试验申请、进口药品上市申请的化学药品新药以及治疗用生物制品创新药，取消应当获得境外制药厂商所在生产国家或者地区的上市许可的要求。

四、对于本决定发布前已受理、以国际多中心临床试验数据提出免做进口药品临床试验的注册申请，符合《药品注册管理办法》及相关文件要求的，可以直接批准进口。

本决定自发布之日起实施。药品监管相关规章中有关规定与本决定不一致的，按照本决定执行。

国家食品药品监督管理总局令

第 37 号

《国家食品药品监督管理总局关于修改部分规章的决定》已于 2017 年 11 月 7 日经国家食品药品监督管理总局局务会议审议通过，现予公布，自公布之日起施行。

局长　毕井泉

2017 年 11 月 17 日

国家食品药品监督管理总局关于修改部分规章的决定

为贯彻落实国务院深化简政放权、放管结合、优化服务改革的要求，食品药品监管总局对涉及行政审批制度改革、商事制度改革等有关规章进行了清理，决定对以下规章的部分条款予以修改。

一、《药品经营许可证管理办法》(2004 年 2 月 4 日国家食品药品监督管理局令第 6 号公布)

（一）将第八条第四项中"2. 工商行政管理部门出具的拟办企业核准证明文件"修改为"2. 企业营业执照"。

（二）将第九条第四项中"2. 工商行政管理部门出具的拟办企业核准证明文件"修改为"2. 企业营业执照"。

（三）增加一条，作为第三十四条："食品药品监督管理部门制作的药品经营许可电子证书与印制的药品经营许可证书具有同等法律效力"。

二、《互联网药品信息服务管理办法》（2004 年 7 月 8 日国家食品药品监督管理局令第 9 号公布）

将第十三条第一项"企业营业执照复印件（新办企业提供工商行政管理部门出具的名称预核准通知书及相关材料）"修改为"企业营业执照复印件"。

三、《药品生产监督管理办法》（2004 年 8 月 5 日国家食品药品监督管理局令第 14 号公布）

（一）将第五条第三项"工商行政管理部门出具的拟办企业名称预先核准通知书，生产地址及注册地址、企业类型、法定代表人或者企业负责人"修改为"企业营业执照，生产地址及注册地址、企业类型、法定代表人或者企业负责人"。

（二）将第二十八条第一款"注射剂、生物制品（不含疫苗制品、血液制品）和跨省、自治区、直辖市的药品委托生产申请，由国家食品药品监督管理局负责受理和审批"修改为"药品委托生产申请，由委托双方所在地省、自治区、直辖市食品药品监督管理部门负责受理和审批"。

（三）删去第二十九条。

（四）将第三十条改为第二十九条，并将其中"由委托方向国家食品药品监督管理局或者省、自治区、直辖市（食品）药品监督管理部门提出申请"修改为"由委托方向省、自治区、直辖市食品药品监督管理部门提出申请"。

（五）增加一条，作为第五十九条："食品药品监督管理部门制作的药品生产许可电子证书与印制的药品生产许可证书具有同等法律效力"。

四、《医疗器械生产监督管理办法》（2014 年 7 月 30 日国家食品药品监督管理总局令第 7 号公布）

（一）将第八条第一项"营业执照、组织机构代码证复印件"修改为"营业执照复印件"。

（二）将第三十条第二款第二项"委托方和受托方企业营业执照和组织机构代码证复印件"修改为"委托方和受托方企业营业执照复印件"。

（三）将第三十二条第一款第一项"委托方和受托方营业执照、组织机构代码证复印件"修改为"委托方和受托方营业执照复印件"。

（四）增加一条，作为第七十二条："食品药品监督管理部门制作的医疗器械生产许可电子证书与印制的医疗器械生产许可证书具有同等法律效力"。

五、《医疗器械经营监督管理办法》（2014 年 7 月 30 日国家食品药品监督管理总局令第 8 号公布）

（一）将第八条第一项"营业执照和组织机构代码证复印件"修改为"营业执照复印件"。

（二）增加一条，作为第六十六条："食品药品监督管理部门制作的医疗器械经营许可电子证书与印制的医疗器械经营许可证书具有同等法律效力"。

六、《蛋白同化制剂和肽类激素进出口管理办法》（2014 年 9 月 28 日国家食品药品监督管理总局 海关总署 国家体育总局令第 9 号公布）

（一）将第四条第四项"进口单位的《药品经营许可证》、《企业法人营业执照》、《进出口企业资格证书》（或者《对外贸易经营者备案登记表》)、《组织代码证书》复印件；药品生产企业进口本企业所需原料药和制剂中间体（包括境内分包装用制剂），应当报送《药品生产许可证》、《企业法人营业执照》、《组织代码证书》复印件"修改为"进口单位的《药品经营许可证》、《企业法人营业执照》、《进出口企业资格证书》（或者《对外贸易经营者备案登记表》）复印件；药品生产企业进口本企业所需原料药和制剂中间体（包括境内分包装用制剂），应当报送《药品生产许可证》、《企业法人营业执照》复印件"。

（二）将第五条第五项"接受使用单位委托代理进口的，还需提供委托代理协议复印件和进口单位的《企业法人营业执照》、《进出口企业资格证书》（或者《对外贸易经营者备案登记表》）、《组织代码证书》复印件"修改为"接受使用单位委托代理进口的，还需提供委托代理协议复印件和进口单位的《企业法人营业执照》、《进出口企业资格证书》（或者《对外贸易经营者备案登记表》）复印件"。

（三）将第十五条第六项"出口企业的《企业法人营业执照》、《进出口企业资格证书》（或者《对外贸易经营者备案登记表》）、《组织代码证书》复印件"修改为"出口企业的《企业法人营业执照》、《进出口企业资格证书》（或者《对外贸易经营者备案登记表》）复印件"。

七、《食品生产许可管理办法》（2015 年 8 月 31 日国家食品药品监督管理总局令第 16 号公布）

增加一条,作为第六十二条："食品药品监督管理部门制作的食品生产许可电子证书与印制的食品生产许可证书具有同等法律效力"。

八、《食品经营许可管理办法》（2015 年 8 月 31 日国家食品药品监督管理总局令第 17 号公布）

增加一条，作为第五十六条："食品药品监督管理部门制作的食品经营许可电子证书与印制的食品经营许可证书具有同等法律效力"。

此外，将《药品经营许可证管理办法》《互联网药品信息服务管理办法》《药品生产监督管理办法》中"（食品）药品监督管理部门""（食品）药品监督管理机构""（食品）药品监督管理（机构）""（食品）药品监督管理局"等表述统一修改为"食品药品监督管理部门"，将"国家食品药品监督管理局"修改为"国家食品药品监督管理总局"，将"省级药品检验所"修改为"省级药品检验机构"，将"中国药品生物制品检定所"修改为"中国食品药品检定研究院"。

本决定自公布之日起施行。

根据本决定，对上述规章作相应修改，重新公布。

药品经营许可证管理办法

（2004 年 2 月 4 日国家食品药品监督管理局令第 6 号公布
根据 2017 年 11 月 7 日国家食品药品监督管理总局局务会议
《关于修改部分规章的决定》修正）

第一章　总　则

第一条　为加强药品经营许可工作的监督管理，根据《中华人民共和国药品管理法》、《中华人民共和国药品管理法实施条例》（以下简称《药品管理法》、《药品管理法实施条例》）的有关规定，制定本办法。

第二条　《药品经营许可证》发证、换证、变更及监督管理适用本办法。

第三条　国家食品药品监督管理总局主管全国药品经营许可的监督管理工作。

省、自治区、直辖市食品药品监督管理部门负责本辖区内药品批发企业《药品经营许可证》发证、换证、变更和日常监督管理工作，并指导和监督下级食品药品监督管理部门开展《药品经营许可证》的监督管理工作。

设区的市级食品药品监督管理部门或省、自治区、直辖市食品药品监督管理部门直接设置的县级食品药品监督管理部门负责本辖区内药品零售企业《药品经营许可证》发证、换证、变更和日常监督管理等工作。

第二章　申领《药品经营许可证》的条件

第四条　按照《药品管理法》第 14 条规定，开办药品批发企业，应符合省、自治区、直辖市药品批发企业合理布局的要求，并符合以下设置标准：

（一）具有保证所经营药品质量的规章制度；

（二）企业、企业法定代表人或企业负责人、质量管理负责人无《药品管理法》第 75 条、第 82 条规定的情形；

（三）具有与经营规模相适应的一定数量的执业药师。质量管理负责人具有大学以上学历，且必须是执业药师；

（四）具有能够保证药品储存质量要求的、与其经营品种和规模相适应的常温库、阴凉库、冷库。仓库中具有适合药品储存的专用货架和实现药品入库、传送、分检、上架、出库现代物流系统的装置和设备；

（五）具有独立的计算机管理信息系统，能覆盖企业内药品的购进、储存、销售以及经营和质量控制的全过程；能全面记录企业经营管理及实施《药品经营质量管理规范》方面的信息；符合《药品经营质量管理规范》对药品经营各环节的要求，并具有可以实现接受当地食品药品监督管理部门监管的条件；

（六）具有符合《药品经营质量管理规范》对药品营业场所及辅助、办公用房以及仓库管理、仓库内药品质量安全保障和进出库、在库储存与养护方面的条件。

国家对经营麻醉药品、精神药品、医疗用毒性药品、预防性生物制品另有规定的，从其规定。

第五条 开办药品零售企业，应符合当地常住人口数量、地域、交通状况和实际需要的要求，符合方便群众购药的原则，并符合以下设置规定：

（一）具有保证所经营药品质量的规章制度；

（二）具有依法经过资格认定的药学技术人员；

经营处方药、甲类非处方药的药品零售企业，必须配有执业药师或者其他依法经过资格认定的药学技术人员。质量负责人应有一年以上（含一年）药品经营质量管理工作经验。

经营乙类非处方药的药品零售企业，以及农村乡镇以下地区设立药品零售企业的，应当按照《药品管理法实施条例》第 15 条的规定配备业务人员，有条件的应当配备执业药师。企业营业时间，以上人员应当在岗。

（三）企业、企业法定代表人、企业负责人、质量负责人无《药品管理法》第 75 条、第 82 条规定情形的；

（四）具有与所经营药品相适应的营业场所、设备、仓储设施以及卫生环境。在超市等其他商业企业内设立零售药店的，必须具有独立的区域；

（五）具有能够配备满足当地消费者所需药品的能力，并能保证 24 小时供应。药品零售企业应备有的国家基本药物品种数量由各省、自治区、直辖市食品药品监督管理部门结合当地具体情况确定。

国家对经营麻醉药品、精神药品、医疗用毒性药品、预防性生物制品另有规定的，从其规定。

第六条 开办药品批发企业验收实施标准由国家食品药品监督管理总局制定。开办药品零售企业验收实施标准，由各省、自治区、直辖市食品药品监督管理部门依据本办法和《药品经营质量管理规范》的有关内容组织制定，并报国家食品药品监督管理总局备案。

第七条 药品经营企业经营范围的核定。

药品经营企业经营范围：

麻醉药品、精神药品、医疗用毒性药品；

生物制品；

中药材、中药饮片、中成药、化学原料药及其制剂、抗生素原料药及其制剂、生化药品。

从事药品零售的，应先核定经营类别，确定申办人经营处方药或非处方药、乙类非处方药的资格，并在经营范围中予以明确，再核定具体经营范围。

医疗用毒性药品、麻醉药品、精神药品、放射性药品和预防性生物制品的核定按照国家特殊药品管理和预防性生物制品管理的有关规定执行。

第三章　申领《药品经营许可证》的程序

第八条 开办药品批发企业按照以下程序办理《药品经营许可证》：

（一）申办人向拟办企业所在地的省、自治区、直辖市食品药品监督管理部门提出筹建申请，并提交以下材料：

1. 拟办企业法定代表人、企业负责人、质量负责人学历证明原件、复印件及个人简历；

2. 执业药师执业证书原件、复印件；

3. 拟经营药品的范围；

4. 拟设营业场所、设备、仓储设施及周边卫生环境等情况。

（二）食品药品监督管理部门对申办人提出的申请，应当根据下列情况分别作出处理：

1. 申请事项不属于本部门职权范围的，应当即时作出不予受理的决定，发给《不予受理通知书》，并告知申办人向有关食品药品监督管理部门申请。

2. 申请材料存在可以当场更正错误的，应当允许申办人当场更正。

3. 申请材料不齐或者不符合法定形式的，应当当场或者在 5 日内发给申办人《补正材料通知书》，一次性告知需要补正的全部内容。逾期不告知的，自收到申请材料之日起即为受理。

4. 申请事项属于本部门职权范围，材料齐全、符合法定形式，或者申办人按要求提交全部补正材料的，发给申办人《受理通知书》。《受理通知书》中注明的日期为受理日期。

（三）食品药品监督管理部门自受理申请之日起 30 个工作日内，依据本办法第四条规定对申报材料进行审查，作出是否同意筹建的决定，并书面通知申办人。不同意筹建的，应当说明理由，并告知申办人享有依法申请行政复议或者提起行政诉讼的权利。

（四）申办人完成筹建后，向受理申请的食品药品监督管理部门提出验收申请，并提交以下材料：

1. 药品经营许可证申请表；

2. 企业营业执照；

3. 拟办企业组织机构情况；

4. 营业场所、仓库平面布置图及房屋产权或使用权证明；

5. 依法经过资格认定的药学专业技术人员资格证书及聘书；

6. 拟办企业质量管理文件及仓储设施、设备目录。

（五）受理申请的食品药品监督管理部门在收到验收申请之日起 30 个工作日内，依据开办药品批发企业验收实施标准组织验收，作出是否发给《药品经营许可证》的决定。符合条件的，发给《药品经营许可证》；不符合条件的，应当书面通知申办人并说明理由，同时告知申办人享有依法申请行政复议或提起行政诉讼的权利。

第九条 开办药品零售企业按照以下程序办理《药品经营许可证》：

（一）申办人向拟办企业所在地设区的市级食品药品监督管理部门或省、自治区、直辖市食品药品监督管理部门直接设置的县级食品药品监督管理部门提出筹建申请，并提交以下材料：

1. 拟办企业法定代表人、企业负责人、质量负责人的学历、执业资格或职称证明原件、复印件及个人简历及专业技术人员资格证书、聘书；

2. 拟经营药品的范围；

3. 拟设营业场所、仓储设施、设备情况。

（二）食品药品监督管理部门对申办人提出的申请，应当根据下列情况分别作出处理：

1. 申请事项不属于本部门职权范围的，应当即时作出不予受理的决定，发给《不予受理通知书》，并告知申办人向有关食品药品监督管理部门申请。

2. 申请材料存在可以当场更正的错误的，应当允许申办人当场更正。

3. 申请材料不齐或者不符合法定形式的，应当当场或者在 5 日内发给申办人《补正材料通知书》，一次性告知需要补正的全部内容。逾期不告知的，自收到申请材料之日起即为受理。

4. 申请事项属于本部门职权范围，材料齐全、符合法定形式，或者申办人按要求提交全部补正材料的，发给申办人《受理通知书》。《受理通知书》中注明的日期为受理日期。

（三）食品药品监督管理部门自受理申请之日起 30 个工作日内，依据本办法第五条规定对申报材料进行审查，作出是否同意筹建的决定，并书面通知申办人。不同意筹建的，应当说明理由，并告知申办人依法享有申请行政复议或者提起行政诉讼的权利。

（四）申办人完成筹建后，向受理申请的食品药品监督管理部门提出验收申请，并提交以下材料：

1. 药品经营许可证申请表；

2. 企业营业执照；

3. 营业场所、仓库平面布置图及房屋产权或使用权证明；

4. 依法经过资格认定的药学专业技术人员资格证书及聘书；

5. 拟办企业质量管理文件及主要设施、设备目录。

（五）受理申请的食品药品监督管理部门在收到验收申请之日起15个工作日内，依据开办药品零售企业验收实施标准组织验收，作出是否发给《药品经营许可证》的决定。不符合条件的，应当书面通知申办人并说明理由，同时，告知申办人享有依法申请行政复议或提起行政诉讼的权利。

第十条　食品药品监督管理部门对申办人的申请进行审查时，发现行政许可事项直接关系到他人重大利益的，应当告知该利害关系人。受理部门应当听取申办人、利害关系人的陈述和申辩。依法应当听证的，按照法律规定举行听证。

第十一条　食品药品监督管理部门应当将已经颁发的《药品经营许可证》的有关信息予以公开，公众有权进行查阅。

对公开信息后发现企业在申领《药品经营许可证》过程中，有提供虚假文件、数据或其他欺骗行为的，应依法予以处理。

第十二条　《药品经营许可证》是企业从事药品经营活动的法定凭证，任何单位和个人不得伪造、变造、买卖、出租和出借。

第四章　《药品经营许可证》的变更与换发

第十三条　《药品经营许可证》变更分为许可事项变更和登记事项变更。

许可事项变更是指经营方式、经营范围、注册地址、仓库地址（包括增减仓库）、企业法定代表人或负责人以及质量负责人的变更。

登记事项变更是指上述事项以外的其他事项的变更。

第十四条 药品经营企业变更《药品经营许可证》许可事项的，应当在原许可事项发生变更 30 日前，向原发证机关申请《药品经营许可证》变更登记。未经批准，不得变更许可事项。

原发证机关应当自收到企业变更申请和变更申请资料之日起 15 个工作日内作出准予变更或不予变更的决定。

申请许可事项变更的，由原发证部门按照本办法规定的条件验收合格后，方可办理变更手续。

药品经营企业依法变更《药品经营许可证》的许可事项后，应依法向工商行政管理部门办理企业注册登记的有关变更手续。

企业分立、合并、改变经营方式、跨原管辖地迁移，按照本办法的规定重新办理《药品经营许可证》。

第十五条 企业法人的非法人分支机构变更《药品经营许可证》许可事项的，必须出具上级法人签署意见的变更申请书。

第十六条 企业因违法经营已被食品药品监督管理部门立案调查，尚未结案的；或已经作出行政处罚决定，尚未履行处罚的，发证机关应暂停受理其《药品经营许可证》的变更申请。

第十七条 药品经营企业变更《药品经营许可证》的登记事项的，应在工商行政管理部门核准变更后 30 日内，向原发证机关申请《药品经营许可证》变更登记。原发证机关应当自收到企业变更申请和变更申请资料之日起 15 个工作日内为其办理变更手续。

第十八条 《药品经营许可证》登记事项变更后，应由原发证机关在《药品经营许可证》副本上记录变更的内容和时间，并按变更后的内容重新核发《药品经营许可证》正本，收回原《药品经营许可证》正本。变更后的《药品经营许可证》有效期不变。

第十九条 《药品经营许可证》有效期为5年。有效期届满，需要继续经营药品的，持证企业应在有效期届满前6个月内，向原发证机关申请换发《药品经营许可证》。原发证机关按本办法规定的申办条件进行审查，符合条件的，收回原证，换发新证。不符合条件的，可限期3个月进行整改，整改后仍不符合条件的，注销原《药品经营许可证》。

食品药品监督管理部门根据药品经营企业的申请，应当在《药品经营许可证》有效期届满前作出是否准予其换证的决定。逾期未作出决定的，视为准予换证。

第五章　监督检查

第二十条 食品药品监督管理部门应加强对《药品经营许可证》持证企业的监督检查，持证企业应当按本办法规定接受监督检查。

第二十一条 监督检查的内容主要包括：

（一）企业名称、经营地址、仓库地址、企业法定代表人（企业负责人）、质量负责人、经营方式、经营范围、分支机构等重要事项的执行和变动情况；

（二）企业经营设施设备及仓储条件变动情况；

（三）企业实施《药品经营质量管理规范》情况；

（四）发证机关需要审查的其他有关事项。

第二十二条 监督检查可以采取书面检查、现场检查或者书面与现场检查相结合的方式。

（一）发证机关可以要求持证企业报送《药品经营许可证》相关材料，通过核查有关材料，履行监督职责；

（二）发证机关可以对持证企业进行现场检查。

有下列情况之一的企业，必须进行现场检查：

1. 上一年度新开办的企业；

2. 上一年度检查中存在问题的企业；

3. 因违反有关法律、法规，受到行政处罚的企业；

4. 发证机关认为需要进行现场检查的企业。

《药品经营许可证》换证工作当年，监督检查和换证审查工作可一并进行。

第二十三条　《药品经营许可证》现场检查标准，由发证机关按照开办药品批发企业验收实施标准、开办药品零售企业验收实施标准和《药品经营质量管理规范》认证检查标准及其现场检查项目制定，并报上一级食品药品监督管理部门备案。

第二十四条　对监督检查中发现有违反《药品经营质量管理规范》要求的经营企业，由发证机关责令限期进行整改。对违反《药品管理法》第16条规定，整改后仍不符合要求从事药品经营活动的，按《药品管理法》第78条规定处理。

第二十五条　发证机关依法对药品经营企业进行监督检查时，应当将监督检查的情况和处理结果予以记录，由监督检查人员签字后归档。公众有权查阅有关监督检查记录。现场检查的结果，发证机关应当在《药品经营许可证》副本上记录并予以公告。

第二十六条　有下列情形之一的，《药品经营许可证》由原发证机关注销：

（一）《药品经营许可证》有效期届满未换证的；

（二）药品经营企业终止经营药品或者关闭的；

（三）《药品经营许可证》被依法撤销、撤回、吊销、收回、缴销或者宣布无效的；

（四）不可抗力导致《药品经营许可证》的许可事项无法实施的；

（五）法律、法规规定的应当注销行政许可的其他情形。

食品药品监督管理部门注销《药品经营许可证》的，应当自注销之日起5个工作日内通知有关工商行政管理部门。

第二十七条　《药品经营许可证》包括正本和副本。正本、副本具有同等法律效力。

第二十八条 发证机关应建立《药品经营许可证》发证、换证、监督检查、变更等方面的工作档案，并在每季度上旬将《药品经营许可证》的发证、变更等情况报上一级食品药品监督管理部门。对因变更、换证、吊销、缴销等原因收回、作废的《药品经营许可证》，应建档保存5年。

第二十九条 企业遗失《药品经营许可证》，应立即向发证机关报告，并在发证机关指定的媒体上登载遗失声明。发证机关在企业登载遗失声明之日起满1个月后，按原核准事项补发《药品经营许可证》。

第三十条 企业终止经营药品或者关闭的，《药品经营许可证》由原发证机关缴销。

发证机关吊销或者注销、缴销《药品经营许可证》的，应当及时通知工商行政管理部门，并向社会公布。

第三十一条 《药品经营许可证》的正本应置于企业经营场所的醒目位置。

第六章 附 则

第三十二条 《药品经营许可证》应当载明企业名称、法定代表人或企业负责人姓名、经营方式、经营范围、注册地址、仓库地址、《药品经营许可证》证号、流水号、发证机关、发证日期、有效期限等项目。

《药品经营许可证》正本、副本式样、编号方法，由国家食品药品监督管理总局统一制定。

第三十三条 《药品经营许可证》由国家食品药品监督管理总局统一印制。

第三十四条 食品药品监督管理部门制作的药品经营许可电子证书与印制的药品经营许可证书具有同等法律效力。

第三十五条 本办法自2004年4月1日起施行。

互联网药品信息服务管理办法

(2004 年 7 月 8 日国家食品药品监督管理局令第 9 号公布
根据 2017 年 11 月 7 日国家食品药品监督管理总局局务会议
《关于修改部分规章的决定》修正)

第一条 为加强药品监督管理，规范互联网药品信息服务活动，保证互联网药品信息的真实、准确，根据《中华人民共和国药品管理法》《互联网信息服务管理办法》，制定本办法。

第二条 在中华人民共和国境内提供互联网药品信息服务活动，适用本办法。

本办法所称互联网药品信息服务，是指通过互联网向上网用户提供药品（含医疗器械）信息的服务活动。

第三条 互联网药品信息服务分为经营性和非经营性两类。

经营性互联网药品信息服务是指通过互联网向上网用户有偿提供药品信息等服务的活动。

非经营性互联网药品信息服务是指通过互联网向上网用户无偿提供公开的、共享性药品信息等服务的活动。

第四条 国家食品药品监督管理总局对全国提供互联网药品信息服务活动的网站实施监督管理。

省、自治区、直辖市食品药品监督管理部门对本行政区域内提供互联网药品信息服务活动的网站实施监督管理。

第五条 拟提供互联网药品信息服务的网站，应当在向国务院信息产业主管部门或者省级电信管理机构申请办理经营许可证或者办理备案手续之前，按照属地监督管理的原则，向该网站主办单位所在地省、自治区、直辖市食品药品监督管理部门提出申请，经审核同意后取得提供互联网药品信息服务的资格。

第六条 各省、自治区、直辖市食品药品监督管理部门对本辖区内申请提供互联网药品信息服务的互联网站进行审核，符合条件的核发《互联网药品信息服务资格证书》。

第七条 《互联网药品信息服务资格证书》的格式由国家食品药品监督管理总局统一制定。

第八条 提供互联网药品信息服务的网站，应当在其网站主页显著位置标注《互联网药品信息服务资格证书》的证书编号。

第九条 提供互联网药品信息服务网站所登载的药品信息必须科学、准确，必须符合国家的法律、法规和国家有关药品、医疗器械管理的相关规定。

提供互联网药品信息服务的网站不得发布麻醉药品、精神药品、医疗用毒性药品、放射性药品、戒毒药品和医疗机构制剂的产品信息。

第十条 提供互联网药品信息服务的网站发布的药品（含医疗器械）广告，必须经过食品药品监督管理部门审查批准。

提供互联网药品信息服务的网站发布的药品（含医疗器械）广告要注明广告审查批准文号。

第十一条 申请提供互联网药品信息服务，除应当符合《互联网信息服务管理办法》规定的要求外，还应当具备下列条件：

（一）互联网药品信息服务的提供者应当为依法设立的企事业单位或者其他组织；

（二）具有与开展互联网药品信息服务活动相适应的专业人员、设施及相关制度；

（三）有两名以上熟悉药品、医疗器械管理法律、法规和药品、医疗器械专业知识，或者依法经资格认定的药学、医疗器械技术人员。

第十二条 提供互联网药品信息服务的申请应当以一个网站为基本单元。

第十三条 申请提供互联网药品信息服务，应当填写国家食品药品监督管理总局统一制发的《互联网药品信息服务申请表》，向网站主办单位所在地省、自治区、直辖市食品药品监督管理部门提出申请，同时提交以下材料：

（一）企业营业执照复印件。

（二）网站域名注册的相关证书或者证明文件。从事互联网药品信息服务网站的中文名称，除与主办单位名称相同的以外，不得以"中国""中华""全国"等冠名；除取得药品招标代理机构资格证书的单位开办的互联网站外，其他提供互联网药品信息服务的网站名称中不得出现"电子商务""药品招商""药品招标"等内容。

（三）网站栏目设置说明（申请经营性互联网药品信息服务的网站需提供收费栏目及收费方式的说明）。

（四）网站对历史发布信息进行备份和查阅的相关管理制度及执行情况说明。

（五）食品药品监督管理部门在线浏览网站上所有栏目、内容的方法及操作说明。

（六）药品及医疗器械相关专业技术人员学历证明或者其专业技术资格证书复印件、网站负责人身份证复印件及简历。

（七）健全的网络与信息安全保障措施，包括网站安全保障措施、信息安全保密管理制度、用户信息安全管理制度。

（八）保证药品信息来源合法、真实、安全的管理措施、情况说明及相关证明。

第十四条 省、自治区、直辖市食品药品监督管理部门在收到申请材料之日起5日内做出受理与否的决定，受理的，发给受理通知书；不受理的，书面通知申请人并说明理由，同时告知申请人享有依法申请行政复议或者提起行政诉讼的权利。

第十五条 对于申请材料不规范、不完整的，省、自治区、直辖市食品药品监督管理部门自申请之日起5日内一次告知申请人需要补正的全部内容；逾期不告知的，自收到材料之日起即为受理。

第十六条 省、自治区、直辖市食品药品监督管理部门自受理之日起 20 日内对申请提供互联网药品信息服务的材料进行审核，并作出同意或者不同意的决定。同意的，由省、自治区、直辖市食品药品监督管理部门核发《互联网药品信息服务资格证书》，同时报国家食品药品监督管理总局备案并发布公告；不同意的，应当书面通知申请人并说明理由，同时告知申请人享有依法申请行政复议或者提起行政诉讼的权利。

国家食品药品监督管理总局对各省、自治区、直辖市食品药品监督管理部门的审核工作进行监督。

第十七条 《互联网药品信息服务资格证书》有效期为 5 年。有效期届满，需要继续提供互联网药品信息服务的，持证单位应当在有效期届满前 6 个月内，向原发证机关申请换发《互联网药品信息服务资格证书》。原发证机关进行审核后，认为符合条件的，予以换发新证；认为不符合条件的，发给不予换发新证的通知并说明理由，原《互联网药品信息服务资格证书》由原发证机关收回并公告注销。

省、自治区、直辖市食品药品监督管理部门根据申请人的申请，应当在《互联网药品信息服务资格证书》有效期届满前作出是否准予其换证的决定。逾期未作出决定的，视为准予换证。

第十八条 《互联网药品信息服务资格证书》可以根据互联网药品信息服务提供者的书面申请，由原发证机关收回，原发证机关应当报国家食品药品监督管理总局备案并发布公告。被收回《互联网药品信息服务资格证书》的网站不得继续从事互联网药品信息服务。

第十九条 互联网药品信息服务提供者变更下列事项之一的，应当向原发证机关申请办理变更手续，填写《互联网药品信息服务项目变更申请表》，同时提供下列相关证明文件：

（一）《互联网药品信息服务资格证书》中审核批准的项目（互联网药品信息服务提供者单位名称、网站名称、IP 地址等）；

（二）互联网药品信息服务提供者的基本项目（地址、法定代表人、企业负责人等）；

（三）网站提供互联网药品信息服务的基本情况（服务方式、服务项目等）。

第二十条 省、自治区、直辖市食品药品监督管理部门自受理变更申请之日起 20 个工作日内作出是否同意变更的审核决定。同意变更的，将变更结果予以公告并报国家食品药品监督管理总局备案；不同意变更的，以书面形式通知申请人并说明理由。

第二十一条 省、自治区、直辖市食品药品监督管理部门对申请人的申请进行审查时，应当公示审批过程和审批结果。申请人和利害关系人可以对直接关系其重大利益的事项提交书面意见进行陈述和申辩。依法应当听证的，按照法定程序举行听证。

第二十二条 未取得或者超出有效期使用《互联网药品信息服务资格证书》从事互联网药品信息服务的，由国家食品药品监督管理总局或者省、自治区、直辖市食品药品监督管理部门给予警告，并责令其停止从事互联网药品信息服务；情节严重的，移送相关部门，依照有关法律、法规给予处罚。

第二十三条 提供互联网药品信息服务的网站不在其网站主页的显著位置标注《互联网药品信息服务资格证书》的证书编号的，国家食品药品监督管理总局或者省、自治区、直辖市食品药品监督管理部门给予警告，责令限期改正；在限定期限内拒不改正的，对提供非经营性互联网药品信息服务的网站处以 500 元以下罚款，对提供经营性互联网药品信息服务的网站处以 5000 元以上 1 万元以下罚款。

第二十四条 互联网药品信息服务提供者违反本办法，有下列情形之一的，由国家食品药品监督管理总局或者省、自治区、直辖市食品药品监督管理部门给予警告，责令限期改正；情节严重的，对提供非经营性互联网药品信息服务的网站处以 1000 元以下罚款，对提供经营性互联网药品信息服务的网站处以 1 万元以上 3 万元以下罚款；构成犯罪的，移送司法部门追究刑事责任：

（一）已经获得《互联网药品信息服务资格证书》，但提供的药品信息直接撮合药品网上交易的；

（二）已经获得《互联网药品信息服务资格证书》，但超出审核同意的范围提供互联网药品信息服务的；

（三）提供不真实互联网药品信息服务并造成不良社会影响的；

（四）擅自变更互联网药品信息服务项目的。

第二十五条　互联网药品信息服务提供者在其业务活动中，违法使用《互联网药品信息服务资格证书》的，由国家食品药品监督管理总局或者省、自治区、直辖市食品药品监督管理部门依照有关法律、法规的规定处罚。

第二十六条　省、自治区、直辖市食品药品监督管理部门违法对互联网药品信息服务申请作出审核批准的，原发证机关应当撤销原批准的《互联网药品信息服务资格证书》，由此给申请人的合法权益造成损害的，由原发证机关依照国家赔偿法的规定给予赔偿；对直接负责的主管人员和其他直接责任人员，由其所在单位或者上级机关依法给予行政处分。

第二十七条　省、自治区、直辖市食品药品监督管理部门应当对提供互联网药品信息服务的网站进行监督检查，并将检查情况向社会公告。

第二十八条　本办法由国家食品药品监督管理总局负责解释。

第二十九条　本办法自公布之日起施行。《互联网药品信息服务管理暂行规定》（国家药品监督管理局令第 26 号）同时废止。

药品生产监督管理办法

（2004 年 8 月 5 日国家食品药品监督管理局令第 14 号公布

根据 2017 年 11 月 7 日国家食品药品监督管理总局局务会议
《关于修改部分规章的决定》修正）

第一章 总 则

第一条 为加强药品生产的监督管理，根据《中华人民
共和国药品管理法》、《中华人民共和国药品管理法实施条例》
（以下简称《药品管理法》、《药品管理法实施条例》），制定
本办法。

第二条 药品生产监督管理是指食品药品监督管理部门依
法对药品生产条件和生产过程进行审查、许可、监督检查等管
理活动。

第三条 国家食品药品监督管理总局主管全国药品生产监
督管理工作；省、自治区、直辖市食品药品监督管理部门负责
本行政区域内的药品生产监督管理工作。

第二章 开办药品生产企业的申请与审批

第四条 开办药品生产企业，除应当符合国家制定的药品
行业发展规划和产业政策外，还应当符合以下条件：

（一）具有依法经过资格认定的药学技术人员、工程技术
人员及相应的技术工人，企业法定代表人或者企业负责人、质
量负责人无《药品管理法》第七十五条规定的情形；

（二）具有与其药品生产相适应的厂房、设施和卫生
环境；

（三）具有能对所生产药品进行质量管理和质量检验的机
构、人员以及必要的仪器设备；

（四）具有保证药品质量的规章制度。

国家有关法律、法规对生产麻醉药品、精神药品、医疗用
毒性药品、放射性药品、药品类易制毒化学品等另有规定的，
依照其规定。

第五条 开办药品生产企业的申请人，应当向拟办企业所在地省、自治区、直辖市食品药品监督管理部门提出申请，并提交以下材料：

（一）申请人的基本情况及其相关证明文件。

（二）拟办企业的基本情况，包括拟办企业名称、生产品种、剂型、设备、工艺及生产能力；拟办企业的场地、周边环境、基础设施等条件说明以及投资规模等情况说明。

（三）企业营业执照，生产地址及注册地址、企业类型、法定代表人或者企业负责人。

（四）拟办企业的组织机构图（注明各部门的职责及相互关系、部门负责人）。

（五）拟办企业的法定代表人、企业负责人、部门负责人简历，学历和职称证书；依法经过资格认定的药学及相关专业技术人员、工程技术人员、技术工人登记表，并标明所在部门及岗位；高级、中级、初级技术人员的比例情况表。

（六）拟办企业的周边环境图、总平面布置图、仓储平面布置图、质量检验场所平面布置图。

（七）拟办企业生产工艺布局平面图（包括更衣室、盥洗间、人流和物流通道、气闸等，并标明人、物流向和空气洁净度等级），空气净化系统的送风、回风、排风平面布置图，工艺设备平面布置图。

（八）拟生产的范围、剂型、品种、质量标准及依据。

（九）拟生产剂型及品种的工艺流程图，并注明主要质量控制点与项目。

（十）空气净化系统、制水系统、主要设备验证概况；生产、检验仪器、仪表、衡器校验情况。

（十一）主要生产设备及检验仪器目录。

（十二）拟办企业生产管理、质量管理文件目录。

申请人应当对其申请材料全部内容的真实性负责。

第六条 药品生产企业将部分生产车间分立，形成独立药品生产企业的，按照本办法第四条、第五条的规定办理《药品生产许可证》。

第七条 省、自治区、直辖市食品药品监督管理部门收到申请后，应当根据下列情况分别作出处理：

（一）申请事项依法不属于本部门职权范围的，应当即时作出不予受理的决定，并告知申请人向有关行政机关申请；

（二）申请材料存在可以当场更正的错误的，应当允许申请人当场更正；

（三）申请材料不齐全或者不符合形式审查要求的，应当当场或者在 5 个工作日内发给申请人《补正材料通知书》，一次性告知申请人需要补正的全部内容，逾期不告知的，自收到申请材料之日起即为受理；

（四）申请材料齐全、符合形式审查要求，或者申请人按照要求提交全部补正材料的，予以受理。

省、自治区、直辖市食品药品监督管理部门受理或者不予受理药品生产企业开办申请的，应当出具加盖本部门受理专用印章并注明日期的《受理通知书》或者《不予受理通知书》。

第八条 省、自治区、直辖市食品药品监督管理部门应当自收到申请之日起 30 个工作日内，作出决定。

经审查符合规定的，予以批准，并自书面批准决定作出之日起 10 个工作日内核发《药品生产许可证》；不符合规定的，作出不予批准的书面决定，并说明理由，同时告知申请人享有依法申请行政复议或者提起行政诉讼的权利。

第九条 新开办药品生产企业、药品生产企业新建药品生产车间或者新增生产剂型的，应当自取得药品生产证明文件或者经批准正式生产之日起 30 日内，按照国家食品药品监督管理总局的规定向相应的食品药品监督管理部门申请《药品生产质量管理规范》认证。

第十条 省、自治区、直辖市食品药品监督管理部门应当在行政机关的网站和办公场所公示申请《药品生产许可证》所需要的条件、程序、期限、需要提交的全部材料的目录和申请书示范文本等。

省、自治区、直辖市食品药品监督管理部门颁发《药品生产许可证》的有关信息，应当予以公开，公众有权查阅。

第十一条 省、自治区、直辖市食品药品监督管理部门对药品生产企业开办申请进行审查时，应当公示审批过程和审批结果。申请人和利害关系人可以对直接关系其重大利益的事项提交书面意见进行陈述和申辩。

第十二条 药品生产企业开办申请直接涉及申请人与他人之间重大利益关系的，省、自治区、直辖市食品药品监督管理部门应当告知申请人、利害关系人可以依照法律、法规以及国家食品药品监督管理总局的其他规定享有申请听证的权利；在对药品生产企业开办申请进行审查时，省、自治区、直辖市食品药品监督管理部门认为涉及公共利益的重大许可事项，应当向社会公告，并举行听证。

第三章　药品生产许可证管理

第十三条 《药品生产许可证》分正本和副本，正本、副本具有同等法律效力，有效期为 5 年。

《药品生产许可证》由国家食品药品监督管理总局统一印制。

第十四条 《药品生产许可证》应当载明许可证编号、企业名称、法定代表人、企业负责人、企业类型、注册地址、生产地址、生产范围、发证机关、发证日期、有效期限等项目。其中由食品药品监督管理部门核准的许可事项为：企业负责人、生产范围、生产地址。

企业名称、法定代表人、注册地址、企业类型等项目应当与工商行政管理部门核发的营业执照中载明的相关内容一致。

企业名称应当符合药品生产企业分类管理的原则；生产地址按照药品实际生产地址填写；许可证编号和生产范围按照国家食品药品监督管理总局规定的方法和类别填写。

第十五条 《药品生产许可证》变更分为许可事项变更

和登记事项变更。

许可事项变更是指企业负责人、生产范围、生产地址的变更。

登记事项变更是指本办法第十四条第二款所列事项的变更。

第十六条 药品生产企业变更《药品生产许可证》许可事项的，应当在原许可事项发生变更30日前，向原发证机关提出《药品生产许可证》变更申请。未经批准，不得擅自变更许可事项。

原发证机关应当自收到企业变更申请之日起15个工作日内作出是否准予变更的决定。不予变更的，应当书面说明理由，并告知申请人享有依法申请行政复议或者提起行政诉讼的权利。

变更生产范围或者生产地址的，药品生产企业应当按照本办法第五条的规定提交涉及变更内容的有关材料，并报经所在地省、自治区、直辖市食品药品监督管理部门审查决定。

药品生产企业依法办理《药品生产许可证》许可事项的变更手续后，应当及时向工商行政管理部门办理企业注册登记的变更手续。

第十七条 药品生产企业变更《药品生产许可证》登记事项的，应当在工商行政管理部门核准变更后30日内，向原发证机关申请《药品生产许可证》变更登记。原发证机关应当自收到企业变更申请之日起15个工作日内办理变更手续。

第十八条 《药品生产许可证》变更后，原发证机关应当在《药品生产许可证》副本上记录变更的内容和时间，并按照变更后的内容重新核发《药品生产许可证》正本，收回原《药品生产许可证》正本，变更后的《药品生产许可证》有效期不变。

第十九条 《药品生产许可证》有效期届满，需要继续生产药品的，药品生产企业应当在有效期届满前6个月，向原发证机关申请换发《药品生产许可证》。

原发证机关结合企业遵守法律法规、《药品生产质量管理规范》和质量体系运行情况，按照本办法关于药品生产企业开办的程序和要求进行审查，在《药品生产许可证》有效期届满前作出是否准予其换证的决定。符合规定准予换证的，收回原证，换发新证；不符合规定的，作出不予换证的书面决定，并说明理由，同时告知申请人享有依法申请行政复议或者提起行政诉讼的权利；逾期未作出决定的，视为同意换证，并予补办相应手续。

第二十条 药品生产企业终止生产药品或者关闭的，由原发证机关缴销《药品生产许可证》，并通知工商行政管理部门。

第二十一条 《药品生产许可证》遗失的，药品生产企业应当立即向原发证机关申请补发，并在原发证机关指定的媒体上登载遗失声明。原发证机关在企业登载遗失声明之日起满1个月后，按照原核准事项在10个工作日内补发《药品生产许可证》。

第二十二条 任何单位或者个人不得伪造、变造、买卖、出租、出借《药品生产许可证》。

第二十三条 省、自治区、直辖市食品药品监督管理部门应当将《药品生产许可证》核发、换发、变更、补发、吊销、撤销、缴销、注销等办理情况，在办理工作完成后20个工作日内报国家食品药品监督管理总局备案。对依法收回、作废的《药品生产许可证》，发证机关应当建档保存5年。

第四章　药品委托生产的管理

第二十四条 药品委托生产的委托方应当是取得该药品批准文号的药品生产企业。

第二十五条 药品委托生产的受托方应当是持有与生产该药品的生产条件相适应的《药品生产质量管理规范》认证证书的药品生产企业。

第二十六条　委托方负责委托生产药品的质量和销售。委托方应当对受托方的生产条件、生产技术水平和质量管理状况进行详细考查，应当向受托方提供委托生产药品的技术和质量文件，对生产全过程进行指导和监督。

受托方应当按照《药品生产质量管理规范》进行生产，并按照规定保存所有受托生产文件和记录。

第二十七条　委托生产药品的双方应当签署合同，内容应当包括双方的权利与义务，并具体规定双方在药品委托生产技术、质量控制等方面的权利与义务，且应当符合国家有关药品管理的法律法规。

第二十八条　药品委托生产申请，由委托双方所在地省、自治区、直辖市食品药品监督管理部门负责受理和审批。

疫苗制品、血液制品以及国家食品药品监督管理总局规定的其他药品不得委托生产。

麻醉药品、精神药品、医疗用毒性药品、放射性药品、药品类易制毒化学品的委托生产按照有关法律法规规定办理。

第二十九条　药品委托生产的，由委托方向省、自治区、直辖市食品药品监督管理部门提出申请，并提交本办法第三十三条规定的申请材料。食品药品监督管理部门参照本办法第七条的规定进行受理。

第三十条　受理申请的食品药品监督管理部门应当自受理之日起 20 个工作日内，按照本章规定的条件对药品委托生产的申请进行审查，并作出决定；20 个工作日内不能作出决定的，经本部门负责人批准，可以延长 10 个工作日，并应当将延长期限的理由告知委托方。

经审查符合规定的，予以批准，并自书面批准决定作出之日起 10 个工作日内向委托方发放《药品委托生产批件》；不符合规定的，书面通知委托方并说明理由，同时告知其享有依法申请行政复议或者提起行政诉讼的权利。

第三十一条　《药品委托生产批件》有效期不得超过 2 年，且不得超过该药品批准证明文件规定的有效期限。

第三十二条 《药品委托生产批件》有效期届满需要继续委托生产的，委托方应当在有效期届满 30 日前，按照本办法第三十三条的规定提交有关材料，办理延期手续。

委托生产合同终止的，委托方应当及时办理《药品委托生产批件》的注销手续。

第三十三条 药品委托生产申请材料项目：

（一）委托方和受托方的《药品生产许可证》、营业执照复印件；

（二）受托方《药品生产质量管理规范》认证证书复印件；

（三）委托方对受托方生产和质量保证条件的考核情况；

（四）委托方拟委托生产药品的批准证明文件复印件并附质量标准、生产工艺，包装、标签和使用说明书实样；

（五）委托生产药品拟采用的包装、标签和使用说明书式样及色标；

（六）委托生产合同；

（七）受托方所在地省级药品检验机构出具的连续三批产品检验报告书。委托生产生物制品的，其三批样品由受托方所在地省级药品检验机构抽取、封存，由中国食品药品检定研究院负责检验并出具检验报告书；

（八）受托方所在地省、自治区、直辖市食品药品监督管理部门组织对企业技术人员，厂房、设施、设备等生产条件和能力，以及质检机构、检测设备等质量保证体系考核的意见。

药品委托生产延期申请所需要的申请材料项目：

（一）委托方和受托方的《药品生产许可证》、营业执照复印件；

（二）受托方《药品生产质量管理规范》认证证书复印件；

（三）前次批准的《药品委托生产批件》复印件；

（四）前次委托生产期间，生产、质量情况的总结；

（五）与前次《药品委托生产批件》发生变化的证明

文件。

第三十四条　委托生产药品的质量标准应当执行国家药品质量标准，其处方、生产工艺、包装规格、标签、使用说明书、批准文号等应当与原批准的内容相同。在委托生产的药品包装、标签和说明书上，应当标明委托方企业名称和注册地址、受托方企业名称和生产地址。

第三十五条　食品药品监督管理部门对药品委托生产申请进行审查时，应当参照执行本办法第二章第十条至第十二条的有关规定。

第三十六条　药品生产企业接受境外制药厂商的委托在中国境内加工药品的，应当在签署委托生产合同后 30 日内向所在地省、自治区、直辖市食品药品监督管理部门备案。所加工的药品不得以任何形式在中国境内销售、使用。

第三十七条　省、自治区、直辖市食品药品监督管理部门应当将药品委托生产的批准、备案情况报国家食品药品监督管理总局。

第五章　监督检查

第三十八条　省、自治区、直辖市食品药品监督管理部门负责本行政区域内药品生产企业的监督检查工作，应当建立实施监督检查的运行机制和管理制度，明确设区的市级食品药品监督管理部门和县级食品药品监督管理部门的监督检查职责。

国家食品药品监督管理总局可以直接对药品生产企业进行监督检查，并对省、自治区、直辖市食品药品监督管理部门的监督检查工作及其认证通过的生产企业《药品生产质量管理规范》的实施及认证情况进行监督和抽查。

第三十九条　监督检查的主要内容是药品生产企业执行有关法律、法规及实施《药品生产质量管理规范》的情况，监督检查包括《药品生产许可证》换发的现场检查、《药品生产质量管理规范》跟踪检查、日常监督检查等。

第四十条 各级食品药品监督管理部门组织监督检查时，应当制订检查方案，明确检查标准，如实记录现场检查情况，检查结果应当以书面形式告知被检查单位。需要整改的应当提出整改内容及整改期限，并实施跟踪检查。

在进行监督检查时，食品药品监督管理部门应当指派两名以上检查人员实施监督检查，检查人员应当向被检查单位出示执法证明文件。食品药品监督管理部门工作人员对知悉的企业技术秘密和业务秘密应当保密。

第四十一条 监督检查时，药品生产企业应当提供有关情况和以下材料：

（一）企业生产情况和质量管理情况自查报告；

（二）《药品生产许可证》副本和营业执照复印件，《药品生产许可证》事项变动及审批情况；

（三）企业组织机构、生产和质量主要管理人员以及生产、检验条件的变动及审批情况；

（四）药品生产企业接受监督检查及整改落实情况；

（五）不合格药品被质量公报通告后的整改情况；

（六）检查机关需要审查的其他必要材料。

监督检查完成后，食品药品监督管理部门在《药品生产许可证》副本上载明检查情况。主要记载以下内容：

（一）检查结论；

（二）生产的药品是否发生重大质量事故，是否有不合格药品受到药品质量公报通告；

（三）药品生产企业是否有违法生产行为，及其查处情况。

第四十二条 县级以上地方食品药品监督管理部门应当在法律、法规、规章赋予的权限内，建立本行政区域内药品生产企业的监管档案。监管档案包括药品生产许可、生产监督检查、产品质量监督抽查、不良行为记录和投诉举报等内容。

第四十三条 食品药品监督管理部门实施监督检查，不得妨碍药品生产企业的正常生产活动，不得索取或者收受药品生产企业的财物，不得谋取其他利益。

第四十四条 个人和组织发现药品生产企业进行违法生产的活动，有权向食品药品监督管理部门举报，食品药品监督管理部门应当及时核实、处理。

第四十五条 药品生产企业质量负责人、生产负责人发生变更的，应当在变更后 15 日内将变更人员简历及学历证明等有关情况报所在地省、自治区、直辖市食品药品监督管理部门备案。

第四十六条 药品生产企业的关键生产设施等条件与现状发生变化的，应当自发生变化 30 日内报所在地省、自治区、直辖市食品药品监督管理部门备案，省、自治区、直辖市食品药品监督管理部门根据需要进行检查。

第四十七条 药品生产企业发生重大药品质量事故的，必须立即报告所在地省、自治区、直辖市食品药品监督管理部门和有关部门，省、自治区、直辖市食品药品监督管理部门应当在 24 小时内报告国家食品药品监督管理总局。

第四十八条 有《中华人民共和国行政许可法》（以下简称《行政许可法》）第七十条情形之一的，原发证机关应当依法注销《药品生产许可证》，并自注销之日起 5 个工作日内通知有关工商行政管理部门，同时向社会公布。

第六章　法律责任

第四十九条 有《行政许可法》第六十九条情形之一的，国家食品药品监督管理总局或者省、自治区、直辖市食品药品监督管理部门根据利害关系人的请求或者依据职权，可以撤销《药品生产许可证》。

第五十条 申请人隐瞒有关情况或者提供虚假材料申请《药品生产许可证》的，省、自治区、直辖市食品药品监督管理部门不予受理或者不予批准，并给予警告，且在 1 年内不受理其申请。

申请人提供虚假材料或者采取其他欺骗手段取得《药品生产许可证》的，省、自治区、直辖市食品药品监督管理部门予以吊销《药品生产许可证》，且在 5 年内不受理其申请，并处 1 万元以上 3 万元以下的罚款。

第五十一条 未取得《药品生产许可证》生产药品的，依照《药品管理法》第七十二条的规定给予处罚。

第五十二条 未经批准擅自委托或者接受委托生产药品的，对委托方和受托方均依照《药品管理法》第七十三条的规定给予处罚。

第五十三条 药品生产企业有下列情形之一的，食品药品监督管理部门依照《药品管理法》第七十八条的规定给予处罚：

（一）药品生产企业未按照规定实施《药品生产质量管理规范》的；

（二）开办药品生产企业、药品生产企业新建药品生产车间、新增生产剂型，在《药品管理法实施条例》第六条规定的时间内未通过《药品生产质量管理规范》认证，仍进行生产的。

第五十四条 经监督检查（包括跟踪检查、监督抽查），认定药品生产企业达不到《药品生产质量管理规范》评定标准的，原认证机关应当根据检查结果作出收回其《药品生产质量管理规范》认证证书的处理决定。

第五十五条 药品生产企业有下列情形之一的，由所在地省、自治区、直辖市食品药品监督管理部门给予警告，责令限期改正；逾期不改正的，可以处 5000 元以上 1 万元以下的罚款：

（一）未按照规定办理《药品生产许可证》登记事项变更的；

（二）接受境外制药厂商委托在中国境内加工药品，未按照规定进行备案的；

（三）企业质量负责人、生产负责人发生变更，未按照规定报告的；

（四）企业的关键生产设施等条件与现状发生变化，未按照规定进行备案的；

（五）发生重大药品质量事故未按照规定报告的；

（六）监督检查时，隐瞒有关情况、提供虚假材料或者拒不提供相关材料的。

第五十六条 食品药品监督管理部门违反规定，对不符合《药品生产质量管理规范》的发给《药品生产质量管理规范》认证证书或者对取得认证证书的企业未按照规定履行跟踪检查的职责，对不符合认证条件的企业未依法责令其改正，对不符合法定条件的单位发给《药品生产许可证》的，按照《药品管理法》第九十三条的规定处理。

第五十七条 在实施本办法规定的行政许可中违反相关法律、法规的，按照有关法律、法规处理。

第七章　附　则

第五十八条 本办法由国家食品药品监督管理总局负责解释。

第五十九条 食品药品监督管理部门制作的药品生产许可电子证书与印制的药品生产许可证书具有同等法律效力。

第六十条 本办法自公布之日起施行。国家药品监督管理局于 2002 年 12 月 11 日发布的《药品生产监督管理办法》（试行）同时废止。

医疗器械生产监督管理办法

（2014 年 7 月 30 日国家食品药品监督管理总局令第 7 号公布
根据 2017 年 11 月 7 日国家食品药品监督管理总局局务会议
《关于修改部分规章的决定》修正）

第一章　总　则

第一条　为加强医疗器械生产监督管理，规范医疗器械生产行为，保证医疗器械安全、有效，根据《医疗器械监督管理条例》，制定本办法。

第二条　在中华人民共和国境内从事医疗器械生产活动及其监督管理，应当遵守本办法。

第三条　国家食品药品监督管理总局负责全国医疗器械生产监督管理工作。县级以上食品药品监督管理部门负责本行政区域的医疗器械生产监督管理工作。

上级食品药品监督管理部门负责指导和监督下级食品药品监督管理部门开展医疗器械生产监督管理工作。

第四条　国家食品药品监督管理总局制定医疗器械生产质量管理规范并监督实施。

第五条　食品药品监督管理部门依法及时公布医疗器械生产许可和备案相关信息。申请人可以查询审批进度和审批结果；公众可以查阅审批结果。

第六条　医疗器械生产企业应当对生产的医疗器械质量负责。委托生产的，委托方对所委托生产的医疗器械质量负责。

第二章　生产许可与备案管理

第七条　从事医疗器械生产，应当具备以下条件：

（一）有与生产的医疗器械相适应的生产场地、环境条件、生产设备以及专业技术人员；

（二）有对生产的医疗器械进行质量检验的机构或者专职检验人员以及检验设备；

（三）有保证医疗器械质量的管理制度；

（四）有与生产的医疗器械相适应的售后服务能力；

（五）符合产品研制、生产工艺文件规定的要求。

第八条 开办第二类、第三类医疗器械生产企业的，应当向所在地省、自治区、直辖市食品药品监督管理部门申请生产许可，并提交以下资料：

（一）营业执照复印件；

（二）申请企业持有的所生产医疗器械的注册证及产品技术要求复印件；

（三）法定代表人、企业负责人身份证明复印件；

（四）生产、质量和技术负责人的身份、学历、职称证明复印件；

（五）生产管理、质量检验岗位从业人员学历、职称一览表；

（六）生产场地的证明文件，有特殊生产环境要求的还应当提交设施、环境的证明文件复印件；

（七）主要生产设备和检验设备目录；

（八）质量手册和程序文件；

（九）工艺流程图；

（十）经办人授权证明；

（十一）其他证明资料。

第九条 省、自治区、直辖市食品药品监督管理部门收到申请后，应当根据下列情况分别作出处理：

（一）申请事项属于其职权范围，申请资料齐全、符合法定形式的，应当受理申请；

（二）申请资料不齐全或者不符合法定形式的，应当当场或者在5个工作日内一次告知申请人需要补正的全部内容，逾期不告知的，自收到申请资料之日起即为受理；

（三）申请资料存在可以当场更正的错误的，应当允许申请人当场更正；

（四）申请事项不属于本部门职权范围的，应当即时作出不予受理的决定，并告知申请人向有关行政部门申请。

省、自治区、直辖市食品药品监督管理部门受理或者不予受理医疗器械生产许可申请的，应当出具受理或者不予受理的通知书。

第十条　省、自治区、直辖市食品药品监督管理部门应当自受理之日起 30 个工作日内对申请资料进行审核，并按照医疗器械生产质量管理规范的要求开展现场核查。现场核查应当根据情况，避免重复核查。需要整改的，整改时间不计入审核时限。

符合规定条件的，依法作出准予许可的书面决定，并于 10 个工作日内发给《医疗器械生产许可证》；不符合规定条件的，作出不予许可的书面决定，并说明理由。

第十一条　开办第一类医疗器械生产企业的，应当向所在地设区的市级食品药品监督管理部门办理第一类医疗器械生产备案，提交备案企业持有的所生产医疗器械的备案凭证复印件和本办法第八条规定的资料（第二项除外）。

食品药品监督管理部门应当当场对企业提交资料的完整性进行核对，符合规定条件的予以备案，发给第一类医疗器械生产备案凭证。

第十二条　医疗器械生产许可申请直接涉及申请人与他人之间重大利益关系的，食品药品监督管理部门应当告知申请人、利害关系人依照法律、法规以及国家食品药品监督管理总局的有关规定享有申请听证的权利；在对医疗器械生产许可进行审查时，食品药品监督管理部门认为涉及公共利益的重大许可事项，应当向社会公告，并举行听证。

第十三条　《医疗器械生产许可证》有效期为 5 年，载明许可证编号、企业名称、法定代表人、企业负责人、住所、生产地址、生产范围、发证部门、发证日期和有效期限等事项。

《医疗器械生产许可证》附医疗器械生产产品登记表，载明生产产品名称、注册号等信息。

第十四条　增加生产产品的，医疗器械生产企业应当向原发证部门提交本办法第八条规定中涉及变更内容的有关资料。

申请增加生产的产品不属于原生产范围的，原发证部门应当依照本办法第十条的规定进行审核并开展现场核查，符合规定条件的，变更《医疗器械生产许可证》载明的生产范围，并在医疗器械生产产品登记表中登载产品信息。

申请增加生产的产品属于原生产范围，并且与原许可生产产品的生产工艺和生产条件等要求相似的，原发证部门应当对申报资料进行审核，符合规定条件的，在医疗器械生产产品登记表中登载产品信息；与原许可生产产品的生产工艺和生产条件要求有实质性不同的，应当依照本办法第十条的规定进行审核并开展现场核查，符合规定条件的，在医疗器械生产产品登记表中登载产品信息。

第十五条 生产地址非文字性变更的，应当向原发证部门申请医疗器械生产许可变更，并提交本办法第八条规定中涉及变更内容的有关资料。原发证部门应当依照本办法第十条的规定审核并开展现场核查，于30个工作日内作出准予变更或者不予变更的决定。医疗器械生产企业跨省、自治区、直辖市设立生产场地的，应当单独申请医疗器械生产许可。

第十六条 企业名称、法定代表人、企业负责人、住所变更或者生产地址文字性变更的，医疗器械生产企业应当在变更后30个工作日内，向原发证部门办理《医疗器械生产许可证》变更登记，并提交相关部门的证明资料。原发证部门应当及时办理变更。对变更资料不齐全或者不符合形式审查规定的，应当一次告知需要补正的全部内容。

第十七条 《医疗器械生产许可证》有效期届满延续的，医疗器械生产企业应当自有效期届满6个月前，向原发证部门提出《医疗器械生产许可证》延续申请。

原发证部门应当依照本办法第十条的规定对延续申请进行审查，必要时开展现场核查，在《医疗器械生产许可证》有效期届满前作出是否准予延续的决定。符合规定条件的，准予延续。不符合规定条件的，责令限期整改；整改后仍不符合规定条件的，不予延续，并书面说明理由。逾期未作出决定的，视为准予延续。

第十八条 因分立、合并而存续的医疗器械生产企业，应当依照本办法规定申请变更许可；因企业分立、合并而解散的医疗器械生产企业，应当申请注销《医疗器械生产许可证》；因企业分立、合并而新设立的医疗器械生产企业应当申请办理《医疗器械生产许可证》。

第十九条 《医疗器械生产许可证》遗失的，医疗器械生产企业应当立即在原发证部门指定的媒体上登载遗失声明。自登载遗失声明之日起满 1 个月后，向原发证部门申请补发。原发证部门及时补发《医疗器械生产许可证》。

第二十条 变更、补发的《医疗器械生产许可证》编号和有效期限不变。延续的《医疗器械生产许可证》编号不变。

第二十一条 第一类医疗器械生产备案凭证内容发生变化的，应当变更备案。

备案凭证遗失的，医疗器械生产企业应当及时向原备案部门办理补发手续。

第二十二条 医疗器械生产企业因违法生产被食品药品监督管理部门立案调查但尚未结案的，或者收到行政处罚决定但尚未履行的，食品药品监督管理部门应当中止许可，直至案件处理完毕。

第二十三条 医疗器械生产企业有法律、法规规定应当注销的情形，或者有效期未满但企业主动提出注销的，省、自治区、直辖市食品药品监督管理部门应当依法注销其《医疗器械生产许可证》，并在网站上予以公布。

第二十四条 省、自治区、直辖市食品药品监督管理部门应当建立《医疗器械生产许可证》核发、延续、变更、补发、撤销和注销等许可档案。

设区的市级食品药品监督管理部门应当建立第一类医疗器械生产备案信息档案。

第二十五条 任何单位或者个人不得伪造、变造、买卖、出租、出借《医疗器械生产许可证》和医疗器械生产备案凭证。

第三章　委托生产管理

第二十六条　医疗器械委托生产的委托方应当是委托生产医疗器械的境内注册人或者备案人。其中，委托生产不属于按照创新医疗器械特别审批程序审批的境内医疗器械的，委托方应当取得委托生产医疗器械的生产许可或者办理第一类医疗器械生产备案。

医疗器械委托生产的受托方应当是取得受托生产医疗器械相应生产范围的生产许可或者办理第一类医疗器械生产备案的境内生产企业。受托方对受托生产医疗器械的质量负相应责任。

第二十七条　委托方应当向受托方提供委托生产医疗器械的质量管理体系文件和经注册或者备案的产品技术要求，对受托方的生产条件、技术水平和质量管理能力进行评估，确认受托方具有受托生产的条件和能力，并对生产过程和质量控制进行指导和监督。

第二十八条　受托方应当按照医疗器械生产质量管理规范、强制性标准、产品技术要求和委托生产合同组织生产，并保存所有受托生产文件和记录。

第二十九条　委托方和受托方应当签署委托生产合同，明确双方的权利、义务和责任。

第三十条　委托生产第二类、第三类医疗器械的，委托方应当向所在地省、自治区、直辖市食品药品监督管理部门办理委托生产备案；委托生产第一类医疗器械的，委托方应当向所在地设区的市级食品药品监督管理部门办理委托生产备案。符合规定条件的，食品药品监督管理部门应当发给医疗器械委托生产备案凭证。

备案时应当提交以下资料：

（一）委托生产医疗器械的注册证或者备案凭证复印件；

（二）委托方和受托方企业营业执照复印件；

（三）受托方的《医疗器械生产许可证》或者第一类医疗器械生产备案凭证复印件；

（四）委托生产合同复印件；

（五）经办人授权证明。

委托生产不属于按照创新医疗器械特别审批程序审批的境内医疗器械的，还应当提交委托方的《医疗器械生产许可证》或者第一类医疗器械生产备案凭证复印件；属于按照创新医疗器械特别审批程序审批的境内医疗器械的，应当提交创新医疗器械特别审批证明资料。

第三十一条 受托生产第二类、第三类医疗器械的，受托方应当依照本办法第十四条的规定办理相关手续，在医疗器械生产产品登记表中登载受托生产产品信息。

受托生产第一类医疗器械的，受托方应当依照本办法第二十一条的规定，向原备案部门办理第一类医疗器械生产备案变更。

第三十二条 受托方办理增加受托生产产品信息或者第一类医疗器械生产备案变更时，除提交符合本办法规定的资料外，还应当提交以下资料：

（一）委托方和受托方营业执照复印件；

（二）受托方《医疗器械生产许可证》或者第一类医疗器械生产备案凭证复印件；

（三）委托方医疗器械委托生产备案凭证复印件；

（四）委托生产合同复印件；

（五）委托生产医疗器械拟采用的说明书和标签样稿；

（六）委托方对受托方质量管理体系的认可声明；

（七）委托方关于委托生产医疗器械质量、销售及售后服务责任的自我保证声明。

受托生产不属于按照创新医疗器械特别审批程序审批的境内医疗器械的，还应当提交委托方的《医疗器械生产许可证》或者第一类医疗器械生产备案凭证复印件；属于按照创新医疗器械特别审批程序审批的境内医疗器械的，应当提交创新医疗器械特别审批证明资料。

第三十三条　受托方《医疗器械生产许可证》生产产品登记表和第一类医疗器械生产备案凭证中的受托生产产品应当注明"受托生产"字样和受托生产期限。

第三十四条　委托生产医疗器械的说明书、标签除应当符合有关规定外，还应当标明受托方的企业名称、住所、生产地址、生产许可证编号或者生产备案凭证编号。

第三十五条　委托生产终止时，委托方和受托方应当向所在地省、自治区、直辖市或者设区的市级食品药品监督管理部门及时报告。

第三十六条　委托方在同一时期只能将同一医疗器械产品委托一家医疗器械生产企业（绝对控股企业除外）进行生产。

第三十七条　具有高风险的植入性医疗器械不得委托生产，具体目录由国家食品药品监督管理总局制定、调整并公布。

第四章　生产质量管理

第三十八条　医疗器械生产企业应当按照医疗器械生产质量管理规范的要求，建立质量管理体系并保持有效运行。

第三十九条　医疗器械生产企业应当开展医疗器械法律、法规、规章、标准等知识培训，并建立培训档案。

生产岗位操作人员应当具有相应的理论知识和实际操作技能。

第四十条　医疗器械生产企业应当按照经注册或者备案的产品技术要求组织生产，保证出厂的医疗器械符合强制性标准以及经注册或者备案的产品技术要求。出厂的医疗器械应当经检验合格并附有合格证明文件。

第四十一条　医疗器械生产企业应当定期按照医疗器械生产质量管理规范的要求对质量管理体系运行情况进行全面自查，并于每年年底前向所在地省、自治区、直辖市或者设区的市级食品药品监督管理部门提交年度自查报告。

第四十二条　医疗器械生产企业的生产条件发生变化，不再符合医疗器械质量管理体系要求的，医疗器械生产企业应当立即采取整改措施；可能影响医疗器械安全、有效的，应当立即停止生产活动，并向所在地县级食品药品监督管理部门报告。

第四十三条　医疗器械产品连续停产一年以上且无同类产品在产的，重新生产时，医疗器械生产企业应当提前书面报告所在地省、自治区、直辖市或者设区的市级食品药品监督管理部门，经核查符合要求后方可恢复生产。

第四十四条　医疗器械生产企业不具备原生产许可条件或者与备案信息不符，且无法取得联系的，经原发证或者备案部门公示后，依法注销其《医疗器械生产许可证》或者在第一类医疗器械生产备案信息中予以标注，并向社会公告。

第四十五条　医疗器械生产企业应当在经许可或者备案的生产场地进行生产，对生产设备、工艺装备和检验仪器等设施设备进行维护，保证其正常运行。

第四十六条　医疗器械生产企业应当加强采购管理，建立供应商审核制度，对供应商进行评价，确保采购产品符合法定要求。

第四十七条　医疗器械生产企业应当对原材料采购、生产、检验等过程进行记录。记录应当真实、准确、完整，并符合可追溯的要求。

第四十八条　国家鼓励医疗器械生产企业采用先进技术手段，建立信息化管理系统。

第四十九条　医疗器械生产企业生产的医疗器械发生重大质量事故的，应当在 24 小时内报告所在地省、自治区、直辖市食品药品监督管理部门，省、自治区、直辖市食品药品监督管理部门应当立即报告国家食品药品监督管理总局。

第五章 监督管理

第五十条 食品药品监督管理部门依照风险管理原则，对医疗器械生产实施分类分级管理。

第五十一条 省、自治区、直辖市食品药品监督管理部门应当编制本行政区域的医疗器械生产企业监督检查计划，确定医疗器械监管的重点、检查频次和覆盖率，并监督实施。

第五十二条 医疗器械生产监督检查应当检查医疗器械生产企业执行法律、法规、规章、规范、标准等要求的情况，重点检查《医疗器械监督管理条例》第五十三条规定的事项。

第五十三条 食品药品监督管理部门组织监督检查，应当制定检查方案，明确检查标准，如实记录现场检查情况，将检查结果书面告知被检查企业。需要整改的，应当明确整改内容及整改期限，并实施跟踪检查。

第五十四条 食品药品监督管理部门应当加强对医疗器械的抽查检验。

省级以上食品药品监督管理部门应当根据抽查检验结论及时发布医疗器械质量公告。

第五十五条 对投诉举报或者其他信息显示以及日常监督检查发现可能存在产品安全隐患的医疗器械生产企业，或者有不良行为记录的医疗器械生产企业，食品药品监督管理部门可以实施飞行检查。

第五十六条 有下列情形之一的，食品药品监督管理部门可以对医疗器械生产企业的法定代表人或者企业负责人进行责任约谈：

（一）生产存在严重安全隐患的；

（二）生产产品因质量问题被多次举报投诉或者媒体曝光的；

（三）信用等级评定为不良信用企业的；

（四）食品药品监督管理部门认为有必要开展责任约谈的

其他情形。

　　第五十七条　地方各级食品药品监督管理部门应当建立本行政区域医疗器械生产企业的监管档案。监管档案应当包括医疗器械生产企业产品注册和备案、生产许可和备案、委托生产、监督检查、抽查检验、不良事件监测、产品召回、不良行为记录和投诉举报等信息。

　　第五十八条　国家食品药品监督管理总局建立统一的医疗器械生产监督管理信息平台，地方各级食品药品监督管理部门应当加强信息化建设，保证信息衔接。

　　第五十九条　地方各级食品药品监督管理部门应当根据医疗器械生产企业监督管理的有关记录，对医疗器械生产企业进行信用评价，建立信用档案。对有不良信用记录的企业，应当增加检查频次。

　　对列入"黑名单"的企业，按照国家食品药品监督管理总局的相关规定执行。

　　第六十条　个人和组织发现医疗器械生产企业进行违法生产的活动，有权向食品药品监督管理部门举报，食品药品监督管理部门应当及时核实、处理。经查证属实的，应当按照有关规定给予奖励。

第六章　法律责任

　　第六十一条　有下列情形之一的，按照《医疗器械监督管理条例》第六十三条的规定处罚：

　　（一）生产未取得医疗器械注册证的第二类、第三类医疗器械的；

　　（二）未经许可从事第二类、第三类医疗器械生产活动的；

　　（三）生产超出生产范围或者与医疗器械生产产品登记表载明生产产品不一致的第二类、第三类医疗器械的；

　　（四）在未经许可的生产场地生产第二类、第三类医疗器

械的;

（五）第二类、第三类医疗器械委托生产终止后，受托方继续生产受托产品的。

第六十二条 《医疗器械生产许可证》有效期届满后，未依法办理延续，仍继续从事医疗器械生产的，按照《医疗器械监督管理条例》第六十三条的规定予以处罚。

第六十三条 提供虚假资料或者采取其他欺骗手段取得《医疗器械生产许可证》的，按照《医疗器械监督管理条例》第六十四条第一款的规定处罚。

第六十四条 从事第一类医疗器械生产活动未按规定向食品药品监督管理部门备案的，按照《医疗器械监督管理条例》第六十五条第一款的规定处罚；备案时提供虚假资料的，按照《医疗器械监督管理条例》第六十五条第二款的规定处罚。

第六十五条 伪造、变造、买卖、出租、出借《医疗器械生产许可证》的，按照《医疗器械监督管理条例》第六十四条第二款的规定处罚。

伪造、变造、买卖、出租、出借医疗器械生产备案凭证的，由县级以上食品药品监督管理部门责令改正，处1万元以下罚款。

第六十六条 有下列情形之一的，按照《医疗器械监督管理条例》第六十六条的规定处罚：

（一）生产不符合强制性标准或者不符合经注册或者备案的产品技术要求的医疗器械的；

（二）医疗器械生产企业未按照经注册、备案的产品技术要求组织生产，或者未依照本办法规定建立质量管理体系并保持有效运行的；

（三）委托不具备本办法规定条件的企业生产医疗器械或者未对受托方的生产行为进行管理的。

第六十七条 医疗器械生产企业的生产条件发生变化、不再符合医疗器械质量管理体系要求，未依照本办法规定整改、停止生产、报告的，按照《医疗器械监督管理条例》第六十七条的规定处罚。

第六十八条 医疗器械生产企业未按规定向省、自治区、直辖市或者设区的市级食品药品监督管理部门提交本企业质量管理体系运行情况自查报告的，按照《医疗器械监督管理条例》第六十八条的规定处罚。

第六十九条 有下列情形之一的，由县级以上食品药品监督管理部门给予警告，责令限期改正，可以并处3万元以下罚款：

（一）出厂医疗器械未按照规定进行检验的；

（二）出厂医疗器械未按照规定附有合格证明文件的；

（三）未按照本办法第十六条规定办理《医疗器械生产许可证》变更登记的；

（四）未按照规定办理委托生产备案手续的；

（五）医疗器械产品连续停产一年以上且无同类产品在产，未经所在地省、自治区、直辖市或者设区的市级食品药品监督管理部门核查符合要求即恢复生产的；

（六）向监督检查的食品药品监督管理部门隐瞒有关情况、提供虚假资料或者拒绝提供反映其活动的真实资料的。

有前款所列情形，情节严重或者造成危害后果，属于违反《医疗器械监督管理条例》相关规定的，依照《医疗器械监督管理条例》的规定处罚。

第七章 附 则

第七十条 生产出口医疗器械的，应当保证其生产的医疗器械符合进口国（地区）的要求，并将产品相关信息向所在地设区的市级食品药品监督管理部门备案。

生产企业接受境外企业委托生产在境外上市销售的医疗器械的，应当取得医疗器械质量管理体系第三方认证或者同类产品境内生产许可或者备案。

第七十一条 《医疗器械生产许可证》和第一类医疗

械生产备案凭证的格式由国家食品药品监督管理总局统一制定。

《医疗器械生产许可证》由省、自治区、直辖市食品药品监督管理部门印制。

《医疗器械生产许可证》编号的编排方式为：X 食药监械生产许 XXXXXXXX 号。其中：

第一位 X 代表许可部门所在地省、自治区、直辖市的简称；

第二到五位 X 代表 4 位数许可年份；

第六到九位 X 代表 4 位数许可流水号。

第一类医疗器械生产备案凭证备案编号的编排方式为：XX 食药监械生产备 XXXXXXXX 号。其中：

第一位 X 代表备案部门所在地省、自治区、直辖市的简称；

第二位 X 代表备案部门所在地设区的市级行政区域的简称；

第三到六位 X 代表 4 位数备案年份；

第七到十位 X 代表 4 位数备案流水号。

第七十二条 食品药品监督管理部门制作的医疗器械生产许可电子证书与印制的医疗器械生产许可证书具有同等法律效力。

第七十三条 本办法自 2014 年 10 月 1 日起施行。2004 年 7 月 20 日公布的《医疗器械生产监督管理办法》（国家食品药品监督管理局令第 12 号）同时废止。

医疗器械经营监督管理办法

（2014 年 7 月 30 日国家食品药品监督管理总局令第 8 号公布根据 2017 年 11 月 7 日国家食品药品监督管理总局局务会议《关于修改部分规章的决定》修正）

第一章　总　则

第一条　为加强医疗器械经营监督管理，规范医疗器械经营行为，保证医疗器械安全、有效，根据《医疗器械监督管理条例》，制定本办法。

第二条　在中华人民共和国境内从事医疗器械经营活动及其监督管理，应当遵守本办法。

第三条　国家食品药品监督管理总局负责全国医疗器械经营监督管理工作。县级以上食品药品监督管理部门负责本行政区域的医疗器械经营监督管理工作。

上级食品药品监督管理部门负责指导和监督下级食品药品监督管理部门开展医疗器械经营监督管理工作。

第四条　按照医疗器械风险程度，医疗器械经营实施分类管理。

经营第一类医疗器械不需许可和备案，经营第二类医疗器械实行备案管理，经营第三类医疗器械实行许可管理。

第五条　国家食品药品监督管理总局制定医疗器械经营质量管理规范并监督实施。

第六条　食品药品监督管理部门依法及时公布医疗器械经营许可和备案信息。申请人可以查询审批进度和审批结果，公众可以查阅审批结果。

第二章　经营许可与备案管理

第七条　从事医疗器械经营，应当具备以下条件：

（一）具有与经营范围和经营规模相适应的质量管理机构或者质量管理人员，质量管理人员应当具有国家认可的相关专业学历或者职称；

（二）具有与经营范围和经营规模相适应的经营、贮存场所；

（三）具有与经营范围和经营规模相适应的贮存条件，全部委托其他医疗器械经营企业贮存的可以不设立库房；

（四）具有与经营的医疗器械相适应的质量管理制度；

（五）具备与经营的医疗器械相适应的专业指导、技术培训和售后服务的能力，或者约定由相关机构提供技术支持。

从事第三类医疗器械经营的企业还应当具有符合医疗器械经营质量管理要求的计算机信息管理系统，保证经营的产品可追溯。鼓励从事第一类、第二类医疗器械经营的企业建立符合医疗器械经营质量管理要求的计算机信息管理系统。

第八条 从事第三类医疗器械经营的，经营企业应当向所在地设区的市级食品药品监督管理部门提出申请，并提交以下资料：

（一）营业执照复印件；

（二）法定代表人、企业负责人、质量负责人的身份证明、学历或者职称证明复印件；

（三）组织机构与部门设置说明；

（四）经营范围、经营方式说明；

（五）经营场所、库房地址的地理位置图、平面图、房屋产权证明文件或者租赁协议（附房屋产权证明文件）复印件；

（六）经营设施、设备目录；

（七）经营质量管理制度、工作程序等文件目录；

（八）计算机信息管理系统基本情况介绍和功能说明；

（九）经办人授权证明；

（十）其他证明材料。

第九条 对于申请人提出的第三类医疗器械经营许可申请，设区的市级食品药品监督管理部门应当根据下列情况分别作出处理：

（一）申请事项属于其职权范围，申请资料齐全、符合法定形式的，应当受理申请；

（二）申请资料不齐全或者不符合法定形式的，应当当场或者在 5 个工作日内一次告知申请人需要补正的全部内容，逾期不告知的，自收到申请资料之日起即为受理；

（三）申请资料存在可以当场更正的错误的，应当允许申请人当场更正；

（四）申请事项不属于本部门职权范围的，应当即时作出不予受理的决定，并告知申请人向有关行政部门申请。

设区的市级食品药品监督管理部门受理或者不予受理医疗器械经营许可申请的，应当出具受理或者不予受理的通知书。

第十条 设区的市级食品药品监督管理部门应当自受理之日起 30 个工作日内对申请资料进行审核，并按照医疗器械经营质量管理规范的要求开展现场核查。需要整改的，整改时间不计入审核时限。

符合规定条件的，依法作出准予许可的书面决定，并于 10 个工作日内发给《医疗器械经营许可证》；不符合规定条件的，作出不予许可的书面决定，并说明理由。

第十一条 医疗器械经营许可申请直接涉及申请人与他人之间重大利益关系的，食品药品监督管理部门应当告知申请人、利害关系人依照法律、法规以及国家食品药品监督管理总局的有关规定享有申请听证的权利；在对医疗器械经营许可进行审查时，食品药品监督管理部门认为涉及公共利益的重大许可事项，应当向社会公告，并举行听证。

第十二条 从事第二类医疗器械经营的，经营企业应当向所在地设区的市级食品药品监督管理部门备案，填写第二类医疗器械经营备案表，并提交本办法第八条规定的资料（第八项除外）。

第十三条 食品药品监督管理部门应当当场对企业提交资料的完整性进行核对，符合规定的予以备案，发给第二类医疗器械经营备案凭证。

第十四条 设区的市级食品药品监督管理部门应当在医疗器械经营企业备案之日起 3 个月内，按照医疗器械经营质量管理规范的要求对第二类医疗器械经营企业开展现场核查。

第十五条 《医疗器械经营许可证》有效期为 5 年，载明许可证编号、企业名称、法定代表人、企业负责人、住所、经营场所、经营方式、经营范围、库房地址、发证部门、发证日期和有效期限等事项。

医疗器械经营备案凭证应当载明编号、企业名称、法定代表人、企业负责人、住所、经营场所、经营方式、经营范围、库房地址、备案部门、备案日期等事项。

第十六条 《医疗器械经营许可证》事项的变更分为许可事项变更和登记事项变更。

许可事项变更包括经营场所、经营方式、经营范围、库房地址的变更。

登记事项变更是指上述事项以外其他事项的变更。

第十七条 许可事项变更的，应当向原发证部门提出《医疗器械经营许可证》变更申请，并提交本办法第八条规定中涉及变更内容的有关资料。

跨行政区域设置库房的，应当向库房所在地设区的市级食品药品监督管理部门办理备案。

原发证部门应当自收到变更申请之日起 15 个工作日内进行审核，并作出准予变更或者不予变更的决定；需要按照医疗器械经营质量管理规范的要求开展现场核查的，自收到变更申请之日起 30 个工作日内作出准予变更或者不予变更的决定。不予变更的，应当书面说明理由并告知申请人。变更后的《医疗器械经营许可证》编号和有效期限不变。

第十八条 新设立独立经营场所的，应当单独申请医疗器械经营许可或者备案。

第十九条 登记事项变更的，医疗器械经营企业应当及时向设区的市级食品药品监督管理部门办理变更手续。

第二十条 因分立、合并而存续的医疗器械经营企业，应当依照本办法规定申请变更许可；因企业分立、合并而解散的，应当申请注销《医疗器械经营许可证》；因企业分立、合并而新设立的，应当申请办理《医疗器械经营许可证》。

第二十一条 医疗器械注册人、备案人或者生产企业在其住所或者生产地址销售医疗器械，不需办理经营许可或者备案；在其他场所贮存并现货销售医疗器械的，应当按照规定办理经营许可或者备案。

第二十二条　《医疗器械经营许可证》有效期届满需要延续的，医疗器械经营企业应当在有效期届满6个月前，向原发证部门提出《医疗器械经营许可证》延续申请。

原发证部门应当按照本办法第十条的规定对延续申请进行审核，必要时开展现场核查，在《医疗器械经营许可证》有效期届满前作出是否准予延续的决定。符合规定条件的，准予延续，延续后的《医疗器械经营许可证》编号不变。不符合规定条件的，责令限期整改；整改后仍不符合规定条件的，不予延续，并书面说明理由。逾期未作出决定的，视为准予延续。

第二十三条　医疗器械经营备案凭证中企业名称、法定代表人、企业负责人、住所、经营场所、经营方式、经营范围、库房地址等备案事项发生变化的，应当及时变更备案。

第二十四条　《医疗器械经营许可证》遗失的，医疗器械经营企业应当立即在原发证部门指定的媒体上登载遗失声明。自登载遗失声明之日起满1个月后，向原发证部门申请补发。原发证部门及时补发《医疗器械经营许可证》。

补发的《医疗器械经营许可证》编号和有效期限与原证一致。

第二十五条　医疗器械经营备案凭证遗失的，医疗器械经营企业应当及时向原备案部门办理补发手续。

第二十六条　医疗器械经营企业因违法经营被食品药品监督管理部门立案调查但尚未结案的，或者收到行政处罚决定但尚未履行的，设区的市级食品药品监督管理部门应当中止许可，直至案件处理完毕。

第二十七条　医疗器械经营企业有法律、法规规定应当注销的情形，或者有效期未满但企业主动提出注销的，设区的市级食品药品监督管理部门应当依法注销其《医疗器械经营许可证》，并在网站上予以公布。

第二十八条　设区的市级食品药品监督管理部门应当建立《医疗器械经营许可证》核发、延续、变更、补发、撤销、注销等许可档案和医疗器械经营备案信息档案。

第二十九条　任何单位以及个人不得伪造、变造、买卖、出租、出借《医疗器械经营许可证》和医疗器械经营备案凭证。

第三章　经营质量管理

第三十条　医疗器械经营企业应当按照医疗器械经营质量管理规范要求，建立覆盖质量管理全过程的经营管理制度，并做好相关记录，保证经营条件和经营行为持续符合要求。

第三十一条　医疗器械经营企业对其办事机构或者销售人员以本企业名义从事的医疗器械购销行为承担法律责任。医疗器械经营企业销售人员销售医疗器械，应当提供加盖本企业公章的授权书。授权书应当载明授权销售的品种、地域、期限，注明销售人员的身份证号码。

第三十二条　医疗器械经营企业应当建立并执行进货查验记录制度。从事第二类、第三类医疗器械批发业务以及第三类医疗器械零售业务的经营企业应当建立销售记录制度。进货查验记录和销售记录信息应当真实、准确、完整。

从事医疗器械批发业务的企业，其购进、贮存、销售等记录应当符合可追溯要求。

进货查验记录和销售记录应当保存至医疗器械有效期后2年；无有效期的，不得少于5年。植入类医疗器械进货查验记录和销售记录应当永久保存。

鼓励其他医疗器械经营企业建立销售记录制度。

第三十三条　医疗器械经营企业应当从具有资质的生产企业或者经营企业购进医疗器械。

医疗器械经营企业应当与供货者约定质量责任和售后服务

责任，保证医疗器械售后的安全使用。

与供货者或者相应机构约定由其负责产品安装、维修、技术培训服务的医疗器械经营企业，可以不设从事技术培训和售后服务的部门，但应当有相应的管理人员。

第三十四条　医疗器械经营企业应当采取有效措施，确保医疗器械运输、贮存过程符合医疗器械说明书或者标签标示要求，并做好相应记录，保证医疗器械质量安全。

说明书和标签标示要求低温、冷藏的，应当按照有关规定，使用低温、冷藏设施设备运输和贮存。

第三十五条　医疗器械经营企业委托其他单位运输医疗器械的，应当对承运方运输医疗器械的质量保障能力进行考核评估，明确运输过程中的质量责任，确保运输过程中的质量安全。

第三十六条　医疗器械经营企业为其他医疗器械生产经营企业提供贮存、配送服务的，应当与委托方签订书面协议，明确双方权利义务，并具有与产品贮存配送条件和规模相适应的设备设施，具备与委托方开展实时电子数据交换和实现产品经营全过程可追溯的计算机信息管理平台和技术手段。

第三十七条　从事医疗器械批发业务的经营企业应当销售给具有资质的经营企业或者使用单位。

第三十八条　医疗器械经营企业应当配备专职或者兼职人员负责售后管理，对客户投诉的质量问题应当查明原因，采取有效措施及时处理和反馈，并做好记录，必要时应当通知供货者及医疗器械生产企业。

第三十九条　医疗器械经营企业不具备原经营许可条件或者与备案信息不符且无法取得联系的，经原发证或者备案部门公示后，依法注销其《医疗器械经营许可证》或者在第二类医疗器械经营备案信息中予以标注，并向社会公告。

第四十条　第三类医疗器械经营企业应当建立质量管理自查制度，并按照医疗器械经营质量管理规范要求进行全项目自查，于每年年底前向所在地设区的市级食品药品监督管理部门提交年度自查报告。

第四十一条 第三类医疗器械经营企业自行停业一年以上，重新经营时，应当提前书面报告所在地设区的市级食品药品监督管理部门，经核查符合要求后方可恢复经营。

第四十二条 医疗器械经营企业不得经营未经注册或者备案、无合格证明文件以及过期、失效、淘汰的医疗器械。

第四十三条 医疗器械经营企业经营的医疗器械发生重大质量事故的，应当在 24 小时内报告所在地省、自治区、直辖市食品药品监督管理部门，省、自治区、直辖市食品药品监督管理部门应当立即报告国家食品药品监督管理总局。

第四章　监督管理

第四十四条 食品药品监督管理部门应当定期或者不定期对医疗器械经营企业符合经营质量管理规范要求的情况进行监督检查，督促企业规范经营活动。对第三类医疗器械经营企业按照医疗器械经营质量管理规范要求进行全项目自查的年度自查报告，应当进行审查，必要时开展现场核查。

第四十五条 省、自治区、直辖市食品药品监督管理部门应当编制本行政区域的医疗器械经营企业监督检查计划，并监督实施。设区的市级食品药品监督管理部门应当制定本行政区域的医疗器械经营企业的监管重点、检查频次和覆盖率，并组织实施。

第四十六条 食品药品监督管理部门组织监督检查，应当制定检查方案，明确检查标准，如实记录现场检查情况，将检查结果书面告知被检查企业。需要整改的，应当明确整改内容以及整改期限，并实施跟踪检查。

第四十七条 食品药品监督管理部门应当加强对医疗器械的抽查检验。

省级以上食品药品监督管理部门应当根据抽查检验结论及时发布医疗器械质量公告。

第四十八条　有下列情形之一的，食品药品监督管理部门应当加强现场检查：

（一）上一年度监督检查中存在严重问题的；

（二）因违反有关法律、法规受到行政处罚的；

（三）新开办的第三类医疗器械经营企业；

（四）食品药品监督管理部门认为需要进行现场检查的其他情形。

第四十九条　食品药品监督管理部门应当建立医疗器械经营日常监督管理制度，加强对医疗器械经营企业的日常监督检查。

第五十条　对投诉举报或者其他信息显示以及日常监督检查发现可能存在产品安全隐患的医疗器械经营企业，或者有不良行为记录的医疗器械经营企业，食品药品监督管理部门可以实施飞行检查。

第五十一条　有下列情形之一的，食品药品监督管理部门可以对医疗器械经营企业的法定代表人或者企业负责人进行责任约谈：

（一）经营存在严重安全隐患的；

（二）经营产品因质量问题被多次举报投诉或者媒体曝光的；

（三）信用等级评定为不良信用企业的；

（四）食品药品监督管理部门认为有必要开展责任约谈的其他情形。

第五十二条　食品药品监督管理部门应当建立医疗器械经营企业监管档案，记录许可和备案信息、日常监督检查结果、违法行为查处等情况，并对有不良信用记录的医疗器械经营企业实施重点监管。

第五章　法律责任

第五十三条　有下列情形之一的，由县级以上食品药品监督管理部门责令限期改正，给予警告；拒不改正的，处 5000 元以上 2 万元以下罚款：

（一）医疗器械经营企业未依照本办法规定办理登记事项变更的；

（二）医疗器械经营企业派出销售人员销售医疗器械，未按照本办法要求提供授权书的；

（三）第三类医疗器械经营企业未在每年年底前向食品药品监督管理部门提交年度自查报告的。

第五十四条 有下列情形之一的，由县级以上食品药品监督管理部门责令改正，处 1 万元以上 3 万元以下罚款：

（一）医疗器械经营企业经营条件发生变化，不再符合医疗器械经营质量管理规范要求，未按照规定进行整改的；

（二）医疗器械经营企业擅自变更经营场所或者库房地址、扩大经营范围或者擅自设立库房的；

（三）从事医疗器械批发业务的经营企业销售给不具有资质的经营企业或者使用单位的；

（四）医疗器械经营企业从不具有资质的生产、经营企业购进医疗器械的。

第五十五条 未经许可从事医疗器械经营活动，或者《医疗器械经营许可证》有效期届满后未依法办理延续、仍继续从事医疗器械经营的，按照《医疗器械监督管理条例》第六十三条的规定予以处罚。

第五十六条 提供虚假资料或者采取其他欺骗手段取得《医疗器械经营许可证》的，按照《医疗器械监督管理条例》第六十四条的规定予以处罚。

第五十七条 伪造、变造、买卖、出租、出借《医疗器械经营许可证》的，按照《医疗器械监督管理条例》第六十四条的规定予以处罚。

伪造、变造、买卖、出租、出借医疗器械经营备案凭证的，由县级以上食品药品监督管理部门责令改正，并处 1 万元以下罚款。

第五十八条　未依照本办法规定备案或者备案时提供虚假资料的，按照《医疗器械监督管理条例》第六十五条的规定予以处罚。

第五十九条　有下列情形之一的，由县级以上食品药品监督管理部门责令限期改正，并按照《医疗器械监督管理条例》第六十六条的规定予以处罚：

（一）经营不符合强制性标准或者不符合经注册或者备案的产品技术要求的医疗器械的；

（二）经营无合格证明文件、过期、失效、淘汰的医疗器械的；

（三）食品药品监督管理部门责令停止经营后，仍拒不停止经营医疗器械的。

第六十条　有下列情形之一的，由县级以上食品药品监督管理部门责令改正，并按照《医疗器械监督管理条例》第六十七条的规定予以处罚：

（一）经营的医疗器械的说明书、标签不符合有关规定的；

（二）未按照医疗器械说明书和标签标示要求运输、贮存医疗器械的。

第六十一条　有下列情形之一的，由县级以上食品药品监督管理部门责令改正，并按照《医疗器械监督管理条例》第六十八条的规定予以处罚：

（一）经营企业未依照本办法规定建立并执行医疗器械进货查验记录制度的；

（二）从事第二类、第三类医疗器械批发业务以及第三类医疗器械零售业务的经营企业未依照本办法规定建立并执行销售记录制度的。

第六章　附　　则

第六十二条　本办法下列用语的含义是：

医疗器械经营，是指以购销的方式提供医疗器械产品的行为，包括采购、验收、贮存、销售、运输、售后服务等。

医疗器械批发，是指将医疗器械销售给具有资质的经营企业或者使用单位的医疗器械经营行为。

医疗器械零售，是指将医疗器械直接销售给消费者的医疗器械经营行为。

第六十三条　互联网医疗器械经营有关管理规定由国家食品药品监督管理总局另行制定。

第六十四条　《医疗器械经营许可证》和医疗器械经营备案凭证的格式由国家食品药品监督管理总局统一制定。

《医疗器械经营许可证》和医疗器械经营备案凭证由设区的市级食品药品监督管理部门印制。

《医疗器械经营许可证》编号的编排方式为：XX 食药监械经营许 XXXXXXXX 号。其中：

第一位 X 代表许可部门所在地省、自治区、直辖市的简称；

第二位 X 代表所在地设区的市级行政区域的简称；

第三到六位 X 代表 4 位数许可年份；

第七到十位 X 代表 4 位数许可流水号。

第二类医疗器械经营备案凭证备案编号的编排方式为：XX 食药监械经营备 XXXXXXXX 号。其中：

第一位 X 代表备案部门所在地省、自治区、直辖市的简称；

第二位 X 代表所在地设区的市级行政区域的简称；

第三到六位 X 代表 4 位数备案年份；

第七到十位 X 代表 4 位数备案流水号。

第六十五条　《医疗器械经营许可证》和医疗器械经营备案凭证列明的经营范围按照医疗器械管理类别、分类编码及名称确定。医疗器械管理类别、分类编码及名称按照国家食品药品监督管理总局发布的医疗器械分类目录核定。

第六十六条　食品药品监督管理部门制作的医疗器械经营

许可电子证书与印制的医疗器械经营许可证书具有同等法律效力。

第六十七条 本办法自 2014 年 10 月 1 日起施行。2004 年 8 月 9 日公布的《医疗器械经营企业许可证管理办法》（国家食品药品监督管理局令第 15 号）同时废止。

蛋白同化制剂和肽类激素进出口管理办法

（2014 年 8 月 5 日国家食品药品监督管理局总局令第 9 号公布 根据 2017 年 11 月 7 日国家食品药品监督管理总局局务会议《关于修改部分规章的决定》修正）

第一条 为规范蛋白同化制剂、肽类激素的进出口管理，根据《中华人民共和国药品管理法》《中华人民共和国海关法》《反兴奋剂条例》等法律、行政法规，制定本办法。

第二条 国家对蛋白同化制剂、肽类激素实行进出口准许证管理。

第三条 进口蛋白同化制剂、肽类激素，进口单位应当向所在地省、自治区、直辖市食品药品监督管理部门提出申请。

第四条 进口供医疗使用的蛋白同化制剂、肽类激素，进口单位应当报送以下资料：

（一）药品进口申请表。

（二）购货合同或者订单复印件。

（三）《进口药品注册证》（或者《医药产品注册证》）（正本或者副本）复印件。

（四）进口单位的《药品经营许可证》《企业法人营业执照》《进出口企业资格证书》（或者《对外贸易经营者备案登记表》）复印件；药品生产企业进口本企业所需原料药和制剂中间体（包括境内分包装用制剂），应当报送《药品生产许可证》《企业法人营业执照》复印件。

（五）《进口药品注册证》（或者《医药产品注册证》）持

有者如委托其他公司代理出口其药品的，需提供委托出口函。

上述各类复印件应当加盖进口单位公章。

第五条　因教学、科研需要而进口蛋白同化制剂、肽类激素的，进口单位应当报送以下资料：

（一）药品进口申请表；

（二）购货合同或者订单复印件；

（三）国内使用单位合法资质的证明文件、药品使用数量的测算依据以及使用单位出具的合法使用和管理该药品保证函；

（四）相应科研项目的批准文件或者相应主管部门的批准文件；

（五）接受使用单位委托代理进口的，还需提供委托代理协议复印件和进口单位的《企业法人营业执照》《进出口企业资格证书》（或者《对外贸易经营者备案登记表》）复印件。

上述各类复印件应当加盖进口单位公章。

第六条　境内企业因接受境外企业委托生产而需要进口蛋白同化制剂、肽类激素的，报送本办法第五条第一款第（一）项、第（三）项、第（五）项规定的资料。

上述各类复印件应当加盖进口单位公章。

第七条　省、自治区、直辖市食品药品监督管理部门收到进口申请及有关资料后，应当于 15 个工作日内作出是否同意进口的决定；对同意进口的，发给药品《进口准许证》；对不同意进口的，应当书面说明理由。

第八条　进口蛋白同化制剂、肽类激素必须经由国务院批准的允许药品进口的口岸进口。进口单位持省、自治区、直辖市食品药品监督管理部门核发的药品《进口准许证》向海关办理报关手续。进口蛋白同化制剂、肽类激素无需办理《进口药品通关单》。

第九条　进口供医疗使用的蛋白同化制剂、肽类激素（包括首次在中国销售的），进口单位应当于进口手续完成后，及时填写《进口药品报验单》，持《进口药品注册证》（或者

《医药产品注册证》）原件（正本或者副本）、药品《进口准许证》原件，向进口口岸食品药品监督管理部门报送下列资料一式两份，申请办理《进口药品口岸检验通知书》：

（一）《进口药品注册证》（或者《医药产品注册证》）（正本或者副本）和药品《进口准许证》复印件；

（二）进口单位的《药品生产许可证》或者《药品经营许可证》复印件，《企业法人营业执照》复印件；

（三）原产地证明复印件；

（四）购货合同复印件；

（五）装箱单、提运单和货运发票复印件；

（六）出厂检验报告书复印件；

（七）药品说明书及包装、标签的式样（原料药和制剂中间体除外）。

上述各类复印件应当加盖进口单位公章。

第十条 口岸食品药品监督管理部门接到《进口药品报验单》及相关资料，审查无误后，将《进口药品注册证》（或者《医药产品注册证》）（正本或者副本）原件、药品《进口准许证》原件交还进口单位，并应当于当日向负责检验的口岸药品检验所发出《进口药品口岸检验通知书》，附本办法第九条规定的资料1份。

口岸药品检验所接到《进口药品口岸检验通知书》后，应当在2个工作日内与进口单位联系，到存货地点进行抽样，抽样完成后，应当在药品《进口准许证》原件第一联背面注明"已抽样"字样，并加盖抽样单位的公章。

第十一条 因教学、科研需要而进口的蛋白同化制剂、肽类激素以及境内企业接受境外企业委托生产而需要进口的蛋白同化制剂、肽类激素，予以免检。对免检的进口蛋白同化制剂、肽类激素，其收货人不免除持进口准许证向海关办理手续的义务。

第十二条 有下列情形之一的，口岸食品药品监督管理部门应当及时将有关情况通告发证机关：

（一）口岸食品药品监督管理部门根据《药品进口管理办法》第十七条规定，不予发放《进口药品口岸检验通知书》的；

（二）口岸药品检验所根据《药品进口管理办法》第二十五条规定，不予抽样的。

口岸食品药品监督管理部门对具有前款情形并已进口的全部药品，应当采取查封、扣押的行政强制措施，并于查封、扣押之日起 7 日内作出责令复运出境决定，通知进口单位按照本办法规定的蛋白同化制剂、肽类激素出口程序办理药品《出口准许证》，将进口药品全部退回原出口国。

进口单位收到责令复运出境决定之日起 10 日内不答复或者未明确表示复运出境的，已查封、扣押的药品由口岸食品药品监督管理部门监督销毁。

第十二条 进口的蛋白同化制剂、肽类激素经口岸药品检验所检验不符合标准规定的，进口单位应当在收到《进口药品检验报告书》后 2 日内，将全部进口药品流通、使用的详细情况，报告所在地口岸食品药品监督管理部门。

口岸食品药品监督管理部门收到《进口药品检验报告书》后，应当及时采取对全部药品予以查封、扣押的行政强制措施，并在 7 日内作出是否立案的决定。

进口单位未在规定时间内提出复验或者经复验仍不符合标准规定的，口岸食品药品监督管理部门应当作出责令复运出境决定，通知进口单位按照本办法规定的蛋白同化制剂、肽类激素出口程序办理药品《出口准许证》，将进口药品全部退回原出口国。进口单位收到责令复运出境决定之日起 10 日内不答复或者未明确表示复运出境的，由口岸食品药品监督管理部门监督销毁。

经复验符合标准规定的，口岸食品药品监督管理部门应当解除查封、扣押的行政强制措施。

口岸食品药品监督管理部门应当将按照本条第二款、第三款、第四款规定处理的情况及时通告发证机关，同时通告各省、自治区、直辖市食品药品监督管理部门和其他口岸食品药品监督管理部门。

第十四条 国内药品生产企业、经营企业以及医疗机构采购进口蛋白同化制剂、肽类激素时，供货单位应当提供《进口药品注册证》（或者《医药产品注册证》）复印件、药品《进口准许证》复印件和《进口药品检验报告书》复印件，并在上述各类复印件上加盖供货单位公章。

第十五条 出口蛋白同化制剂、肽类激素，出口单位应当向所在地省、自治区、直辖市食品药品监督管理部门提出申请，报送下列资料：

（一）药品出口申请表。

（二）进口国家或者地区的药品管理机构提供的进口准许证正本（或者复印件及公证文本）。

如进口国家或者地区对蛋白同化制剂、肽类激素进口尚未实行许可证管理制度，需提供进口国家的药品管理机构提供的该类药品进口无需核发进口准许证的证明文件（正本）以及以下文件之一：

1. 进口国家或者地区的药品管理机构提供的同意进口该药品的证明文件正本（或者复印件及公证文本）；

2. 进口单位合法资质的证明文件和该药品用途合法的证明文件正本（或者复印件及公证文本）。

（三）购货合同或者订单复印件（自营产品出口的生产企业除外）。

（四）外销合同或者订单复印件。

（五）出口药品如为国内药品生产企业经批准生产的品种，须提供该药品生产企业的《药品生产许可证》《企业法人营业执照》及药品的批准证明文件复印件。

出口药物如为境内企业接受境外企业委托生产的品种，须提供与境外委托企业签订的委托生产合同。委托生产合同应当明确规定双方的权利和义务、法律责任等，产品质量由委托方负责。

（六）出口企业的《企业法人营业执照》《进出口企业资格证书》（或者《对外贸易经营者备案登记表》）复印件。

上述各类复印件应当加盖出口单位公章。

第十六条 按照本办法第十二条、第十三条规定复运出境的，申请药品《出口准许证》时，应当提供下列资料：

（一）出口国原出口单位申请退货的证明材料；

（二）药品《进口准许证》。

第十七条 省、自治区、直辖市食品药品监督管理部门收到出口申请及有关资料后，应当于 15 个工作日内作出是否同意出口的决定；对同意出口的，发给药品《出口准许证》；对不同意出口的，应当书面说明理由。

对根据本办法第十六条规定申请办理药品《出口准许证》的，发证机关应当在药品《出口准许证》上注明"原货退回"字样。

第十八条 出口单位持省、自治区、直辖市食品药品监督管理部门核发的药品《出口准许证》向海关办理报关手续。

第十九条 进出口单位在办理报关手续时，应当多提交一联报关单，并向海关申请签退该联报关单。海关凭药品《进口准许证》《出口准许证》在该联报关单上加盖"验讫章"后退进出口单位。

进出口完成后 1 个月内，进出口单位应当将药品《进口准许证》《出口准许证》的第一联、海关签章的报关单退回发证机关。

取得药品进出口准许证后未进行相关进出口贸易的，进出口单位应当于准许证有效期满后 1 个月内将原准许证退回发证机关。

第二十条 药品《进口准许证》有效期 1 年。药品《出口准许证》有效期不超过 3 个月（有效期时限不跨年度）。

药品《进口准许证》《出口准许证》实行"一证一关"，只能在有效期内一次性使用，证面内容不得更改。因故延期进出口的，可以持原进出口准许证办理一次延期换证手续。

第二十一条　药品《进口准许证》《出口准许证》如有遗失，进出口单位应当立即向原发证机关书面报告挂失。原发证机关收到挂失报告后，通知口岸海关。原发证机关经核实无不良后果的，予以重新补发。

第二十二条　药品《进口准许证》《出口准许证》由国家食品药品监督管理总局统一印制。

第二十三条　以加工贸易方式进出口蛋白同化制剂、肽类激素的，海关凭药品《进口准许证》《出口准许证》办理验放手续并实施监管。确因特殊情况无法出口的，移交货物所在地食品药品监督管理部门按规定处理，海关凭有关证明材料办理核销手续。

第二十四条　海关特殊监管区域和保税监管场所与境外进出及海关特殊监管区域、保税监管场所之间进出的蛋白同化制剂、肽类激素，免予办理药品《进口准许证》《出口准许证》，由海关实施监管。

从海关特殊监管区域和保税监管场所进入境内区外的蛋白同化制剂、肽类激素，应当办理药品《进口准许证》。

从境内区外进入海关特殊监管区域和保税监管场所的蛋白同化制剂、肽类激素，应当办理药品《出口准许证》。

第二十五条　个人因医疗需要携带或者邮寄进出境自用合理数量范围内的蛋白同化制剂、肽类激素的，海关按照卫生计生部门有关处方的管理规定凭医疗机构处方予以验放。

第二十六条　除本办法另有规定外，供医疗使用的蛋白同化制剂、肽类激素的进口、口岸检验、监督管理等方面，参照《药品进口管理办法》有关药品进口的规定执行。

第二十七条　本办法所称进口供医疗使用的蛋白同化制剂、肽类激素，是指进口的蛋白同化制剂、肽类激素拟用于生产制剂或者拟在中国境内上市销售。

进口单位：是指依照本办法取得的药品《进口准许证》上载明的进口单位。

出口单位：是指依照本办法取得的药品《出口准许证》

上载明的出口单位。

第二十八条　本办法自 2014 年 12 月 1 日起施行。2006 年 7 月 28 日公布的《蛋白同化制剂、肽类激素进出口管理办法（暂行）》（国家食品药品监督管理局、海关总署、国家体育总局令第 25 号）同时废止。

食品生产许可管理办法

（2015 年 8 月 31 日国家食品药品监督管理总局令第 16 号公布 根据 2017 年 11 月 7 日国家食品药品监督管理总局局务会议 《关于修改部分规章的决定》修正）

第一章　总　则

第一条　为规范食品、食品添加剂生产许可活动，加强食品生产监督管理，保障食品安全，根据《中华人民共和国食品安全法》《中华人民共和国行政许可法》等法律法规，制定本办法。

第二条　在中华人民共和国境内，从事食品生产活动，应当依法取得食品生产许可。

食品生产许可的申请、受理、审查、决定及其监督检查，适用本办法。

第三条　食品生产许可应当遵循依法、公开、公平、公正、便民、高效的原则。

第四条　食品生产许可实行一企一证原则，即同一个食品生产者从事食品生产活动，应当取得一个食品生产许可证。

第五条　食品药品监督管理部门按照食品的风险程度对食品生产实施分类许可。

第六条　国家食品药品监督管理总局负责监督指导全国食品生产许可管理工作。

县级以上地方食品药品监督管理部门负责本行政区域内的

食品生产许可管理工作。

第七条 省、自治区、直辖市食品药品监督管理部门可以根据食品类别和食品安全风险状况，确定市、县级食品药品监督管理部门的食品生产许可管理权限。

保健食品、特殊医学用途配方食品、婴幼儿配方食品的生产许可由省、自治区、直辖市食品药品监督管理部门负责。

第八条 国家食品药品监督管理总局负责制定食品生产许可审查通则和细则。

省、自治区、直辖市食品药品监督管理部门可以根据本行政区域食品生产许可审查工作的需要，对地方特色食品等食品制定食品生产许可审查细则，在本行政区域内实施，并报国家食品药品监督管理总局备案。国家食品药品监督管理总局制定公布相关食品生产许可审查细则后，地方特色食品等食品生产许可审查细则自行废止。

县级以上地方食品药品监督管理部门实施食品生产许可审查，应当遵守食品生产许可审查通则和细则。

第九条 县级以上食品药品监督管理部门应当加快信息化建设，在行政机关的网站上公布生产许可事项，方便申请人采取数据电文等方式提出生产许可申请，提高办事效率。

第二章　申请与受理

第十条 申请食品生产许可，应当先行取得营业执照等合法主体资格。

企业法人、合伙企业、个人独资企业、个体工商户等，以营业执照载明的主体作为申请人。

第十一条 申请食品生产许可，应当按照以下食品类别提出：粮食加工品，食用油、油脂及其制品，调味品，肉制品，乳制品，饮料，方便食品，饼干，罐头，冷冻饮品，速冻食品，薯类和膨化食品，糖果制品，茶叶及相关制品，酒类，蔬菜制品，水果制品，炒货食品及坚果制品，蛋制品，可可及焙烤咖啡产品，食糖，水产制品，淀粉及淀粉制品，糕点，豆制品，蜂产品，保健食品，特殊医学用途配方食品，婴幼儿配方食品，特殊膳食食品，其他食品等。

国家食品药品监督管理总局可以根据监督管理工作需要对食品类别进行调整。

第十二条 申请食品生产许可，应当符合下列条件：

（一）具有与生产的食品品种、数量相适应的食品原料处理和食品加工、包装、贮存等场所，保持该场所环境整洁，并与有毒、有害场所以及其他污染源保持规定的距离。

（二）具有与生产的食品品种、数量相适应的生产设备或者设施，有相应的消毒、更衣、盥洗、采光、照明、通风、防腐、防尘、防蝇、防鼠、防虫、洗涤以及处理废水、存放垃圾和废弃物的设备或者设施；保健食品生产工艺有原料提取、纯化等前处理工序的，需要具备与生产的品种、数量相适应的原料前处理设备或者设施。

（三）有专职或者兼职的食品安全管理人员和保证食品安全的规章制度。

（四）具有合理的设备布局和工艺流程，防止待加工食品与直接入口食品、原料与成品交叉污染，避免食品接触有毒物、不洁物。

（五）法律、法规规定的其他条件。

第十三条 申请食品生产许可，应当向申请人所在地县级以上地方食品药品监督管理部门提交下列材料：

（一）食品生产许可申请书；

（二）营业执照复印件；

（三）食品生产加工场所及其周围环境平面图、各功能区间布局平面图、工艺设备布局图和食品生产工艺流程图；

（四）食品生产主要设备、设施清单；

（五）进货查验记录、生产过程控制、出厂检验记录、食品安全自查、从业人员健康管理、不安全食品召回、食品安全事故处置等保证食品安全的规章制度。

申请人委托他人办理食品生产许可申请的，代理人应当提交授权委托书以及代理人的身份证明文件。

第十四条 申请保健食品、特殊医学用途配方食品、婴幼儿配方食品的生产许可，还应当提交与所生产食品相适应的生产质量管理体系文件以及相关注册和备案文件。

第十五条 从事食品添加剂生产活动，应当依法取得食品添加剂生产许可。

申请食品添加剂生产许可，应当具备与所生产食品添加剂品种相适应的场所、生产设备或者设施、食品安全管理人员、专业技术人员和管理制度。

第十六条 申请食品添加剂生产许可，应当向申请人所在地县级以上地方食品药品监督管理部门提交下列材料：

（一）食品添加剂生产许可申请书；

（二）营业执照复印件；

（三）食品添加剂生产加工场所及其周围环境平面图和生产加工各功能区间布局平面图；

（四）食品添加剂生产主要设备、设施清单及布局图；

（五）食品添加剂安全自查、进货查验记录、出厂检验记录等保证食品添加剂安全的规章制度。

第十七条 申请人应当如实向食品药品监督管理部门提交有关材料和反映真实情况，对申请材料的真实性负责，并在申请书等材料上签名或者盖章。

第十八条 县级以上地方食品药品监督管理部门对申请人提出的食品生产许可申请，应当根据下列情况分别作出处理：

（一）申请事项依法不需要取得食品生产许可的，应当即时告知申请人不受理。

（二）申请事项依法不属于食品药品监督管理部门职权范围的，应当即时作出不予受理的决定，并告知申请人向有关行政机关申请。

（三）申请材料存在可以当场更正的错误的，应当允许申请人当场更正，由申请人在更正处签名或者盖章，注明更正日期。

（四）申请材料不齐全或者不符合法定形式的，应当当场或者在 5 个工作日内一次告知申请人需要补正的全部内容。当场告知的，应当将申请材料退回申请人；在 5 个工作日内告知的，应当收取申请材料并出具收到申请材料的凭据。逾期不告知的，自收到申请材料之日起即为受理。

（五）申请材料齐全、符合法定形式，或者申请人按照要求提交全部补正材料的，应当受理食品生产许可申请。

第十九条 县级以上地方食品药品监督管理部门对申请人提出的申请决定予以受理的，应当出具受理通知书；决定不予受理的，应当出具不予受理通知书，说明不予受理的理由，并告知申请人依法享有申请行政复议或者提起行政诉讼的权利。

第三章 审查与决定

第二十条 县级以上地方食品药品监督管理部门应当对申请人提交的申请材料进行审查。需要对申请材料的实质内容进行核实的，应当进行现场核查。

食品药品监督管理部门在食品生产许可现场核查时，可以根据食品生产工艺流程等要求，核查试制食品检验合格报告。在食品添加剂生产许可现场核查时，可以根据食品添加剂品种特点，核查试制食品添加剂检验合格报告、复配食品添加剂组成等。

现场核查应当由符合要求的核查人员进行。核查人员不得少于 2 人。核查人员应当出示有效证件，填写食品生产许可现场核查表，制作现场核查记录，经申请人核对无误后，由核查人员和申请人在核查表和记录上签名或者盖章。申请人拒绝签名或者盖章的，核查人员应当注明情况。

申请保健食品、特殊医学用途配方食品、婴幼儿配方乳粉生产许可，在产品注册时经过现场核查的，可以不再进行现场核查。

食品药品监督管理部门可以委托下级食品药品监督管理部门，对受理的食品生产许可申请进行现场核查。

核查人员应当自接受现场核查任务之日起 10 个工作日内，完成对生产场所的现场核查。

第二十一条　除可以当场作出行政许可决定的外，县级以上地方食品药品监督管理部门应当自受理申请之日起 20 个工作日内作出是否准予行政许可的决定。因特殊原因需要延长期限的，经本行政机关负责人批准，可以延长 10 个工作日，并应当将延长期限的理由告知申请人。

第二十二条　县级以上地方食品药品监督管理部门应当根据申请材料审查和现场核查等情况，对符合条件的，作出准予生产许可的决定，并自作出决定之日起 10 个工作日内向申请人颁发食品生产许可证；对不符合条件的，应当及时作出不予许可的书面决定并说明理由，同时告知申请人依法享有申请行政复议或者提起行政诉讼的权利。

第二十三条　食品添加剂生产许可申请符合条件的，由申请人所在地县级以上地方食品药品监督管理部门依法颁发食品生产许可证，并标注食品添加剂。

第二十四条　食品生产许可证发证日期为许可决定作出的日期，有效期为 5 年。

第二十五条　县级以上地方食品药品监督管理部门认为食品生产许可申请涉及公共利益的重大事项，需要听证的，应当向社会公告并举行听证。

第二十六条　食品生产许可直接涉及申请人与他人之间重大利益关系的，县级以上地方食品药品监督管理部门在作出行政许可决定前，应当告知申请人、利害关系人享有要求听证的权利。

申请人、利害关系人在被告知听证权利之日起 5 个工作日内提出听证申请的，食品药品监督管理部门应当在 20 个工作日内组织听证。听证期限不计算在行政许可审查期限之内。

第四章　许可证管理

第二十七条　食品生产许可证分为正本、副本。正本、副本具有同等法律效力。

国家食品药品监督管理总局负责制定食品生产许可证正本、副本式样。省、自治区、直辖市食品药品监督管理部门负责本行政区域食品生产许可证的印制、发放等管理工作。

第二十八条　食品生产许可证应当载明：生产者名称、社会信用代码（个体生产者为身份证号码）、法定代表人（负责人）、住所、生产地址、食品类别、许可证编号、有效期、日常监督管理机构、日常监督管理人员、投诉举报电话、发证机关、签发人、发证日期和二维码。

副本还应当载明食品明细和外设仓库（包括自有和租赁）具体地址。生产保健食品、特殊医学用途配方食品、婴幼儿配方食品的，还应当载明产品注册批准文号或者备案登记号；接受委托生产保健食品的，还应当载明委托企业名称及住所等相关信息。

第二十九条　食品生产许可证编号由 SC（"生产"的汉语拼音字母缩写）和 14 位阿拉伯数字组成。数字从左至右依次为：3 位食品类别编码、2 位省（自治区、直辖市）代码、2 位市（地）代码、2 位县（区）代码、4 位顺序码、1 位校验码。

第三十条　日常监督管理人员为负责对食品生产活动进行日常监督管理的工作人员。日常监督管理人员发生变化的，可以通过签章的方式在许可证上变更。

第三十一条　食品生产者应当妥善保管食品生产许可证，不得伪造、涂改、倒卖、出租、出借、转让。

食品生产者应当在生产场所的显著位置悬挂或者摆放食品生产许可证正本。

第五章　变更、延续、补办与注销

第三十二条　食品生产许可证有效期内，现有工艺设备布局和工艺流程、主要生产设备设施、食品类别等事项发生变化，需要变更食品生产许可证载明的许可事项的，食品生产者应当在变化后 10 个工作日内向原发证的食品药品监督管理部门提出变更申请。

生产场所迁出原发证的食品药品监督管理部门管辖范围的，应当重新申请食品生产许可。

食品生产许可证副本载明的同一食品类别内的事项、外设仓库地址发生变化的，食品生产者应当在变化后 10 个工作日内向原发证的食品药品监督管理部门报告。

第三十三条　申请变更食品生产许可的，应当提交下列申请材料：

（一）食品生产许可变更申请书；

（二）食品生产许可证正本、副本；

（三）与变更食品生产许可事项有关的其他材料。

第三十四条　食品生产者需要延续依法取得的食品生产许可的有效期的，应当在该食品生产许可有效期届满 30 个工作日前，向原发证的食品药品监督管理部门提出申请。

第三十五条　食品生产者申请延续食品生产许可，应当提交下列材料：

（一）食品生产许可延续申请书；

（二）食品生产许可证正本、副本；

（三）与延续食品生产许可事项有关的其他材料。

保健食品、特殊医学用途配方食品、婴幼儿配方食品的生产企业申请延续食品生产许可的，还应当提供生产质量管理体系运行情况的自查报告。

第三十六条　县级以上地方食品药品监督管理部门应当根据被许可人的延续申请，在该食品生产许可有效期届满前作出是否准予延续的决定。

第三十七条 县级以上地方食品药品监督管理部门应当对变更或者延续食品生产许可的申请材料进行审查。

申请人声明生产条件未发生变化的，县级以上地方食品药品监督管理部门可以不再进行现场核查。

申请人的生产条件发生变化，可能影响食品安全的，食品药品监督管理部门应当就变化情况进行现场核查。保健食品、特殊医学用途配方食品、婴幼儿配方食品注册或者备案的生产工艺发生变化的，应当先办理注册或者备案变更手续。

第三十八条 原发证的食品药品监督管理部门决定准予变更的，应当向申请人颁发新的食品生产许可证。食品生产许可证编号不变，发证日期为食品药品监督管理部门作出变更许可决定的日期，有效期与原证书一致。但是，对因迁址等原因而进行全面现场核查的，其换发的食品生产许可证有效期自发证之日起计算。

对因产品有关标准、要求发生改变，国家和省级食品药品监督管理部门决定组织重新核查而换发的食品生产许可证，其发证日期以重新批准日期为准，有效期自重新发证之日起计算。

第三十九条 原发证的食品药品监督管理部门决定准予延续的，应当向申请人颁发新的食品生产许可证，许可证编号不变，有效期自食品药品监督管理部门作出延续许可决定之日起计算。

不符合许可条件的，原发证的食品药品监督管理部门应当作出不予延续食品生产许可的书面决定，并说明理由。

第四十条 食品生产许可证遗失、损坏的，应当向原发证的食品药品监督管理部门申请补办，并提交下列材料：

（一）食品生产许可证补办申请书；

（二）食品生产许可证遗失的，申请人应当提交在县级以上地方食品药品监督管理部门网站或者其他县级以上主要媒体上刊登遗失公告的材料；食品生产许可证损坏的，应当提交损坏的食品生产许可证原件。

材料符合要求的，县级以上地方食品药品监督管理部门应当在受理后 20 个工作日内予以补发。

因遗失、损坏补发的食品生产许可证，许可证编号不变，发证日期和有效期与原证书保持一致。

第四十一条　食品生产者终止食品生产，食品生产许可被撤回、撤销或者食品生产许可证被吊销的，应当在 30 个工作日内向原发证的食品药品监督管理部门申请办理注销手续。

食品生产者申请注销食品生产许可的，应当向原发证的食品药品监督管理部门提交下列材料：

（一）食品生产许可注销申请书；

（二）食品生产许可证正本、副本；

（三）与注销食品生产许可有关的其他材料。

第四十二条　有下列情形之一，食品生产者未按规定申请办理注销手续的，原发证的食品药品监督管理部门应当依法办理食品生产许可注销手续：

（一）食品生产许可有效期届满未申请延续的；

（二）食品生产者主体资格依法终止的；

（三）食品生产许可依法被撤回、撤销或者食品生产许可证依法被吊销的；

（四）因不可抗力导致食品生产许可事项无法实施的；

（五）法律法规规定的应当注销食品生产许可的其他情形。

食品生产许可被注销的，许可证编号不得再次使用。

第四十三条　食品生产许可证变更、延续、补办与注销的有关程序参照本办法第二章和第三章的有关规定执行。

第六章　监督检查

第四十四条　县级以上地方食品药品监督管理部门应当依据法律法规规定的职责，对食品生产者的许可事项进行监督检查。

第四十五条 县级以上地方食品药品监督管理部门应当建立食品许可管理信息平台，便于公民、法人和其他社会组织查询。

县级以上地方食品药品监督管理部门应当将食品生产许可颁发、许可事项检查、日常监督检查、许可违法行为查处等情况记入食品生产者食品安全信用档案，并依法向社会公布；对有不良信用记录的食品生产者应当增加监督检查频次。

第四十六条 县级以上地方食品药品监督管理部门日常监督管理人员负责所管辖食品生产者许可事项的监督检查，必要时，应当依法对相关食品仓储、物流企业进行检查。

日常监督管理人员应当按照规定的频次对所管辖的食品生产者实施全覆盖检查。

第四十七条 县级以上地方食品药品监督管理部门及其工作人员履行食品生产许可管理职责，应当自觉接受食品生产者和社会监督。

接到有关工作人员在食品生产许可管理过程中存在违法行为的举报，食品药品监督管理部门应当及时进行调查核实。情况属实的，应当立即纠正。

第四十八条 县级以上地方食品药品监督管理部门应当建立食品生产许可档案管理制度，将办理食品生产许可的有关材料、发证情况及时归档。

第四十九条 国家食品药品监督管理总局可以定期或者不定期组织对全国食品生产许可工作进行监督检查；省、自治区、直辖市食品药品监督管理部门可以定期或者不定期组织对本行政区域内的食品生产许可工作进行监督检查。

第七章 法律责任

第五十条 未取得食品生产许可从事食品生产活动的，由县级以上地方食品药品监督管理部门依照《中华人民共和国食品安全法》第一百二十二条的规定给予处罚。

第五十一条　许可申请人隐瞒真实情况或者提供虚假材料申请食品生产许可的，由县级以上地方食品药品监督管理部门给予警告。申请人在1年内不得再次申请食品生产许可。

第五十二条　被许可人以欺骗、贿赂等不正当手段取得食品生产许可的，由原发证的食品药品监督管理部门撤销许可，并处1万元以上3万元以下罚款。被许可人在3年内不得再次申请食品生产许可。

第五十三条　违反本办法第三十一条第一款规定，食品生产者伪造、涂改、倒卖、出租、出借、转让食品生产许可证的，由县级以上地方食品药品监督管理部门责令改正，给予警告，并处1万元以下罚款；情节严重的，处1万元以上3万元以下罚款。

违反本办法第三十一条第二款规定，食品生产者未按规定在生产场所的显著位置悬挂或者摆放食品生产许可证的，由县级以上地方食品药品监督管理部门责令改正；拒不改正的，给予警告。

第五十四条　违反本办法第三十二条第一款规定，食品生产者工艺设备布局和工艺流程、主要生产设备设施、食品类别等事项发生变化，需要变更食品生产许可证载明的许可事项，未按规定申请变更的，由原发证的食品药品监督管理部门责令改正，给予警告；拒不改正的，处2000元以上1万元以下罚款。

违反本办法第三十二条第三款规定或者第四十一条第一款规定，食品生产许可证副本载明的同一食品类别内的事项、外设仓库地址发生变化，食品生产者未按规定报告的，或者食品生产者终止食品生产，食品生产许可被撤回、撤销或者食品生产许可证被吊销，未按规定申请办理注销手续的，由原发证的食品药品监督管理部门责令改正；拒不改正的，给予警告，并处2000元以下罚款。

第五十五条　被吊销生产许可证的食品生产者及其法定代

表人、直接负责的主管人员和其他直接责任人员自处罚决定作出之日起 5 年内不得申请食品生产经营许可，或者从事食品生产经营管理工作、担任食品生产经营企业食品安全管理人员。

第五十六条　食品药品监督管理部门对不符合条件的申请人准予许可，或者超越法定职权准予许可的，依照《中华人民共和国食品安全法》第一百四十四条的规定给予处分。

第八章　附　则

第五十七条　取得食品经营许可的餐饮服务提供者在其餐饮服务场所制作加工食品，不需要取得本办法规定的食品生产许可。

第五十八条　食品添加剂的生产许可管理原则、程序、监督检查和法律责任，适用本办法有关食品生产许可的规定。

第五十九条　对食品生产加工小作坊的监督管理，按照省、自治区、直辖市制定的具体管理办法执行。

第六十条　食品生产者在本办法施行前已经取得的生产许可证在有效期内继续有效。

第六十一条　各省、自治区、直辖市食品药品监督管理部门可以根据本行政区域实际情况，制定有关食品生产许可管理的具体实施办法。

第六十二条　食品药品监督管理部门制作的食品生产许可电子证书与印制的食品生产许可证书具有同等法律效力。

第六十三条　本办法自 2015 年 10 月 1 日起施行。

食品经营许可管理办法

(2015 年 8 月 31 日国家食品药品监督管理总局令第 17 号公布
根据 2017 年 11 月 7 日国家食品药品监督管理总局局务会议
《关于修改部分规章的决定》修正)

第一章　总　则

第一条　为规范食品经营许可活动，加强食品经营监督管理，保障食品安全，根据《中华人民共和国食品安全法》《中华人民共和国行政许可法》等法律法规，制定本办法。

第二条　在中华人民共和国境内，从事食品销售和餐饮服务活动，应当依法取得食品经营许可。

食品经营许可的申请、受理、审查、决定及其监督检查，适用本办法。

第三条　食品经营许可应当遵循依法、公开、公平、公正、便民、高效的原则。

第四条　食品经营许可实行一地一证原则，即食品经营者在一个经营场所从事食品经营活动，应当取得一个食品经营许可证。

第五条　食品药品监督管理部门按照食品经营主体业态和经营项目的风险程度对食品经营实施分类许可。

第六条　国家食品药品监督管理总局负责监督指导全国食品经营许可管理工作。

县级以上地方食品药品监督管理部门负责本行政区域内的食品经营许可管理工作。

省、自治区、直辖市食品药品监督管理部门可以根据食品类别和食品安全风险状况，确定市、县级食品药品监督管理部门的食品经营许可管理权限。

第七条　国家食品药品监督管理总局负责制定食品经营许可审查通则。

县级以上地方食品药品监督管理部门实施食品经营许可审查，应当遵守食品经营许可审查通则。

第八条　县级以上食品药品监督管理部门应当加快信息化建设，在行政机关的网站上公布经营许可事项，方便申请人采取数据电文等方式提出经营许可申请，提高办事效率。

第二章 申请与受理

第九条 申请食品经营许可，应当先行取得营业执照等合法主体资格。

企业法人、合伙企业、个人独资企业、个体工商户等，以营业执照载明的主体作为申请人。

机关、事业单位、社会团体、民办非企业单位、企业等申办单位食堂，以机关或者事业单位法人登记证、社会团体登记证或者营业执照等载明的主体作为申请人。

第十条 申请食品经营许可，应当按照食品经营主体业态和经营项目分类提出。

食品经营主体业态分为食品销售经营者、餐饮服务经营者、单位食堂。食品经营者申请通过网络经营、建立中央厨房或者从事集体用餐配送的，应当在主体业态后以括号标注。

食品经营项目分为预包装食品销售（含冷藏冷冻食品、不含冷藏冷冻食品）、散装食品销售（含冷藏冷冻食品、不含冷藏冷冻食品）、特殊食品销售（保健食品、特殊医学用途配方食品、婴幼儿配方乳粉、其他婴幼儿配方食品）、其他类食品销售；热食类食品制售、冷食类食品制售、生食类食品制售、糕点类食品制售、自制饮品制售、其他类食品制售等。

列入其他类食品销售和其他类食品制售的具体品种应当报国家食品药品监督管理总局批准后执行，并明确标注。具有热、冷、生、固态、液态等多种情形，难以明确归类的食品，可以按照食品安全风险等级最高的情形进行归类。

国家食品药品监督管理总局可以根据监督管理工作需要对食品经营项目类别进行调整。

第十一条 申请食品经营许可，应当符合下列条件：

（一）具有与经营的食品品种、数量相适应的食品原料处理和食品加工、销售、贮存等场所，保持该场所环境整洁，并与有毒、有害场所以及其他污染源保持规定的距离；

（二）具有与经营的食品品种、数量相适应的经营设备或者设施，有相应的消毒、更衣、盥洗、采光、照明、通风、防腐、防尘、防蝇、防鼠、防虫、洗涤以及处理废水、存放垃圾和废弃物的设备或者设施；

（三）有专职或者兼职的食品安全管理人员和保证食品安全的规章制度；

具有合理的设备布局和工艺流程，防止待加工食品与直接入口食品、原料与成品交叉污染，避免食品接触有毒物、不洁物；

法律、法规规定的其他条件。

第十二条 申请食品经营许可，应当向申请人所在地县级以上地方食品药品监督管理部门提交下列材料：

（一）食品经营许可申请书；

（二）营业执照或者其他主体资格证明文件复印件；

（三）与食品经营相适应的主要设备设施布局、操作流程等文件；

（四）食品安全自查、从业人员健康管理、进货查验记录、食品安全事故处置等保证食品安全的规章制度。

利用自动售货设备从事食品销售的，申请人还应当提交自动售货设备的产品合格证明、具体放置地点，经营者名称、住所、联系方式、食品经营许可证的公示方法等材料。

申请人委托他人办理食品经营许可申请的，代理人应当提交授权委托书以及代理人的身份证明文件。

第十三条 申请人应当如实向食品药品监督管理部门提交有关材料和反映真实情况，对申请材料的真实性负责，并在申请书等材料上签名或者盖章。

第十四条 县级以上地方食品药品监督管理部门对申请人提出的食品经营许可申请，应当根据下列情况分别作出处理：

（一）申请事项依法不需要取得食品经营许可的，应当即时告知申请人不受理。

（二）申请事项依法不属于食品药品监督管理部门职权范

围的，应当即时作出不予受理的决定，并告知申请人向有关行政机关申请。

（三）申请材料存在可以当场更正的错误的，应当允许申请人当场更正，由申请人在更正处签名或者盖章，注明更正日期。

（四）申请材料不齐全或者不符合法定形式的，应当当场或者在5个工作日内一次告知申请人需要补正的全部内容。当场告知的，应当将申请材料退回申请人；在5个工作日内告知的，应当收取申请材料并出具收到申请材料的凭据。逾期不告知的，自收到申请材料之日起即为受理。

（五）申请材料齐全、符合法定形式，或者申请人按照要求提交全部补正材料的，应当受理食品经营许可申请。

第十五条　县级以上地方食品药品监督管理部门对申请人提出的申请决定予以受理的，应当出具受理通知书；决定不予受理的，应当出具不予受理通知书，说明不予受理的理由，并告知申请人依法享有申请行政复议或者提起行政诉讼的权利。

第三章　审查与决定

第十六条　县级以上地方食品药品监督管理部门应当对申请人提交的许可申请材料进行审查。需要对申请材料的实质内容进行核实的，应当进行现场核查。仅申请预包装食品销售（不含冷藏冷冻食品）的，以及食品经营许可变更不改变设施和布局的，可以不进行现场核查。

现场核查应当由符合要求的核查人员进行。核查人员不得少于2人。核查人员应当出示有效证件，填写食品经营许可现场核查表，制作现场核查记录，经申请人核对无误后，由核查人员和申请人在核查表和记录上签名或者盖章。申请人拒绝签名或者盖章的，核查人员应当注明情况。

食品药品监督管理部门可以委托下级食品药品监督管理部门，对受理的食品经营许可申请进行现场核查。

核查人员应当自接受现场核查任务之日起 10 个工作日内，完成对经营场所的现场核查。

第十七条 除可以当场作出行政许可决定的外，县级以上地方食品药品监督管理部门应当自受理申请之日起 20 个工作日内作出是否准予行政许可的决定。因特殊原因需要延长期限的，经本行政机关负责人批准，可以延长 10 个工作日，并应当将延长期限的理由告知申请人。

第十八条 县级以上地方食品药品监督管理部门应当根据申请材料审查和现场核查等情况，对符合条件的，作出准予经营许可的决定，并自作出决定之日起 10 个工作日内向申请人颁发食品经营许可证；对不符合条件的，应当及时作出不予许可的书面决定并说明理由，同时告知申请人依法享有申请行政复议或者提起行政诉讼的权利。

第十九条 食品经营许可证发证日期为许可决定作出的日期，有效期为 5 年。

第二十条 县级以上地方食品药品监督管理部门认为食品经营许可申请涉及公共利益的重大事项，需要听证的，应当向社会公告并举行听证。

第二十一条 食品经营许可直接涉及申请人与他人之间重大利益关系的，县级以上地方食品药品监督管理部门在作出行政许可决定前，应当告知申请人、利害关系人享有要求听证的权利。

申请人、利害关系人在被告知听证权利之日起 5 个工作日内提出听证申请的，食品药品监督管理部门应当在 20 个工作日内组织听证。听证期限不计算在行政许可审查期限之内。

第四章　许可证管理

第二十二条 食品经营许可证分为正本、副本。正本、副本具有同等法律效力。

国家食品药品监督管理总局负责制定食品经营许可证正

本、副本式样。省、自治区、直辖市食品药品监督管理部门负责本行政区域食品经营许可证的印制、发放等管理工作。

第二十三条　食品经营许可证应当载明：经营者名称、社会信用代码（个体经营者为身份证号码）、法定代表人（负责人）、住所、经营场所、主体业态、经营项目、许可证编号、有效期、日常监督管理机构、日常监督管理人员、投诉举报电话、发证机关、签发人、发证日期和二维码。

在经营场所外设置仓库（包括自有和租赁）的，还应当在副本中载明仓库具体地址。

第二十四条　食品经营许可证编号由JY（"经营"的汉语拼音字母缩写）和14位阿拉伯数字组成。数字从左至右依次为：1位主体业态代码、2位省（自治区、直辖市）代码、2位市（地）代码、2位县（区）代码、6位顺序码、1位校验码。

第二十五条　日常监督管理人员为负责对食品经营活动进行日常监督管理的工作人员。日常监督管理人员发生变化的，可以通过签章的方式在许可证上变更。

第二十六条　食品经营者应当妥善保管食品经营许可证，不得伪造、涂改、倒卖、出租、出借、转让。

食品经营者应当在经营场所的显著位置悬挂或者摆放食品经营许可证正本。

第五章　变更、延续、补办与注销

第二十七条　食品经营许可证载明的许可事项发生变化的，食品经营者应当在变化后10个工作日内向原发证的食品药品监督管理部门申请变更经营许可。

经营场所发生变化的，应当重新申请食品经营许可。外设仓库地址发生变化的，食品经营者应当在变化后10个工作日内向原发证的食品药品监督管理部门报告。

第二十八条　申请变更食品经营许可的，应当提交下列申请材料：

（一）食品经营许可变更申请书；

（二）食品经营许可证正本、副本；

（三）与变更食品经营许可事项有关的其他材料。

第二十九条 食品经营者需要延续依法取得的食品经营许可的有效期的，应当在该食品经营许可有效期届满 30 个工作日前，向原发证的食品药品监督管理部门提出申请。

第三十条 食品经营者申请延续食品经营许可，应当提交下列材料：

（一）食品经营许可延续申请书；

（二）食品经营许可证正本、副本；

（三）与延续食品经营许可事项有关的其他材料。

第三十一条 县级以上地方食品药品监督管理部门应当根据被许可人的延续申请，在该食品经营许可有效期届满前作出是否准予延续的决定。

第三十二条 县级以上地方食品药品监督管理部门应当对变更或者延续食品经营许可的申请材料进行审查。

申请人声明经营条件未发生变化的，县级以上地方食品药品监督管理部门可以不再进行现场核查。

申请人的经营条件发生变化，可能影响食品安全的，食品药品监督管理部门应当就变化情况进行现场核查。

第三十三条 原发证的食品药品监督管理部门决定准予变更的，应当向申请人颁发新的食品经营许可证。食品经营许可证编号不变，发证日期为食品药品监督管理部门作出变更许可决定的日期，有效期与原证书一致。

第三十四条 原发证的食品药品监督管理部门决定准予延续的，应当向申请人颁发新的食品经营许可证，许可证编号不变，有效期自食品药品监督管理部门作出延续许可决定之日起计算。

不符合许可条件的，原发证的食品药品监督管理部门应当作出不予延续食品经营许可的书面决定，并说明理由。

第三十五条 食品经营许可证遗失、损坏的，应当向原发证的食品药品监督管理部门申请补办，并提交下列材料：

（一）食品经营许可证补办申请书；

（二）食品经营许可证遗失的，申请人应当提交在县级以上地方食品药品监督管理部门网站或者其他县级以上主要媒体上刊登遗失公告的材料；食品经营许可证损坏的，应当提交损坏的食品经营许可证原件。

材料符合要求的，县级以上地方食品药品监督管理部门应当在受理后 20 个工作日内予以补发。

因遗失、损坏补发的食品经营许可证，许可证编号不变，发证日期和有效期与原证书保持一致。

第三十六条 食品经营者终止食品经营，食品经营许可被撤回、撤销或者食品经营许可证被吊销的，应当在 30 个工作日内向原发证的食品药品监督管理部门申请办理注销手续。

食品经营者申请注销食品经营许可的，应当向原发证的食品药品监督管理部门提交下列材料：

（一）食品经营许可注销申请书；

（二）食品经营许可证正本、副本；

（三）与注销食品经营许可有关的其他材料。

第三十七条 有下列情形之一，食品经营者未按规定申请办理注销手续的，原发证的食品药品监督管理部门应当依法办理食品经营许可注销手续：

（一）食品经营许可有效期届满未申请延续的；

（二）食品经营者主体资格依法终止的；

（三）食品经营许可依法被撤回、撤销或者食品经营许可证依法被吊销的；

（四）因不可抗力导致食品经营许可事项无法实施的；

（五）法律法规规定的应当注销食品经营许可的其他情形。

食品经营许可被注销的，许可证编号不得再次使用。

第三十八条 食品经营许可证变更、延续、补办与注销的有关程序参照本办法第二章和第三章的有关规定执行。

第六章　监督检查

第三十九条　县级以上地方食品药品监督管理部门应当依据法律法规规定的职责，对食品经营者的许可事项进行监督检查。

第四十条　县级以上地方食品药品监督管理部门应当建立食品许可管理信息平台，便于公民、法人和其他社会组织查询。

县级以上地方食品药品监督管理部门应当将食品经营许可颁发、许可事项检查、日常监督检查、许可违法行为查处等情况记入食品经营者食品安全信用档案，并依法向社会公布；对有不良信用记录的食品经营者应当增加监督检查频次。

第四十一条　县级以上地方食品药品监督管理部门日常监督管理人员负责所管辖食品经营者许可事项的监督检查，必要时，应当依法对相关食品仓储、物流企业进行检查。

日常监督管理人员应当按照规定的频次对所管辖的食品经营者实施全覆盖检查。

第四十二条　县级以上地方食品药品监督管理部门及其工作人员履行食品经营许可管理职责，应当自觉接受食品经营者和社会监督。

接到有关工作人员在食品经营许可管理过程中存在违法行为的举报，食品药品监督管理部门应当及时进行调查核实。情况属实的，应当立即纠正。

第四十三条　县级以上地方食品药品监督管理部门应当建立食品经营许可档案管理制度，将办理食品经营许可的有关材料、发证情况及时归档。

第四十四条　国家食品药品监督管理总局可以定期或者不定期组织对全国食品经营许可工作进行监督检查；省、自治区、直辖市食品药品监督管理部门可以定期或者不定期组织对本行政区域内的食品经营许可工作进行监督检查。

第七章　法律责任

第四十五条　未取得食品经营许可从事食品经营活动的，由县级以上地方食品药品监督管理部门依照《中华人民共和国食品安全法》第一百二十二条的规定给予处罚。

第四十六条　许可申请人隐瞒真实情况或者提供虚假材料申请食品经营许可的，由县级以上地方食品药品监督管理部门给予警告。申请人在1年内不得再次申请食品经营许可。

第四十七条　被许可人以欺骗、贿赂等不正当手段取得食品经营许可的，由原发证的食品药品监督管理部门撤销许可，并处1万元以上3万元以下罚款。被许可人在3年内不得再次申请食品经营许可。

第四十八条　违反本办法第二十六条第一款规定，食品经营者伪造、涂改、倒卖、出租、出借、转让食品经营许可证的，由县级以上地方食品药品监督管理部门责令改正，给予警告，并处1万元以下罚款；情节严重的，处1万元以上3万元以下罚款。

违反本办法第二十六条第二款规定，食品经营者未按规定在经营场所的显著位置悬挂或者摆放食品经营许可证的，由县级以上地方食品药品监督管理部门责令改正；拒不改正的，给予警告。

第四十九条　违反本办法第二十七条第一款规定，食品经营许可证载明的许可事项发生变化，食品经营者未按规定申请变更经营许可的，由原发证的食品药品监督管理部门责令改正，给予警告；拒不改正的，处2000元以上1万元以下罚款。

违反本办法第二十七条第二款规定或者第三十六条第一款规定，食品经营者外设仓库地址发生变化，未按规定报告的，或者食品经营者终止食品经营，食品经营许可被撤回、撤销或者食品经营许可证被吊销，未按规定申请办理注销手续的，由原发证的食品药品监督管理部门责令改正；拒不改正的，给予警告，并处 2000 元以下罚款。

第五十条　被吊销经营许可证的食品经营者及其法定代表人、直接负责的主管人员和其他直接责任人员自处罚决定作出之日起 5 年内不得申请食品生产经营许可，或者从事食品生产经营管理工作、担任食品生产经营企业食品安全管理人员。

第五十一条　食品药品监督管理部门对不符合条件的申请人准予许可，或者超越法定职权准予许可的，依照《中华人民共和国食品安全法》第一百四十四条的规定给予处分。

第八章　附　则

第五十二条　本办法下列用语的含义：

（一）单位食堂，指设于机关、事业单位、社会团体、民办非企业单位、企业等，供应内部职工、学生等集中就餐的餐饮服务提供者；

（二）预包装食品，指预先定量包装或者制作在包装材料和容器中的食品，包括预先定量包装以及预先定量制作在包装材料和容器中并且在一定量限范围内具有统一的质量或体积标识的食品；

（三）散装食品，指无预先定量包装，需称重销售的食品，包括无包装和带非定量包装的食品；

（四）热食类食品，指食品原料经粗加工、切配并经过蒸、煮、烹、煎、炒、烤、炸等烹饪工艺制作，在一定热度状态下食用的即食食品，含火锅和烧烤等烹饪方式加工而成的食品等；

（五）冷食类食品，指一般无需再加热，在常温或者低温状态下即可食用的食品，含熟食卤味、生食瓜果蔬菜、腌菜等；

（六）生食类食品，一般特指生食水产品；

（七）糕点类食品，指以粮、糖、油、蛋、奶等为主要原料经焙烤等工艺现场加工而成的食品，含裱花蛋糕等；

（八）自制饮品，指经营者现场制作的各种饮料，含冰淇淋等；

（九）中央厨房，指由餐饮单位建立的，具有独立场所及设施设备，集中完成食品成品或者半成品加工制作并配送的食品经营者；

（十）集体用餐配送单位，指根据服务对象订购要求，集中加工、分送食品但不提供就餐场所的食品经营者；

（十一）其他类食品，指区域性销售食品、民族特色食品、地方特色食品等。

本办法所称的特殊医学用途配方食品，是指国家食品药品监督管理总局按照分类管理原则确定的可以在商场、超市等食品销售场所销售的特殊医学用途配方食品。

第五十三条 对食品摊贩等的监督管理，按照省、自治区、直辖市制定的具体管理办法执行。

第五十四条 食品经营者在本办法施行前已经取得的许可证在有效期内继续有效。

第五十五条 各省、自治区、直辖市食品药品监督管理部门可以根据本行政区域实际情况，制定有关食品经营许可管理的具体实施办法。

第五十六条 食品药品监督管理部门制作的食品经营许可电子证书与印制的食品经营许可证书具有同等法律效力。

第五十七条 本办法自 2015 年 10 月 1 日起施行。

国家食品药品监督管理总局令

第 39 号

《生物制品批签发管理办法》已于 2017 年 12 月 20 日经国家食品药品监督管理总局局务会议审议通过，现予公布，自

2018 年 2 月 1 日起施行。

局长　毕井泉
2017 年 12 月 29 日

生物制品批签发管理办法

第一章　总　则

第一条　为加强生物制品监督管理，规范生物制品批签发行为，保证生物制品安全、有效，根据《中华人民共和国药品管理法》（以下简称《药品管理法》）有关规定，制定本办法。

第二条　本办法所称生物制品批签发，是指国家食品药品监督管理总局（以下简称食品药品监管总局）对获得上市许可的疫苗类制品、血液制品、用于血源筛查的体外诊断试剂以及食品药品监管总局规定的其他生物制品，在每批产品上市销售前或者进口时，指定药品检验机构进行资料审核、现场核实、样品检验的监督管理行为。

未通过批签发的产品，不得上市销售或者进口。

第三条　批签发申请人应当是持有药品批准证明文件的境内外制药企业。境外制药企业应当授权其驻我国境内办事机构或者我国境内企业法人作为代理人办理批签发。

批签发产品应当按照食品药品监管总局核准的工艺生产。企业对批签发产品生产、检验等过程中形成的资料、记录和数据的真实性负责。批签发资料应当经企业质量受权人审核并签发。

每批产品上市销售前或者进口时，批签发申请人应当主动提出批签发申请，依法履行批签发活动中的法定义务，保证申请批签发的产品质量可靠以及批签发申请资料、过程记录、试验数据和样品的真实性。

第四条　食品药品监管总局主管全国生物制品批签发工作，负责规定批签发品种范围，指定批签发机构，指导批签发工作的实施。

省、自治区、直辖市食品药品监督管理部门负责本行政区域批签发申请人的日常监管，协助批签发机构开展现场核实，组织批签发产品的现场抽样及批签发不合格产品的处置，对批签发过程中发现的违法违规行为进行调查处理。

食品药品监管总局指定的批签发机构负责批签发的受理、资料审核、现场核实、样品检验等工作，并依法作出批签发决定。

食品药品监管总局委托中国食品药品检定研究院（以下简称中检院）组织制定批签发技术要求和技术考核细则，对拟承担批签发工作或者扩大批签发品种范围的药品检验机构进行能力评估和考核，对其他批签发机构进行业务指导、技术培训和考核评估。

食品药品监管总局食品药品审核查验中心（以下简称核查中心）负责批签发过程中的现场检查工作。

第五条　食品药品监管总局对批签发产品建立基于风险的监督管理体系。必要时，可以通过现场核实验证批签发申请资料的真实性、可靠性。

第六条　生物制品批签发审核、检验应当依据食品药品监管总局核准的药品注册标准，并应当同时符合中华人民共和国药典（以下简称药典）要求。

第二章　批签发机构确定

第七条　批签发机构及其所负责的批签发品种由食品药品监管总局确定。

食品药品监管总局根据批签发工作需要，适时公布新增批签发机构及批签发机构扩增批签发品种的遴选标准和条件。

第八条　自评符合遴选标准和条件要求的药品检验机构可以向省、自治区、直辖市食品药品监督管理部门提出申请，省、自治区、直辖市食品药品监督管理部门初步审查后，报食品药品监管总局。

中检院对提出申请的药品检验机构进行能力评估和考核。食品药品监管总局根据考核结果确定由该药品检验机构承担相应品种的批签发工作，或者对批签发机构扩大批签发品种范围。

第九条　中检院应当根据批签发工作需要，对批签发机构进行评估，评估情况及时报告食品药品监管总局。

第十条　批签发机构有下列情形之一的，食品药品监管总局取消该机构批签发资格：

（一）因主观原因发生重大差错，造成严重后果的；

（二）出具虚假检验报告的；

（三）经评估不再具备批签发机构标准和条件要求的。

第三章　批签发申请

第十一条　新批准上市的生物制品首次申请批签发前，批签发申请人应当在批签发信息管理系统内登记建档。登记时应当提交以下资料：

（一）生物制品批签发品种登记表；

（二）药品批准证明文件；

（三）合法生产的证明性文件。

相关资料符合要求的，中检院应当在 10 日内完成所申请品种在批签发信息管理系统内的登记确认。

登记信息发生变化时，批签发申请人应当及时在批签发信息管理系统内变更。

第十二条　对拟申请批签发的每个品种，批签发申请人应当建立独立的批签发生产及检定记录摘要模板，报中检院核定后，由中检院分发给批签发机构和申请人。批签发申请人需要修订已核定的批签发生产及检定记录摘要模板的，应当向中检院提出申请，经中检院核定后方可变更。

第十三条　按照批签发管理的生物制品在生产、检验完成后，批签发申请人应当在批签发信息管理系统内填写生物制品批签发申请表，并根据申请批签发产品的药品生产企业所在地或者拟进口口岸所在地，向相应属地的批签发机构申请批签发。

第十四条　批签发申请人凭生物制品批签发申请表向省、自治区、直辖市食品药品监督管理部门或者其指定的抽样机构提出抽样申请，抽样人员在 5 日内组织现场抽样，并将所抽样品封存。批签发申请人将封存样品在规定条件下送至批签发机构办理批签发登记，同时提交批签发申请资料。

省、自治区、直辖市食品药品监督管理部门负责组织本行政区域生产或者进口的批签发产品的抽样工作，确定相对固定的抽样机构和人员并在批签发机构备案，定期对抽样机构和人员进行培训，对抽样工作进行督查指导。

第十五条　批签发申请人申请批签发时，应当提供以下证明性文件、资料及样品：

（一）生物制品批签发申请表；

（二）药品批准证明文件；

（三）合法生产的证明性文件；

（四）上市后变更的批准证明性文件；

（五）药品生产企业质量受权人签字并加盖企业公章的批生产及检定记录摘要；

（六）数量满足相应品种批签发检验要求的同批号产品，必要时提供与检验相关的中间产品、标准物质、试剂等材料；

（七）质量受权人等关键人员变动情况的说明；

（八）与产品质量相关的其他资料。

进口疫苗类制品和血液制品应当同时提交生产企业所在国家或者地区的原产地证明以及药品管理当局出具的批签发证明

文件，并提供经公证的中文译本。进口产品在本国免予批签发的，应当提供免予批签发的证明性文件。

相关证明性文件为复印件的，应当加盖企业公章。

生物制品批生产及检定记录摘要，是指概述某一批生物制品全部生产工艺流程和质量控制关键环节检验结果的文件。该文件应当由企业质量管理部门和质量受权人审核确定。

第十六条 批签发机构收到申请资料及样品后，应当立即核对，交接双方登记签字确认后，妥善保存。批签发申请人无法现场签字确认的，应当提前递交书面承诺。

批签发机构应当在 5 日内决定是否受理。同意受理的，出具生物制品批签发登记表；不予受理的，予以退回，发给不予受理通知书并说明理由。

申请资料不齐全或者不符合规定形式的，批签发机构应当在 5 日内一次性书面告知批签发申请人需要补正的全部内容及资料补正时限。逾期不告知的，自收到申请资料之日起即为受理。

申请资料存在可以当场更正的错误的，应当允许批签发申请人当场更正。

未获批签发机构受理的，不得更换其他批签发机构再次申请。

第十七条 对于国家疾病防控应急需要的生物制品，经食品药品监管总局批准，企业在完成生产后即可向批签发机构申请批签发。

在批签发机构作出批签发合格结论前，批签发申请人应当将批签发申请资料补充完整并提交批签发机构。

第四章　审核、检验、检查与签发

第十八条 批签发可以采取资料审核的方式，也可以采取资料审核和样品检验相结合的方式进行，并可根据需要进行现场核实。对不同品种所采用的批签发方式及检验项目和检验比例，由中检院负责组织论证，各批签发机构按照确定的批签发方式和检验要求进行检验。

批签发机构在对具体品种的批签发过程中，可以根据该品种的工艺及质量控制成熟度和既往批签发等情况进行综合评估，动态调整该品种注册标准中的检验项目和检验频次。批签发产品出现不合格项目的，批签发机构应当对后续批次产品的相应项目增加检验频次。

第十九条 资料审核的内容包括：

（一）申请资料内容是否符合要求；

（二）生产用原辅材料、菌种、毒种、细胞等是否与食品药品监管总局批准的一致；

（三）生产工艺和过程控制是否与食品药品监管总局批准的一致并符合药典要求；

（四）产品原液、半成品和成品的检验项目、检验方法和结果是否符合药典和药品注册标准的要求；

（五）产品关键质量指标趋势分析是否存在异常；

（六）产品包装、标签及说明书是否与食品药品监管总局核准的内容一致；

（七）其他需要审核的项目。

第二十条 批签发机构应当根据批签发申请人既往质量管理情况、相应品种工艺成熟度和产品质量稳定情况等，对申请批签发的产品开展不同比例的现场核实，并可按需要抽取样品进行检验。

第二十一条 有下列情形之一的，产品应当按照注册标准进行全部项目检验，至少连续生产的三批产品批签发合格后，方可进行部分项目检验：

（一）批签发申请人新获食品药品监管总局批准上市的产品；

（二）生产场地发生变更并经批准的；

（三）生产工艺发生变更并经批准的；

（四）产品连续两年未申请批签发的；

（五）因违反相关法律法规被责令停产后经批准恢复生产的；

（六）有信息提示相应产品的质量或者质量控制可能存在潜在风险的；

（七）其他需要进行连续三批全部项目检验的情形。

第二十二条 批签发机构应当在本办法规定的工作时限内完成批签发工作。批签发申请人补正资料的时间、现场核实、现场检查和技术评估时间不计入批签发工作时限。

疫苗类产品应当在 60 日内完成批签发，血液制品和用于血源筛查的体外诊断试剂应当在 35 日内完成批签发。需要复试的，批签发工作时限可延长该检验项目的两个检验周期，并告知批签发申请人。

因品种特性及检验项目原因确需延长批签发时限的，经中检院审核确定后公开。

第二十三条 批签发机构因不可抗力或者突发公共卫生事件应急处置等原因，在规定的时限内不能完成批签发工作的，应当将批签发延期的时限、理由及预期恢复的时间书面通知批签发申请人。确实难以完成的，由中检院协调其他批签发机构承担。

第二十四条 批签发机构认为申请资料中的有关数据需要核对或者补充的，应当书面通知批签发申请人补正资料，并明确回复时限。

批签发机构在保证资料审核和样品检验等技术审查工作独立性的前提下，可就批签发过程中需要解释的具体问题与批签发申请人进行沟通。

批签发机构对批签发申请资料及样品真实性存疑或者需要进一步核对的，应当及时派员到生产企业进行现场核实，并可视情况通知省、自治区、直辖市食品药品监督管理部门派监管执法人员予以配合。确认企业存在真实性问题的，不予批签发。

第二十五条 有下列情形之一的，批签发机构应当通知企业所在地省、自治区、直辖市食品药品监督管理部门，并责令企业分析查找原因，向核查中心提出现场检查建议，同时报告食品药品监管总局：

（一）无菌等重要安全性指标检验不合格的；

（二）效力等有效性指标连续两批检验不合格的；

（三）资料审核提示产品生产质量控制可能存在严重问题的；

（四）批签发申请资料或者样品可能存在真实性问题的；

（五）其他提示产品存在重大质量风险的情形。

在上述问题调查处理期间，暂停受理该企业相应品种的批签发申请。

第二十六条 核查中心接到现场检查建议后，应当在 20 日内进行现场检查。

检查结束后 10 日内，核查中心应当组织对批签发机构提出的相关批次产品的质量风险进行技术评估，作出明确结论，形成现场检查报告送批签发机构并报食品药品监管总局。境外现场检查时限由食品药品监管总局根据具体情况确定。

企业在查清问题原因并整改完成后，向所在地省、自治区、直辖市食品药品监督管理部门和批签发机构报告，经核查中心现场检查符合要求后方可恢复批签发申请。

第二十七条 批签发申请人因非质量问题申请撤回批签发的，应当说明理由，经批签发机构同意后方可撤回，并向所在地省、自治区、直辖市食品药品监督管理部门报告批签发申请撤回情况。

批签发机构已经确认资料审核提示缺陷、检验结果不符合规定的，批签发申请人不得撤回。

第二十八条 批签发机构根据资料审核、样品检验或者现场检查等结果作出批签发结论。符合要求的，签发生物制品批签发证明，加盖批签发专用章，发给批签发申请人。

按照批签发管理的生物制品在销售时，应当出具该批产品的生物制品批签发证明复印件并加盖企业公章。

第二十九条　有下列情形之一的，不予批签发，向批签发申请人出具生物制品不予批签发通知书，并抄送批签发申请人所在地省、自治区、直辖市食品药品监督管理部门：

（一）资料审核不符合要求的；

（二）样品检验不合格的；

（三）现场检查发现违反药品生产质量管理规范、存在严重缺陷的；

（四）现场检查发现产品存在系统性质量风险的；

（五）批签发申请人无正当理由，未在规定时限内补正资料的；

（六）其他不符合法律法规要求的。

第三十条　不予批签发的生物制品，由所在地省、自治区、直辖市食品药品监督管理部门按照有关规定监督批签发申请人销毁。进口生物制品由口岸所在地食品药品监督管理部门监督销毁，或者退回境外厂商。

批签发申请人应当将销毁记录同时报食品药品监督管理部门和相应的批签发机构。

第三十一条　在批签发工作中发现企业产品存在严重缺陷，涉及已上市流通批次的，食品药品监管总局应当立即通知批签发申请人，批签发申请人应当及时采取停止销售、使用、召回缺陷产品等措施，并按照有关规定在省、自治区、直辖市食品药品监督管理部门的监督下予以销毁。批签发申请人应当将销毁记录同时报食品药品监督管理部门和相应的批签发机构。

批签发申请人召回产品的，不免除其依法应当承担的其他法律责任。

第三十二条　批签发机构应当对批签发工作情况进行年度总结，由中检院汇总分析后，于每年3月底前向食品药品监管总局报告。

第五章 复 审

第三十三条 批签发申请人对生物制品批签发通知书有异议的，可以自收到生物制品批签发通知书之日起7日内，向原批签发机构或者直接向中检院提出复审申请。

第三十四条 原批签发机构或者中检院应当在收到批签发申请人的复审申请之日起20日内作出是否复审的决定，复审内容仅限于原申请事项及原报送资料。按规定需要复验的，其样品为原批签发机构保留的样品，其时限按照本办法第二十二条规定执行。

有下列情形之一的，不予复审：

（一）不合格项目为无菌、热原（细菌内毒素）等食品药品监督管理部门规定不得复验的项目；

（二）样品明显不均匀的；

（三）样品有效期不能满足检验需求的；

（四）批签发申请人书面承诺放弃复验的。

第三十五条 复审维持原决定的，发给生物制品批签发复审结果通知书，不再受理批签发申请人再次提出的复审申请；复审改变原结论的，收回原生物制品不予批签发通知书，发给生物制品批签发证明。

第六章 信息公开

第三十六条 食品药品监管总局建立统一的批签发信息管理系统，公布批签发机构确定及调整情况，向批签发申请人提供可查询的批签发进度、批签发结论，汇总公开已完成批签发的产品批签发结论以及重大问题处理决定等信息。

中检院负责批签发信息管理系统的日常运行和维护。

第三十七条 批签发机构应当在本机构网站或者申请受理场所公开批签发申请程序、需要提交的批签发材料目录和申请书示范文本、收费标准和依据、时限要求等信息。

第三十八条　批签发机构应当在本机构每一批产品批签发决定作出后7日内公开批签发结论等信息。

第七章　法律责任

第三十九条　食品药品监督管理部门、批签发机构及其工作人员违反本办法规定，有下列情形之一的，由其上级行政机关或者监察机关责令改正；情节严重的，对直接负责的主管人员和其他直接责任人员依法给予行政处分：

（一）对符合法定条件的批签发申请不予受理的；

（二）不在本机构网站或者申请受理场所公示依法应当公示的材料的；

（三）在批签发过程中，未按规定向行政相对人履行告知义务的；

（四）批签发申请人提交的申请资料、样品不齐全、不符合法定形式，不一次告知批签发申请人必须补正的全部内容的；

（五）未依法说明不受理或者不予批签发理由的。

第四十条　食品药品监督管理部门、批签发机构及其工作人员在批签发工作中有下列情形之一的，由其上级行政机关或者监察机关责令改正，对直接负责的主管人员和其他直接责任人员依法给予行政处分；构成犯罪的，依法追究刑事责任：

（一）对不符合法定条件的申请作出准予批签发结论或者超越法定职权作出批签发结论的；

（二）对符合法定条件的申请作出不予批签发结论的；

（三）批签发过程中违反程序要求，私自向批签发申请人或者第三方透露相关工作信息，造成严重后果的；

（四）批签发过程中收受、索取批签发申请人财物或者谋取其他利益的。

第四十一条　批签发机构在承担批签发相关工作时，出具虚假检验报告的，依照《药品管理法》第八十六条的规定予以处罚。

第四十二条　批签发申请人提供虚假资料或者样品，或者故意瞒报影响产品质量的重大变更情况，骗取生物制品批签发证明的，依照《药品管理法》第八十二条的规定予以处罚。

伪造生物制品批签发证明的，依照《药品管理法》第八十一条的规定予以处罚。

第四十三条　经现场检查，药品生产不符合药品生产质量管理规范的，依照《药品管理法》第七十八条的规定予以处罚。

第四十四条　销售、使用未获得生物制品批签发证明的生物制品的，依照《药品管理法》第七十三条的规定予以处罚。

第八章　附　则

第四十五条　本办法规定的批签发工作期限以工作日计算，不含法定节假日。

第四十六条　按照批签发管理的生物制品进口时，还应当符合药品进口相关法律法规的规定。

第四十七条　生物制品批签发申请表、生物制品批签发登记表、生物制品批签发证明、生物制品不予批签发通知书、生物制品批签发复审申请表、生物制品批签发复审结果通知书的格式由中检院统一制定并公布。

第四十八条　生物制品批签发证明、生物制品不予批签发通知书、生物制品批签发复审结果通知书由批签发机构按照顺序编号，其格式为"批签 X（进）检 XXXXXXXX"，其中，前 X 符号代表批签发机构所在地省、自治区、直辖市行政区域或者机构的简称，进口生物制品使用"进"字；后 8 个 X 符号的前 4 位为公元年号，后 4 位为年内顺序号。

第四十九条　本办法自 2018 年 2 月 1 日起施行。2004 年 7 月 13 日公布的《生物制品批签发管理办法》（原国家食品药品监督管理局令第 11 号）同时废止。

总局关于规范已上市中成药通用
名称命名的通知

食药监药化管〔2017〕105 号

各省、自治区、直辖市食品药品监督管理局，国家药典委员会：

国家食品药品监督管理总局发布了《关于发布中成药通用名称命名技术指导原则的通告》（2017 年第 188 号），按照通告的要求，对已上市的药品违反命名原则的要进行规范。现就已上市中成药通用名称命名规范工作有关要求通知如下：

一、中成药通用名称规范范围

（一）下列情形的中成药名称必须更名：

1. 明显夸大疗效，误导医生和患者的；

2. 名称不正确、不科学，有低俗用语和迷信色彩的；

3. 处方相同而药品名称不同，药品名称相同或相似而处方不同的。

（二）来源于古代经典名方的各种中成药制剂不予更名。

（三）下列情形的中成药名称尽管与技术指导原则不符，但是这些品种有一定的使用历史，已经形成品牌，公众普遍接受，可不更名：

1. 药品名称有地名、人名、姓氏的；

2. 药品名称中有"宝""精""灵"等的。

二、中成药通用名称更名的程序

（一）中成药通用名称更名工作由国家药典委员会负责。

（二）由国家药典委员会组织专家审查提出需更名的中成

药名单，并公开征求意见。在该名单确定并公布后，列入名单内的中成药均应更名。

（三）更名申请的提出：

在需更名的中成药名单公布后 2 个月内，相关生产企业应以公函形式向国家药典委员会提出拟修改的建议通用名称，并提交相关资料：

1. 按照《中成药通用名称命名技术指导原则》最多提供三个通用名称，按推荐次序排列，并详述命名依据。

2. 出具与国家食品药品监督管理总局政府网站药品数据查询系统中已批准注册的药品名称不重名的检索结果。

3. 涉及多家企业的品种，可由各企业单独提出更名；或协商一致后共同出具公函（加盖各自公章），推举一家企业提出更名。

（四）通用名称的审核、发布：

1. 国家药典委员会组织专家审核企业提出的建议通用名称，并公示审核结果。

2. 国家药典委员会组织专家对公示征集到的反馈意见进行研究，并确定更名后的通用名称。

3. 国家药典委员会将审核结果报国家食品药品监督管理总局发布。

三、过渡期

批准更名之后，给予 2 年过渡期（以新名称公布之日起计），过渡期内采取新名称后括注老名称的方式，让患者和医生逐步适应。

批准更名之日起 30 日内，生产企业应向所在地省级食品药品监管部门备案更名后新的说明书、标签。自备案之日起生产的药品，不得继续使用原说明书、标签。备案前生产的药品，有效期在 2 年过渡期内的，该药品可以继续使用原说明书、标签至有效期结束；有效期超过 2 年过渡期的，该药品可以继续使用原说明书、标签至过渡期结束。

四、保障措施

国家食品药品监督管理总局加强与相关部委沟通，确保已上市中成药通用名称规范工作与基本药物目录及医疗保险目录有机衔接。国家药典委员会建立健全中药命名专业委员会。

各省、自治区、直辖市食品药品监督管理部门督促行政区域内涉及已上市中成药通用名称规范工作的企业及时向国家药典委员会提出更名建议。

食品药品监管总局
2017 年 11 月 20 日

总局关于鼓励药品创新实行优先审评审批的意见

食药监药化管〔2017〕126 号

各省、自治区、直辖市食品药品监督管理局、新疆生产建设兵团食品药品监督管理局：

为加强药品注册管理，加快具有临床价值的新药和临床急需仿制药的研发上市，解决药品注册申请积压的矛盾，现提出以下意见。

一、优先审评审批的范围

（一）具有明显临床价值，符合下列情形之一的药品注册申请：

1. 未在中国境内外上市销售的创新药注册申请。

2. 转移到中国境内生产的创新药注册申请。

3. 使用先进制剂技术、创新治疗手段、具有明显治疗优势的药品注册申请。

4. 专利到期前 3 年的药品临床试验申请和专利到期前 1 年的药品生产申请。

5. 申请人在美国、欧盟同步申请并获准开展药物临床试验的新药临床试验申请；在中国境内用同一生产线生产并在美国、欧盟药品审批机构同步申请上市且通过了其现场检查的药品注册申请。

6. 在重大疾病防治中具有清晰的临床定位的中药（含民族药）注册申请。

7. 列入国家科技重大专项、国家重点研发计划，以及由国家临床医学研究中心开展临床试验并经中心管理部门认可的新药注册申请。

（二）防治下列疾病且具有明显临床优势的药品注册申请：

1. 艾滋病；

2. 肺结核；

3. 病毒性肝炎；

4. 罕见病；

5. 恶性肿瘤；

6. 儿童用药品；

7. 老年人特有和多发的疾病。

（三）其他

1. 在仿制药质量一致性评价中，需改变已批准工艺重新申报的补充申请；

2. 列入《关于开展药物临床试验数据自查核查工作的公告》（国家食品药品监督管理总局公告 2015 年第 117 号）的自查核查项目，申请人主动撤回并改为按与原研药质量和疗效一致的标准完善后重新申报的仿制药注册申请；

3. 临床急需、市场短缺的药品注册申请。具体品种名单由国家卫生计生委和工业和信息化部提出，食品药品监管总局药品审评中心（以下简称药审中心）组织相关部门和专家论证后确定。

4. 在公共健康受到重大威胁情况下，对取得实施强制许可的药品注册申请，予以优先审评审批。公共健康受到重大威胁的情形和启动强制许可的程序，由国家卫生计生委会同有关部门规定。

二、优先审评审批的程序

（一）申请。注册申请转入药审中心后，由申请人通过"申请人之窗"向药审中心提交优先审评审批的申请（申请表见附件1），说明品种信息及纳入优先审评审批的理由。

（二）审核。对申请人提交的优先审评审批申请，由药审中心每月组织专家审核论证，并将审核结果和理由以及拟定优先审评的品种具体信息予以公示。公示5日（指工作日，下同）内无异议的即优先进入审评程序；对公示品种提出异议的，应在5日内向药审中心提交书面意见并说明理由（异议表见附件2）；药审中心在10日内另行组织论证后作出决定并通知各相关方。

对于临床急需、市场短缺的仿制药申请，自该品种公示之日起，不再接受活性成分和给药途径相同的新申报品种优先审评审批申请。

（三）审评。药审中心对列入优先审评审批的药品注册申请，按照注册申请转入药审中心的时间顺序优先配置资源进行审评。

1. 新药临床试验申请

申请人可在递交临床试验注册申请前，对现有研究数据是否充分支持拟开展I期临床试验、临床试验受试者风险是否可控等重大技术问题提出与药审中心的沟通交流申请。药审中心在收到沟通交流的申请后，组成审评团队并形成初步意见，于30日内安排与申请人的沟通交流，沟通结果以当场形成的会议纪要明确议定事项。

在申报前经过充分的沟通交流且申报资料规范、完整的前提下，药审中心自临床试验注册申请被确认列入优先审评审批之日起 10 日内启动技术审评。

在 Ⅰ期、Ⅱ期临床试验完成后，申请人及时提交试验结果及下一期临床试验方案。药审中心自收到资料后 30 日内安排与申请人的沟通交流。未发现安全性问题的，可在与药审中心沟通后转入下一期临床试验。对于试验结果显示没有优于已上市药物趋势的品种，不再予以优先。

对于罕见病或其他特殊病种，可以在申报临床试验时提出减少临床试验病例数或者免做临床试验的申请。药审中心根据技术审评需要及中国患者实际情况做出是否同意其申请的审评意见。

2. 新药生产注册申请

在提交新药生产注册申请前，申请人应就现有研究数据是否支持新药生产申请与药审中心进行沟通。药审中心收到申请后 30 日内安排会议与申请人沟通交流。药审中心自药品注册申请被列入优先审评审批之日起 10 日内启动技术审评。对申报资料如有异议或需补充内容时，应一次性告知申请人需要补充的事项。药审中心在收到补充资料后 5 日内重新启动技术审评。

药审中心在技术审评完成后即通知食品药品监管总局食品药品审核查验中心（以下简称核查中心）和申请人进行生产现场检查。现场检查应于药审中心通知发出后 20 日内进行，检查结论需于检查完成后 10 日内作出并送达药审中心。现场抽样检验的样品，应于 5 日内送达药品检验机构。药品检验机构应优先安排样品检验，在最长不超过 90 日内出具检验结论。

3. 仿制药注册申请

药审中心自仿制药注册申请被列入优先审评审批之日起 10 日内启动技术审评。需要申请人补充资料的，应一次性告知补充事项。药审中心在收到补充资料后 5 日内重新启动技术审评。

4. 对于治疗严重危及生命的疾病且尚无有效治疗手段、对解决临床需求具有重大意义的新药，申请人做好准备工作后可随时提出与药审中心当面沟通的申请，审评人员应在 10 日内安排会议交换意见。在临床试验阶段，药审中心应保持与申请人的沟通交流，指导并促进新药临床试验的开展；若根据早期临床试验数据，可合理预测或判断其临床获益且较现有治疗手段具有明显优势，允许在完成Ⅲ期确证性临床试验前有条件批准上市。

（四）报送。药审中心在收到样品生产现场检查报告和样品检验结果后5日内完成综合审评报告，3日内报送食品药品监管总局审批。对于在综合审评过程中发现需要重新审评的情况，则根据具体情况优先安排。

（五）审批。食品药品监管总局在接到药审中心报送的审核材料后10日内作出审批决定。

三、优先审评审批工作要求

（一）药审中心对优先审评审批的新药注册申请，应建立与申请人的会议沟通机制和网络咨询平台。审评人员不与申请人私自交流。对于优先审评审批的药品注册申请，食品药品监管总局将优先进行药物临床试验数据真实性的核查。

（二）核定优先审评审批的药品时，对原料和制剂关联申报的，应二者均同时申报。如二者接收时间不同步，以最后接收时间为准。

（三）申请人在提交优先审评审批申请前，申报材料应符合相关的技术原则要求并做好接受现场检查的准备工作。对于申报资料存在较大缺陷、临床试验数据失真或未能按期接受现场检查或送检样品的，直接作出不予批准的决定；对于申报资料存在真实性问题的，3年内不再接受申请人对其他品种优先审评审批的申请。

（四）在技术审评过程中，发现纳入优先审评审批范围的品种申报材料不能满足优先审评条件的，药审中心将终止该品种的优先审评，退回正常审评序列重新排队。

（五）对于临床需要且已在美国、欧盟及我国周边地区上市的进口儿童药品，其在境外完成的相关临床试验数据可用于在中国进行药品注册申请。

（六）承担受理和检查核查的各级食品药品监管部门，应当加强对相关药品注册申请的受理审查、研制现场核查和（或）生产现场检查，防止不具备审评条件的药品注册申请进入审评环节。

（七）对突发公共卫生事件应急处理所需药品的注册申请，将按照有关规定程序办理。

本意见自发布之日起实施，食品药品监管总局于 2016 年 2 月发布的《食品药品监管总局关于解决药品注册申请积压实行优先审评审批的意见》（食药监药化管〔2016〕19 号）同时废止。

附件：1. 药品注册申请优先审评审批申请表（略）
2. 药品注册申请优先审评审批品种异议表（略）

食品药品监管总局
2017 年 12 月 21 日

总局办公厅关于做好医疗机构应用传统工艺配制中药制剂备案有关事宜的通知

食药监办药化管〔2018〕39 号

各省、自治区、直辖市食品药品监督管理局，新疆生产建设兵团食品药品监督管理局：

《关于对医疗机构应用传统工艺配制中药制剂实施备案管理的公告》（国家食品药品监督管理总局公告 2018 年第 19 号，

以下简称《公告》）已于 2018 年 2 月 9 日印发。为做好《公告》的贯彻实施工作，使医疗机构应用传统工艺配制中药制剂（以下简称传统中药制剂）备案工作有序开展，现将有关事项通知如下：

一、各省级局应当按照《公告》要求抓紧完成传统中药制剂备案信息平台建设。备案信息平台应能自动生成《医疗机构应用传统工艺配制中药制剂备案表》所需信息，并能充分发挥社会监督作用，自动公开传统中药制剂名称、医疗机构名称、备案时间、备案号、配制工艺路线、不良反应监测等基本备案信息。对于内控质量标准、处方、辅料、工艺参数等涉及商业秘密的资料不予公开。

二、各省级局应当主动宣传《公告》有关精神和具体要求，及时组织对行政区域内相关医疗机构进行培训，明确医疗机构应承担对传统中药制剂实施全过程质量管理的责任，并对其备案品种的安全、有效负总责。

三、各级食品药品监督管理部门应当加强对备案品种的事中事后监管，以备案信息作为监督检查的重要依据，对所用药材来源、饮片炮制、配制、使用等环节进行严格检查。对于不符合《公告》第十六条规定的情形，及时取消备案信息，对于违法的情形，依法严肃查处。

四、各省级局应当统筹做好传统中药制剂品种的审批与备案的衔接。对于已受理的品种，申请人可选择申请撤回，改走备案程序；对于已取得批准文号的品种，各省级局应当提前研究，做好相关品种及其档案的梳理，有关品种批准文号有效期届满后，对符合规定的进行备案管理。

五、各省级局应当严格贯彻执行《公告》有关要求，可结合本地实际制定实施细则。在备案过程中发现的重大问题及时报告总局。

食品药品监管总局办公厅
2018 年 3 月 16 日

食品药品监管总局 国家卫生计生委 关于进一步加强疫苗流通监管 促进疫苗供应工作的通知

食药监药化监〔2017〕76 号

各省、自治区、直辖市食品药品监督管理局、卫生计生委，新疆生产建设兵团食品药品监督管理局、卫生局：

为进一步贯彻落实新修订的《疫苗流通和预防接种管理条例》，规范第二类疫苗（以下称疫苗）冷链储存运输管理，解决疫苗配送过程中的实际问题，保证疫苗供应的可及性，现将有关要求通知如下：

一、规范疫苗储运管理，提高疫苗配送效率

（一）疫苗生产企业、疫苗配送企业、疫苗区域仓储企业储存和运输疫苗应当严格执行《药品经营质量管理规范》《疫苗储存和运输管理规范》的要求；各级疾病预防控制机构、接种单位储存和运输疫苗应当严格执行《疫苗储存和运输管理规范》《预防接种工作规范》的要求。

（二）疫苗生产企业可直接向县级疾病预防控制机构配送疫苗，也可委托具备药品冷链运输条件的企业配送。疫苗配送可采取干线运输＋区域仓储＋区域配送的分段接力方式。干线运输是指疫苗从疫苗生产企业运输至区域仓储或直接运输至县级疾病预防控制机构的运输过程；区域仓储是指疫苗从疫苗生产企业配送至县级疾病预防控制机构的过程中，发生的冷链储存活动；区域配送是指疫苗从区域仓储直接配送至县级疾病预防控制机构的过程。

（三）疫苗生产企业应当对疫苗配送企业的配送能力进行评估，严控配送企业数量。在同一省、自治区、直辖市，同一家疫苗生产企业选取疫苗配送企业不得超过2家。接受委托配送的企业不得再次委托。

（四）疫苗的区域仓储可使用其他疫苗生产企业的冷库、配送企业的冷库、区域仓储企业的冷库。为保证疫苗的及时供应，疫苗可在产品放行后物权转移前配送至区域仓储冷库。

（五）疫苗生产企业应当严格按照《药品经营质量管理规范》的要求对疫苗配送企业、区域仓储企业的冷链储存、运输条件及执行规范的能力进行实地审计，与配送企业、区域仓储企业签订委托运输、储存合同和质量协议，约定双方责任和义务，明确疫苗质量管理要求。

（六）疫苗生产企业应当在签订委托配送、储存合同之日起15个工作日内将疫苗配送、区域仓储等情况向疫苗生产企业、区域仓储、接收疫苗的县级疾病预防控制机构所在地的省级食品药品监管部门报告，企业对报告材料的真实性、合法性负责。报告资料如下：

1. 疫苗生产企业的生产许可证、营业执照、药品批准证明性文件、药品GMP证书（进口疫苗代理机构应当提供境外制药厂商的上述相应证明性文件）；

2. 疫苗配送企业和区域仓储企业营业执照、接受食品药品监管部门监督检查承诺书；

3. 疫苗委托配送储存合同、质量协议；

4. 疫苗生产企业对委托配送企业、区域仓储企业的审计报告。

省级食品药品监管部门应当在收到报告材料10个工作日内在政府网站公开疫苗生产企业、疫苗品种、疫苗配送企业、区域仓储企业、委托配送和区域仓储合同有效期等相关信息。疫苗生产企业应当同时在企业网站公开上述信息。

（七）疫苗不得与非药品同车混合运输；与其他药品同车混合运输的，应当在运输车内分区放置，防止混淆和交叉污染，确保不因同车混合运输影响疫苗质量。疫苗生产企业、配送企业采用航空方式运输疫苗的，运输过程必须采用符合疫苗温度控制要求的冷藏措施，全程记录运输温度数据，并在配送至县级疾病预防控制机构前完成航空运输温度数据的上传。

二、积极推动疫苗全程追溯体系建设

各疫苗生产企业、配送企业、区域仓储企业、疾病预防控制机构、接种单位应当建立疫苗生产、储存、运输、使用全过程疫苗追溯体系，逐步实现疫苗最小包装单位生产、储存、运输、使用全过程可追溯。

（一）疫苗生产企业、配送企业、区域仓储企业、疾病预防控制机构、接种单位在交接疫苗过程中，双方均应登记疫苗的名称、规格、生产批号、数量、有效期、生产企业、配送企业、运输车牌号、起运和到达时间、运输温度记录等信息，送货人员和收货验收人员应当签字确认。

（二）接种单位在提供预防接种时，应当及时在预防接种证、卡（簿）上记录接种疫苗品种、规格、疫苗批号、接种时间、接种单位、接种人员等信息。

（三）疫苗生产企业、配送企业、区域仓储企业、疾病预防控制机构、接种单位应当采取信息化手段，加快推进疫苗追溯体系建设。

三、加强疫苗有效期管理

疫苗生产企业、配送企业、区域仓储企业、疾病预防控制机构和接种单位要切实加强疫苗的有效期管理，防止过期疫苗进入使用环节。

（一）疫苗生产企业在销售疫苗时，要按照生产日期的先后顺序发货出库，对疫苗的有效期要实施预警管理，无法在有效期内配送至接种单位的疫苗不得进入流通环节。

（二）疫苗生产企业要保证疫苗最小包装单位有效期日期清晰可见。鼓励疫苗生产企业采用钢印加喷墨方式在疫苗最小包装单位上标注生产日期、批号和有效期。

（三）疾病预防控制机构和接种单位应当按照疫苗的种类、有效期分类按序码放疫苗，建立疫苗有效期检查制度，定期查看疫苗有效期，对过期疫苗要隔离存放，并标注"过期"警示标志。过期疫苗由县级疾病预防控制机构统一登记回收，并定期向县级食品药品监管部门报告过期疫苗的品种、批号、数量、生产企业，由县级食品药品监管部门会同同级卫生计生行政部门按照规定监督销毁，做好销毁记录。

四、进一步完善疫苗集中采购工作

（一）各省级疾病预防控制机构应当尽快将疫苗采购纳入省级公共资源交易平台管理，按照公开透明、竞争择优、公平交易的原则实行网上集中采购。接种单位根据预防接种工作需要，制订疫苗采购计划；县级疾病预防控制机构收集汇总行政区域内的疫苗采购计划；省级疾病预防控制机构汇总本地区疫苗需求后，在省级公共资源交易平台通过直接挂网、招标或谈判议价等方式形成合理采购价格。县级疾病预防控制机构按照接种需求和招标结果向疫苗生产企业采购疫苗，采购数量应保障本行政区域内2—3个月以上常规使用量，并及时供应给本地区的接种单位。

（二）集团化经营的疫苗生产企业，集团公司可代表所属疫苗生产企业进行统一招投标，代表疫苗生产企业签订购销合同，负责售后服务工作，并承担相应责任。

五、加强疫苗流通监督检查

各级食品药品监管部门应当按照《药品经营质量管理规范》《疫苗储存和运输管理规范》的要求对疫苗生产企业、区域仓储企业、配送企业的干线运输、区域仓储、区域配送进行检查；各级食品药品监管部门、卫生计生行政部门根据各自职能按照《疫苗储存和运输管理规范》对疾病预防控制机构、接种单位的疫苗质量保证、疫苗储存运输管理进行监督检查。

（一）各省级食品药品监管部门应定期安排对疫苗生产企业、配送企业、区域仓储企业的日常检查、专项检查或飞行检查，会同同级卫生计生行政部门对疾病预防控制机构、接种单位实施日常检查、专项检查或飞行检查。重点检查疫苗储存运输过程中的违法违规行为，并按规定对检查结果予以公开。对拒绝、逃避、阻碍、对抗检查的，按照《疫苗流通和预防接种管理条例》《药品医疗器械飞行检查办法》的有关规定进行处理。

（二）疫苗干线运输监督检查由疫苗生产企业所在地市级以上食品药品监管部门负责；疫苗区域仓储、区域配送监督检查由储存地市级以上食品药品监管部门负责；县级疾病预防控制机构、接种单位疫苗运输、储存等环节的疫苗质量监督检查由县级疾病预防控制机构所在地县级以上食品药品监管部门、卫生计生行政部门负责。疫苗生产、储存、运输、使用各环节所在地药品监管部门应当相互配合监督检查工作。

（三）疫苗生产企业、区域仓储企业、配送企业和疾病预防控制机构、接种单位的违法违规行为按照《中华人民共和国药品管理法》《疫苗流通和预防接种管理条例》及相关规定处理。

各级食品药品监管部门和卫生计生行政部门要紧密配合、密切协作，建立联合监督检查协调工作机制，及时沟通疫苗流通和使用信息，形成工作合力，认真做好疫苗流通和预防接种各项工作。

食品药品监管总局　国家卫生计生委
2017 年 8 月 30 日

总局关于全面推进食品药品监管政务公开工作的实施意见

食药监〔2017〕109号

总局机关各司局、各直属单位：

为贯彻落实中共中央办公厅、国务院办公厅《关于全面推进政务公开工作的意见》（中办发〔2016〕8号）和国务院办公厅《〈关于全面推进政务公开工作的意见〉实施细则》（国办发〔2016〕80号）要求，全面推进食品药品监管政务公开工作，切实增强公开实效，促进依法行政，增强监管公信力，立足总局工作实际，制定本实施意见。

一、推进政务阳光透明

（一）推进决策公开。把公众参与、专家论证、风险评估、合法性审查、集体讨论决定确定为食品药品监管重大行政决策法定程序。实行重大决策预公开制度，涉及群众切身利益、需要社会广泛知晓的重要改革方案、重大政策措施，除依法应当保密的外，在决策前向社会公布决策草案、决策依据，通过听证座谈、调查研究、咨询协商、媒体沟通等方式广泛听取公众意见，以适当方式公布意见收集和采纳情况，相对集中的意见建议不予采纳的，公布时说明理由。根据工作需要，邀请利益相关方、公众、专家、媒体等列席有关会议，增强决策透明度。决策作出后，按照规定及时公开议定事项和相关文件。

（二）推进执行公开。主动公开食品药品监管重点改革任务、重要政策的执行措施、实施步骤，根据工作实际，及时公布进展情况，确保执行到位。重点做好药品医疗器械审评审批制度改革任务进展情况的公开工作。探索开展督查结果的公开，强化言必信、行必果的执行要求，不断提升政府公信力。

（三）推进管理公开。根据中央编办部署，全面推行权力清单、责任清单、负面清单公开工作，建立健全清单动态调整公开机制。推行食品药品监管行政执法公示制度，根据事权和职能，按照突出重点、依法有序、准确便民的原则，公开职责权限、执法依据、执法流程、执法结果、救济途径等，规范行政裁量，促进执法公平公正。着力推进食品药品行政许可、行政处罚、监督抽检、飞行检查等重点领域监管信息公开。继续推进财政预决算信息公开。

（四）推进服务公开。把行政事项受理服务与网上办事大厅结合起来，推动政务服务向网上办理延伸，打通服务群众的"最后一公里"。全面公开服务事项，编制发布办事指南，简化优化办事流程。对涉及公民、法人或其他组织权利和义务的规范性文件，都要按照政府信息公开要求和程序予以公布。

（五）推进结果公开。主动公开食品药品监管重大决策、重要政策落实情况，加大对党中央、国务院决策部署贯彻落实结果的公开力度。及时向社会公开规范性文件清理结果。定期公布食品、药品、医疗器械、化妆品监督抽检结果信息。按月发布批准注册药品、医疗器械产品公告。及时公开药品、医疗器械生产企业和经营企业飞行检查结果信息。制定《食品药品行政处罚案件信息公开实施细则》，逐步推动实现食品药品行政处罚决定书向社会公开。

二、扩大政务开放参与

（一）推进政府数据开放。按照党中央、国务院关于推进公共信息资源开放和促进大数据发展行动纲要的要求，实施食品药品监管数据资源目录管理，制定数据标准，编制数据开放目录，制定总局数据资源年度开放计划，并积极响应公众开放需求，依托国家公共信息资源统一开放平台和总局政府网站，稳步推进食品药品监管数据开放。

（二）加强政策解读。要按照"谁起草、谁解读"的原则，做好政策解读工作。将政策解读与政策制定工作同步考虑，同步安排。发挥专家学者和新闻媒体的作用，注重运用数字化、图表图解、音频视频等方式，提高政策解读的针对性、科学性、权威性。对涉及面广、社会关注度高、实施难度大、专业性强的政策法规，要通过新闻发布、政策吹风、接受访谈、发表文章等方式做好解读，深入浅出地讲解政策背景、目标和要点。领导干部要带头宣讲政策，特别是遇有重大突发事件、重要社会关切等，要带头接受媒体采访，表明立场态度，发出权威声音，当好"第一新闻发言人"。

（三）回应社会关切。建立健全政务舆情收集、研判、处置和回应机制，围绕"两会"等做好专项回应引导工作，加强重大政务舆情回应督办工作，开展效果评估。按照谁主管谁负责的原则，做好食品药品监管政务舆情的回应工作，涉事责任单位是第一责任主体。对涉及食品药品监管重要政务舆情、媒体关切、突发事件等热点问题，要依职责按程序及时发布权威信息，讲清事实真相、政策措施以及处置结果等，认真回应关切。对涉及特别重大、重大突发事件的政务舆情，要快速反应，最迟要在 5 小时内发布权威信息，在 24 小时内举行新闻发布会，依法依规明确回应主体，落实责任，确保在应对重大突发事件及社会热点事件时不失声、不缺位。

（四）发挥媒体作用。把新闻媒体作为联系群众的桥梁纽带，运用主要新闻媒体及时发布信息，解读政策。安排中央和地方媒体、新闻网站负责人参与重要活动，了解重大决策；畅通采访渠道，积极为媒体采访提供便利。充分运用中央新闻媒体及所属网站、微博微信和客户端做好国务院重大政策宣传解读工作，发挥主流媒体"定向定调"作用，正确引导舆论。发挥新闻网站、商业网站以及微博微信、移动客户端等新媒体的网络传播力和社会影响力，提高宣传引导的针对性和有效性。

三、完善政务公开制度

（一）建立健全主动公开目录。推进主动公开目录体系建设，要坚持以公开为常态、不公开为例外，进一步明确食品药品监管各领域公开的主体、内容、时限、方式等。2017 年底前，要在梳理本部门应公开内容的基础上，制定本部门的主动公开基本目录，并动态更新，不断提升主动公开的标准化规范化水平。

（二）对公开内容进行动态扩展和定期审查。每年要根据党中央、国务院对政务公开工作的新要求以及公众关切，明确政务公开年度工作重点，把握好公开的力度和节奏，细化公开内容，稳步有序推进公开工作。每年对不予公开的信息以及依申请公开较为集中的信息进行全面自查，发现应公开未公开的信息应当公开，可转为主动公开的应当主动公开。拟制公文时，要明确公开属性，拟不公开的，要依法依规说明理由，未说明不公开理由的，按规定予以退文。严格落实公开前保密审查机制，妥善处理好政务公开与保守国家秘密的关系。

（三）探索建立政务公开负面清单。依法积极稳妥制定食品药品监管政务公开负面清单，细化明确不予公开范围，对公开后危及国家安全、经济安全、公共安全、社会稳定等方面的事项纳入负面清单管理，及时进行调整更新。负面清单要详细具体，便于检查监督，负面清单外的事项原则上都要依法依规予以公开。

四、提升政务公开能力

（一）提高信息化水平。积极运用大数据、云计算、移动互联网等信息技术，提升食品药品监管政务公开信息化、集中化水平。加快推进"互联网 + 政务"，构建基于互联网的一体化政务服务体系，通过信息共享、互联互通、业务协同，实行审批和服务事项网上办理，做到利企便民。推动信用信息互联共享，促进"信用中国"建设。充分利用政务微博微信、政务客户端等新平台，扩大信息传播，增强用户体验。

（二）加强政府网站建设。强化总局政府网站信息公开第一平台作用，整合网站信息资源，加强各级食品药品监管部门政府网站之间协调联动，强化与中央和地方主要新闻媒体、主要新闻网站、重点商业网站的联动，充分运用新媒体手段拓宽信息传播渠道，完善功能，健全制度，加强内容和技术保障，将政府网站打造成更加全面的信息公开平台、更加权威的政策发布解读和舆论引导平台、更加及时地回应关切和便民服务平台。

（三）抓好教育培训。加强对行政机关工作人员特别是领导干部的培训，增强公开意识，提高发布信息、解读政策、回应关切的能力。制定政务公开专项业务培训计划，组织开展业务培训和研讨交流，2018年底前对总局从事政务公开工作人员轮训一遍。

五、强化监督保障措施

（一）加强组织领导。建立健全协调机制，明确责任分工，切实抓好工作落实。政务公开工作的主管部门具体负责组织协调、指导推进、监督检查政务公开工作。进一步理顺机制，明确工作机构，配齐配强专职工作人员，做好信息公开、政府网站、政策解读、回应关切、公众参与等工作。把政务公开、政务服务、政府数据开放等工作统筹考虑、协同推进。加强政务公开工作经费保障，为工作顺利开展创造条件。积极探索通过引进社会资源、购买服务等方式，提升政务公开专业化水平。

（二）加强考核监督。把政务公开工作纳入绩效考核体系，分值权重不应低于4%。鼓励支持第三方机构对政务公开质量和效果进行独立公正的评估。指导新闻媒体和政府网站做好发布政府信息、解读政策、回应关切的工作。充分发挥人大代表、政协委员、民主党派、人民团体、社会公众、新闻媒体对政务公开工作的监督作用。强化激励和问责，对政务公开工作落实好的，按照有关规定予以表彰；对公开工作落实不到位的，予以通报批评；对违反政务公开有关规定、不履行公开义务或公开不应当公开事项，并造成严重影响的，依法依规严肃追究责任。

各司局各单位要根据工作职责，细化任务措施，明确责任分工，认真抓好落实。

食品药品监管总局

2017 年 11 月 16 日

总局办公厅关于加强互联网药品医疗器械交易监管工作的通知

食药监办法〔2017〕144 号

各省、自治区、直辖市食品药品监督管理局，新疆生产建设兵团食品药品监督管理局：

为贯彻落实《国务院关于取消一批行政许可事项的决定》（国发〔2017〕46 号）的要求，做好相关事中事后监管措施的衔接工作，现就加强互联网药品、医疗器械交易监管工作有关事项通知如下：

一、落实监管责任。建立完善互联网药品、医疗器械交易服务企业（第三方）监管制度，按照"线上线下一致"原则，规范互联网药品、医疗器械交易行为。各地应按属地原则将平台网站纳入省级食品药品监管部门日常监督检查范围，监督平台企业落实入驻审查、产品检查、交易数据保存、配合检查等义务和责任，及时处理违法违规行为。

二、加大监督检查力度。各省级食品药品监管部门应将有互联网药品、医疗器械经营行为的企业列入重点检查对象，以互联网监测和投诉举报信息为重点线索，开展专项监督检查，查处利用互联网非法售药、经营医疗器械以及提供不真实互联网药品、医疗器械信息服务等违法违规行为。

三、强化投诉举报处理。各地食品药品监管部门要结合本地实际，广泛利用政府网站、微博、微信公众号等媒体加大网购药品、医疗器械安全等问题的警示宣传，引导公众正确消费；畅通网络、电话等投诉举报渠道，对查实的违法违规问题依法及时处理，并及时回复举报人。

四、严厉打击违法行为。各地食品药品监管部门应联合有关部门和单位探索建立互联网药品、医疗器械违法犯罪线索排查、违法认定、证据固定、依法查处的有效机制，继续加大对利用互联网非法制售药品、医疗器械等违法行为的打击力度。

五、大力推进信息公开。各地食品药品监管部门对办理的行政处罚案件的信息及时公开。

六、强化监管有效衔接。自《国务院关于取消一批行政许可事项的决定》（国发〔2017〕46号）发布之日起，总局不再受理互联网药品交易服务企业（第三方）审批的申请；发布之日前总局已受理的，将终止审批，并将申请材料退还申请人。省级食品药品监管部门应抓紧做好取消行政许可事项的衔接工作。

七、督促监管责任落实。总局将对各省级食品药品监管部门互联网药品、医疗器械交易监管责任落实情况进行经常性检查，并公开监督结果。

国发〔2017〕46号文件公布取消的药用辅料注册（新药用辅料和进口药用辅料注册）审批、直接接触药品的包装材料和容器审批以及医疗器械临床试验机构资格认定等三项行政许可事项的事中事后监管措施，总局将另行发布。

食品药品监管总局办公厅
2017 年 11 月 1 日

国家食品药品监督管理总局通告

2017 年第 140 号

关于发布已上市化学药品生产
工艺变更研究技术指导原则的通告

为规范和指导已上市化学药品的生产工艺变更研究，国家食品药品监督管理总局组织制定了《已上市化学药品生产工艺变更研究技术指导原则》（见附件），现予发布。对本指导原则中未涉及的变更事项，仍按照《已上市化学药品变更研究的技术指导原则（一）》开展变更研究。

特此通告。

附件：已上市化学药品生产工艺变更研究技术指导原则（略）

食品药品监管总局
2017 年 8 月 21 日

国家食品药品监督管理总局通告

2017 年第 148 号

关于发布《仿制药质量和疗效一致性评价受理审查指南（需一致性评价品种）》《仿制药质量和疗效一致性评价受理审查指南（境内共线生产并在欧美日上市品种）》的通告

为落实《国务院办公厅关于开展仿制药质量和疗效一致性评价的意见》（国办发〔2016〕8 号）文件精神，根据《关于仿制药质量和疗效一致性评价工作有关事项的公告》（国家食品药品监督管理总局公告 2017 年第 100 号）等文件要求，国家食品药品监督管理总局组织制定了《仿制药质量和疗效一致性评价受理审查指南（需一致性评价品种）》《仿制药质量和疗效一致性评价受理审查指南（境内共线生产并在欧美日上市品种）》及相关单据，现予发布。

特此通告。

附件：1. 仿制药质量和疗效一致性评价受理审查指南（需一致性评价品种）（略）

   2. 仿制药质量和疗效一致性评价受理审查指南（境内共线生产并在欧美日上市品种）（略）

   3. 仿制药质量和疗效一致性评价相关单据（略）

食品药品监管总局

2017 年 9 月 5 日

国家食品药品监督管理总局通告

2017 年第 154 号

关于发布酶标仪等 5 项注册
技术审查指导原则的通告

为加强医疗器械产品注册工作的监督和指导，进一步提高注册审查质量，国家食品药品监督管理总局组织制定了《酶标仪注册技术审查指导原则》《一次性使用心电电极注册技术审查指导原则》《动态血压测量仪注册技术审查指导原则》《心电图机注册技术审查指导原则（2017 年修订版）》《病人监护产品（第二类）注册技术审查指导原则（2017 年修订版）》，现予发布。

特此通告。

附件：1. 酶标仪注册技术审查指导原则（略）
　　　2. 一次性使用心电电极注册技术审查指导原则（略）
　　　3. 动态血压测量仪注册技术审查指导原则（略）
　　　4. 心电图机注册技术审查指导原则（2017 年修订版）（略）
　　　5. 病人监护产品（第二类）注册技术审查指导原则（2017 年修订版）（略）

食品药品监管总局
2017 年 9 月 25 日

国家食品药品监督管理总局通告

2018 年第 14 号

关于公布允许发布处方药广告
的医学药学专业刊物名单的通告

根据《中华人民共和国药品管理法》第五十九条规定，经审核，认定《神经病学与神经康复学杂志》等 5 个医学、药学专业刊物（见附件）可以发布处方药广告，现将名单予以公布。特此通告。

附件：允许发布处方药广告的医学、药学专业刊物名单（略）

食品药品监管总局
2018 年 1 月 5 日

国家食品药品监督管理总局通告

2018 年第 16 号

关于发布新药 I 期临床试验
申请技术指南的通告

根据中共中央办公厅、国务院办公厅《关于深化审评审批制度改革鼓励药品医疗器械创新的意见》（厅字〔2017〕42号），为帮助新药注册申请人规范申请Ⅰ期临床试验，提高新药研发与审评效率，提高Ⅰ期临床试验申报资料的质量，食品药品监管总局组织制定了《新药Ⅰ期临床试验申请技术指南》，现予发布。

特此通告。

附件：新药Ⅰ期临床试验申请技术指南（略）

食品药品监管总局

2018 年 1 月 11 日

国家食品药品监督管理总局通告

2018 年第 36 号

关于发布人表皮生长因子受体 （EGFR）突变基因检测试剂等 4 项注册 技术审查指导原则的通告

为加强医疗器械产品注册工作的监督和指导，进一步提高注册审查质量，国家食品药品监督管理总局组织制定了《人表皮生长因子受体（EGFR）突变基因检测试剂（PCR 法）注册技术审查指导原则》《幽门螺杆菌抗原/抗体检测试剂注册技术审查指导原则》《抗人球蛋白检测试剂注册技术审查指导原则》《肠道病毒核酸检测试剂注册技术审查指导原则》，现予发布。

特此通告。

附件：1. 人表皮生长因子受体（EGFR）突变基因检测试

剂（PCR 法）注册技术审查指导原则（略）

2. 幽门螺杆菌抗原/抗体检测试剂注册技术审查指导原则（略）

3. 抗人球蛋白检测试剂注册技术审查指导原则（略）

4. 肠道病毒核酸检测试剂注册技术审查指导原则（略）

食品药品监管总局
2018 年 2 月 11 日

国家食品药品监督管理总局通告

2018 年第 39 号

关于发布抗抑郁药的药物
临床试验技术指导原则的通告

为指导和规范抗抑郁新药的药物临床试验，国家食品药品监督管理总局组织制定了《抗抑郁药的药物临床试验技术指导原则》，现予发布。

特此通告。

附件：抗抑郁药的药物临床试验技术指导原则（略）

食品药品监管总局
2018 年 2 月 14 日

国家药品监督管理局通告

2018 年第 16 号

关于发布省级中药饮片炮制规范修订的技术指导原则的通告

为加强对中药饮片的管理，规范省级中药饮片炮制规范的修订工作，增强中药饮片质量的可控性，国家药品监督管理局组织制定了《省级中药饮片炮制规范修订的技术指导原则》，现予发布。

特此通告。

附件：省级中药饮片炮制规范修订的技术指导原则（略）

国家药品监督管理局
2018 年 4 月 17 日

国家食品药品监督管理总局公告

2017 年第 69 号

关于暂停销售使用单唾液酸四己糖神经节苷脂钠注射液的公告

国家食品药品监督管理总局组织开展进口药品境外生产现场检查，发现 Trb Pharma Ind Quimica E Farmaceutica Ltda. 生产的单唾液酸四己糖神经节苷脂钠注射液（商品名：重塑杰；

英文名：Monosialotetrahexosylganglioside Sodium Injection；规格：5毫升:100毫克、2毫升:20毫克；进口药品注册证号/受理号：H20150404/05；JYHB1600911/12/13/14）的生产工艺与注册工艺不一致，存在重大质量安全风险，涉嫌违反《中华人民共和国药品管理法》及其实施条例等法律法规规定，为保证公众用药安全，决定自即日起，在中国境内暂停销售使用该产品，各口岸食品药品监督管理局暂停发放该产品的进口通关凭证，并组织依法处理。

特此公告。

食品药品监管总局
2017年5月31日

国家食品药品监督管理总局公告

2017年第79号

关于修订全身用氟喹诺酮类药品
说明书的公告

根据药品不良反应评估结果，为进一步保障公众用药安全，国家食品药品监督管理总局决定对全身用氟喹诺酮类药品（见附件1）说明书增加黑框警告，并对【适应症】、【不良反应】、【注意事项】等项进行修订。现将有关事项公告如下：

一、所有全身用氟喹诺酮类药品生产企业均应依据《药品注册管理办法》等有关规定，按照全身用氟喹诺酮类药品说明书修订要求（见附件2），提出修订说明书的补充申请，于2017年8月31日前报省级食品药品监管部门备案。

修订内容涉及药品标签的，应当一并进行修订；说明书及标签其他内容应当与原批准内容一致。在补充申请备案后 6 个月内对已出厂的药品说明书及标签予以更换。

各全身用氟喹诺酮类药品生产企业应当对新增不良反应发生机制开展深入研究，采取有效措施做好使用和安全性问题的宣传培训，指导医师合理用药。

二、临床医师应当仔细阅读全身用氟喹诺酮类药品说明书的修订内容，在选择用药时，应当根据新修订说明书进行充分的效益/风险分析。

三、患者应严格遵医嘱用药，用药前应当仔细阅读说明书。

特此公告。

附件：1. 全身用氟喹诺酮类药品品种目录（略）
      2. 全身用氟喹诺酮类药品说明书修订要求（略）

食品药品监管总局
2017 年 6 月 21 日

国家食品药品监督管理总局公告

2017 年第 100 号

关于仿制药质量和疗效一致性评价
工作有关事项的公告

为做好仿制药质量和疗效一致性评价工作（以下简称一致性评价），现就有关事宜公告如下：

一、为便于企业选择参比制剂，国家食品药品监督管理总局将把《关于落实〈国务院办公厅关于开展仿制药质量和疗效一致性评价的意见〉有关事项的公告》（2016 年第 106 号）所附 289 个品种的原研企业药品列出清单并向社会公布，供企业选择参比制剂时参考。清单分为已在中国境内上市和未在中国境内上市两类。建议企业按以下顺序选择其一作为参比制剂备案：

（一）原研药品：进口原研药品、经审核确定的原研企业在中国境内生产上市的药品、未进口原研药品；

（二）在原研企业停止生产的情况下，可选择美国、日本或欧盟获准上市并获得参比制剂地位的药品。

对国家食品药品监督管理总局已公布的参比制剂，建议企业按照公布的参比制剂开展研究，未备案的无需再备案；对已公布的参比制剂存疑的，可向国家食品药品监督管理总局药品审评中心提出异议并说明理由，国家食品药品监督管理总局召开专家咨询委员会会议公开审议，并公开审议结果。

二、企业报国家食品药品监督管理总局备案的参比制剂全部向社会公开。对国家食品药品监督管理总局未公布参比制剂的品种，由国家食品药品监督管理总局组织专家咨询委员会讨论后区别情况提出如下指导性意见：

（一）可以确认符合参比制剂条件的；

（二）存疑的；

（三）明显不符合条件的。

对于（二）（三）两种情况是否继续进行研究或重新选择参比制剂，由企业自主决定并承担相应的责任。

三、企业自行从境外采购的参比制剂产品，在提交一致性评价资料时需提供购买凭证、产品包装及说明书等材料，或以其他适当方法证明所用参比制剂是标明企业的产品。企业发现所使用的参比制剂产品为假冒产品的，应终止正在进行的研究工作，已申报的，应及时向国家食品药品监督管理总局药品审评中心报告并撤回一致性评价申请，视情况免于责任；监管部门发现企业使用的参比制剂产品为假冒产品的，应及时通报相关企业，终止审评审批；已批准上市的要撤销批准文件并向社会公开信息，责成企业作出解释并根据情况立案调查。

四、根据《国务院办公厅关于进一步改革完善药品生产流通使用政策的若干意见》（国办发〔2017〕13号），对生物等效性试验机构实行备案制管理。一致性评价中的生物等效性试验可以在现有经认定的临床试验机构进行，也可以在其他具备条件的机构进行。生物等效性试验发起方可以聘请具备评估能力的第三方按《药物临床试验质量管理规范》（GCP）要求对开展生物等效性试验的机构进行评估。

五、生物等效性试验开始之前，申请人须按国家食品药品监督管理总局《关于药物临床试验信息平台的公告》的要求将开展试验的项目、临床试验机构、样本分析机构、参比制剂等信息在国家食品药品监督管理总局药品审评中心药物临床试验登记与信息公示平台登记。省级食品药品监管部门加强对临床试验机构的日常监管，发现问题及时报告国家食品药品监督管理总局食品药品审核查验中心。

六、对符合《人体生物等效性试验豁免指导原则》的品种，以及不适合开展人体内研究的品种，国家食品药品监督管理总局区别情况，分批公布具体品种目录；企业也可向国家食品药品监督管理总局提出豁免申请并说明理由，国家食品药品监督管理总局经论证后，决定是否同意豁免。

七、原研企业在中国境内生产上市的品种，按照以下情况区分：

属于上市后未发生较大变更的，或上市后发生较大变更但经审评并不影响质量和疗效的，由国家食品药品监督管理总局审核和核查后，列入参比制剂目录。

属于上市后发生重大变更并与原产国相同产品质量疗效存在差异的，由企业在本公告发布30日内报告国家食品药品监督管理总局药品审评中心，并在其网站发布声明，说明存在的差异及原因，并按照要求开展一致性评价。

八、对上市前按照与原研药品质量和疗效一致性原则申报和审评的品种，申请人应评估是否满足现行一致性评价技术指导原则要求。经评估达到要求的，申请人可向国家食品药品监督管理总局提出免于参加一致性评价的申请，国家食品药品监督管理总局将按照现行一致性评价技术要求，对原注册申报资料审评，重点审核其真实性和完整性。经审评达不到要求的，申请人应当按要求进行一致性评价。审评通过的，视同通过一致性评价。

对正在审评中的按照原化学药品注册分类受理的仿制药注册申请，申请人可评估是否满足现行一致性评价技术指导原则要求。经评估达到要求的，申请人可向国家食品药品监督管理总局药品审评中心提出按与原研药质量和疗效一致的标准审评的申请。国家食品药品监督管理总局审评通过的，视同通过一致性评价。

九、支持中国境内企业生产的在欧盟、美国或日本批准上市的药品在中国上市。

（一）在欧盟、美国或日本批准上市的仿制药已在中国上市并采用同一生产线同一处方工艺生产的，申请人需提交境外上市申报的生物等效性研究、药学研究数据等技术资料，由国家食品药品监督管理总局审评通过后，视同通过一致性评价。

（二）在欧盟、美国或日本批准上市的仿制药已在中国上市但采用不同生产线或处方工艺不一致的，企业需按一致性评价的要求，以境外上市申报的处方工艺和生物等效性研究、药学研究数据等技术资料向国家食品药品监督管理总局递交变更申请，审评通过后，批准变更处方工艺，视同通过一致性评价。

（三）在欧盟、美国或日本上市但未在中国境内上市的，经临床研究证实无种族差异的，可使用境外上市申报的生物等效性研究、药学研究数据等技术资料向国家食品药品监督管理总局提出上市申请；可能存在种族差异的，应开展相应的临床试验。审评通过的视同通过一致性评价。

（四）上述技术资料，应是用于向欧盟、美国或日本监管部门申请上市的完整研究数据，包括药学研究数据、生物等效性试验资料等，应符合中国现行技术指导原则要求并需接受国家食品药品监督管理总局现场检查。对提供虚假的证明文件、资料、样品或者以其他欺骗手段取得药品批准证明文件的，撤销批准证明文件。

上款所述药品包括其在中国境内生产的以在境外设立或收购的控股附属企业名义上市的情形。在境外设立的由中国公民投资或参股、控股的企业，其在境外生产的药品仍按进口药品申请上市许可。

十、企业报送一致性评价申请时，由申请人所属技术部门或委托药品检验机构、第三方机构等出具样品复核检验报告，作为申报资料之一报送国家食品药品监督管理总局。国家食品药品监督管理总局将在相关网站公布具备药品质量复核能力的机构名单。

十一、国家食品药品监督管理总局药品审评中心设立合规办公室，协调有因检查、抽检以及审评等相关环节，提高检查、检验和审评工作的质量和效率，保证检查员和审评员按同一标准对申请一致性评价药物进行检查和审评。审评、检查、检验需按国家食品药品监督管理总局有关规定进行，并记入药品相关档案。审评、核查、检验工作人员需对相关结论负责。

十二、申请人需对所报申报资料及相关数据可靠性承担法律责任。药品审评过程中发现申报资料存在真实性问题的，不予批准，并由国家食品药品监督管理总局稽查局会同食品药品审核查验中心依法立案调查，撤销原药品批准文号，追究相关责任人法律责任。申报资料存在完整性问题的，不予批准，申请人可完善后重新申报。

十三、自公告发布后第十个工作日起，一致性评价申请由国家食品药品监督管理总局行政事项受理服务和投诉举报中心负责受理或接收。

（一）属于改变处方工艺的仿制药（包括进口仿制药），应参照《药品注册管理办法》（国家食品药品监督管理局令第28号）的有关要求，提出补充申请，在申请表特别申明事项中注明"一致性评价申请，处方工艺有变更"。国产仿制药申报资料应符合《关于发布化学药品仿制药口服固体制剂质量和疗效一致性评价申报资料要求（试行）的通告》（国家食品药品监督管理总局通告 2016 年第 120 号）资料要求。进口仿制药可按照 2016 年第 120 号通告要求提交申报资料；也可以按照国际人用药品注册技术协调会议（ICH）规定的通用技术文件（CTD）境外全套技术资料，以及 2016 年第 120 号通告要求的"概要"及"体外评价"部分提交申报资料。

（二）属于未改变处方工艺的一致性评价申请，应填写药品补充申请表，在申请表特别申明事项中注明"一致性评价申请，处方工艺未变更"。申报资料应符合本条第（一）项或有关通告、公告的要求。

（三）属于在欧盟、美国或日本批准上市的中国境内生产的仿制药已在中国上市并拟采用与境外上市药品同一生产线同一处方工艺生产的，应填写药品补充申请表，在申请表特别申明事项中注明"共线生产一致性评价申请，生产线处方工艺有变更"或"共线生产一致性评价申请，生产线处方工艺未变更"。申报资料应符合本公告第九条和本条第（一）项的相关要求。

原料药、辅料和直接接触药品的包装材料无法提供合法来源证明文件的，其所用原料药、辅料和直接接触药品的包装材料生产企业应提交所用原料药、辅料和直接接触药品的包装材料已在欧盟、美国或日本合法使用的声明（或由制剂企业代为提交），及不能提供相关技术文档原因的说明。制剂生产企业应当报送有关研究资料。有关说明将与一致性评价结论一并公开。

（四）国家食品药品监督管理总局行政事项受理服务和投诉举报中心签收资料 5 日内，对申报资料进行形式审查，符合要求的，由行政事项受理服务和投诉举报中心出具受理通知书（处方工艺有变更的）或接收通知书（处方工艺未变更的）；

不符合要求的，出具不予受理通知书（处方工艺有变更的）或不予接收通知书（处方工艺未变更的），并说明理由；资料不齐全或者不符合法定形式的出具补正通知书。

十四、受理后，国家食品药品监督管理总局药品审评中心对企业申报资料进行立卷审查。符合要求的，于45日内完成立卷；不符合上述要求的，不予批准，并说明理由。

国家食品药品监督管理总局药品审评中心根据立卷审查情况提出有因检查和抽检的需求，由国家食品药品监督管理总局食品药品审核查验中心统一组织进行对研制现场、生产现场或临床试验数据的有因检查或抽样。需要检验的，指定有关检验机构。有因检查工作一般在立卷审查结束后60日内完成。

十五、国家食品药品监督管理总局药品审评中心汇总有因检查和样品检验的情况，提出是否通过一致性评价的综合审评意见。

审评工作一般应当在受理后120日内完成。经审评认为需申请人补充资料的，申请人应在4个月内一次性完成补充资料。发补时限不计入审评时限。

综合审评通过的，由国家食品药品监督管理总局药品审评中心核发批准证明文件，发布公告，收录入《中国上市药品目录集》，允许其使用"通过一致性评价"标识（见附件），享有通过一致性评价的相关政策。

十六、"通过一致性评价"标识是用于通过或视同通过一致性评价药品的药品标签、说明书的标识。通过及视同通过一致性评价的药品，自国家食品药品监督管理总局核发批准证明文件之日起，可在药品标签、说明书中使用"通过一致性评价"标识。标识的图样、颜色、字体必须与国家食品药品监督管理总局公布的一致，不得擅自更改。标识下方以文字形式标注该药品通过一致性评价的公告号（例：XXXX 年第 XX号）。标识应与药品使用说明书、标签一体化印刷，如标签、说明书中同时印有麻醉药品、精神药品、医疗用毒性药品、放射性药品、外用药品和非处方药品等国家规定专用标识的，标识大小不得超过国家规定专用标识的大小。标识下方公告号其字体以单字面积计不得大于通用名称所用字体的二分之一。药品使用说明书和标签的其他要求应符合原国家食品药品监督管理局发布的《药品说明书和标签管理规定》。

十七、对企业申报的一致性评价申请，审评结论均向社会公开。对通过一致性评价的品种，向社会公开其产品说明书、企业研究报告及生物等效性试验数据，涉及企业生产工艺及其参数等技术秘密的，按照国家食品药品监督管理总局有关规定执行。具体标准由国家食品药品监督管理总局药品审评中心另行规定。对未通过一致性评价的品种，将在公布不予通过决定的同时说明不予通过的理由。

十八、对于一致性评价立卷审查、综合审评结论不予通过的，由国家食品药品监督管理总局药品审评中心告知企业。企业有不同意见的，可以在相关结论公布（或通知申请人）之日起15日内申请进行会议沟通并提交书面意见。国家食品药品监督管理总局药品审评中心在接到申请的15日内作出是否召开会议的决定并书面通知申请人。申请人需于会议召开前20日内准备书面意见送达国家食品药品监督管理总局药品审评中心。国家食品药品监督管理总局药品审评中心需在接到申请人书面意见后20日内召开沟通会议。

经沟通后企业仍有异议的，可以向国家食品药品监督管理总局药品审评中心申请召开专家咨询委员会会议公开论证。由药品审评中心根据专家论证结论作出意见，报国家食品药品监督管理总局作出决定。专家咨询委员会会议召开的办法和程序按国家食品药品监督管理总局有关规定执行。

十九、同品种药品通过一致性评价的生产企业达到3家以上的，在药品集中采购等方面不再选用未通过一致性评价的品种。

对由于通过一致性评价的生产企业数量少而影响市场供应的国家基本药物目录品种，由国家食品药品监督管理总局会同相关部委发布清单，鼓励企业研发申报仿制药。药品清单将根据品种一致性评价通过情况进行动态调整。

国家食品药品监督管理总局鼓励具有上市许可持有人资格的企业，将通过一致性评价的药品委托其他生产企业生产，以扩大产量，满足市场需要。

二十、食品药品监管部门工作人员对企业申报文件中的技术秘密和商业秘密以及药品审评和检查过程负有保密的义务。如有证据证明食品药品监管工作人员泄露企业技术秘密和商业秘密的，按国家食品药品监督管理总局保密管理有关规定处理；涉嫌犯罪的，将移交司法机关追究刑事责任。外聘执行临时工作任务的审评员和检查员，需签署保密协议，对违反保密协议的，依协议规定处理。

二十一、国家食品药品监督管理总局鼓励社会各界对企业一致性评价药品研发、生产行为进行监督，对违法行为进行举报。鼓励社会各界对药品审评和检查检验行为进行监督。对举报者给予保密并按有关规定予以奖励。

二十二、上述工作时限均以工作日计。

二十三、本公告自发布之日起实施，原发布的一致性评价相关文件与此件不一致的，以此件为准。

特此公告。

附件："通过一致性评价"标识（略）

食品药品监管总局
2017 年 8 月 25 日

国家食品药品监督管理总局公告

2017 年第 105 号

关于复方酮康唑发用洗剂、复方酮康唑软膏、酮康他索乳膏转换为处方药的公告

为保障公众用药安全，根据《处方药与非处方药分类管理办法（试行）》（国家药品监督管理局令第 10 号）的规定，经国家食品药品监督管理总局组织论证和审定，将复方酮康唑发用洗剂、复方酮康唑软膏、酮康他索乳膏调出非处方药目录，按处方药管理，同时对上述 3 个品种说明书【不良反应】、【禁忌】和【注意事项】项进行修订。现将有关事项公告如下：

一、所有复方酮康唑发用洗剂、复方酮康唑软膏、酮康他索乳膏生产企业均应依据《药品注册管理办法》等有关规定，按照复方酮康唑发用洗剂说明书修订要求（见附件 1）、复方酮康唑软膏说明书修订要求（见附件 2）、酮康他索乳膏说明书修订要求（见附件 3），提出修订说明书的补充申请，于 2017 年 10 月 5 日前报省级食品药品监管部门备案。

修订内容涉及药品标签的，应当一并进行修订；说明书及标签其他内容应当与原批准内容一致。在补充申请备案后 6 个月内对已出厂的药品说明书及标签予以更换。

各复方酮康唑发用洗剂、复方酮康唑软膏、酮康他索乳膏生产企业应当对新增不良反应发生机制开展深入研究，采取有效措施做好复方酮康唑发用洗剂、复方酮康唑软膏、酮康他索乳膏使用和安全性问题的宣传培训，指导医师合理用药。

二、临床医师应当仔细阅读复方酮康唑发用洗剂、复方酮

康唑软膏、酮康他索乳膏说明书的修订内容，在选择用药时，应当根据新修订说明书进行充分的效益/风险分析。

三、复方酮康唑发用洗剂、复方酮康唑软膏、酮康他索乳膏已被调出非处方药目录，按处方药管理。自本公告发布之日起，药品零售企业应凭处方销售复方酮康唑发用洗剂、复方酮康唑软膏、酮康他索乳膏。患者应严格遵医嘱用药，用药前应仔细阅读药品说明书。

四、各地要加强监督检查，对发现的违法违规行为依法严厉查处，涉嫌犯罪的，移交公安机关追究刑事责任。

特此公告。

附件：1. 复方酮康唑发用洗剂说明书修订要求（略）
　　　2. 复方酮康唑软膏说明书修订要求（略）
　　　3. 酮康他索乳膏说明书修订要求（略）

食品药品监管总局
2017 年 9 月 1 日

国家食品药品监督管理总局
国家卫生和计划生育委员会公告

2017 年第 119 号

关于药物临床试验机构开展人体
生物等效性试验的公告

为落实《国务院关于改革药品医疗器械审评审批制度的意见》，更好地服务以临床价值为导向的药物创新，有效落实申请人主体责任，现就生物等效性试验有关工作公告如下：

一、根据《中华人民共和国药品管理法》《药物临床试验机构资格认定办法（试行）》的有关规定，药品监督管理部门会同卫生行政部门已经认定具有药物临床试验机构资格的医疗机构619家。经认定的药物临床试验机构均可以开展人体生物等效性试验。

二、药物临床试验机构开展人体生物等效性试验，其伦理审查和试验管理应当符合《涉及人的生物医学研究伦理审查办法》及相关指导原则中的要求、条件和程序，有效保护受试者的权益并保障其安全。

三、注册申请人开展人体生物等效性试验前，应当将拟开展的人体生物等效性试验项目在国家食品药品监督管理总局指定的化学仿制药生物等效性与临床试验备案信息平台（网址：be. chinadrugtrials. org. cn）备案。

四、注册申请人和药物临床试验机构应当遵循《药物临床试验质量管理规范》《药物Ⅰ期临床试验管理指导原则（试行)》及相关技术要求，确保人体生物等效性试验数据真实、完整、可靠，并对全部试验数据承担法律责任。现场检查未通过的，其数据在药品审评时将不被接受。

五、各省级药品监督管理部门负责对本行政区域内药物临床试验机构开展的人体生物等效性试验项目的监督，负责试验项目的现场检查。对试验数据真实、完整、可靠承担监督责任。

特此公告。

附件：具有药物临床试验机构资格的医疗机构（略）

食品药品监管总局　国家卫生计生委
2017 年 9 月 1 日

国家食品药品监督管理总局公告

2017 年第 122 号

关于注销吡拉西坦胶囊等 15 个
药品注册批准证明文件的公告

根据吉林天顺药业有限公司等 10 家企业的申请，国家食品药品监督管理总局决定注销吡拉西坦胶囊等 15 个药品注册批准证明文件。

特此公告。

附件：注销注册批准证明文件品种目录（略）

食品药品监管总局
2017 年 10 月 12 日

国家食品药品监督管理总局公告

2017 年第 134 号

关于调整药品注册受理工作的公告

依据《国务院关于改革药品医疗器械审评审批制度的意见》（国发〔2015〕44 号），为建立审评主导的药品注册技术体系，实现以审评为核心，现场检查、产品检验为技术支持的审评审批机制，国家食品药品监督管理总局研究决定自 2017 年 12 月 1 日起，将现由省级食品药品监督管理部门受理、国家食品药品监督管理总局审评审批的药品注册申请，调整为国家食品药品监督管理总局集中受理。现将有关事宜公告如下：

一、调整范围

凡依据现行法律、法规和规章，由国家食品药品监督管理总局审评审批、备案的注册申请均由国家食品药品监督管理总局受理，包括新药临床试验申请、新药生产（含新药证书）申请、仿制药申请，国家食品药品监督管理总局审批的补充申请等；由省级食品药品监督管理部门审批、备案的药品注册申请仍由省级食品药品监督管理部门受理。

二、调整要求

上述调整自 2017 年 12 月 1 日起实施。药品注册申请可采取电子申报、邮寄或现场提交的方式提交申报资料，同时提交纸质文本和电子文档。

2017 年 12 月 1 日前，省级食品药品监督管理部门已签收资料但尚未受理或已受理但药物临床试验现场核查、研制现场核查、生产现场检查及抽样等工作尚未完成的注册申请，仍由省级食品药品监督管理部门组织完成相关工作。

三、资料提交

药品注册申请人应按照《药品注册管理办法》《药品注册申报资料的体例与整理规范》等有关规定填写申请表并准备申报资料。申请人应保证提交的纸质文本与电子文档内容一致。药品注册申请人可自行选择邮寄或现场提交申报资料，鼓励药品注册申请人通过邮寄方式提交申报资料。

（一）邮寄提交。药品注册申请人将相关资料邮寄至国家食品药品监督管理总局药品审评中心（以下简称总局药审中心）。

邮寄地址：北京市海淀区复兴路甲1号，邮编：100038。

以邮寄形式提交电子文档的申报资料，申请人应做好储存介质的技术防护，避免邮寄过程中介质损坏造成申报资料无法接受。

（二）现场提交。药品注册申请人携相关资料到总局药审中心提交药品注册申请。

办公地址：北京市海淀区复兴路甲1号

办公时间：周一至周五，上午：9：00—11：30；周一、周二、周四，下午：13：00—16：00。

（三）资料提交要求。药品注册申请人应按照现行药品注册资料要求提交申请资料；提交新药临床试验申请的，还需提交与总局药审中心会议沟通意见建议以及申报资料补充完善的情况说明。

四、受理审查

总局药审中心收到资料当日或当场进行签收登记，在5个工作日内完成受理审查并做出审查决定（受理、不予受理或要求补正材料）。经审查符合规定的或者申请人完成补正资料后符合规定的，出具《受理通知书》《缴费通知书》；经审查不符合规定的，出具《补正资料通知书》或《不予受理通知书》。审查决定的通知书应在5个工作日内寄送药品注册申请人。

药品注册申请人按要求完成补正资料后，可以选择现场提交或以邮寄的方式提交补正资料。自《补正资料通知书》送达之日起30日内未收到补正资料，且药品注册申请人未及时与总局药审中心沟通并说明原因的，出具《不予受理通知书》并将申报资料退回申请人。

五、立卷审查

受理后总局药审中心对化学药品仿制药申报资料进行立卷审查，符合要求的，于45个工作日内完成立卷；不符合要求的，不予批准，并说明理由。

六、现场核查及注册检验

集中受理实施后，国家食品药品监督管理总局新受理的药品注册申请，根据药品技术审评中的需求，由国家食品药品监督管理总局食品药品审核查验中心统一组织全国药品注册检查资源实施现场核查，并不再列入 2015 年 7 月以来国家食品药品监督管理总局开展的药物临床试验数据自查核查范围。需要进行注册检验的或核查中认为需要抽样检验的，由检查部门按规定抽取样品送中国食品药品检定研究院或省级药品检验机构检验。核查报告和检验报告等，仍按现行规定报送总局药审中心。

各省级食品药品监督管理部门要加强宣传贯彻，遇到重大问题应及时报告。

特此公告。

食品药品监管总局
2017 年 11 月 7 日

国家食品药品监督管理总局公告

2017 年第 140 号

关于修订注射用脂溶性维生素
（Ⅰ）等 5 个品种说明书的公告

根据药品不良反应评估结果，为进一步保障公众用药安全，国家食品药品监督管理总局决定对复方脂溶性维生素注射剂〔包括注射用脂溶性维生素（Ⅰ）、注射用脂溶性维生素（Ⅱ）、脂溶性维生素注射液（Ⅰ）、脂溶性维生素注射液（Ⅱ）、复方维生素注射液（4）〕说明书【不良反应】、【禁忌】、【注意事项】等项进行修订。现将有关事项公告如下：

一、所有复方脂溶性维生素注射剂生产企业均应依据《药品注册管理办法》等有关规定，按照复方脂溶性维生素注射剂说明书修订要求（见附件），提出修订说明书的补充申请，于2018年1月31日前报省级食品药品监管部门备案。

修订内容涉及药品标签的，应当一并进行修订；说明书及标签其他内容应当与原批准内容一致。在补充申请备案后6个月内对所有已出厂的药品说明书及标签予以更换。

各复方脂溶性维生素注射剂生产企业应当对新增不良反应发生机制开展深入研究，采取有效措施做好使用和安全性问题的宣传培训，指导医师合理用药。

二、临床医师应当仔细阅读复方脂溶性维生素注射剂说明书的修订内容，在选择用药时，应当根据新修订说明书进行充分的效益/风险分析。

三、患者应严格遵医嘱用药，用药前应当仔细阅读说明书。

特此公告。

附件：复方脂溶性维生素注射剂说明书修订要求（略）

食品药品监管总局
2017年11月20日

国家食品药品监督管理总局公告

2017 年第 143 号

中药保护品种公告（第 10 号）

根据《中药品种保护条例》的规定，国家食品药品监督管理总局批准九芝堂股份有限公司结肠宁 1 个中药品种列为首家中药二级保护品种，保护期限自公告日起七年。

同品种生产企业应按《中药品种保护条例》及有关规定申报同品种保护，逾期不申报的，应停止生产；若继续生产，国家食品药品监督管理总局将按《中药品种保护条例》第二十三条的有关规定进行查处。

特此公告。

食品药品监管总局
2017 年 11 月 21 日

国家食品药品监督管理总局公告

2018 年第 3 号

关于修订盐酸米安色林片
说明书的公告

根据药品不良反应评估结果，为进一步保障公众用药安全，国家食品药品监督管理总局决定对盐酸米安色林片说明书增加【警示语】、并对【不良反应】、【注意事项】等项进行修订。现将有关事项公告如下：

一、所有盐酸米安色林片生产企业均应依据《药品注册管理办法》等有关规定，按照盐酸米安色林片说明书修订要求（见附件），提出修订说明书的补充申请，于2018年3月15日前报省级食品药品监管部门备案。

修订内容涉及药品标签的，应当一并进行修订；说明书及标签其他内容应当与原批准内容一致。在补充申请备案后6个月内对所有已出厂的药品说明书及标签予以更换。

各盐酸米安色林片生产企业应当对新增不良反应发生机制开展深入研究，采取有效措施做好使用和安全性问题的宣传培训，指导医师合理用药。

二、临床医师应当仔细阅读盐酸米安色林片说明书的修订内容，在选择用药时，应当根据新修订说明书进行充分的效益/风险分析。

三、患者应严格遵医嘱用药，用药前应当仔细阅读说明书。

特此公告。

附件：盐酸米安色林片说明书修订要求（略）

食品药品监管总局
2018年1月9日

国家食品药品监督管理总局公告

2018 年第 15 号

关于藿香正气水等 3 种药品转换为非处方药并修订非处方药说明书的公告

为保障公众用药安全，根据《处方药与非处方药分类管理办法（试行）》（原国家药品监督管理局令第 10 号）的规定，经国家食品药品监督管理总局组织论证和审定，将藿香正气水、藿香正气口服液、藿香正气软胶囊取消双跨类别，转换为非处方药，并对上述 3 种药品及藿香正气滴丸、复方鲜竹沥液的非处方药说明书进行修订。现将有关事项公告如下：

一、所有藿香正气水、藿香正气口服液、藿香正气软胶囊、藿香正气滴丸、复方鲜竹沥液生产企业应依据《药品注册管理办法》等有关规定，按照藿香正气水非处方药说明书范本（见附件 1），藿香正气口服液非处方药说明书范本（见附件 2），藿香正气软胶囊非处方药说明书范本（见附件 3），藿香正气滴丸非处方药说明书范本（见附件 4），复方鲜竹沥液非处方药说明书范本（见附件 5），提出修订说明书的补充申请，于 2018 年 3 月 25 日前报省级食品药品监管部门备案。

修订内容涉及药品标签的，应当一并进行修订；说明书及标签其他内容应当与原批准内容一致。在补充申请备案之日起生产的药品，不得继续使用原药品说明书。

各藿香正气水、藿香正气口服液、藿香正气软胶囊、藿香正气滴丸、复方鲜竹沥液生产企业应当制定风险管理计划，采取有效措施做好上述药品使用和安全性问题的宣传培训，指导医师合理用药。

二、临床医师应当仔细阅读藿香正气水、藿香正气口服液、藿香正气软胶囊、藿香正气滴丸、复方鲜竹沥液药品说明书的修订内容，在选择用药时，应当根据新修订说明书进行充分的效益/风险分析。

三、藿香正气水、藿香正气口服液、藿香正气软胶囊、藿香正气滴丸、复方鲜竹沥液为非处方药，患者用药前应当仔细阅读藿香正气水、藿香正气口服液、藿香正气软胶囊、藿香正气滴丸、复方鲜竹沥液药品说明书的新修订内容。

特此公告。

附件：1. 藿香正气水非处方药说明书范本（略）
2. 藿香正气口服液非处方药说明书范本（略）
3. 藿香正气软胶囊非处方药说明书范本（略）
4. 藿香正气滴丸非处方药说明书范本（略）
5. 复方鲜竹沥液非处方药说明书范本（略）

食品药品监管总局
2018 年 2 月 1 日

国家食品药品监督管理总局公告

2018 年第 30 号

关于修订匹多莫德制剂说明书的公告

为进一步保障公众用药安全，国家食品药品监督管理总局决定对匹多莫德制剂（包括匹多莫德片、匹多莫德散、匹多莫德分散片、匹多莫德口服溶液、匹多莫德口服液、匹多莫德胶囊、匹多莫德颗粒）说明书进行修订。现将有关事项公告如下：

一、所有匹多莫德制剂生产企业均应依据《药品注册管理办法》等有关规定，按照匹多莫德制剂说明书模板（见附件），提出修订说明书的补充申请，于 2018 年 4 月 30 日前报省级食品药品监管部门备案。

修订内容涉及药品标签的，应当一并进行修订；说明书及标签其他内容应当与原批准内容一致。在补充申请备案后 6 个月内对所有已出厂的药品说明书及标签予以更换。

各匹多莫德制剂生产企业应当对新增不良反应发生机制开展深入研究，采取有效措施做好使用和安全性问题的宣传培训，指导医师合理用药。

二、临床医师应当仔细阅读匹多莫德制剂说明书的修订内容，在选择用药时，应当根据新修订说明书进行充分的效益/风险分析。

三、患者应严格遵医嘱用药，用药前应当仔细阅读说明书。

特此公告。

附件：匹多莫德制剂说明书模板（略）

食品药品监管总局
2018 年 3 月 2 日

国家药品监督管理局公告

2018 年第 8 号

关于药用原辅料进口通关有关事宜的公告

根据《国务院关于取消一批行政许可事项的决定》（国发〔2017〕46 号，以下简称 46 号文件）、原国家食品药品监督管理总局《关于调整原料药、药用辅料和药包材审评审批事项的公告》（2017年第146号，以下简称146号公告），为规范原料药及药用辅料的进口通关，现将有关事宜公告如下：

一、对于进口原料药，进口单位可凭原料药批准证明文件、原产地证明、装箱单、提运单、货运发票、出厂检验报告书等资料，到口岸药品监管部门办理《进口药品通关单》。

二、原料药批准证明文件包括以下内容之一：

（一）进口原料药的《进口药品注册证》。146号公告发布前获得批准的进口原料药，《进口药品注册证》在有效期内继续有效，有效期届满的，应当提供该《进口药品注册证》，可以在原药品中继续使用，或供研究使用。

（二）按146号公告要求获得登记号，且已标识为获准在上市制剂中使用的原料药，应当提供国家食品药品监督管理总局药品审评中心（以下简称药审中心）门户网站对社会公示的"原料药登记数据"检索结果，供使用该原料药的制剂企业使用，或供研究使用。

（三）按146号公告要求获得登记号，尚未标识为获准在上市制剂中使用的原料药，应当提供药审中心门户网站对社会公示的"原料药登记数据"检索结果，仅供研究使用。

（四）原料药的《进口药品批件》：拟供研究使用的原料药尚未获得登记号的，应当提供《进口药品批件》，仅供研究使用。

（五）允许原料药进口的其他批准证明文件。

三、对于列入原国家食品药品监督管理局和海关总署联合发布的《关于调整〈进口药品目录〉有关商品名称及编号的公告》（2011年第104号）附件中的药用辅料，进口单位可凭药用辅料证明文件、原产地证明、装箱单、提运单、货运发票、出厂检验报告书等资料，到口岸药品监管部门办理《进口药品通关单》。口岸药品监管部门应在《进口药品通关单》中注明"本品为药用辅料，非药品，无需进行口岸检验"。未列入上述《进口药品目录》中的其他药用辅料不需办理《进口药品通关单》，进口通关相关事宜按照海关部门有关规定执行。

四、药用辅料证明文件包括以下内容之一：

（一）药用辅料的《进口药品注册证》。46 号文件发布前获得批准的药用辅料，《进口药品注册证》在有效期内继续有效，有效期届满的，应当提供该《进口药品注册证》，所进口的药用辅料可在原药品中继续使用，或供研究使用。

（二）按 146 号公告要求获得登记号，且已标识为获准在上市制剂中使用的药用辅料，应当提供药审中心门户网站对社会公示的"药用辅料登记数据"检索结果，供使用该药用辅料的制剂企业使用，或供研究使用。

（三）按 146 号公告要求获得登记号，尚未标识为获准在上市制剂中使用的药用辅料，应当提供药审中心门户网站对社会公示的"药用辅料登记数据"检索结果，仅供研究使用。

（四）允许药用辅料进口的其他批准证明文件。

特此公告。

国家药品监督管理局
2018 年 4 月 20 日

国家药品监督管理局公告

2018 年第 12 号

关于进口化学药品通关检验有关
事项的公告

为落实国务院常务会议精神，减轻广大患者特别是癌症患者药费负担并有更多用药选择，现就进口化学药品通关检验有关事项公告如下：

一、进口化学原料药及制剂（不含首次在中国销售的化学药品）在进口时不再逐批强制检验。口岸所在地药品监督管理部门在办理进口化学药品备案时不再出具《进口药品口岸检验通知书》，口岸药品检验所不再对进口化学药品进行口岸检验。

二、进口药品上市许可持有人须对进口药品的生产制造、销售配送、不良反应报告等承担全部法律责任，应确保生产过程持续合规，确保对上市药品进行持续研究，保障药品质量安全。进口药品上市许可持有人应当按照相关规定向中国食品药品检定研究院提交标准物质。

三、各级药品监管部门应当加强对进口药品的市场监督抽检，加大监督检查力度，发现违法违规行为的，严格依法查处。

四、口岸所在地药品监管部门应当按照相关规定向中国食品药品检定研究院报送进口药品备案信息汇总。

五、本公告发布之日前已经完成抽样的进口化学药品检验任务，各口岸药品检验机构继续按原规定开展检验工作。

六、本公告自发布之日起实施。

特此公告。

国家药品监督管理局
2018 年 4 月 24 日

国家药品监督管理局公告

2018 年第 16 号

关于调整板蓝根泡腾片等 19 个品种
管理类别的公告

根据《处方药与非处方药分类管理办法（试行）》（国家药品监督管理局令第 10 号）的规定，经国家药品监督管理局组织论证和审定，板蓝根泡腾片等 18 种药品由处方药转换为非处方药；伤湿止痛膏已不符合目前乙类非处方药确定原则，由乙类非处方药转换为甲类非处方药。具体品种名单（附件1）及非处方药说明书范本一并发布（附件2）。

请相关企业在 2018 年 7 月 6 日前，依据《药品注册管理办法》等有关规定提出修订药品说明书的补充申请报药品监督管理部门备案，并将说明书修订的内容及时通知相关医疗机构、药品经营企业等单位。

非处方药说明书范本规定内容之外的说明书其他内容按原批准证明文件执行。药品标签涉及相关内容的，应当一并修订。自补充申请备案之日起生产的药品，不得继续使用原药品说明书。双跨品种的处方药说明书可继续使用。

特此公告。

附件：1. 品种名单（略）
2. 非处方药说明书范本（略）

国家药品监督管理局
2018 年 5 月 7 日

国家药品监督管理局公告

2018 年第 17 号

关于注销维生素 C 注射液等 3 个药品注册批准证明文件的公告

根据吉林康乃尔药业有限公司、意大利 Laboratorio Farmaceutico C. T. S. R. L. 等 2 家企业的申请，国家药品监督管理局决定注销维生素 C 注射液等 3 个药品注册批准证明文件。

特此公告。

附件：注销注册批准证明文件品种目录（略）

国家药品监督管理局
2018 年 5 月 8 日

国家药品监督管理局公告

2018 年第 20 号

关于加强化学仿制药注射剂注册申请现场检查工作的公告

为落实中共中央办公厅、国务院办公厅《关于深化审评审批制度改革鼓励药品医疗器械创新的意见》（厅字〔2017〕42 号）的要求，严格药品注射剂审评审批，保障药品安全、有效，国家药品监督管理局决定加强对化学仿制药注射剂注册申请开展现场检查。有关事宜公告如下：

一、自本公告发布之日起，对已由省级药品监管部门受理并正在国家药品监督管理局审评审批的化学仿制药注射剂注册申请，国家药品监督管理局将加大有因检查的力度，国家食品药品监督管理总局药品审评中心（以下简称药审中心）在严格审评的基础上，根据审评需要提出现场检查需求，由国家食品药品监督管理总局食品药品审核查验中心（以下简称核查中心）实施现场检查。

二、需要现场检查的情况包括：

（一）注射剂的处方、工艺、内包材、生产设备发生变更，属于《已上市化学药品变更研究的技术指导原则（一）》《已上市化学药品生产工艺变更研究技术指导原则》规定的Ⅲ类变更或重大变更的情形的。

（二）国产制剂的生产地点（生产线）发生变更的。

（三）首次申报化学药注射剂型，相应生产线尚未生产过其他品种的。

（四）审评过程发现真实性存疑等需要核实的。

（五）收到真实性和可靠性问题投诉举报线索需要核实的。

三、核查中心将根据审评需要对化学仿制药注射剂注册申请开展现场检查，并通知注册申请人。检查重点包括注册申请人整体实施药品生产质量管理规范水平与申报品种无菌保证能力，以及品种申报时动态生产批次情况，包括生产批量等与申报资料的一致性、真实性等相关内容。必要时，核查中心可要求注册申请人在检查期间安排动态生产和抽样检验。

四、属于第二条（一）和（二）情况的，待审评结束后，药审中心不再通知省级药品监管部门重复进行生产现场检查。

五、注册申请人发现相关化学仿制药注射剂注册申请内容存在不真实、不完整等问题的，可以在核查中心通知现场检查前申请撤回。通知现场检查后不再接受撤回申请。

六、对现场检查发现存在真实性问题甚至弄虚作假的，将依法严肃查处。

特此公告。

国家药品监督管理局
2018 年 5 月 11 日

国家发展改革委办公厅 国家卫生计生委办公厅关于印发《疑难病症诊治能力提升工程项目遴选工作方案》的通知

发改办社会〔2017〕1513号

各省、自治区、直辖市发展改革委、卫生计生委：

　　根据国家发改委、卫生计生委、中医药局联合印发的《全民健康保障工程建设规划》，为做好"疑难病症诊治能力提升工程"组织实施，特制定《疑难病症诊治能力提升工程项目遴选工作方案》（以下简称《工作方案》）。

　　请按照《工作方案》明确的工作要求和分地区项目控制数，抓紧做好项目的遴选、公示和申报工作，并于2017年10月31日前，将申报材料和所附表格以联合行文的形式，正式报送国家发展改革委和国家卫生计生委。

　　附件：《疑难病症诊治能力提升工程项目遴选工作方案》（略）

国家发展改革委办公厅

国家卫生计生委办公厅

2017年9月12日

国家发展改革委办公厅
国家卫生计生委办公厅关于印发
疑难病症诊治能力提升工程
项目储备库的通知

发改办社会〔2018〕347号

各省、自治区、直辖市及计划单列市发展改革委、卫生计生委：

根据《全民健康保障工程建设规划》《国家发展改革委办公厅国家卫生计生委办公厅关于印发疑难病症诊治能力提升工程项目遴选工作方案的通知》，国家发展改革委、国家卫生计生委组织各地开展了项目遴选和申报工作，经专家复核、公示，确定将地方申报的113所医院纳入工程项目储备库。现将名单印发给你们，请抓紧落实项目实施前期准备等有关工作。

各地要积极引导项目医院向主要收治疑难重症患者和医学关键技术攻关转型，通过牵头组建跨区域的专科联盟等多种形式医联体，不断缩小区域间医疗技术水平差距，提升重大疾病救治能力，缓解群众跨区域就医负担。严禁项目医院借机盲目扩张，虹吸基层人才和患者。国家发展改革委将会同国家卫生计生委对各地项目建设管理、计划执行进度等工程实施情况，以及组建医联体、发挥辐射作用、建立转诊机制、开展远程医疗等改革措施推进情况进行监督检查，切实发挥中央投资效益。

附件：疑难病症诊治能力提升工程项目储备库（略）

国家发展改革委办公厅　　国家卫生计生委办公厅
2018年2月26日

人力资源社会保障部关于将36种药品纳入国家基本医疗保险、工伤保险和生育保险药品目录乙类范围的通知

人社部发〔2017〕54号

各省、自治区、直辖市及新疆生产建设兵团人力资源社会保障厅（局），福建省医保办：

按照《关于印发〈国家基本医疗保险、工伤保险和生育保险药品目录（2017年版）〉的通知》（人社部发〔2017〕15号）要求，我部组织专家对部分药品进行谈判，并确定了医保支付标准。现予以公布并通知如下：

一、将利拉鲁肽注射剂等36种药品（以下统称"有关药品"）纳入《国家基本医疗保险、工伤保险和生育保险药品目录（2017年版）》（以下简称药品目录）乙类范围，各省（区、市）社会保险主管部门不得将有关药品调出目录，也不得调整限定支付范围。

二、附表"医保支付标准"一栏规定的支付标准包括基本医疗保险基金和参保人员共同支付的全部费用，基本医疗保险基金和参保人员的分担比例由各统筹地区确定。规定的支付标准有效期截至2019年12月31日，有效期满后按照医保药品支付标准有关规定进行调整。有效期内，如有同通用名称药品（仿制药）上市，我部将根据仿制药价格水平调整该药品的医保支付标准并另行发布；如出现药品市场实际价格明显低于现行支付标准的，我部可以与企业协商重新制定支付标准并另行发布。

三、各省（区、市）要积极探索多种方式加强有关药品管理，促进合理用药。对规定需"事前审查后方可使用"或其他需要严格管理的药品，要建立统一的事前审查规定；对用量大、费用高的药品要纳入基本医疗保险医疗服务智能监控系统进行重点监控，并做好费用分析；要采取有效措施鼓励定点零售药店为参保人员提供药品，发挥药店在医保药品供应保障方面的积极作用。

四、各省（区、市）要认真贯彻落实本通知要求，将有关药品纳入药品目录乙类范围，与药品目录一并执行。同时，要加快推进本省（区、市）乙类药品调整工作，尽快发布。

附件：36 种有关药品名单（略）

人力资源社会保障部
2017 年 7 月 13 日

人力资源社会保障部 财政部 国家卫生计生委 国家中医药管理局关于扩大公立医院薪酬制度改革试点的通知

人社部发〔2017〕92 号

各省、自治区、直辖市人民政府：

《关于开展公立医院薪酬制度改革试点工作的指导意见》（人社部发〔2017〕10 号，以下简称《指导意见》）印发后，各地精心组织、扎实推进，取得了阶段性成效。根据国务院第189 次常务会议关于扩大公立医院薪酬制度改革试点的精神，现就有关事项通知如下：

一、扩大试点范围

各省（自治区、直辖市）结合本地实际，进一步积极、自主扩大公立医院薪酬制度改革试点范围，除按照《指导意见》明确的试点城市外，其他城市至少选择1家公立医院开展薪酬制度改革试点。

二、关于试点时间

新纳入试点的城市自发文之日起组织开展试点，为期1年。

三、加强组织领导

（一）试点地区要高度重视，周密部署，及时按照《指导意见》制定扩大试点工作的实施方案，于2018年1月底前报四部门备案。

（二）试点地区人力资源社会保障、财政、卫生计生、中医药管理部门要密切配合，及时总结试点经验，深入研究和解决试点中出现的问题，确保按时完成试点任务。

（三）试点地区要加强指导，鼓励试点医院积极探索，推进医疗、医保、医药联动改革，推动建立多劳多得、优绩优酬的激励机制，进一步调动医务人员积极性。

人力资源社会保障部
财政部
国家卫生计生委
国家中医药管理局
2017年12月12日

人力资源社会保障部 财政部 国家卫生计生委关于做好当前 生育保险工作的意见

人社部发〔2018〕15号

各省、自治区、直辖市及新疆生产建设兵团人力资源社会保障厅（局）、财政厅（局）、卫生计生委，福建省医保办：

生育保险制度自建立以来，总体保持平稳运行，对维护职工生育保障权益、促进妇女公平就业、均衡用人单位负担发挥了重要作用。近年来，为应对经济下行压力，生育保险采取降费率措施，减轻了企业负担；同时，应对人口老龄化，适应国家实施全面两孩政策，采取措施保障生育保险待遇，促进了人口均衡发展。当前，为切实维护全面两孩政策下参保职工合法权益，确保生育保险稳健运行，现对进一步做好生育保险工作提出如下意见：

一、提高认识，确保生育保险待遇落实

实施全面两孩政策是适应人口和经济社会发展新形势的重大战略举措，落实生育保险政策是实施全面两孩政策的重要保障措施。各地要统一思想，提高认识，主动适应计划生育政策调整，坚持科学发展，体现社会公平，切实维护职工合法权益。要确保应保尽保，将符合条件的用人单位及职工纳入参保范围；确保参保职工的生育医疗费用和生育津贴按规定及时足额支付，杜绝拖欠和支付不足现象。要根据全面两孩生育政策对生育保险基金的影响，增强风险防范意识和制度保障能力，确保生育保险基金收支平衡，实现制度可持

续发展。

二、加强预警，完善费率调整机制

各地要结合全面两孩政策实施，完善生育保险监测指标。充分利用医疗保险信息网络系统，加强生育保险基金运行分析，参照基本医疗保险基金管理要求，全面建立生育保险基金风险预警机制，将基金累计结存控制在6—9个月支付额度的合理水平。

基金当期入不敷出的统筹地区，首先动用累计结存，同时制定预案，根据《社会保险基金财务制度》提出分类应对措施，经报同级政府同意后及时启动。基金累计结存不足（<3个月支付额度）的统筹地区，要及时调整费率，具体费率由统筹地区按照"以支定收、收支平衡"的原则，科学测算全面两孩政策下基金支出规模后合理确定。基金累计结存完全消化的统筹地区，按规定向同级财政部门申请补贴，保障基金当期支付，同时采取费率调整措施，弥补基金缺口。

开展生育保险与职工基本医疗保险（以下统称两项保险）合并实施试点的统筹地区，要通过整合两项保险基金和统一征缴，增强基金统筹共济能力。要跟踪分析合并实施后基金运行情况，根据基金支出需求，确定新的费率并建立动态调整机制，防范风险转嫁。

三、引导预期，规范生育津贴支付政策

各地要按照"尽力而为、量力而行"的原则，坚持从实际出发，从保障基本权益做起，合理引导预期。要综合考虑生育保险基金运行和用人单位缴费等情况，规范生育津贴支付期限和计发标准等政策，确保基金可持续运行和待遇享受相对公平。确保《女职工劳动保护特别规定》法定产假期限内的生

育津贴支付，探索多渠道解决生育奖励假待遇问题。

四、加强管理，提高基金使用效率

各地要结合全民参保计划实施，进一步扩大生育保险覆盖面，加大征缴力度，与基本医疗保险同步推进统筹层次提升。加强生育保险定点协议管理，切实保障参保人员生育医疗权益，促进生育医疗服务行为规范。将生育医疗费用纳入医保支付方式改革范围，实行住院分娩医疗费用按病种、产前检查按人头付费，实现经办机构与定点医疗机构费用直接结算。充分利用医保智能监控系统，强化监控和审核，控制生育医疗费用不合理增长。

五、高度重视，切实做好组织实施工作

各地要高度重视生育保险工作，切实加强组织领导，做好统筹协调。加强政策宣传与舆论引导，准确解读相关政策，及时回应群众关切。各级人力资源社会保障、财政、卫生计生部门要明确职责，密切配合，形成工作合力，加强对统筹地区工作指导，及时研究解决有关问题。积极稳妥推进两项保险合并实施试点工作，及时总结试点经验，为全面推开两项保险合并实施工作奠定基础。工作推进中，如遇到重大问题，要及时报告。

人力资源社会保障部

财政部

国家卫生计生委

2018 年 3 月 5 日

人力资源社会保障部 财政部 国家卫生计生委 国家安全监管总局关于印发工伤预防费使用管理暂行办法的通知

人社部规〔2017〕13号

各省、自治区、直辖市及新疆生产建设兵团人力资源社会保障厅（局）、财政（财务）厅（局）、卫生计生委、安全监管局：

为更好地坚持以人为本，保障职工的生命安全和健康，根据《工伤保险条例》规定，人力资源社会保障部会同财政部、卫生计生委、安全监管总局制定了《工伤预防费使用管理暂行办法》（以下简称《办法》），现印发给你们，请结合实际认真贯彻落实。

各地人力资源社会保障、财政、卫生计生、安全监管等部门要根据《办法》要求，高度重视、认真组织、密切配合，结合本地区工作实际，围绕工伤预防工作目标，细化落实政策措施，制定具体实施方案，建立工作机制，做好政策宣传解读，加强预防费使用监管，积极稳妥推进工伤预防工作。

人力资源社会保障部

财政部

国家卫生计生委

国家安全监管总局

2017年8月17日

工伤预防费使用管理暂行办法

第一条 为更好地保障职工的生命安全和健康，促进用人单位做好工伤预防工作，降低工伤事故伤害和职业病的发生率，规范工伤预防费的使用和管理，根据社会保险法、《工伤保险条例》及相关规定，制定本办法。

第二条 本办法所称工伤预防费是指统筹地区工伤保险基金中依法用于开展工伤预防工作的费用。

第三条 工伤预防费使用管理工作由统筹地区人力资源社会保障行政部门会同财政、卫生计生、安全监管行政部门按照各自职责做好相关工作。

第四条 工伤预防费用于下列项目的支出：

（一）工伤事故和职业病预防宣传；

（二）工伤事故和职业病预防培训。

第五条 在保证工伤保险待遇支付能力和储备金留存的前提下，工伤预防费的使用原则上不得超过统筹地区上年度工伤保险基金征缴收入的3%。因工伤预防工作需要，经省级人力资源社会保障部门和财政部门同意，可以适当提高工伤预防费的使用比例。

第六条 工伤预防费使用实行预算管理。统筹地区社会保险经办机构按照上年度预算执行情况，根据工伤预防工作需要，将工伤预防费列入下一年度工伤保险基金支出预算。具体预算编制按照预算法和社会保险基金预算有关规定执行。

第七条 统筹地区人力资源社会保障部门应会同财政、卫生计生、安全监管部门以及本辖区内负有安全生产监督管理职责的部门，根据工伤事故伤害、职业病高发的行业、企业、工种、岗位等情况，统筹确定工伤预防的重点领域，并通过适当方式告知社会。

第八条 统筹地区行业协会和大中型企业等社会组织根据

本地区确定的工伤预防重点领域，于每年工伤保险基金预算编制前提出下一年拟开展的工伤预防项目，编制项目实施方案和绩效目标，向统筹地区的人力资源社会保障行政部门申报。

第九条 统筹地区人力资源社会保障部门会同财政、卫生计生、安全监管等部门，根据项目申报情况，结合本地区工伤预防重点领域和工伤保险等工作重点，以及下一年工伤预防费预算编制情况，统筹考虑工伤预防项目的轻重缓急，于每年10月底前确定纳入下一年度的工伤预防项目并向社会公开。

列入计划的工伤预防项目实施周期最长不超过2年。

第十条 纳入年度计划的工伤预防实施项目，原则上由提出项目的行业协会和大中型企业等社会组织负责组织实施。

行业协会和大中型企业等社会组织根据项目实际情况，可直接实施或委托第三方机构实施。直接实施的，应当与社会保险经办机构签订服务协议。委托第三方机构实施的，应当参照政府采购法和招投标法规定的程序，选择具备相应条件的社会、经济组织以及医疗卫生机构提供工伤预防服务，并与其签订服务合同，明确双方的权利义务。服务协议、服务合同应报统筹地区人力资源社会保障部门备案。

面向社会和中小微企业的工伤预防项目，可由人力资源社会保障、卫生计生、安全监管部门参照政府采购法等相关规定，从具备相应条件的社会、经济组织以及医疗卫生机构中选择提供工伤预防服务的机构，推动组织项目实施。

参照政府采购法实施的工伤预防项目，其费用低于采购限额标准的，可协议确定服务机构。具体办法由人力资源社会保障部门会同有关部门确定。

第十一条 提供工伤预防服务的机构应遵守社会保险法、《工伤保险条例》以及相关法律法规的规定，并具备以下基本条件：

（一）具备相应条件，且从事相关宣传、培训业务二年以上并具有良好市场信誉；

（二）具备相应的实施工伤预防项目的专业人员；

（三）有相应的硬件设施和技术手段；

（四）依法应具备的其他条件。

第十二条 对确定实施的工伤预防项目，统筹地区社会保险经办机构可以根据服务协议或者服务合同的约定，向具体实施工伤预防项目的组织支付30%—70%预付款。

项目实施过程中，提出项目的单位应及时跟踪项目实施进展情况，保证项目有效进行。

对于行业协会和大中型企业等社会组织直接实施的项目，由人力资源社会保障部门组织第三方中介机构或聘请相关专家对项目实施情况和绩效目标实现情况进行评估验收，形成评估验收报告；对于委托第三方机构实施的，由提出项目的单位或部门通过适当方式组织评估验收，评估验收报告报人力资源社会保障部门备案。评估验收报告作为开展下一年度项目重要依据。

评估验收合格后，由社会保险经办机构支付余款。具体程序按社会保险基金财务制度、工伤保险业务经办管理等规定执行。

第十三条 社会保险经办机构要定期向社会公布工伤预防项目实施情况和工伤预防费用使用情况，接受参保单位和社会各界的监督。

第十四条 工伤预防费按本办法规定使用，违反本办法规定使用的，对相关责任人参照社会保险法、《工伤保险条例》等法律法规的规定处理。

第十五条 工伤预防服务机构提供的服务不符合法律和合同规定、服务质量不高的，三年内不得从事工伤预防项目。

工伤预防服务机构存在欺诈、骗取工伤保险基金行为的，按照有关法律法规等规定进行处理。

第十六条 统筹地区人力资源社会保障、卫生计生、安全监管等部门应分别对工作场所工伤发生情况、职业病报告情况和安全事故情况进行分析，定期相互通报基本情况。

第十七条 各省、自治区、直辖市人力资源社会保障行政部门可以结合本地区实际，会同财政、卫生计生和安全监管等行政部门制定具体实施办法。

第十八条 企业规模的划分标准按照工业和信息化部、国家统计局、国家发展改革委、财政部《关于印发中小企业划型标准规定的通知》（工信部联企业〔2011〕300号）执行。

第十九条 本办法自2017年9月1日起施行。

人力资源社会保障部办公厅 财政部办公厅关于规范跨省异地就医住院费用直接结算有关事项的通知

人社厅发〔2017〕162号

各省、自治区、直辖市及新疆生产建设兵团人力资源社会保障厅（局），财政（务）厅（局）：

在全国范围内推进基本医保跨省异地就医住院费用直接结算，是2017年《政府工作报告》明确的重点任务和民生承诺。经过各地艰苦努力，目前全国所有省份和统筹地区已全部接入国家异地就医结算系统并联网运行，覆盖全部参加基本医保和新农合的人员；符合规定的省内和跨省异地就医住院费用实现直接结算，这项工作取得了阶段性重大进展。同时，一些新的矛盾和问题也逐步显现，亟需在工作中加以解决。现就规范跨省异地就医住院费用直接结算有关事项通知如下：

一、加快扩大基层定点医疗机构覆盖范围

在前期承担异地就医任务重的定点医疗机构基本纳入的基础上，加快将更多符合条件的基层医疗机构纳入跨省异地就医定点医疗机构范围。2018年2月底前，确保每个县区至少有1家跨省异地就医定点医疗机构。鼓励有条件的省份，采取有效措施，推进异地就医需求人员多的乡镇的医疗机构接入。

二、切实简化备案手续，优化备案流程

（一）各地要做好跨省异地就医直接结算备案管理等有关工作，切实精简备案手续，优化备案流程，扩充备案渠道，积极创造条件，为参保人提供窗口、网站、电话传真、手机 APP 等多种服务渠道，方便群众备案。

（二）修订《关于做好基本医疗保险跨省异地就医住院医疗费用直接结算工作的通知》（人社部发〔2016〕120 号，以下简称 120 号文件）附件 1 "省（区、市）跨省异地就医登记备案表"（见附件）。新备案表取消定点医疗机构栏，增加"温馨提示"内容。

（三）规范备案有效期限。备案有效期内办理入院手续的，无论本次出院日期是否超出备案有效期，均属于有效备案。鼓励各地积极探索针对不同人群制定不同的备案有效期。

（四）参保地需在 2018 年 2 月底前落实直接备案到就医地市或省份的要求，可参考《参保人员异地就医备案就医地行政区划代码关联对照表》（从部级协同管理平台下载），做好就医地行政区划代码的关联工作。备案时选择的就医地，其所有辖区均为有效备案地区。原则上，备案到省本级或省会城市的，省本级和省会城市的所有跨省异地就医定点医疗机构都可以支持直接结算。

三、严格跨省异地就医退费管理

（一）参保人在进行跨省异地就医直接结算备案登记时，经办机构应提醒参保人认真阅读并充分理解"温馨提示"内容。在跨省定点医疗机构出院时完成直接结算的，不允许因待遇差等原因给参保人办理退费。

（二）就医地应严格按照 120 号文件要求，在参保人出院结算后 5 日内将医疗费用明细上传国家异地就医结算系统，确保上传明细及时、精确、完整。

四、充分发挥预付金的作用，用好用活预付金

（一）就医地可调剂使用预付金。为及时与定点医疗机构结算跨省异地就医费用，实现跨省异地就医费用与本统筹地区医疗费用同时与定点医疗机构结算，就医地可调剂使用各参保地的预付金，但仍需依据权责发生制原则按参保地进行明细核算。

（二）及时调整预付金额度。参保省份预付金出现红色预警时，就医省可根据120号文件规定，及时发起基金紧急调增申请，人力资源社会保障部社会保险事业管理中心（医疗保险异地就医结算管理中心，以下简称人社部中心）确认并通知参保省按时限完成预付金调增。参保省应按时限要求将调增的预付金额度拨付到就医省。参保省可以根据跨省异地就医费用发生情况和本省基金支撑情况，主动联系就医省，要求提高预付金额度。

（三）按时足额拨付资金。各省份预付金和清算资金应从人社部中心签章之日起，按照120号文件规定的时限拨付到位。自2018年起，人力资源社会保障部、财政部将按季度通报各省份预付金和清算资金按时拨付情况。对长期拖欠预付金和清算资金的参保省，就医省可视情况向人社部中心提出申请终止该参保省的直接结算业务。

五、明确异地就医跨年度费用结算办法

（一）就医地对于参保人住院治疗过程跨自然年度的，应以出院结算日期为结算时点，按一笔费用整体结算，并将医疗费用信息传回参保地。

（二）参保地需尽快明确跨年度费用结算办法。可以按一笔费用整体结算；也可以计算日均费用后，根据跨年度前后的住院天数，将住院医疗费用分割到两个年度，确定基金和个人费用分担额度。

附件：省（区、市）跨省异地就医登记备案表（略）

人力资源社会保障部办公厅　财政部办公厅
2017 年 12 月 29 日

人力资源社会保障部办公厅关于对国家基本医疗保险、工伤保险和生育保险药品目录中部分药品名称进行调整规范的通知

人社厅函〔2017〕249 号

各省、自治区、直辖市及新疆生产建设兵团人力资源社会保障厅（局），福建省医保办：

近期，国家食品药品监督管理总局对部分药品品种和名称进行了变更。据此，对我部印发的《国家基本医疗保险、工伤保险和生育保险药品目录（2017 年版)》中部分药品名称进行如下调整规范，请遵照执行。

一、西药部分第 14 号"铝碳酸镁"的剂型变更为"口服常释剂型、咀嚼片"。

二、西药部分第 207 号、第★（207）号"卡络磺钠"的药品名称变更为"卡络磺钠（肾上腺色腙)"。

三、西药部分第★（355）号"硝苯地平（Ⅰ、Ⅱ、Ⅲ)"的药品名称变更为"硝苯地平（Ⅰ、Ⅱ、Ⅲ、Ⅳ)"。

四、西药部分第 356 号"L－门冬氨酸氨氯地平"的药品名称变更为"门冬氨酸氨氯地平"。

五、西药部分第★（555）号"泼尼松龙"且剂型为"注

射剂"的，药品名称变更为"泼尼松龙（氢化泼尼松）"。

六、西药部分第 813 号"亮丙瑞林"的剂型变更为"微球注射剂、缓释微球注射剂"。

人力资源社会保障部办公厅
2017 年 9 月 20 日

人力资源社会保障部办公厅
关于开展跨省异地就医直接结算
集中宣传活动的通知

人社厅函〔2017〕331 号

各省、自治区、直辖市及新疆生产建设兵团人力资源社会保障厅（局）：

跨省异地就医住院费用直接结算工作启动以来，各地认真贯彻落实党中央、国务院决策部署，系统联网、人员备案、持卡结算、基金收付等各项工作扎实推进，成效明显。为了让广大参保人员尤其是异地居住、外出务工、"双创"等人员了解跨省异地就医直接结算的政策要点、经办流程等内容，以便参保人员提前办好社会保障卡、事先备案，定于 2018 年 1 月 15 日至 3 月 15 日，在全国范围内集中开展跨省异地就医直接结算主题宣传活动，现就有关事项通知如下：

一、指导思想

全面学习宣传贯彻党的十九大精神，以习近平新时代中国特色社会主义思想为指导，坚持以人民为中心的发展思想，广泛、深入、准确宣传跨省异地就医直接结算政策要点、办理流程、管理服务要求，切实让群众听明白、会办理，最大限度推进符合条件的参保人员事先备案、理性就医、直接结算，不断增强群众获得感，提高满意度，切实把好事办好。

二、宣传内容

从群众需求出发，重点宣传政策要点、办理流程、管理要求、服务方式等，重点告知群众备案条件、注意事项，重点解释就医地目录、参保地待遇、就医地管理的政策要点、可能的待遇差异及解决办法，突出理性引导，避免使用"全国漫游"、"自由就医"等易误导群众的说法。

三、活动方式

宣传活动采用灵活、生动、多样、有针对性的宣传方式，由人力资源社会保障部统一组织，各级人力资源社会保障部门同步开展，播放全国统一的跨省异地就医直接结算宣传片（攻坚篇和服务篇），发放全国统一的跨省异地就医直接结算宣传海报、宣传折页（跨省异地就医直接结算十问）、异地就医直接结算专刊。在不改变全国统一的政策、规范、流程的前提下，各地可结合地方实际情况增加相应内容，创新宣传方式。

（一）开展线上线下集中宣传。各级人力资源社会保障部门要充分利用电台电视、门户网站、移动终端等多种渠道，广泛开展线上宣传活动。在街道社区、经办窗口、医疗机构、用人单位等密切接触群众区域，广泛播放宣传片，张贴宣传海报，发放宣传折页，开展政策问答和解读。

（二）开展政策宣传"五进"活动。要进社区、进农村、进医院、进用人单位、进车站（机场、码头），普遍开展现场咨询，播放宣传片，发放宣传折页、专刊以及其他宣传品。

1. 进社区。深入异地居住、外来务工、"双创"等人员较多的街道社区，开展政策宣讲、答疑解惑、宣传品发放等活动。

2. 进农村。充分利用春节前后农民工集中返乡、家庭团圆之机，深入农户家庭，利用广播、宣传品发放等形式宣传跨省异地就医直接结算相关政策。

3. 进医院。充分发挥跨省定点医疗机构的窗口作用，要求跨省定点医疗机构普遍设立跨省异地就医直接结算咨询服务台、开辟宣传栏，滚动播放宣传片，在醒目位置张贴宣传海报，投放宣传折页、专刊等，做好宣传工作。

4. 进用人单位。深入农民工和"双创"人员集中的建筑业、制造业、服务业等单位，开展政策辅导，赠送宣传品，推动广大农民工和"双创"人员等了解政策、熟悉办理流程。

5. 进车站（机场、码头）。充分利用春节期间车站（机场、码头）人员流动频繁的有利时机，组织车站（机场、码头）滚动播放宣传片，广泛发放宣传折页等宣传品，提高政策知晓率。

（三）开展"当一周异地就医经办员"活动。各地社保（医保）负责异地就医的经办人员到跨省异地就医定点医疗机构蹲点工作一周，在一线宣传政策要点与办理流程，深入了解并及时解决跨省异地就医直接结算过程中存在的问题。

四、有关要求

（一）加强组织领导。各级人力资源社会保障部门要结合本地实际制定具体宣传计划，认真规划、精心组织，保证宣传工作顺利实施。加强工作指导、统筹协调、督促检查，确保活动取得实效。

（二）切实落实责任。各级人力资源社会保障部门要对社会保险经办机构、12333电话咨询服务机构、跨省定点医疗机构、用人单位、社区（村）等相关工作人员开展集中培训，把政策讲透，把流程讲清，培训一批宣传骨干，把跨省异地就医直接结算宣传工作做细做实。

（三）及时总结报告。各省要及时总结宣传活动的经验和成效，相关照片、视频和总结于 2018 年 3 月 31 日前报人力资源社会保障部社会保险事业管理中心（医疗保险异地结算管理中心）。

人力资源社会保障部办公厅

2017 年 12 月 27 日

人力资源社会保障部办公厅
关于发布医疗保险按病种付费病种
推荐目录的通知

人社厅函〔2018〕40 号

各省、自治区、直辖市及新疆生产建设兵团人力资源社会保障厅（局），福建省医保办：

为贯彻落实《国务院办公厅关于进一步深化基本医疗保险支付方式改革的指导意见》（国办发〔2017〕55 号，以下简称 55 号文）要求，重点推行按病种付费，我部在各地已开展按病种付费工作和医保大数据聚类分析的基础上，经专家论证制定了《医疗保险按病种付费病种推荐目录》（以下简称《医保付费病种目录》），现予以发布并就有关问题通知如下：

一、高度重视推进按病种付费工作

重点推行按病种付费是 55 号文提出的改革任务，对于健全医保支付机制和利益调控机制、调节医疗服务行为、引导医疗资源合理配置、控制医疗费用不合理增长具有重要意义。各级人力资源社会保障部门要高度重视，在加强医保基金预算管理基础上，全面推行以按病种付费为主的多元复合式医保支付方式，逐步扩大定点医疗机构实施范围，提高按病种付费的覆盖面。

二、因地制宜确定医保付费病种

各地应选择诊疗方案和出入院标准比较明确、诊疗技术比较成熟、临床路径稳定、综合服务成本差异不大的疾病开展按病种付费。根据国际疾病分类（ICD‐10）、手术与操作编码系统（ICD‐9‐CM‐3），确定具体病种，以住院手术病种及部分单纯性治疗项目为主，逐步将日间手术及符合条件的中西医病种门诊治疗纳入医保基金病种付费范围。

各地应确定不少于 100 个病种开展按病种付费。在确定付费病种时，坚持专家论证机制，组织专家对病种名称、主要治疗方式开展论证，确保临床使用规范有效，标准制定科学合理。《医保付费病种目录》为各地开展按病种付费的推荐性目录，主要为各地提供病种选择。各地可在此基础上，根据医保管理水平和医疗技术发展等实际情况合理确定医保付费病种范围。

三、合理制定医保付费病种支付标准

各地确定按病种付费支付标准时，应充分考虑医疗服务成本、既往实际发生费用、医保基金承受能力和参保人员负担水平等因素，结合病种主要操作和治疗方式，通过与医疗机构协商谈判合理确定。要加强按病种付费的医疗费用管理，监测分析参保个人负担，避免费用转嫁，增加个人负担。

各地要建立医保付费病种支付标准动态调整机制，根据医药价格变化和适宜技术服务应用情况，以及医保基金运行评估结果，适时调整医保支付标准，积极防范基金运行风险。

四、扎实做好费用结算工作

各地应将按病种付费纳入基金总额预算控制范围内，根据绩效考核情况结果按病种支付标准向定点医疗机构结算费用，引导医疗机构主动控制成本，规范医疗行为，控制医疗费用不合理增长。建立按病种付费进入和退出机制，完善参保人员申诉处理办法。

五、精心组织实施

各地要加强领导，积极推进按病种付费工作。根据经济发展、医保基金运行、医疗服务技术应用等因素，进行综合分析和研究，周密制定按病种付费实施方案。加强业务培训，做好政策宣传，主动回应社会关切，营造良好改革氛围。做好信息系统改造工作，适应按病种付费经办管理需求。充分利用信息系统对开展按病种付费的医疗机构、患者人群、病种范围、病种费用等进行监测和分析。将定点医疗机构开展按病种付费情况纳入定点服务协议管理和考核范围，加强对医疗服务行为的监管，保证医疗服务质量，避免出现推诿患者、分解住院或治疗不足等问题。加强与价格、卫生计生等部门沟通协调，做好按病种收费和付费改革的衔接，充分发挥协同作用，控制不合理医疗费用增长，确保群众个人费用负担不增加。

各统筹地区确定的《医保付费病种目录》外付费病种，需由省级医疗保险管理部门汇总后，于每年12月底前报我部备案。《医保付费病种目录》执行过程中如遇重大问题，请及时报告我部。

附件：《医疗保险按病种付费病种推荐目录》（略）

人力资源社会保障部办公厅
2018年2月7日

工业和信息化部办公厅 国家卫生计生委办公厅 国家发展改革委办公厅 国家食品药品监管总局办公厅关于基本药物定点生产试点第一批部分品种延续试点的通知

工信厅联消费〔2017〕52号

各省、自治区、直辖市及新疆生产建设兵团工业和信息化主管部门、卫生计生委、发展改革委、物价局、食品药品监督管理局：

为进一步做好用量小、临床必需基本药物品种定点生产试点工作，工业和信息化部、国家卫生计生委、国家发展改革委和国家食品药品监管总局结合第一批四个品种定点生产试点实施情况以及委托相关单位对第一批试点工作的评估意见，对下一步定点生产试点工作进行了研究。现就有关事项通知如下：

一、第一批四个定点生产试点品种中，鉴于盐酸多巴酚丁胺注射液生产企业数量有所增加的实际，同时结合考虑去乙酰毛花苷注射液生产企业意愿，对上述两个品种不再继续实施定点生产，将其纳入短缺药品重点监测范围；甲巯咪唑片（5mg）、盐酸洛贝林注射液（1ml:3mg）延续实施定点生产试点一年。

二、谈判确定延续定点生产品种统一采购价格。价格谈判委托国家卫生计生委药具管理中心组织，协调机制四部门参与监督和政策指导。谈判结果将另行通知，此前延续执行定点生产品种医疗卫生机构原统一采购价格。

三、定点生产企业必须承担定点生产品种的供应责任，按照所供货的区域和确定的统一采购价格，保障生产稳定和有效供应。

特此通知。

工业和信息化部办公厅 国家卫生计生委办公厅
国家发展改革委办公厅 国家食品药品监管总局办公厅
2017 年 5 月 19 日
（联系人及电话：杨柳 010—68205640）

工业和信息化部办公厅
民政部办公厅 国家卫生计生委
办公厅关于开展智慧健康养老
应用试点示范的通知

工信厅联电子〔2017〕75 号

各省、自治区、直辖市及计划单列市、新疆生产建设兵团工业和信息化主管部门、民政厅（局）、卫生计生委：

为贯彻落实《智慧健康养老产业发展行动计划（2017—2020 年）》（工信部联电子〔2017〕25 号），推动智慧健康养老产业发展和应用推广，工业和信息化部、民政部、国家卫生计生委将组织开展智慧健康养老应用试点示范工作。有关事项通知如下：

一、智慧健康养老应用试点示范内容

一是支持建设一批示范企业，包括能够提供成熟的智慧健康养老产品、服务、系统平台或整体解决方案的企业。

二是支持建设一批示范街道（乡镇），包括应用多类智慧健康养老产品，为辖区内居民提供智慧健康养老服务的街道或乡镇。

三是支持建设一批示范基地，包括推广智慧健康养老产品和服务、形成产业集聚效应和示范带动作用的地级或县级行政区。

二、申报条件

（一）示范企业

示范企业申报主体为智慧健康养老领域的产品制造企业、软件企业、服务企业、系统集成企业等，应具备以下基本条件：

1. 应为中国大陆境内注册的独立法人，注册时间不少于2年；

2. 产品生产企业 2016 年度智慧健康养老相关业务收入不低于 1000 万元，服务提供企业 2016 年度智慧健康养老相关业务收入不低于 800 万元；

3. 具有较强的技术研发能力或创新服务能力；

4. 具有成熟的市场化应用的产品、服务或系统，制定了产品企业标准；

5. 具有清晰的商业推广模式和盈利模式。

（二）示范街道（乡镇）

示范街道（乡镇）以街道或乡镇为申报主体，可联合提供产品和服务的企业或机构共同申报，应具备以下基本条件：

1. 已投入不少于 1000 万元的资金，建设形成具有特色服务内容、贴近地区发展实际的智慧健康养老服务体系；

2. 采用不少于 5 类智慧健康养老产品和 5 类智慧健康养老服务，为不少于 10000 人提供智慧健康养老服务；

3. 具备灵活的服务扩展能力，可为辖区内所有居民提供服务接入；

4. 具备长期运营能力，有持续运营和盈利的创新模式，具有不断完善服务能力和丰富服务内容的发展规划，研制了服务标准。

（三）示范基地

示范基地的申报主体为地级或县级行政区，应具备以下基本条件：

1. 具备较好的智慧健康养老应用示范条件和产业基础；

2. 具备相关政策配套和资金支持；

3. 集聚了一批从事智慧健康养老产品制造和应用服务的骨干企业，并在本区域内开展了应用示范；

4. 智慧健康养老产品和服务已经在整个区域内得到规模化应用，已建设或同时申报了至少 3 个智慧健康养老示范街道（乡镇），研制了智慧健康养老服务的基地标准或地方标准。

三、组织实施

（一）申请企业、街道（乡镇）和基地分别填写智慧健康养老应用试点示范申报书，向所在省级工业和信息化主管部门提交申报材料。

（二）省级工业和信息化主管部门会同民政、卫计主管部门进行实地考察和专家评审，根据评审结果推荐满足评选条件的企业、街道（乡镇）和基地，出具三部门盖章的推荐意见函，连同申报材料于 9 月 30 日前以 EMS 邮寄或机要交换方式报送工业和信息化部（电子信息司）。报送材料包括纸质版一式两份和电子版光盘。

（三）原则上各省、自治区、直辖市推荐的示范企业不超过 3 家，示范街道（乡镇）不超过 10 个，示范基地不超过 3 个；计划单列市、新疆生产建设兵团推荐的示范企业不超过 2 家，示范街道（乡镇）不超过 5 个，示范基地不超过 1 个。

（四）工业和信息化部会同民政部、国家卫生计生委召开试点示范申报评审会，对申报的企业、街道（乡镇）和基地进行评选。

（五）评选结果在工业和信息化部、民政部、国家卫生计生委官方网站以及相关媒体上对社会公示，公示时间不少于

10 个工作日。对公示无异议的企业、街道（乡镇）和基地，工业和信息化部、民政部、国家卫生计生委正式发布智慧健康养老应用试点示范名单并授牌。

四、管理和激励措施

（一）示范企业、街道（乡镇）、基地应落实《智慧健康养老产业发展行动计划（2017—2020 年)》，努力树立行业标杆，切实发挥示范带动作用。

（二）工业和信息化部联合民政部、国家卫生计生委适时组织对示范企业、街道（乡镇）和基地开展考核，根据考核结果对应用试点示范名单进行动态调整。

（三）鼓励各级政府部门和社会各界加大对应用试点示范工作的支持力度，从政策、资金、资源配套等多方面扶持示范企业做大做强，支持示范街道（乡镇）建设，加快示范基地产业集聚和应用试点。

（四）加大对示范企业、示范街道（乡镇）和示范基地的宣传推介力度，利用相关部门官网、电视报纸网络等新闻媒体，以及召开发布会、行业论坛等形式，扩大试点示范工作及其标准的影响力。

附件：1. 智慧健康养老应用试点示范申报书（示范企业）（略）

2. 智慧健康养老应用试点示范申报书［示范街道（乡镇)］（略）

3. 智慧健康养老应用试点示范申报书（示范基地）（略）

工业和信息化部办公厅　民政部办公厅
国家卫生和计划生育委员会办公厅
2017 年 7 月 27 日
（联系人及电话：王中 010—68208283）

工业和信息化部办公厅 民政部办公厅 卫生计生委办公厅关于组织申报《智慧健康养老产品及服务推广目录》的通知

工信厅联电子函〔2017〕633号

各省、自治区、直辖市及计划单列市、新疆生产建设兵团工业和信息化主管部门、民政厅（局）、卫生计生委：

为贯彻落实《智慧健康养老产业发展行动计划（2017—2020年)》（工信部联电子〔2017〕25号)，促进优秀智慧健康养老产品和服务推广应用，为相关部门、机构和企业采购选型提供参考依据，推动智慧健康养老产业发展，工业和信息化部、民政部、国家卫生计生委将组织开展《智慧健康养老产品及服务推广目录》（以下简称《目录》）申报工作。有关事项通知如下：

一、《目录》申报范围

（一）智能健康养老产品

智能健康养老产品是紧密结合信息技术，具备显著智能化、网络化特征和健康养老服务功能的新型智能终端产品，主要包括健康管理类可穿戴设备、便携式健康监测设备、自助式健康检测设备、智能养老监护设备、家庭服务机器人等五大类。

（二）智慧健康养老服务

智慧健康养老服务是充分利用信息技术、智能健康养老产品和创新模式，为民众提供的新型健康养老服务，主要包括慢性病管理服务、居家健康养老服务、个性化健康管理服务、互联网健康咨询服务、生活照护服务、养老机构信息化服务等六大类。

具体产品和服务分类见附件1。

二、入围基本要求

提出产品或服务入围申请的智慧健康养老产品生产企业或服务提供企业，应具备以下基本条件：

（一）应为中国大陆境内注册的独立法人，注册时间不少于1年；

（二）拥有所申请产品及服务的自主品牌或品牌合法使用权，同一品牌同一产品或服务只能由一家企业申请；

（三）具有完善的产品销售网络或服务网络、健全的质量管理体系和良好的售后服务能力；

（四）产品生产企业2016年度智慧健康养老相关业务收入不低于800万元或产品投放数量不低于1万台，服务提供企业2016年度智慧健康养老相关业务收入不低于600万元或服务人数不少于5000人；

（五）产品应为具有技术先进性的量产的定型产品，符合相关国家标准、行业标准或团体标准，并已大规模应用；服务应为市场已推广的成熟服务。

三、组织实施

（一）工业和信息化部、民政部、国家卫生计生委负责组织开展《目录》的申报和评选工作。各省、自治区、直辖市及计划单列市、新疆生产建设兵团工业和信息化主管部门（以下统称省级工业和信息化主管部门）会同同级民政、卫生计生主管部门，组织辖区内相关单位进行申报。

（二）申请企业按要求填写《目录》申报书（见附件2，产品按型号申请），向所在地省级工业和信息化主管部门提交申报材料。

（三）各省级工业和信息化主管部门会同同级民政、卫生计生主管部门对申报材料进行初审并确定拟推荐的产品及服务名单，出具三部门盖章的推荐意见函，连同申报材料（包括纸质版一式两份和电子版）于 2018 年 2 月 28 日前以 EMS 邮寄或机要交换方式报送工业和信息化部（电子信息司），材料寄送地址：北京市海淀区万寿路 27 号院 8 号楼。

（四）工业和信息化部会同民政部、国家卫生计生委，组织专家对申报的产品、服务进行评审，严格按照好中选优的原则确定入围《目录》的产品和服务。

（五）评选结果在工业和信息化部、民政部、国家卫生计生委官方网站对社会公示，公示时间不少于 5 个工作日。公示无异议后，工业和信息化部、民政部、国家卫生计生委正式发布《目录》。

（六）《目录》根据智慧健康养老产业发展实际情况定期予以更新。

四、管理和激励措施

（一）产品生产企业应保障入围《目录》产品的生产、市场供应和售后服务，服务提供企业应做好入围《目录》服务的市场推广，坚持高标准、严要求，把好产品和服务的质量关，努力树立行业标杆。

（二）入围《目录》产品和服务接受社会监督以及有关部门开展的质量监督。监督中发现的质量等问题一经核实，取消相关产品和服务的入围资格。

（三）鼓励智慧健康养老相关各级政府资金和社会资金优先支持进入《目录》的产品、服务及其相关企业。

（四）鼓励各地民政、卫生计生等用户部门在智慧健康养老相关项目的采购选型中，优先支持《目录》内产品及服务。

（五）加大对《目录》的宣传推介力度，利用相关部门官网、电视报纸网络等新闻媒体，以及召开发布会、行业论坛等形式，扩大入围产品和服务的影响力。

附件：1. 智慧健康养老产品及服务推广目录分类（略）
      2. 智慧健康养老产品及服务推广目录申报书（略）

工业和信息化部办公厅
民政部办公厅
卫生计生委办公厅
2017 年 11 月 17 日

（联系人及电话：王中 010—68208283/010—68208243）

工业和信息化部 民政部 国家卫生计生委关于公布 2017 年智慧健康养老应用试点示范名单的通告

工信部联电子函〔2017〕588 号

根据《工业和信息化部办公厅 民政部办公厅 国家卫生计生委办公厅关于开展智慧健康养老应用试点示范的通知》（工信厅联电子〔2017〕75 号），经各地方主管部门推荐、专家评审和网上公示，确定了 2017 年智慧健康养老应用试点示范名单，现予以公布。

附件：1. 智慧健康养老示范企业名单（略）
2. 智慧健康养老示范街道（乡镇）名单（略）
3. 智慧健康养老示范基地名单（略）

工业和信息化部 民政部
国家卫生和计划生育委员会
2017 年 12 月 19 日

工业和信息化部 卫生计生委 发展改革委 食品药品监管总局 关于组织开展小品种药（短缺药）集中生产基地建设的通知

工信部联消费〔2018〕21号

各省、自治区、直辖市、新疆生产建设兵团工业和信息化主管部门、卫生计生委（卫生局）、发展改革委、食品药品监督管理局：

为贯彻落实《医药工业发展规划指南》（工信部联规〔2016〕350号）、《关于改革完善短缺药品供应保障机制的实施意见》（国卫药政发〔2017〕37号），针对小品种药（短缺药，下同）市场用量小、企业生产动力不足的实际情况，工业和信息化部、国家卫生计生委、国家发展改革委、食品药品监管总局共同组织开展小品种药集中生产基地建设。现将有关事项通知如下：

一、工作思路和目标

坚持市场主导、政府引导、创新机制、分类实施的原则，充分调动企业的积极性主动性，整合利用现有产业资源，发挥集中生产规模效应，保障小品种药持续稳定供应。

结合药品供应保障需求和集中生产基地的全国布局，选择认定5家左右企业（集团，下同）建设小品种药集中生产基地。通过协调解决小品种药文号转移、委托生产、集中采购、供需对接等问题，支持企业集中产业链上下游优质资源，推动落实集中生产基地建设目标任务，到 2020 年，实现 100 种小品种药的集中生产和稳定供应。

二、集中生产基地的选择认定

小品种药（短缺药）是指临床必需、用量小、市场供应不稳定、易出现临床短缺的药品。

（一）认定条件。建设小品种药集中生产基地的企业应是医药工业百强企业，拥有 20 种以上小品种药生产文号和原料药配套生产能力，符合在产药品（疫苗）剂型全、质量控制能力强、配送网络覆盖广等要求，能够履行稳定生产和保障供应的责任义务。

（二）认定程序。符合条件的药品生产企业，向各省（自治区、直辖市）工业和信息化主管部门提出申请，各地工业和信息化主管部门会商卫生计生、发展改革、食品药品监管等部门后，向工业和信息化部推荐申报。工业和信息化部会同相关部门组织专家进行评审，研究认定小品种药集中生产基地。

（三）保障责任。工业和信息化部与企业签订小品种药集中生产基地建设工作责任书，明确集中生产基地的建设周期、责任目标、保障品种以及所承担的药品稳定生产供应的责任义务。工业和信息化部会同相关部门加强对集中生产基地建设的督导评估，对不符合要求的企业取消相应资质。

三、加强集中生产基地政策支持

（一）支持企业加强集中生产基地建设。工业和信息化部、国家发展改革委支持已认定企业开展生产技术改造，协调推动企业开展小品种药质量和疗效一致性评价，支持企业集中原料药和制剂上下游资源，建立药品生产供应保障联盟，实现小品种药的稳定生产供应。

（二）优先审评审批小品种药。对集中生产基地临床急需、市场短缺的小品种药和原料药的注册申请，以及集中生产、实现规模效应的小品种药和原料药的生产技术转移、委托生产加工等申请事项，食品药品监管部门按相关规定予以优先审评审批。

（三）实施小品种药集中采购。国家卫生计生委进一步优化小品种药采购机制，对集中生产基地生产的小品种药，指导各地按规定集中挂网采购；对市场机制不能形成合理价格的小品种药，卫生计生行政部门会同相关部门集中开展市场撮合，确定合理采购价格，保障持续稳定供应。

（四）加强小品种药供需信息对接。国家卫生计生委、工业和信息化部通过建设短缺药品多源信息采集和供应业务协同应用平台，动态掌握集中生产基地小品种药的生产和库存情况，结合医疗卫生机构使用需求，加强小品种药供需信息对接，及时开展监测预警和分析研判，避免供需信息沟通不畅导致供应短缺。

各单位要积极组织开展小品种药集中生产基地建设工作。对本地区具备基础条件的企业，加强指导培育和政策支持，提高药品供应保障能力；对符合认定条件的企业，各地工业和信息化主管部门鼓励企业提出申请，并按程序向工业和信息化部（消费品工业司）推荐申报。

工业和信息化部　卫生计生委
发展改革委 食品药品监管总局
2018 年 1 月 19 日
（联系人及电话：宋其森 010—68205674）

国家工商行政管理总局令

第 92 号

《国家工商行政管理总局关于废止和修改部分规章的决定》已经国家工商行政管理总局局务会议审议通过，现予公布，自公布之日起施行。

局长　张茅

2017 年 10 月 27 日

国家工商行政管理总局关于废止
和修改部分规章的决定

为深入推进"放管服"改革，确保各项改革措施有效落实，国家工商行政管理总局对现行有效的工商行政管理规章进行了清理。经过清理，国家工商行政管理总局决定：

一、对 6 部规章予以废止。（附件 1）

二、对 2 部规章的部分条款予以修改。（附件 2）

本决定自公布之日起施行。

《中华人民共和国企业法人登记管理条例施行细则》《外国（地区）企业在中国境内从事生产经营活动登记管理办法》根据本决定作相应修改，重新公布。

附件：1. 国家工商行政管理总局决定废止的规章（略）

2. 国家工商行政管理总局决定修改的规章（略）

局长　张茅

2017 年 10 月 27 日

科技部 国家卫生计生委 体育总局
食品药品监管总局 国家中医药管理局
中央军委后勤保障部关于印发
《"十三五"卫生与健康科技创新
专项规划》的通知

国科发社〔2017〕147 号

各省、自治区、直辖市及计划单列市科技厅（委、局）、卫生
计生委（卫生厅、局）、体育局、食品药品监督管理局、中医
药局，新疆生产建设兵团科技局、卫生局、体育局、食品药品
监督管理局，各有关单位：

按照《中华人民共和国国民经济和社会发展第十三个五
年规划纲要》、《"十三五"国家科技创新规划》、《"健康中国
2030"规划纲要》等的总体部署，为进一步完善卫生与健康
科技创新体系，提升我国卫生与健康科技创新能力，显著增强
科技创新对提高公众健康水平和促进健康产业发展的支撑引领
作用，特制定《"十三五"卫生与健康科技创新专项规划》。
现印发你们，请认真贯彻执行。

科技部　国家卫生计生委　国家体育总局
国家食品药品监管总局　国家中医药管理局

"十三五"卫生与健康科技创新专项规划

　　"十三五"时期是我国全面建成小康社会的决胜阶段,是实施创新驱动发展战略、建设健康中国的关键时期。为贯彻落实全国科技创新大会和全国卫生与健康大会精神,将《中华人民共和国国民经济和社会发展第十三个五年规划纲要》、《"十三五"国家科技创新规划》和《"健康中国2030"规划纲要》等战略部署在卫生与健康领域进一步细化,把人民健康放在优先发展的战略地位,把科技创新放在卫生与健康事业的核心位置,以科技创新为动力,进一步完善卫生与健康科技创新体系,提升我国卫生与健康科技创新能力,显著增强科技创新对提高公众健康水平和促进健康产业发展的支撑引领作用,特制定《"十三五"卫生与健康科技创新专项规划》。

一、形势与需求

(一)工作基础

　　"十二五"时期以来,我国在卫生与健康科技领域取得了一系列研究进展,科技创新体系建设不断完善,科技研发能力和水平快速提升,科技成果不断涌现,科技创新保障健康作用不断增强。

　　在基础研究领域,我国在干细胞、基因组测序、疫苗设计、结构生物学、肿瘤免疫治疗等国际生物前沿科技领域占据一席之地,在疾病作用机制、新靶点发现等方面取得了一批原创性科技成果,为我国卫生与健康科技发展奠定了重要基础。在疾病防控领域,制定并推广了艾滋病、肝炎、恶性肿瘤、心脑血管疾病、慢性阻塞性肺病等150余项疾病的诊疗指南、技术规范和防控策略;埃博拉出血热、中东呼吸综合征、寨卡病毒病、黄热病等重大疫情得到有效防控；完善了出生缺陷防控适宜技术体系；建立了覆盖全国的传染病病原检测和监测体系，对未知病原体的鉴定和确诊能力达到世界先进水平；在入境人员中首次检测出输入性黄热病、裂谷热病例，并进行基因组测序。在新药创制领域，药物大品种改造研究成效显著，新药创制关键技术体系不断完善，药物临床前评价、新型疫苗和抗体制备等技术达到国际先进水平，小分子靶向治疗、新型抗体、肿瘤免疫治疗等 214 个前沿创新产品获批开展临床研究，埃克替尼、西达本胺、肠道病毒 71 型（EV71）灭活疫苗、戊肝疫苗等 24 个 I 类创新药物获批生产，伊马替尼、替加环素等 50 多个专利到期药物实现了国产化。在医疗器械领域，脑起搏器、骨科机器人、组织工程皮肤、128 排 CT、3.0T 磁共振、PET - CT、彩色多普勒超声系统等一批关键生物医用材料和先进医疗设备开始打破国外产品的垄断。在预防康复领域，环境与健康、健康风险因素干预、健康科普等研究不断深入，养老服务信息技术初见成效，康复辅具研究和开发取得进展。在中医药现代化领域，对传统中医药理论内涵的科学认识不断深入，中医防治重大疾病水平不断提升，屠呦呦研究员因发现青蒿素获得诺贝尔生理学或医学奖，麝香、沉香、肉苁蓉等一批名贵中药材资源得到了有效保护，一批临床价值大、市场价值高的中药大品种得到二次开发，中药国际化进程加速推进。在平台建设方面，建立了 11 个疾病领域的 32 个国家临床医学研究中心、一批国家临床重点专科、5 个国家级转化医学中心，初步构建了多个疾病领域的协同创新网络。

（二）战略需求

1. 推进健康中国建设迫切需要科技支撑

当前我国经济和社会正处于转型期，随着工业化、城镇化、人口老龄化进程加快，疾病谱、生态环境、生活方式不断变化，我国面临多重疾病威胁并存、多种健康影响因素交织的复杂局面，心脑血管疾病、恶性肿瘤、慢性呼吸系统疾病等慢性非传染性疾病负担加重，艾滋病、病毒性肝炎和结核病等传染病威胁仍不容忽视，新发突发传染病和严重精神障碍等疾病对经济发展和社会稳定造成严重冲击，全面实施两孩政策对出生缺陷防控带来新压力，医疗资源瓶颈问题更加凸显。科技创新作为引领卫生与健康事业发展的原动力，要为解决卫生与健康领域的重大科学问题和关键技术问题、应对重大疾病防控挑战、提高国民健康水平、推进健康中国建设提供有力支撑。

2. 引领健康产业发展迫切需要加强科技创新

健康产业是保障卫生与健康的重要基础条件。健康产业涉及面广、产业链条长、增长空间大，是最具开发价值和增长潜力的"朝阳产业"，是新常态下"稳增长、调结构、惠民生"的重要着力点。在技术驱动和需求拉动的双重影响下，健康产业发展前景广阔。要引导和支持健康产业加快发展，促进与养老、旅游、互联网、健身休闲、食品的五大融合，努力把健康产业培育成为国民经济的重要支柱产业。面临新的历史机遇，以科技为引领，大力发展健康科技产业群和服务新业态，对于打造未来竞争优势，抢占新产业发展的战略高地、推动供给侧改革、全面建成小康社会和建设健康中国至关重要。

3. 推进科技强国建设迫切需要卫生与健康科技的创新突破

全球新一轮科技革命和产业变革蓄势待发，科技创新成为各国打造国家竞争新优势的核心。众多发达国家和发展中国家在新一轮战略布局中，继续将卫生与健康科技创新作为重点优先领域进行布局，不断强化卫生与健康科技的公共财政投入，并陆续推出脑科学、精准医学、抗癌登月等计划，医学科技研究的深度和广度不断拓展，很多重大疾病、难治性疾病防控呈现革命性突破的端倪，系统化集成、多要素协同、规模化组织成为引领全球医学科技快速发展的重要驱动力。我国卫生与健康科技发展仍然面临着一系列亟待解决的问题，卫生与健康科技创新体系仍不完善，稳定、可持续性投入缺乏，医产学研协同创新不够，科研成果与疾病防治实践之间存在"两张皮"问题，科技创新质量和水平仍需提高，原创性科学发现和颠覆性技术缺乏，临床医学、公共卫生等学科领域研究薄弱，重大慢病及重大传染病的防控水平有待提高，妇女儿童、老年人等重点人群健康保障能力不强，由疾病诊疗向提升健康的战略转变亟待推进，具有自主知识产权的新药、医疗器械等产品研发能力和市场竞争力薄弱，中医药标准体系建设和国际化发展推进不够，迫切需要创新驱动发展，为建设世界科技强国、引领全民健康水平提高提供有力支撑。

二、指导思想与基本原则

（一）指导思想

紧密团结在以习近平同志为核心的党中央周围，深入贯彻落实党的十八大和十八届三中、四中、五中、六中全会精神，深入贯彻习近平总书记系列重要讲话精神和治国理政新理念、新思想、新战略，坚持创新、协调、绿色、开放和共享的发展理念，认真落实全国科技创新大会、全国卫生与健康大会精神，在健康领域深入实施创新驱动发展战略，以提高疗效、保障健康、惠及民生为目标，着力构建体现中国特色和领域特点的协同高效科技创新体系，显著提升自主创新能力，加快关键技术突破，促进成果转化应用，提高医疗服务和健康保障供给质量，为建设健康中国和科技强国，提高全民健康水平，发展健康产业提供坚实的科技支撑。

（二）基本原则

创新引领。把握科技前沿领域的发展趋势，以科技创新为核心动力，以生物、信息、材料、工程、纳米等前沿技术发展为先导，加强多学科的交叉融合，攻克一批前沿关键技术和重大产品，在若干领域取得原创性突破和自主创新优势，攻克重大疑难疾病防控难题。

需求导向。紧密围绕国家战略与民生保障需求，突出解决我国面临的主要健康问题和需要发展的关键技术，开发适合我国国情的"简便、价廉、优效、安全"的卫生与健康技术及产品，强化健康保障能力，缓解"看病贵、看病难"的问题，引领全民健康水平提升。

开放整合。强化医研企各主体研究力量协同创新，加强创新网络建设，推动科研数据、科技资源、实验设施的开放共享和高效利用。坚持以全球视野谋划卫生与健康科技的开放创新，推动卫生与健康科技国际交流合作。

机制创新。深化科技体制改革，加快政府职能转变，优化政策环境，建立健全的创新激励、成果转化、技术推广的导向机制，以新机制加强创新平台建设，构建创新活力更强、临床转化效率更高、产业化与普惠化更紧密衔接的创新体系。

三、发展目标

（一）总体目标

到 2020 年，建立更加协同、高效、开放的国家卫生与健康科技创新体系，部分重点领域的基础前沿研究取得重要进展，针对重点人群和重大疾病的防控技术获得重要突破，卫生与健康科技创新能力显著增强，医疗服务供给质量明显改善，健康保障模式转型发展，中医药特色优势进一步发挥，为提高全民健康水平、加快健康产业发展、助推健康中国建设提供坚实的科技支撑。

（二）具体目标

1. 科技创新能力显著提升

着力突破 20—30 项前沿、关键技术并转化应用，在精准医学、再生医学、协同医疗、智慧医疗、整合医学等若干领域取得原创性突破和自主创新优势，攻克一批预防、诊断、治疗、康复和保健新技术和新产品。

2. 创新基地平台不断完善

在明确定位、分类整合的基础上，优化布局卫生与健康领域研发基地和平台建设，大力推进国家临床医学研究中心建设，统筹布局国家医学大数据及样本资源库等平台基地，建成覆盖 100 万健康人群和 10 个重点疾病的大型人群队列，依托现有资源，建设一批医学科技辅助创新平台、中医药科技平台和国际科技合作平台，推动部门和地方卫生与健康科技创新平台和基地的建设。

3. 科技成果有效转化

充分发挥医疗机构、科研机构及优势企业等转化主体的作用，针对重大疾病和重大健康问题形成 100 项左右诊疗规范、技术标准、临床路径和防控策略，构建系统化、机制化的普及推广网络，建设一批国家和区域成果转移转化示范基地、适宜技术推广应用示范基地，实施一批适宜技术示范项目，面向基层推广应用 100—150 项新技术，开展医学成果转移转化培训 30—50 万人次。

4. 支撑健康产业发展

突破新药发现、高端医疗器械、个性化健康干预等关键技术瓶颈问题，研制 20—30 种创新药物，开发一批新型医疗器械、康复辅具、可穿戴设备、生物医用材料等健康产品，形成 20—30 个有国际影响力的健康品牌企业集群，引领构建医养康护一体化、连续性的健康保障体系，推动新型健康产业快速发展。

四、重点任务

围绕健康中国建设需求，结合国家科技计划改革总体部署，通过"科技创新 2030——重大项目"和国家科技重大专项、国家重点研发计划、基地与人才专项等国家科技计划（专项、基金）的实施，加强基础研究和医学前沿技术研究，组织重大疾病防治、重点人群健康保障和健康风险控制技术研发，研制新型药物和医疗器械，促进科技成果转化，开展卫生与健康科技保障示范。

（一）加强应用基础研究

以解决人体健康和疾病防治的关键科学问题为目标，聚焦个体发育、衰老调控、免疫、代谢、脑科学、环境与健康、心理健康、人体微生态、干细胞和再生医学、中医药等方面的关键医学问题，加强部署基础研究，探索疾病发生与发展规律，为疾病防治和健康促进提供理论基础。

专栏 1：应用基础研究

1. 个体发育基础研究。围绕胚胎—胎儿—儿童个体发育分化的重要阶段，研究发育的时程性调控机制，个体发育和再生过程中细胞分裂、迁移、凋亡等生命现象的机制，以及常见出生缺陷疾病的遗传学病因和发病机制等。

2. 衰老调控机制研究。研究衰老过程中的营养代谢异常和生物节律的关系，衰老与心脑血管疾病、恶性肿瘤、退行性疾病等重大疾病发生发展的关系，寻找器官衰老的新靶标，开展生殖系统衰老与调控研究，提出延缓衰老过程的新策略。

3. 医学免疫学研究。研究免疫细胞分化发育与功能调控机制，免疫识别、免疫记忆的分子机理和本质特征，恶性肿瘤、自身免疫性疾病、传染病、心脑血管病、慢性阻塞性肺病和糖尿病等重大疾病相关的急慢性炎症的免疫学基础。

4. 人体代谢基础研究。研究人体代谢功能稳态维持及失调机制，重点关注疾病代谢模型建立、人体代谢组学研究、糖脂代谢异常调控、消化道内分泌功能调节、营养与代谢、微量元素的作用及稳态调节等研究。

5. 脑认知与相关脑疾病研究。开展感知觉、学习和记忆、注意和抉择、意识和语言等脑认知功能研究，发现幼年期发育性脑疾病、中青年期精神类疾病、老年期神经退行性疾病的特异生物标记物和治疗靶点，开发神经活动检查、操控、基因调控以及功能成像等新技术。

6. 环境与健康相关基础研究。研究自然环境中生物、化学和物理因素等有害因素对人类机体的影响及其作用机制，明确大气污染、高寒缺氧等因素的早期生物效应及其与疾病发生发展的关系，研究环境相关疾病的生物标志物等。

7. 心理健康相关基础研究。针对环境、基因、生活方式等危险因素、早期诊断生物标记物、临床诊疗改进、认知康复等方面的关键科学问题，开展基础研究，为高危人群筛查、早期诊断、早期治疗及个体化干预等提供理论依据。

8. 人体微生态研究。结合现代生命组学和大数据技术，建立中华民族典型人群的健康与疾病微生物组标准数据库和菌种库，开展微生态菌群对免疫、代谢等系统的作用以及分子调控机制等方面的研究。

9. 干细胞和再生医学研究。开展胚胎干细胞、诱导性多能干细胞和成体干细胞等干细胞定向诱导分化、规模化培养等基础与临床研究，以有效性、安全性和可控性为导向实现组织与器官再生，改善或恢复损伤组织和器官的功能。

10. 中医药基础研究。以中医临床实践为基础，结合多学科高新技术，开展脏腑经络理论、证候与辨证论治、经穴特异性及针灸治疗机理、中药药性理论、方剂配伍理论、中药单方或复方药效物质基础和作用机理、中医康复养生理论等研究，阐释中医药和民族医药核心理论的科学内涵，揭示其生物学基础，阐明其系统思维模式，丰富发展中医药理论体系。

专栏1：应用基础研究

11. 运动与健康基础研究。开展运动对各器官结构、代谢、功能的影响以及相关疾病防治基础研究，探索力、声、光、电、磁等刺激对人体的作用机制，开展运动对中青年抑郁症的防治基础研究以及运动对神经退行性疾病认知障碍的干预作用研究。

（二）推动前沿技术创新

把握生物、信息、工程等科技前沿领域的发展趋势，加快引领性技术的创新突破和应用发展，攻克一批急需突破的先进临床诊治关键技术。重点部署生命组学、基因操作、精准医学、医学人工智能、疾病早期发现、新型检测与成像、生物治疗、微创治疗等前沿及共性技术研发，提升我国医学前沿领域原创水平，增强创新驱动源头供给，加快前沿技术创新及临床转化。

专栏2：前沿技术创新

1. 生命组学技术。基于生命组学技术发展新型疾病诊治技术与产品，重点发展新一代测序技术和其他分子诊断技术，建立完善相关技术标准和数据库，发现可用于疾病诊断、预测、预警和疗效评价的标志物。

2. 基因操作技术。开展基因编辑及合成生物学等技术研究，探索新技术在模拟人类疾病、异种器官移植、提高细胞对病毒的免疫力、赋予细胞抗癌能力、加速疫苗和药物的研发进程等方面的应用潜力。

3. 精准医学技术。建立百万健康人群和重点疾病人群的前瞻队列，建立多层次精准医疗知识库体系和国家生物医学大数据共享平台，重点攻克新一代基因测序技术、组学研究和大数据融合分析技术等精准医疗核心关键技术，开发一批重大疾病早期筛查、分子分型、个体化靶向药物治疗、靶向外科手术、疗效预测及监控等精准化解决方案和支撑技术。

4. 医学人工智能技术。开展医学大数据分析和机器学习等技术研究，开发集中式智能和分布式智能等多种技术方案，重点支持机器智能辅助个性化诊断、精准治疗辅助决策支持系统、辅助康复和照看等研究，支撑智慧医疗发展。

5. 新型检测与成像技术。开展高分辨医学成像、功能与分子影像、无创生化指标检测等技术研究，发展生物标志物高灵敏检测、液体活检、即时检测、病理组织快速分析、全自动快速病原微生物鉴定、传染病溯源鉴定等技术，加快检测与成像技术突破。

6. 疾病早期发现技术。加强慢病筛查预警技术及传染病溯源鉴定技术研究，加快发展高通量、快速、灵敏、特异、经济的疾病筛查与预测预警技术，提高重大疾病的早期发现能力。

专栏2：前沿技术创新

7. 生物治疗技术。加强干细胞和再生医学、免疫治疗、基因治疗、细胞治疗等关键技术研究，加快生物治疗前沿技术的临床应用，创新治疗技术，提高临床救治水平。

8. 微创/无创治疗技术。运用影像技术与设备、机器人以及微创手术器械、分子靶向外科术中导航等创新成果，开展介入治疗、内窥镜辅助治疗、新型物理治疗、肿瘤切缘识别等研究，减轻患者痛苦、减小副作用并提高疗效。

9. 康复辅助技术。研究功能障碍患者运动、行为、生理与心理特征，突破康复辅具普适与个性化适配技术、运动意图识别、感知增强与控制、神经—机器接口等关键技术，探索康复训练模式与效果评估方法，研发新型肢体康复机器人、虚拟康复训练系统等产品。

（三）提升疾病防控水平

聚焦威胁国民健康的疾病，加强疾病防控技术研发，开发一批急需突破的临床诊疗关键技术，大力推动医疗新技术转化应用于临床，在科学评价的基础上形成一批诊疗技术规范，提高诊疗技术水平，优化疾病防控策略，显著提升重大疾病防控能力。

专栏3：疾病防控研究

1. 重大慢性非传染性疾病防控研究。聚焦心脑血管疾病、恶性肿瘤、慢性阻塞性肺疾病、糖尿病、神经精神疾病和肾脏疾病等严重危害人民健康的重大慢病，突出解决重大慢病防控中的瓶颈问题，研发30—50项先进诊疗技术和50—80项基层适宜技术，建立10—20个区域重大慢病临床大数据中心和流行病学监测大数据中心，建成包括至少300家市级医院和800家县级医院的覆盖全国、运行高效的研究协作网络，有效控制重大慢病发病率、死亡率和疾病负担。

2. 重要传染病防控研究。继续实施"艾滋病和病毒性肝炎等重大传染病防治"科技重大专项，聚焦降低"三病两率"和提高突发急性传染病防控能力的科技瓶颈问题，以创新性的技术、方法、策略、产品为主要攻关方向，着力发展预防乙肝病毒感染者向肝癌转归的新技术和新策略，进一步发展适合我国人群的艾滋病综合治疗方案和新型预防与干预技术，着力开发肺结核的实验室诊断新产品和新技术，在敏感性、特异性方面实现突破。加强突发急性传染病防控综合技术网络体系建设，形成聚焦人才培养和队伍建设的平台和基地，提升科技创新能力，全面提高我国传染病的预防、诊断、治疗和控制水平。加强细菌耐药风险评估、新型抗生素及替代品、疫苗、临床耐药菌感染诊断、治疗与控制等相关技术和产品研究。

专栏3：疾病防控研究

3. 常见多发病防控研究。围绕消化系统疾病、血液和免疫系统疾病、眼耳鼻喉疾病、口腔疾病、皮肤病、地方病和职业病、妇儿疾病及老年退行性疾病等常见多发病，突破一批防控关键技术，研究筛选80—100项安全、有效、经济、适用的适宜技术，研究规范化诊疗方案，提高常见多发病防控水平。

4. 生殖健康及出生缺陷防控研究。针对我国出生缺陷防控、不孕不育和避孕节育等方面的突出问题，建立覆盖全国的育龄人口和出生人口队列，建立覆盖全国的生物信息和样本资源库，研发4—5种避孕节育、防治不孕不育的适宜技术，7—8种新产品及标准规范，保障育龄人口生殖健康，提高出生人口素质。

5. 重点寄生虫病和地方病防控研究。研发包虫病疫苗、防治药品与检测试剂，开展药物疗效和不良反应系统评价。加速血吸虫病传染源控制、监测预警、快速诊断等技术和防治药品研究，研制消除血吸虫病技术规范。研究疟疾病例追踪溯源、检测筛查、媒介和药物抗性监测以及输入性传染源传播风险评估等技术。开展碘缺乏、水源性高碘危害、地方性氟（砷）中毒等地方病防治研究，形成一批适宜的防治技术，建立防治技术转化示范点并逐步推广应用。

6. 重要疾病流行病学研究。针对严重危害国民健康的重大疾病和罕见病，开展规范的流行病学研究，结合自然人群国家大型健康队列以及重点疾病大型队列的建立，系统监测我国重点疾病的疾病谱变化情况，为发病机制、疾病防治等研究提供证据。

7. 临床医学检验标准研究。开展我国各年龄段人群生理指标标准值研究，制定我国常见病、多发病相关检验医学实用准则，推动临床检验金标准的建立和标准物质的研制以及行业标准和技术规范的制订实施。

8. 中医药防治重大疾病研究。充分发挥中医药的优势特色，选择恶性肿瘤、心脑血管疾病、慢性呼吸疾病、免疫性疾病、代谢性疾病、病毒性疾病、重大传染性疾病、老年性疾病、精神心理与心身疾病等疾病为研究对象，系统开展临床评价、疗效机制等研究，形成诊疗指南，切实提高中医药防治重大疾病的临床疗效与服务能力。

（四）保障重点人群健康

围绕儿童、青少年、妇女和老年人等重点人群的健康保障，加强常见疾病的流行规律和危险因素、儿童青少年生长发育和营养、儿童疾病预防技术和健康评价工具、妇女重点疾病防治技术和保健服务模式、老年健康评估、老年共病、伤害防治及综合防治技术、智能康复技术与产品等研究。

1. 儿童和青少年健康。研究发育源性疾病、罕见病、生长发育不平衡对儿童青少年健康及其成年疾病早发风险的影响，加快研发营养缺乏与过剩的干预技术，开发儿童青少年体格、机能、素质、心理和社会适应能力等多维度发育量表及共享应用的适宜技术。

2. 妇女健康。围绕女性恶性肿瘤、生殖系统感染、生殖内分泌系统疾病、妊娠期高血压和糖尿病等妇女重点疾病开展早期预警及干预技术研究，建立早期诊断和治疗方案，探索更年期等妇女特殊时期的新型保健服务模式。

3. 老年健康。开展大型队列研究，判定与预测老年健康的指标、标准与方法，研发可穿戴老年健康支持技术和设备，探索老年综合征和共病的发病过程与规律，研发综合防治适宜技术、指南和规范，构建老年健康管理网络。

4. 残障人群健康。重点开展机器人辅助、康复训练、认知康复、中医康复等技术研究，开发功能代偿、生活辅助、康复训练等康复辅具产品，实施互联网＋科技助残行动。

（五）开发医药健康产品

加快临床急需药物研发，开发创新药物，强化药品质量安全保障；加强创新医疗器械研发，推动医疗器械的品质提升，减少进口依赖，降低医疗成本；开发健康监测产品，实现个体化健康干预和持续改进。

1. 药物研发。继续实施"重大新药创制"科技重大专项，研制完成30个左右创新性强、防治重大疾病、市场前景好、拥有自主知识产权的新药；针对重大疾病防治或突发疫情等用药需求，研制完成20—30个临床急需和具有市场潜力的重大品种，并切实解决产业化技术瓶颈问题；推动自主创新药物和高端制剂在发达国家完成临床试验或药品注册；依托重大品种研制，突破制约新药研发和产业化的重大核心关键技术，抢占新药创制的科技制高点；提升已建核心平台的服务水平、辐射带动的能力和国际化水平，申请/授权专利1000项以上，持续推进专项品种和技术成果转化，提升产业化水平。

2. 医疗器械研发。重点突破一批引领性前沿技术，重点发展医学影像设备、医用机器人、新型植入装置、新型生物医用材料、体外诊断技术与产品、家庭医疗监测和健康装备、可穿戴设备、中医医疗器械、基层适宜的诊疗设备、移动医疗等产品。推动适宜、高性价比通用医疗器械的品质提升，协同推进医疗器械技术及装备升级，完善设备标准体系，加强医疗器械在不同层级医疗机构的规范化应用。

3. 康复辅具研发。重点发展老年人护理照料、残疾人生活、教育和就业辅助、残疾儿童抢救性康复等领域的产品，加快人机智能交互、照护机器人、3D打印、脑机接口、虚拟现实等新技术在康复辅具中的集成应用。

专栏 5：医药健康产品

4. 健康监测产品研发。基于可穿戴设备和移动通信等获取的健康相关数据，构建以不同人群健康状况为基础的全生命周期健康状态评价指标体系，开发中国人群健康指标和常用检验指标、整体多维度健康测评、低负荷/动态连续人体参数测量及健康状态辨识与评估产品。

5. 医药健康产品评价研究。开展健康产品应用、疾病防治技术设备的临床应用功能评价与性能测评方法研究，科学、安全、有效地引导相关产业的技术发展，逐步建立相关评价技术标准和技术法规，完善技术管理和市场管理；建立健康与疾病防治技术的质量保证技术平台，开展卫生与健康领域创新技术应用的质量保证技术研究。

（六）发展新型健康服务技术

加强整合医学研究，推动信息技术与医疗健康服务融合创新，重点发展个性化健康服务、协同医疗、智慧医疗、医学应急救援等新型健康服务技术，创新疾病诊疗和健康管理服务模式。

专栏 6：新型健康服务技术

1. 整合医学研究。整合临床各学科力量，打破学科壁垒，建立来自临床各科室、中医与西医等不同领域专家组成的诊疗团队，实现多学科协作、整体优化的诊疗模式；加强临床医学与公共卫生整合，推进慢病健康教育、风险评估、高危人群早诊早治，推动晚期疾病治疗模式转变为早期健康促进模式；利用大数据和生物信息学技术整合相关专业和相应学科的研究成果，绘制重大慢病的病因和发病机制图谱，明确影响慢病防控的关键环节，开发重大慢病防控的集成策略，实现对重大慢病的全因素、全过程、全人群的综合管理；开展关于个人健康状况的及时有效的评价和疾病预警研究，提供连续性疾病诊疗和健康管理服务，推动医疗健康一体化服务发展。

2. 个性化健康服务技术研究。建立覆盖医院、社区、家庭、个体的连续性疾病管理模式，提供关于个人健康状况的及时有效的个性化健康评价、疾病预警以及主动式干预，强化健康促进。

3. 协同医疗技术研究。研究互联网医疗、疾病管理、大数据分析等协同医疗相关技术，推进数字化医疗和移动医疗的发展，研究建立疾病评估及分级诊疗体系，推动以均等化为方向的协同医疗服务发展；加强不同地区间医疗信息管理网络和远程医疗网络的整合，开展区域化医疗信息管理网络和远程医疗网络研究，构建覆盖全国的慢病远程医疗服务体系。

4. 智慧医疗技术研究。基于人工智能技术，推动医疗健康与大数据分析的紧密融合，推动健康风险和疾病预警、预测、诊断、治疗与康复等各环节的智能化发展，发展自动诊断、临床决策、手术规划、智能康复、个性化健康管理等新模式，推动以智慧化为方向的智慧医疗服务发展。

专栏 6：新型健康服务技术

5. 医学应急救援技术研究。开展新型重症监护和战创伤救治等技术研究，集成多学科急救技术，建立突发事件医学应急处置体系，优化医学应急救援链，提高我国应对地震、台风、洪涝等自然灾害和交通事故、公共安全事件、放射性污染、公共卫生突发事件和武装冲突等突发事件的医学应急处置能力和创伤救治水平，推动以高效救治为方向的医学应急救援服务发展。

（七）强化健康风险因素控制

以增进健康为导向，推动以疾病治疗为中心向以健康提升为中心转变，综合分析生物、环境、心理、社会、行为等多因素对健康的影响，加强健康危险因素、科学健身、环境与健康等研究，重点开发健康促进、职业病防治、食品安全保障、生物安全保障等技术，推动全民健身和全民健康深度融合，制定和优化健康管理解决方案，提高健康水平。

专栏 7：健康风险因素控制

1. 生活方式等因素与健康研究。系统加强吸烟、饮酒、营养、睡眠、心理、微生态等因素对健康的影响研究，在科学评价的基础上制定和优化健康干预方案，使健康风险因素的预防控制窗口前移，有效降低疾病的患病风险和发生率。

2. 环境与健康研究。研究自然环境中生物、化学和物理因素等对人类机体的影响及其作用机制，探索气象环境与疾病发生发展的关系，明确相关因素的早期生物效应，研发毒性评价和安全性评价技术，发展环境相关疾病的预警体系。

3. 职业病防治技术研究。推进严重危害劳动者健康的职业病防治技术研究，探索早期职业健康损害和新发职业病危害因素对劳动者健康的影响，开展尘肺病、职业肿瘤等重点职业病的致病机制、早期诊断、临床诊疗及健康监护关键技术研究，加强职业病危害识别、危害表征、暴露评价和职业病危险因素控制和消减关键技术研究，研发重点职业病的工程防治、防护用品及快速检测等技术装备，开展职业健康损害的疾病负担研究。

4. 健康促进关键技术研究。以定量监测、精准干预为方向，围绕健康状态辨识、健康风险预警、健康自主干预等环节，重点攻克无创检测、穿戴式监测、生物传感、健康物联网、健康风险因素干预等关键技术和产品，加强国民体质监测网络建设，构建健康大数据云平台，研发数字化、个性化的行为/心理干预、能量/营养平衡、功能代偿/增进等健康管理解决方案，加快主动健康关键技术突破和健康管理服务研究。

专栏7：健康风险因素控制

5. 食品药品安全保障研究。开展食源性致病菌耐药机制及传播规律、食品安全危害识别与毒性机制等基础研究，开展食品药品安全检验检测、监测评估、过程控制等技术研究，开展药品不良反应监测和评估研究，加强食品药品标准研制，建设食品药品安全防控技术体系，通过转化、应用、集成研究，针对食品加工和药品生产过程安全控制、食品药品安全应急保障、网络食品药品安全监管等重点领域，从产业发展和监管支撑两个维度研究提出食品药品安全解决方案，提升食品药品安全风险防控能力。

6. 生物安全保障技术研究。开展生物威胁风险评估、监测预警、检测溯源、预防控制、应急处置等生物安全相关技术和产品开发研究，开展动物模型创制及动物实验新技术和新设备开发，建立生物安全相关的信息和实体资源库，构建高度整合的国家生物安全防御体系；推进"互联网＋卫生检疫"，建立全球传染病疫情信息智能监测预警、精准检疫的口岸传染病预防控制体系，建立分布合理、地域覆盖全面的现场、区域和重点实验室，建设生物安全防护级别高的口岸智能监测平台，切实防止国际重大烈性传染病传入我国。

7. 科学健身研究。开展全民健身技术规范研究，建立健身物联网并开展示范推广研究，开展公共体育服务系统支撑平台及相关技术研究，研制穿戴式等新型运动训练及大众健身器材，开展基于大数据的科学健身技术方法研究。

（八）推动科学技术普及

加强公众健康知识和防病技术的科学研究和系统筛选，从源头保证科普知识的前沿性、科学性和权威性，探索科技传播与创意文化融合发展的模式，促进新媒体技术在科技传播领域的应用，提高公众科学素养，掌握健康相关知识，建立良好的生活方式，有效降低患病风险。

专栏8：科学技术普及

1. 科普能力建设。加强健康科普基地建设，建立健康科普信息化平台，促进现代融媒体技术在健康普及传播领域的应用，探索科技传播与创意文化融合发展的模式。加强科普团队建设，形成权威专家领衔、凝聚专业技术骨干和广大志愿者的品牌科普团队。

2. 科普资源开发。加快建立面向公众的健康知识和技术筛选评价体系，研究筛选一批适合传统媒体和新媒体传播的科普资源，重点加强慢性疾病预防、传染病防控、医疗急救、食品药品安全、中医药养生保健等方面的科普，以及针对老年人、青少年等重点人群的健康科普资源开发。

3. 科普宣传行动。进一步加强科普宣传机制建设，丰富和完善科普宣传载体，继续实施公众健康知识普及行动，在充分利用好影视、图书、报刊等传统媒体的同时，发挥现代化信息技术的作用，发展网站、微博、微信、APP等新媒体传播方式，办好"科技大讲堂"，拓展传播渠道，扩大影响力，科学权威地促进健康知识普及。

（九）推进中医药现代化

传承创新中医药理论，构建适合中医特点的研究模式和技术体系，健全中医药防治重大疾病及中医"治未病"技术与服务体系，加速推进中医药现代化、国际化发展，提升中医药疗效水平和中医药在健康中国建设中的贡献率。

专栏9：中医药现代化

1. 中医药理论传承与创新。进一步加强中医药理论研究，多学科协同创新，解决制约中医药发展的关键科学问题。开展中医药理论传承创新、名老中医传承研究、古籍文献整理挖掘与数字化和中医药传统知识保护研究，建立传统知识数据平台等，加强对中青年名中医的培养，提高中医药继承与创新能力。

2. 中医药健康服务。围绕中医药健康服务业发展需求，开展中医"治未病"、中医康复、中医药仪器与装备研发等研究，突破关键技术，完善"治未病"理论，加强中医预防保健（治未病）方法、技术和产品的研发与成果转化应用，完善重大疾病风险状态识别和风险预警模型，提高中医诊疗服务能力，提升中医康复技术水平，加快中医药仪器与装备研发，加快技术标准制定，构建产业联盟，推动产业化发展。

3. 中药资源保障与价值提升。针对中药产业发展的现实需求，突出基础研究、共性关键技术、产品创制及集成示范应用全产业链科技创新，开展中药资源普查与种质资源保护、中药材生态种植及养殖、中药炮制及配方颗粒质量保证、中药循环利用和中药材"非药用部位"的综合利用研究，形成以中药资源为核心的"大品种、大产业"的中药材产业发展新格局。

4. 中药研发技术和产品开发。以中医传统理论为指导，结合现代科学技术和医学研究方法，开展中药新药发现及评价技术研究、中药制剂临床标准化、中药治疗的临床随机对照研究、中药新药创制及中药大健康产品开发、中药及中药材大品种深度开发研究、减少抗生素应用及中药替代研究、中药高端制剂研究和中药新药安全性评价技术研究。

5. 中医药标准化。开展中医（中西医结合）临床实践指南、中医医疗服务与设备标准、中药标准、针灸标准以及中医临床技术标准应用评价研究等，建立系统完善、适应发展需求的中医药标准体系，提高中医临床技术水平与服务能力，保障中医医疗安全与质量，充分发挥中医标准的技术支撑和引领作用，把握中医药在国际传统医学标准制定中的主导权与话语权。

6. 中医药国际化。开展中医临床研究实施规范、国际多中心临床疗效评价、临床研究证据循证评价等研究，结合国际医药合作重点需求并综合考虑科技合作总体布局，推动中医药国际大科学计划实施；推动中药的国际化注册，进入欧美医药市场，促进中医药服务和产品逐步进入国际医药和保健主流市场。

7. 民族医药传承与创新。开展民族医药传承保护与理论研究、民族医医疗保健服务能力提升关键技术研究、民族药资源保护与可持续发展、民族药产业发展关键共性技术提升研究和民族药新药研究及健康产品开发，提高民族医药科技创新能力与临床服务能力，保障民族医资源与生态安全，提升民族药产业核心竞争力，支撑民族医药传承、创新与可持续发展。

(十) 加强创新基地平台和能力建设

以国家目标和战略需求为导向，大力推进国家临床医学研究中心的建设，统筹加强卫生与健康领域研发基地和平台建设，强化医学研究领军人才及专业人才培养，整体促进各类创新主体的协同互动、创新要素的顺畅流动和高效配置。

1. 大力推进国家临床医学研究中心建设

面向我国疾病防治需求，以临床应用为导向，以医疗机构为主体，以协同网络为支撑，大力推进国家临床医学研究中心建设，系统组织开展临床研究、协同创新、学术交流、人才培养、成果转化、推广应用，打造高水平的技术创新与成果转化类国家科技创新基地。

专栏 10：国家临床医学研究中心

1. 加强建设，合理布局。结合我国疾病谱，在目前已经部署的心血管疾病、神经系统疾病、慢性肾病、恶性肿瘤、呼吸系统疾病、代谢性疾病、精神心理疾病、妇产疾病、消化系统疾病、口腔疾病和老年疾病共 11 个疾病领域国家临床医学研究中心的基础上，组织开展感染性疾病、儿童健康与疾病、出生缺陷与罕见病、骨科与运动康复、眼耳鼻喉疾病、免疫与皮肤疾病、血液系统疾病、职业病、地方病、影像医学、医学检验、医学营养、急危重症、麻醉医学、病理诊断、放射与治疗等疾病领域和临床专科的国家临床医学研究中心建设，试点建设一批中医类的国家临床医学研究中心。根据疾病防控的实际需求，原则上各疾病领域和临床专科建设 1—3 家中心，重大疾病领域建设 3—5 家中心。在新建中心的布局上注重不同区域的平衡，探索推进省部共建临床医学研究中心的建设。引导心血管疾病、恶性肿瘤、神经系统疾病、呼吸系统疾病、代谢性疾病、精神心理疾病、感染性疾病、老年疾病等重大疾病领域的中心建立分中心。鼓励各地方建设省级临床医学研究中心。

2. 整合资源，加强攻关。以医疗机构为主体，以应用为导向，有效整合我国临床医学研究的优势力量，集成临床数据和样本资源，打造覆盖主要疾病领域的国家临床医学研究中心和覆盖全国的协同创新网络，重点开展大规模临床循证研究、创新性转化应用研究、规模化应用推广研究及持续性防控战略研究等四类研究。开展 20—30 项万人以上规模的疾病人群队列研究，开发 50—80 项疾病综合治疗方案，研究制定不少于 15 项国际水平的临床实践指南。

3. 医研企协同，促进健康产业发展。依托协同创新网络，促进医研企协同创新，加快推进医药产品开发和临床评价研究，助力健康产业的高端化、品牌化发展，促进医药产品普及惠惠，重点开展 50—80 项医药产品的开发和临床评价研究，助力摆脱高端药品和医疗设备依赖进口的现状。

4. 普及推广，提升基层水平。依托国家临床医学研究中心及其协同创新网络，紧密围绕广大基层和老少边穷地区的实际需求，通过开展技术培训和先进适宜技术推广，加强实时远程会诊和指导等网络服务，提升基层医疗服务能力。

---

2. 统筹加强创新基地平台建设

结合基础研究、技术研发、成果转化和科研条件保障不同需求，统筹推进卫生与健康领域大型综合性研究基地、技术创新中心、转化医学中心、大数据和临床样本资源库研究平台等创新基地平台的建设。

专栏11：创新基地平台建设

1. 卫生与健康领域大型综合性研究基地。以建设医学科技强国为目标，聚焦医学科技发展最前沿，推进大型综合性研究基地建设，重点开展引领性原创研究、共性技术或核心技术研发和联合攻关，加强面向以基因技术、脑科学、人体微生态、医学人工智能、可穿戴设备、医疗大数据等为代表的健康前沿领域和引领产业变革技术的研究，催生具有原始创新和自主知识产权的重大科研成果，支撑经济建设、社会发展和国家安全的需要。

2. 技术创新中心。围绕重大疾病防控需求和健康产业发展需要，新建一批卫生与健康领域的技术创新中心，大力推进共性关键技术突破和高端产品研发，为整合优势资源、创新技术产品、培育健康产业提供坚实的支撑基础。

3. 转化医学中心。推动并完成已建成国家转化医学中心的重大基础设施建设项目，构建一批转化医学研究综合性平台，开展疾病发生发展、创新药物、先进诊疗技术等转化研究，显著提升转化医学研究质量和效益。

4. 卫生与健康大数据和临床样本资源库研究平台。研究系列生物医学大数据挖掘技术和分析平台，解析疾病发生发展本质的分子特征；整合现有医疗信息资源，建立统一、协调的医疗信息系统，构建医疗健康大数据收集、存储、传输和共享平台，形成全国联通、信息共享的医疗信息管理网络，建立记录生命全程的国民电子健康档案，构建基于疾病临床大数据的临床决策支持系统，推动就医模式向智慧医疗的方向发展；通过健康数据采集、健康状态评价和疾病预警干预，建立覆盖全生命周期的健康大数据平台，建设疾病模式分析及健康辨识系统，对健康大数据进行多层面整合分析，支撑疾病预防、临床诊治及健康管理策略优化。建立从疾病发生、发展、诊治、转归到预后的全国联动、开放共享的重大疾病防治大型临床样本资源库平台，推动临床样本资源库的标准化和规范化建设，实现医学研究资源整合，为疾病诊疗新技术和新方法研究、新药研发与评价提供支撑。

5. 医学科技辅助创新平台。围绕制约我国卫生与健康发展的重大科学问题和关键技术瓶颈，依托现有资源，建设行业重点实验室、高等级生物安全实验室、人类遗传资源库、药物中试化基地、特色药用植物资源研究基地等重点协同创新科技平台，支持医疗卫生机构同科研院所、高校、企业深度合作，在基础学科、疾病防治、前沿技术或核心技术方面共同开展创新研究。在京津冀、长三角、珠三角、中西部等区域开展医学科技改革，推动形成若干具有示范带动作用的区域性改革创新平台。

6. 健康产业科技创新基地平台。统筹企业、科研院所、高等院校等创新资源搭建健康产业科技创新平台和基础共性技术研发平台，鼓励生物医药领域科技实力雄厚的企业、高校和科研院所加强产业科技创新平台基地建设，加快前沿关键技术突破和产业化，提高国际竞争力，促进健康产业集群发展。

专栏 11：创新基地平台建设
7. 科技政策与战略研究平台。依托具有一定研究基础的专业机构、高校和科研院所，构建卫生健康科技政策与战略研究平台，开展卫生健康领域的科技政策、科技管理和科技战略研究，强化战略论证、循证医学、卫生经济学评价研究，打造卫生健康高端智库，为卫生健康领域科学决策提供依据。 8. 加强医学科研院所能力建设。组织实施中国医学科学院医学与健康科技创新工程，创新管理体制机制，发挥各级各类科研机构在国家医学创新体系中的作用，加强基础性、前瞻性、集成转化应用研究，提高自主创新能力。

3. 着力强化卫生与健康领域人才培养

加强创新人才和团队的培养，通过多种方式打造层次分明、结构合理、可持续发展的创新人才队伍，重点培养领军人才和医学研究专业人才，在实践中培养一批国际一流水平的科研攻关创新主体。

专栏 12：培养领军人才和团队
培养领军人才和创新团队。加强对医学科技领军人才的培养，支持聘请高端人才、加强学术交流，开展国际合作，持续培养一批高素质的科研领军人才，培养世界水平的领军人才和创新团队。 培养医学研究专业人才。加强科研设计、数据管理、统计分析、质量控制、病例随访等临床研究专业人才的规范化培训，建立集中培训、统一考核、资质评价的培养模式，提高临床医学研究人员专业化分工水平，促进学科交叉和协同作战，提升临床研究效率与质量。

（十一）促进成果转移转化

重点开展适宜技术推广、"互联网＋医疗健康"、中医"治未病"、创新医疗器械、食品安全、科学健身等科技示范，发挥辐射带动作用，充分调动医研企等各方面对于科技成果转化推广的积极性，统筹衔接基础研究、应用开发、成果转化、产业发展等各环节，打造信息化、专业化的医学科技成果转移转化与推广应用平台，促进科技成果转化应用与产业化。

专栏 13：成果转移转化

1. 临床评价研究与卫生技术评估。依据循证医学理念，应用临床流行病学等方法，构建临床评价体系，系统加强对已有临床治疗方案、药品、医疗器械以及新产品、新技术和新疗法等进行方法学、疗效学、经济学、疾病预后等评价研究。支持研究建立卫生技术评估体系和机制，重点支持开展高质量卫生技术评估 100 项，研究建立卫生技术评估在卫生政策制定中的应用机制，促进卫生技术评估服务于卫生政策制定。

2. 卫生健康科技成果转移转化示范。重点建设一批国家和区域示范基地，开展创新药物、新型疫苗、先进诊断试剂、高端医疗装备以及医疗健康大数据等技术与产品的临床试验、转移转化和推广应用等，建设一支专业化技术转移转化队伍，开展医学成果转移转化培训 30—50 万人次，直接受益人群超过 5 亿人。

3. 卫生健康适宜技术推广应用示范。围绕常见病防治，以国家临床医学研究中心和协同创新网络建设为支撑，充分发挥中医临床研究基地等平台的作用，建设若干个国家级卫生健康适宜技术推广应用示范基地和转移转化机构，建立国家卫生健康适宜技术推广目录，遴选实施一批技术可靠、适宜性强、能够提高基层诊疗能力的推广示范项目，面向基层推广应用 100—150 项创新技术，有效解决临床实际问题和提升基层服务水平。

4. "互联网＋"医疗健康科技示范。利用移动诊疗技术、健康物联网技术、大数据云计算技术和可穿戴信息采集终端，加快推进"互联网＋"模式下的新型诊疗、医养结合、个性化健康保障、中医"治未病"等服务的新模式、新业态的发展，建立医患直接沟通、诊断、干预的网络创新平台并开展多元化医疗服务模式示范，促进不同层级医院的整合服务和区域协同，构建覆盖医院、社区、家庭、个体的闭环持续性疾病管理模式。

5. 创新医疗器械应用示范。继续组织实施"创新医疗器械产品应用示范工程"，在国产医疗器械创新试点示范的基础上，以三甲医院的引领性示范和基层医院的规模化应用为引导，组织开展临床效果评价研究并进行试点示范应用，提升基层医疗卫生机构的技术水平和服务能力，推动创新医疗器械产品惠及千家万户。

6. 食品安全科技示范。积极推进食品安全科技示范，通过转化、应用、集成研究，针对食用农产品质量安全保障、食品加工过程安全控制、食品安全应急保障、网络食品安全监管等重点领域，从产业发展和监管支撑两个维度提出食品安全解决方案，同时开展区域和产业链综合示范，发挥科技成果在服务产业发展和支撑食品安全监管方面的重要作用。

7. 科学健身示范。积极推进科学健身示范工程，紧密结合大众科学健身需求，通过转化应用先进技术和成果，从体质检测与评价、开具运动处方、进行健身指导、跟踪体质研究等各环节开展综合示范，发挥体育科技成果在科学健身和服务体育产业发展等方面的重要作用。

8. 健康科技扶贫行动。加大科技扶贫开发力度，引导医药卫生科技资源向贫困地区合理下沉，引进适合贫困地区的基层适宜技术，建立科技示范网络，组织开展科技推广和培训。针对地方病、特殊人群疾病等地区性重点疾病，在全国遴选 100 个县级行政区，推广一批基层适宜技术，建设 3—5 个健康科技扶贫示范区。

专栏 13：成果转移转化
9. 康复辅具应用示范。以促进康复辅具科技成果转化及共享应用为切入点，充分利用移动互联网、云计算、大数据等一系列新兴技术的发展，构建"互联网＋康复辅具"的服务模式，在家庭、社区、养老机构、福利机构开展示范应用，实现康复辅具服务模式创新和技术创新、产品创新、管理创新的协同发展，使创新资源和要素得到有效汇聚和深度合作。

（十二）构建国际合作网络

充分利用医学科技公益性特点，针对重大疾病、公共卫生、人口发展等全球性重大科技问题，以开放共享的理念，结合我国科技发展的特点和优势，以联合研发、技术推广、人才培养等方式开展双边和多边科技合作，在中医药现代化等领域推动立足于国家重大战略需求的大科学工程论证与实施，在拓展合作领域、创新合作方式和提高合作成效等方面取得突破。

专栏 14：国际合作网络
1. 与"一带一路"国家的合作。将医学科技合作和共同创新作为"一带一路"建设重要的联系纽带和驱动力，通过与沿线国家共建实验室或研究机构、联合举办国际会议、共同开展临床研究、强化传染病防控合作等方式，促进"一带一路"国家间的技术共享和共同创新。 　2. 国际多边合作。积极参与世界卫生组织、世界银行、联合国粮农组织、比尔及梅林达·盖茨基金会等国际组织及全球基金会在卫生与健康领域的国际合作和重大科研项目，与全球共享医学科技发展的经验、信息、知识以及各种研究资源，提升我国医学科技创新能力，共享全球健康科技福祉。 　3. 与发达国家的合作。按照平等合作、互利共赢的原则，推进与美国国立卫生研究院（NIH）等国际领先研究机构开展交流合作，在基础理论探索、前沿技术开发、重大疾病防控、新药、医疗器械创制及遏制抗生素耐药等领域，加速提升科技创新能力，推动我国卫生与健康科技的研究水平向国际领跑的方向发展。 　4. 与发展中国家的合作。推动在非洲、东南亚等发展中国家建立合作研究机构，重点加强在传染病防控、资源可持续利用、中医药传播以及临床诊疗服务等方面开展务实合作，共同促进发展中国家人民健康。

五、保障措施

（一）强化部门协同机制建设

深化"科卫协同"机制落实，进一步加强卫生健康领域科技创新的顶层设计，推进医学科技创新体系建设及各项科技创新工作。加强科技、卫生、产业、监管、人才、财政、税收等相关部门的政策协同，加强资源优化配置与整合，加强药品和医疗器械等监管政策研究，深入实施知识产权战略、技术标准战略和品牌战略，协同推进重大科技项目和工程，加强省部合作，深化军民融合，促进我国医学科技高质高效发展。建立与部门地方重大工程、新兴产业密切衔接的工作机制，联合部署创新示范试点。

（二）推进科技管理改革

深化科技管理体制改革，强化政府战略规划、政策制定、环境营造、公共服务、监督评估等职能，优化科研项目和资金管理，建立符合医学科研规律、高效规范的管理制度，建立专业机构管理项目机制。落实《中华人民共和国促进科技成果转化法》，深化科技成果权益管理改革，加强专业化科技成果转移转化机构和队伍建设，建立促进科技成果转移转化的绩效考核评价体系和激励政策。发挥省市县等各级机构科学技术推广和普及的作用，探索科技惠民新思路，促进公益性科技成果转化推广，加快推进民生科技成果运用。

（三）构建多渠道科技投入体系

构建多元化的科技投入体系，充分发挥中央财政投入的引导作用，重点支持前沿性、公益性、共性关键技术的研究与开发。进一步完善财政投入机制，支持卫生与健康科技创新研究，引导社会资本和金融资本进入卫生与健康科技领域创业投资。优化科技资源配置方式，促进科技资源开放共享，加强卫生与健康创新基地和平台建设，推动竞争性支持和持续性投入相结合。

（四）加快创新人才队伍建设

积极探索卫生与健康领域人才队伍建设的新机制和新模式，依托国家科技计划和基地平台建设，大力培育科技创新领军人才和引进海外高层次人才，着力打造科技创新尖子人才和培育青年英才，注重加强对高级研究技术人才及交叉学科创新人才的培养，打造一支服务科技创新的专业化科技管理队伍。发挥医疗机构的创新主体作用，进一步激发医务人员从事科研的积极性与创造性。完善卫生与健康科技人才评价激励机制，对从事基础和前沿技术研究、临床应用技术研究、成果转化与推广等人员建立分类评价制度，营造鼓励创新、宽容失败的创新文化，鼓励科研人员持续研究和长期积累。

（五）加强规划的组织实施

有关部门要各司其职，密切配合，协同推进卫生与健康科技创新；加强中央与地方的协同发展，引导地方政府及有关部门重视卫生与健康科技发展，做好与规划发展目标的衔接和重点任务的分解与落实。

科技部关于发布国家重点研发计划食品安全关键技术研发和中医药现代化研究重点专项 2017 年度项目申报指南的通知

国科发资〔2017〕216 号

各省、自治区、直辖市及计划单列市科技厅（委、局），新疆生产建设兵团科技局，国务院各有关部门科技主管司局，各有关单位：

根据国务院印发的《关于深化中央财政科技计划（专项、基金等）管理改革的方案》（国发〔2014〕64 号）的总体部署，按照国家重点研发计划组织管理的相关要求，现将"食品安全关键技术研发"和"中医药现代化研究"2 个重点专项 2017 年度项目申报指南予以公布。请根据指南要求组织项目申报工作。有关事项通知如下。

一、项目组织申报要求及评审流程

1. 申报单位根据指南支持方向的研究内容以项目形式组织申报，项目可下设课题。项目应整体申报，须覆盖相应指南方向的全部考核指标。项目申报单位推荐 1 名科研人员作为项目负责人，每个课题设 1 名负责人，项目负责人可担任其中 1 个课题负责人。

2. 项目的组织实施应整合集成全国相关领域的优势创新团队，聚焦研发问题，强化基础研究、共性关键技术研发和典型应用示范各项任务间的统筹衔接，集中力量，联合攻关。

3. 国家重点研发计划项目申报评审采取填写预申报书、正式申报书两步进行，具体工作流程如下：

——项目申报单位根据指南相关申报要求，通过国家科技管理信息系统填写并提交 3000 字左右的项目预申报书，详细说明申报项目的目标和指标，简要说明创新思路、技术路线和研究基础。项目申报单位应与所有参与单位签署联合申报协议，并明确协议签署时间；项目申报单位和项目负责人须签署诚信承诺书。从指南发布日到预申报书受理截止日不少于 30 天。

——各推荐单位加强对所推荐的项目申报材料审核把关，按时将推荐项目通过国家科技管理信息系统统一报送。

——专业机构在受理项目预申报后，组织形式审查，并根据申报情况开展首轮评审工作。首轮评审不需要项目负责人进行答辩。根据专家的评审结果，遴选出 3—4 倍于拟立项数量的申报项目，进入答辩评审。对于未进入答辩评审的申报项目，及时将评审结果反馈项目申报单位和负责人。

——申报单位在接到专业机构关于进入答辩评审的通知后，通过国家科技管理信息系统填写并提交项目正式申报书。正式申报书受理时间为30天。

——专业机构对进入答辩评审的项目申报书进行形式审查，并组织答辩评审。申报项目的负责人通过网络视频进行报告答辩。根据专家评议情况择优立项。对于支持1—2项的指南方向，如答辩评审结果前两位的申报项目评价相近，且技术路线明显不同，可同时立项支持，并建立动态调整机制，结合过程管理开展中期评估，根据评估结果确定后续支持方式。

二、组织申报的推荐单位

1. 国务院有关部门科技主管司局；

2. 各省、自治区、直辖市、计划单列市及新疆生产建设兵团科技主管部门；

3. 原工业部门转制成立的行业协会；

4. 纳入科技部试点范围并评估结果为 A 类的产业技术创新战略联盟，以及纳入科技部、财政部开展的科技服务业创新发展行业试点联盟。

各推荐单位应在本单位职能和业务范围内推荐，并对所推荐项目的真实性等负责。国务院有关部门推荐与其有业务指导关系的单位，行业协会和产业技术创新战略联盟、科技服务业创新发展行业试点联盟推荐其会员单位，省级科技主管部门推荐其行政区划内的单位。推荐单位名单在国家科技管理信息系统公共服务平台上公开发布。

三、申请资格要求

1. 牵头申报单位和参与单位应为中国大陆境内注册的科研院所、高等学校和企业等，具有独立法人资格，注册时间为 2016 年 6 月 30 日前，有较强的科技研发能力和条件，运行管理规范。政府机关不得牵头或参与申报。申报单位同一个项目只能通过单个推荐单位申报，不得多头申报和重复申报。

2. 项目（课题）负责人须具有高级职称或博士学位，

1957 年 1 月 1 日以后出生，每年用于项目的工作时间不得少于 6 个月。

3. 项目（课题）负责人原则上应为该项目（课题）主体研究思路的提出者和实际主持研究的科技人员。中央和地方各级政府的公务人员（包括行使科技计划管理职能的其他人员）不得申报项目（课题）。

4. 项目（课题）负责人限申报 1 个项目（课题）；国家重点基础研究发展计划（973 计划，含重大科学研究计划）、国家高技术研究发展计划（863 计划）、国家科技支撑计划、国家国际科技合作专项、国家重大科学仪器设备开发专项、公益性行业科研专项（以下简称"改革前计划"）以及国家科技重大专项、国家重点研发计划重点专项在研项目（含任务或课题）负责人不得牵头申报项目（课题）。国家重点研发计划重点专项的在研项目负责人（不含任务或课题负责人）也不得参与申报项目（课题）。

项目骨干的申报项目和改革前计划、国家科技重大专项、国家重点研发计划在研项目总数不得超过 2 个；改革前计划、国家科技重大专项、国家重点研发计划的在研项目（含任务或课题）负责人不得因申报国家重点研发计划重点专项项目（课题）而退出目前承担的项目（含任务和课题）。

计划任务书执行期（包括延期后的执行期）到 2017 年 12 月 31 日之前的在研项目（含任务或课题）不在限项范围内。

5. 特邀咨评委委员不能申报项目（课题）；参与重点专项实施方案或本年度项目指南编制的专家，不能申报该重点专项项目（课题）。

6. 受聘于内地单位的外籍科学家及港、澳、台地区科学家可作为重点专项的项目（课题）负责人，全职受聘人员须由内地聘用单位提供全职聘用的有效证明，非全职受聘人员须由内地聘用单位和境外单位同时提供聘用的有效证明，并随纸质项目预申报书一并报送。

7. 申报项目受理后，原则上不能更改申报单位和负责人。

8. 项目的具体申报要求，详见各重点专项的申报指南。

各申报单位在正式提交项目申报书前可利用国家科技管理信息系统公共服务平台查询相关科研人员承担改革前计划和国家科技重大专项、国家重点研发计划重点专项在研项目情况，避免重复申报。

四、具体申报方式

1. 网上填报。请各申报单位按要求通过国家科技管理信息系统公共服务平台进行网上填报。项目管理专业机构将以网上填报的申报书作为后续形式审查、项目评审的依据。预申报书格式在国家科技管理信息系统公共服务平台相关专栏下载。

项目申报单位网上填报预申报书的受理时间为：2017 年 8 月 8 日 8：00 至 9 月 7 日 17：00。进入答辩评审环节的申报项目，由申报单位按要求填报正式申报书，并通过国家科技管理信息系统提交，具体时间和有关要求另行通知。

国家科技管理信息系统公共服务平台：http：//service. most. gov. cn；

技术咨询电话：010—88659000（中继线）；

技术咨询邮箱：program@ most. cn。

2. 组织推荐。请各推荐单位于 2017 年 9 月 12 日前（以寄出时间为准），将加盖推荐单位公章的推荐函（纸质，一式 2 份）、推荐项目清单（纸质，一式 2 份）寄送科技部信息中心。推荐项目清单须通过系统直接生成打印。

寄送地址：北京市海淀区木樨地茂林居 18 号写字楼，科技部信息中心协调处，邮编：100038。

联系电话：010—88654074。

3. 材料报送和业务咨询。请各申报单位于 2017 年 9 月 12 日前（以寄出时间为准），将加盖申报单位公章的预申报书（纸质，一式 2 份），寄送至承担项目所属重点专项管理的专业机构。项目预申报书须通过系统直接生成打印。

各重点专项的咨询电话及寄送地址如下：

（1）"食品安全关键技术研发"重点专项咨询电话：010—88225167、88225168；

中国生物技术发展中心工业生物技术处，寄送地址：北京市海淀区西四环中路 16 号 4 号楼，邮编：100039。

（2）"中医药现代化研究"重点专项咨询电话：010—88225159、88225189；

中国生物技术发展中心中医与中药处，寄送地址：北京市海淀区西四环中路 16 号 4 号楼，邮编：100039。

附件：1. "食品安全关键技术研发"重点专项 2017 年度项目申报指南（略）

2. "中医药现代化研究"重点专项 2017 年度项目申报指南（略）

科技部

2017 年 8 月 1 日

附录

附录一　《中国的中医药》白皮书

中华人民共和国国务院新闻办公室

2016 年 12 月 6 日

目　录

前　言

　　人类在漫长发展进程中创造了丰富多彩的世界文明，中华文明是世界文明多样性、多元化的重要组成部分。中医药作为中华文明的杰出代表，是中国各族人民在几千年生产、生活实践和与疾病作斗争中逐步形成并不断丰富发展的医学科学，不仅为中华民族繁衍昌盛作出了卓越贡献，也对世界文明进步产生了积极影响。

　　中医药在历史发展进程中，兼容并蓄、创新开放，形成了独特的生命观、健康观、疾病观、防治观，实现了自然科学与人文科学的融合和统一，蕴含了中华民族深邃的哲学思想。随着人们健康观念变化和医学模式转变，中医药越来越显示出独特价值。

新中国成立以来，中国高度重视和大力支持中医药发展。中医药与西医药优势互补，相互促进，共同维护和增进民众健康，已经成为中国特色医药卫生与健康事业的重要特征和显著优势。

一、中医药的历史发展

1. 中医药历史发展脉络

在远古时代，中华民族的祖先发现了一些动植物可以解除病痛，积累了一些用药知识。随着人类的进化，开始有目的地寻找防治疾病的药物和方法，所谓"神农尝百草""药食同源"，就是当时的真实写照。夏代（约前 2070 前 1600）酒和商代（前 1600—前 1046）汤液的发明，为提高用药效果提供了帮助。进入西周时期（前 1046—前 771），开始有了食医、疾医、疡医、兽医的分工。春秋战国（前 770—前 221）时期，扁鹊总结前人经验，提出"望、闻、问、切"四诊合参的方法，奠定了中医临床诊断和治疗的基础。秦汉时期（前 221—公元 220）的中医典籍《黄帝内经》，系统论述了人的生理、病理、疾病以及"治未病"和疾病治疗的原则及方法，确立了中医学的思维模式，标志着从单纯的临床经验积累发展到了系统理论总结阶段，形成了中医药理论体系框架。东汉时期，张仲景的《伤寒杂病论》，提出了外感热病（包括瘟疫等传染病）的诊治原则和方法，论述了内伤杂病的病因、病证、诊法、治疗、预防等辨证规律和原则，确立了辨证论治的理论和方法体系。同时期的《神农本草经》，概括论述了君臣佐使、七情合和、四气五味等药物配伍和药性理论，对于合理处方、安全用药、提高疗效具有十分重要的指导作用，为中药学理论体系的形成与发展奠定了基础。东汉末年，华佗创制了麻醉剂"麻沸散"，开创了麻醉药用于外科手术的先河。西晋时期

（265—317），皇甫谧的《针灸甲乙经》，系统论述了有关脏腑、经络等理论，初步形成了经络、针灸理论。唐代（618—907），孙思邈提出的"大医精诚"，体现了中医对医道精微、心怀至诚、言行诚谨的追求，是中华民族高尚的道德情操和卓越的文明智慧在中医药中的集中体现，是中医药文化的核心价值理念。明代（1368—1644），李时珍的《本草纲目》，在世界上首次对药用植物进行了科学分类，创新发展了中药学的理论和实践，是一部药物学和博物学巨著。清代（1644—1911），叶天士的《温热论》，提出了温病和时疫的防治原则及方法，形成了中医药防治温疫（传染病）的理论和实践体系。清代中期以来，特别是民国时期，随着西方医学的传入，一些学者开始探索中西医药学汇通、融合。

2. 中医药特点

在数千年的发展过程中，中医药不断吸收和融合各个时期先进的科学技术和人文思想，不断创新发展，理论体系日趋完善，技术方法更加丰富，形成了鲜明的特点。

第一，重视整体。中医认为人与自然、人与社会是一个相互联系、不可分割的统一体，人体内部也是一个有机的整体。重视自然环境和社会环境对健康与疾病的影响，认为精神与形体密不可分，强调生理和心理的协同关系，重视生理与心理在健康与疾病中的相互影响。

第二，注重"平"与"和"。中医强调和谐对健康具有重要作用，认为人的健康在于各脏腑功能和谐协调，情志表达适度中和，并能顺应不同环境的变化，其根本在于阴阳的动态平衡。疾病的发生，其根本是在内、外因素作用下，人的整体功能失去动态平衡。维护健康就是维护人的整体功能动态平衡，治疗疾病就是使失去动态平衡的整体功能恢复到协调与和谐状态。

第三，强调个体化。中医诊疗强调因人、因时、因地制宜，体现为"辨证论治"。"辨证"，就是将四诊（望、闻、问、切）所采集的症状、体征等个体信息，通过分析、综合，判断为某种证候。"论治"，就是根据辨证结果确定相应治疗方法。中医诊疗着眼于"病的人"而不仅是"人的病"，着眼于调整致病因子作用于人体后整体功能失调的状态。

第四，突出"治未病"。中医"治未病"核心体现在"预防为主"，重在"未病先防、既病防变、瘥后防复"。中医强调生活方式和健康有着密切关系，主张以养生为要务，认为可通过情志调摄、劳逸适度、膳食合理、起居有常等，也可根据不同体质或状态给予适当干预，以养神健体，培育正气，提高抗邪能力，从而达到保健和防病作用。

第五，使用简便。中医诊断主要由医生自主通过望、闻、问、切等方法收集患者资料，不依赖于各种复杂的仪器设备。中医干预既有药物，也有针灸、推拿、拔罐、刮痧等非药物疗法。许多非药物疗法不需要复杂器具，其所需器具（如小夹板、刮痧板、火罐等）往往可以就地取材，易于推广使用。

3. 中医药的历史贡献

中医药是中华优秀传统文化的重要组成部分和典型代表，强调"道法自然、天人合一""阴阳平衡、调和致中""以人为本、悬壶济世"，体现了中华文化的内核。中医药还提倡"三因制宜、辨证论治""固本培元、壮筋续骨""大医精诚、仁心仁术"，更丰富了中华文化内涵，为中华民族认识和改造世界提供了有益启迪。

中医药作为中华民族原创的医学科学，从宏观、系统、整体角度揭示人的健康和疾病的发生发展规律，体现了中华民族的认知方式，深深地融入民众的生产生活实践中，形成了独具特色的健康文化和实践，成为人们治病祛疾、强身健体、延年益寿的重要手段，维护着民众健康。从历史上看，中华民族屡经天灾、战乱和瘟疫，却能一次次转危为安，人口不断增加、文明得以传承，中医药作出了重大贡献。

中医药发祥于中华大地，在不断汲取世界文明成果、丰富发展自己的同时，也逐步传播到世界各地。早在秦汉时期，中医药就传播到周边国家，并对这些国家的传统医药产生重大影响。预防天花的种痘技术，在明清时代就传遍世界。《本草纲目》被翻译成多种文字广为流传，达尔文称之为"中国古代的百科全书"。针灸的神奇疗效引发全球持续的"针灸热"。抗疟药物"青蒿素"的发明，拯救了全球特别是发展中国家数百万人的生命。同时，乳香、没药等南药的广泛引进，丰富了中医药的治疗手段。

二、中国发展中医药的政策措施

中国高度重视中医药事业发展。新中国成立初期，把"团结中西医"作为三大卫生工作方针之一，确立了中医药应有的地位和作用。1978 年，中共中央转发卫生部《关于认真贯彻党的中医政策，解决中医队伍后继乏人问题的报告》，并在人、财、物等方面给予大力支持，有力地推动了中医药事业发展。中华人民共和国宪法指出，发展现代医药和我国传统医药，保护人民健康。1986 年，国务院成立相对独立的中医药管理部门。各省、自治区、直辖市也相继成立中医药管理机构，为中医药发展提供了组织保障。第七届全国人民代表大会第四次会议将"中西医并重"列为新时期中国卫生工作五大方针之一。2003 年，国务院颁布实施《中华人民共和国中医药条例》；2009 年，国务院颁布实施《关于扶持和促进中医药事业发展的若干意见》，逐步形成了相对完善的中医药政策体系。

中国共产党第十八次全国代表大会以来，党和政府把发展中医药摆上更加重要的位置，作出一系列重大决策部署。在全国卫生与健康大会上，习近平总书记强调，要"着力推动中医药振兴发展"。中国共产党第十八次全国代表大会和十八届五中全会提出"坚持中西医并重""扶持中医药和民族医药事业发展"。2015 年，国务院常务会议通过《中医药法（草案）》，并提请全国人大常委会审议，为中医药事业发展提供良好的政策环境和法制保障。2016 年，中共中央、国务院印发《"健康中国2030"规划纲要》，作为今后 15 年推进健康中国建设的行动纲领，提出了一系列振兴中医药发展、服务健康中国建设的任务和举措。国务院印发《中医药发展战略规划纲要（2016—2030 年）》，把中医药发展上升为国家战略，对新时期推进中医药事业发展作出系统部署。这些决策部署，描绘了全面振兴中医药、加快医药卫生体制改革、构建中国特色医药卫生体系、推进健康中国建设的宏伟蓝图，中医药事业进入新的历史发展时期。

中国发展中医药的基本原则和主要措施：

坚持以人为本，实现中医药成果人民共享。中医药有很深的群众基础，文化理念易于为人民群众所接受。中医药工作以满足人民群众健康需求为出发点和落脚点，不断扩大中医医疗服务供给，提高基层中医药健康管理水平，推进中医药与社区服务、养老、旅游等融合发展，普及中医药健康知识，倡导健康的生产、生活方式，增进人民群众健康福祉，保证人民群众享有安全、有效、方便的中医药服务。

坚持中西医并重，把中医药与西医药摆在同等重要的位置。坚持中医药与西医药在思想认识、法律地位、学术发展和实践应用上的平等地位，健全管理体制，加大财政投入，制定体现中医药自身特点的政策和法规体系，促进中、西医药协调发展，共同为维护和增进人民群众健康服务。

坚持中医与西医相互取长补短、发挥各自优势。坚持中西医相互学习，组织西医学习中医，在中医药高等院校开设现代医学课程，加强高层次中西医结合人才培养。中医医院在完善基本功能基础上，突出特色专科专病建设，推动综合医院、基层医疗卫生机构设置中医药科室，实施基本公共卫生服务中医药项目，促进中医药在基本医疗卫生服务中发挥重要作用。建立健全中医药参与突发公共事件医疗救治和重大传染病防治的机制，发挥中医药独特优势。

坚持继承与创新的辩证统一，既保持特色优势又积极利用现代科学技术。建立名老中医药专家学术思想和临床诊疗经验传承制度，系统挖掘整理中医古典医籍与民间医药知识和技术。建设符合中医药特点的科技创新体系，开展中医药基础理论、诊疗技术、疗效评价等系统研究，组织重大疑难疾病、重大传染病防治的联合攻关和对常见病、多发病、慢性病的中医药防治研究，推动中药新药和中医诊疗仪器、设备研制开发。

坚持统筹兼顾，推进中医药全面协调可持续发展。把中医药医疗、保健、科研、教育、产业、文化作为一个有机整体，统筹规划、协调发展。实施基层服务能力提升工程，健全中医医疗服务体系。实施"治未病"健康工程，发展中医药健康服务。开展国家中医临床研究基地建设，构建中医药防治重大疾病协同创新体系。实施中医药传承与创新人才工程，提升中医药人才队伍素质。推动中药全产业链绿色发展，大力发展非药物疗法。推动中医药产业升级，培育战略性新兴产业。开展"中医中药中国行"活动，弘扬中医药核心价值理念。

坚持政府扶持、各方参与，共同促进中医药事业发展。把中医药作为经济社会发展的重要内容，纳入相关规划，给予资金支持。强化中医药监督管理，实施中医执业医师、医疗机构和中成药准入制度，健全中医药服务和质量安全标准体系。制定优惠政策，充分发挥市场在资源配置中的决定性作用，积极营造平等参与、公平竞争的市场环境，不断激发中医药发展的潜力和活力。鼓励社会捐资支持中医药事业，推动社会力量开办中医药服务机构。

三、中医药的传承与发展

基本建立起覆盖城乡的中医医疗服务体系。在城市，形成以中医（民族医、中西医结合）医院、中医类门诊部和诊所以及综合医院中医类临床科室、社区卫生服务机构为主的城市中医医疗服务网络。在农村，形成由县级中医医院、综合医院（专科医院、妇幼保健院）中医临床科室、乡镇卫生院中医科和村卫生室为主的农村中医医疗服务网络，提供基本中医医疗预防保健服务。截至 2015 年年底，全国有中医类医院 3966所，其中民族医医院 253 所，中西医结合医院 446 所。中医类别执业（助理）医师45.2万人（含民族医医师、中西医结合医师）。中医类门诊部、诊所42528个，其中民族医门诊部、诊所550个，中西医结合门诊部、诊所7706个。2015年，全国中医类医疗卫生机构总诊疗人次达9.1亿，全国中医类医疗卫生机构出院人数2691.5万人。中医药除在常见病、多发病、疑难杂症的防治中贡献力量外，在重大疫情防治和突发公共事件医疗救治中也发挥了重要作用。中医、中西医结合治疗传染性非典型肺炎，疗效得到世界卫生组织肯定。中医治疗甲型H1N1流感，取得良好效果，成果引起国际社会关注。同时，中医药在防治艾滋病、手足口病、人感染H7N9禽流感等传染病，以及四川汶川特大地震、甘肃舟曲特大泥石流等突发公共事件医疗救治中，都发挥了独特作用。

中医预防保健服务加快发展。推进中医预防保健服务体系建设，在二级以上中医医院设立"治未病"科室，在基层医疗卫生机构、妇幼保健机构、疗养院等开展"治未病"服务，社会中医养生保健机构发展迅速。推进中医药健康服务发展，开展中医药健康旅游、医养结合。中医药健康管理项目作为单独一类列入国家基本公共卫生服务项目，中医药在公共卫生服务中的潜力和优势正逐步释放，推动卫生发展模式从重疾病治疗向全面健康管理转变。

中医药在医药卫生体制改革中发挥重要作用。在深化医药卫生体制改革中，充分发挥中医药临床疗效确切、预防保健作用独特、治疗方式灵活、费用相对低廉的特色优势，放大了医改的惠民效果，丰富了中国特色基本医疗卫生制度的内涵。中医药以较低的投入，提供了与资源份额相比较高的服务份额，2009年至2015年，中医类医疗机构诊疗服务量占医疗服务总量由14.3%上升到15.7%。2015年，公立中医类医院比公立医院门诊次均费用低11.5%，住院人均费用低24%。

建立起独具特色的中医药人才培养体系。把人才培养作为中医药事业发展的根本，大力发展中医药教育，基本形成院校教育、毕业后教育、继续教育有机衔接，师承教育贯穿始终的中医药人才培养体系，初步建立社区、农村基层中医药实用型人才培养机制，实现从中高职、本科、硕士到博士的中医学、中药学、中西医结合、民族医药等多层次、多学科、多元化教育全覆盖。截至 2015 年年底，全国有高等中医药院校 42 所（其中独立设置的本科中医药院校 25 所），200 余所高等西医药院校或非医药院校设置中医药专业，在校学生总数达 75.2 万人。实施中医药传承与创新人才工程，开展第五批全国名老中医药专家学术经验继承工作，建设了 1016 个全国名老中医药专家传承工作室、200 个全国基层名老中医药专家传承工作室，为 64 个中医学术流派建立传承工作室。开展全国优秀中医临床人才研修、中药特色技术传承骨干人才培训、乡村医生中医药知识技能培训等高层次和基层中医药人才培养项目。124 名中医药传承博士后正在出站考核。探索建立引导优秀人才脱颖而出的褒奖机制，开展了两届国医大师评选，60 位从事中医药、民族医药工作的老专家获得"国医大师"荣誉称号。

中医药科学研究取得积极进展。组织开展 16 个国家级中医临床研究基地建设及中医药防治传染病和慢性非传染性疾病临床科研体系建设，建立了涵盖中医药各学科领域的重点研究室和科研实验室，建设了一批国家工程（技术）研究中心、工程实验室，形成了以独立中医药科研机构、中医药大学、省级以上中医医院为研究主体，综合性大学、综合医院、中药企业等参与的中医药科技创新体系。近年来，有 45 项中医药科研成果获得国家科技奖励，其中科技进步一等奖 5 项。屠呦呦因发现"青蒿素——一种用于治疗疟疾的药物"，荣获 2011 年美国拉斯克临床医学奖和 2015 年诺贝尔生理学或医学奖。因将传统中药的砷剂与西药结合治疗急性早幼粒细胞白血病的疗效明显提高，王振义、陈竺获得第七届圣捷尔吉癌症研究创新成就奖。开展中药资源普查试点工作，并初步建成由 1 个中心平台、28 个省级中心、65 个监测站组成的中药资源动态监测信息和技术服务体系，以及 16 个中药材种子、种苗繁育基地和 2 个种质资源库。组织开展民族医药文献整理与适宜技术筛选推广工作，涉及 150 部重要民族医药文献、140 项适宜技术。这些科研成果的转化应用，为提高临床疗效、保障中药质量、促进中药产业健康发展提供了支撑。

中药产业快速发展。颁布实施一系列加强野生中药资源保护的法律法规，建立一批国家级或地方性的自然保护区，开展珍稀濒危中药资源保护研究，部分紧缺或濒危资源已实现人工生产或野生抚育。基本建立了以中医药理论为指导、突出中医药特色、强调临床实践基础、鼓励创新的中药注册管理制度。目前，国产中药民族药约有 6 万个药品批准文号。全国有 2088 家通过药品生产质量管理规范（GMP）认证的制药企业生产中成药，中药已从丸、散、膏、丹等传统剂型，发展到现在的滴丸、片剂、膜剂、胶囊等 40 多种剂型，中药产品生产工艺水平有了很大提高，基本建立了以药材生产为基础、工业为主体、商业为纽带的现代中药产业体系。2015 年中药工业总产值 7866 亿元，占医药产业规模的 28.55%，成为新的经济增长点；中药材种植成为农村产业结构调整、生态环境改善、农民增收的重要举措；中药产品贸易额保持较快增长，2015 年中药出口额达 37.2 亿美元，显示出巨大的海外市场发展潜力。中药产业逐渐成为国民经济与社会发展中具有独特优势和广阔市场前景的战略性产业。

中医药文化建设迈出新步伐。中国政府重视和保护中医药的文化价值，积极推进中医药传统文化传承体系建设，已有 130 个中医药类项目列入国家级非物质文化遗产代表性项目名录，"中医针灸"列入联合国教科文组织人类非物质文化遗产代表作名录，《黄帝内经》和《本草纲目》入选世界记忆名录。加强中医药健康知识的宣传普及，持续开展"中医中药中国行"大型科普活动，利用各种媒介和中医药文化宣传教育基地，向公众讲授中医药养生保健、防病治病的基本知识和技能，全社会利用中医药进行自我保健的意识和能力不断增强，促进了公众健康素养提高。

中医药标准化工作取得积极进展。制定实施《中医药标准化中长期发展规划纲要（2011—2020年）》，中医药标准体系初步形成，标准数量达649项，年平均增长率29%。中医、针灸、中药、中西医结合、中药材种子种苗5个全国标准化技术委员会及广东、上海、甘肃等地方中医药标准化技术委员会相继成立。42家中医药标准研究推广基地建设稳步推进，常见病中医诊疗指南和针灸治疗指南临床应用良好。民族医药标准化工作不断推进，常见病诊疗指南的研制有序开展，14项维医诊疗指南和疗效评价标准率先发布，首个地方藏医药标准化技术委员会在西藏自治区成立，民族医药机构和人员的标准化工作能力不断提高。

四、中医药国际交流与合作

推动中医药全球发展。中医药已传播到183个国家和地区。据世界卫生组织统计，目前103个会员国认可使用针灸，其中29个设立了传统医学的法律法规，18个将针灸纳入医疗保险体系。中药逐步进入国际医药体系，已在俄罗斯、古巴、越南、新加坡和阿联酋等国以药品形式注册。有30多个国家和地区开办了数百所中医药院校，培养本土化中医药人才。总部设在中国的世界针灸学会联合会有53个国家和地区的194个会员团体，世界中医药学会联合会有67个国家和地区的251个会员团体。中医药已成为中国与东盟、欧盟、非洲、中东欧等地区和组织卫生经贸合作的重要内容，成为中国与世界各国开展人文交流、促进东西方文明交流互鉴的重要内容，成为中国与各国共同维护世界和平、增进人类福祉、建设人类命运共同体的重要载体。

支持国际传统医药发展。中国政府致力于推动国际传统医药发展，与世界卫生组织保持密切合作，为全球传统医学发展作出贡献。中国总结和贡献发展中医药的实践经验，为世界卫生组织于2008年在中国北京成功举办首届传统医学大会并形成《北京宣言》发挥了重要作用。在中国政府的倡议下，第

62 届、67 届世界卫生大会两次通过《传统医学决议》，并敦促成员国实施《世卫组织传统医学战略（2014—2023 年)》。目前，中国政府与相关国家和国际组织签订中医药合作协议 86 个，中国政府已经支持在海外建立了 10 个中医药中心。

促进国际中医药规范管理。为促进中医药在全球范围内的规范发展，保障安全、有效、合理应用，中国推动在国际标准化组织（ISO）成立中医药技术委员会（ISO/TC249），秘书处设在中国上海，目前已发布一批中医药国际标准。在中国推动下，世界卫生组织将以中医药为主体的传统医学纳入新版国际疾病分类（ICD－11）。积极推动传统药监督管理国际交流与合作，保障传统药安全有效。

开展中医药对外援助。中国在致力于自身发展的同时，坚持向发展中国家提供力所能及的援助，承担相应国际义务。目前，中国已向亚洲、非洲、拉丁美洲的 70 多个国家派遣了医疗队，基本上每个医疗队中都有中医药人员，约占医务人员总数的 10%。在非洲国家启动建设中国中医中心，在科威特、阿尔及利亚、突尼斯、摩洛哥、马耳他、纳米比亚等国家还设有专门的中医医疗队（点）。截至目前，中国政府在海外支持建立了 10 个中医药中心。近年来，中国加强在发展中国家特别是非洲国家开展艾滋病、疟疾等疾病防治，先后派出中医技术人员 400 余名，分赴坦桑尼亚、科摩罗、印度尼西亚等 40 多个国家。援外医疗队采用中药、针灸、推拿以及中西医结合方法治疗了不少疑难重症，挽救了许多垂危病人的生命，得到受援国政府和人民的充分肯定。

结束语

当前，中国经济发展进入新的历史时期，中医药在经济社会发展中的地位和作用愈加重要，已成为独特的卫生资源、潜力巨大的经济资源、具有原创优势的科技资源、优秀的文化资源和重要的生态资源。中医药振兴发展迎来了天时、地利、人和的历史性机遇。

中国将学习借鉴各种现代文明成果，坚持古为今用，推进中医药现代化，切实把中医药继承好、发展好、利用好，努力实现中医药健康养生文化的创造性转化、创新性发展，使之与现代健康理念相融相通，服务于人民健康，服务于健康中国建设。到 2020 年，实现人人基本享有中医药服务；到 2030 年，中医药服务领域实现全覆盖。同时，积极推动中医药走向世界，促进中医药等传统医学与现代科学技术的有机结合，探索医疗卫生保健的新模式，服务于世界人民的健康福祉，开创人类社会更加美好的未来，为世界文明发展作出更大贡献。

附录二 《药物非临床研究质量管理规范》解读

国家食品药品监督管理总局
2017 年 8 月 2 日

一、《规范》修订的背景

2003 年，国家食品药品监督管理局发布施行《药物非临床研究质量管理规范》（原局令第 2 号），对规范行业行为，推动药品研发，确保药品质量起到了积极的推动作用。

随着我国药物非临床安全性评价研究能力的不断提升和评价数量的快速增长，以及药物非临床研究领域新概念的产生和新技术的应用，需要对于药物非临床研究质量管理规范内容调整和细化，以适应行业发展和监管工作的需要。

为进一步贯彻落实《国务院关于改革药品医疗器械审评审批制度的意见》（国发〔2015〕44 号），满足药物非临床安全性评价研究发展的需要，参考国际通行做法，总局组织修订了《药物非临床研究质量管理规范》（简称《规范》）。

二、《规范》适用的范围

《规范》适用于为申请药品注册而进行的药物非临床安全性评价研究。药物非临床安全性评价研究的相关活动应当遵守本规范。以注册为目的的药物代谢、生物样本分析等其他药物临床前相关研究活动，参照《规范》执行。

三、《规范》征求意见情况

2016年8月17日至10月18日，《规范》向社会公开征求意见，共收到各方反馈意见178条，总局结合反馈意见进行了修改。

修改过程中，采纳了合理意见建议，主要归纳有6项：

（一）对于多场所研究涉及的术语定义进一步补充和明确；

（二）对于计算机化系统涉及的审计追踪调整为稽查轨迹，对于电子数据等明确术语定义及要求；

（三）对于受试物、对照品等增加术语定义及细化留样要求；

（四）对于病理同行评议补充术语定义和明确具体要求；

（五）对于档案管理和保管期限进一步明确；

（六）对于质量保证的重要性进一步强化，补充质量保证相关的说明。

未采纳的意见建议归纳有3项：

（一）建议保留原《规范》中"实验方案应由机构负责人批准"的内容。参考国际通行做法，批准试验方案是专题负责人的职责，有利于实现其权责一致。对此项意见未予采纳。

（二）建议删除确保研究机构定期参加必要的检测实验室能力验证和比对活动。实验室能力验证和比对活动是保障药物非临床安全性评价机构检测数据可靠性的有效方法，应当根据研究需要，参加必要的能力验证和比对活动。对此项意见未予采纳。

（三）建议删除委托方章节和内容。委托方作为研究工作的发起者和研究结果的申报者，对用于申报注册的研究资料负责，应承担权利人的相应责任，欧美国家相关法规中，对于药物非临床研究委托方均有明确的职责要求。对此项意见未予采纳。

四、《规范》修订的内容

（一）《规范》从原45条增加到50条，删除了原《规范》中"监督检查"章节，新增"术语及其定义"、"实验系统"、"质量保证"和"委托方"章节。

（二）取消了原《规范》中对于工作人员的工作作风和职业道德的要求；取消了对于机构负责人学历和教育背景的限制。

（三）调整的主要内容：

1. 将原《规范》对于质量保证负责人的职责要求调整为对于质量保证人员和质量保证部门的职责要求，明确质量保证部门负责检查本规范的执行情况，以保证研究的运行管理符合本规范要求。

2. 将资料档案的保存期限由原《规范》的"药物上市后至少五年"调整为"用于注册申报材料的研究，其档案保存期应当在药物上市后至少五年；未用于注册申报材料的研究（如终止的研究），其档案保存期为总结报告批准日后至少五年；其他不属于研究档案范畴的资料应当在其生成后保存至少十年"。

3. 将资料档案的归档时间由原《规范》的"研究结束后"调整为"在研究实施过程中或者研究完成后及时归档，最长不超过两周"。

（四）增加的主要内容：

1. 增加了药物非临床安全性评价研究应当确保行为规范，数据真实、准确、完整的要求。

2. 增加了非临床研究质量管理规范、多场所研究、机构负责人、主要研究者、标准操作规程、主计划表、试验方案、试验方案变更、偏离、溶媒、研究开始日期、研究完成日期、计算机化系统、验证、电子数据、电子签名、稽查轨迹、同行评议的术语定义。

3. 增加了工作人员要对原始数据的质量负责并根据工作岗位的需要采取必要的防护措施的要求。

4. 增加了机构负责人（包含多场所研究中分研究场所机构负责人）应当确保研究机构的运行管理符合本规范的要求；确保研究机构根据研究需要参加必要的检测实验室能力验证和比对活动等职责。

5. 增加了专题负责人对研究的执行和总结报告负责，包括以签署姓名和日期的方式批准试验方案和总结报告等；在多场所研究中，要确保主要研究者所承担部分的试验工作符合本规范要求等职责。

6. 增加了试验持续时间超过四周的研究，每一个批号的受试物和对照品均应当留取足够的样本，以备重新分析的需要，并在研究完成后作为档案予以归档保存。

7. 增加了实验动物的使用应关注动物福利，遵循"减少、替代、优化"的原则，试验方案实施前应获得动物伦理委员会批准。

8. 增加了实验动物以外的其他实验系统的来源、数量（体积）、质量属性、接收日期等应当予以详细记录，并在合适的环境条件下保存和操作使用；使用前应当开展适用性评估，如出现质量问题应当给予适当的处理并重新评估其适用性。

9. 增加了研究被取消或者终止时，试验方案变更应当说明取消或者终止的原因和终止的方法。

10. 增加了电子数据的生成、修改应当符合的相关要求。

11. 增加了进行病理学同行评议工作时，同行评议的计划、管理、记录和报告的相关要求。

12. 增加了对计算机化系统的要求：用于数据采集、传输、储存、处理、归档等的计算机化系统（或包含有计算机系统的设备）应当进行验证。计算机化系统所产生的电子数据应当有保存完整的稽查轨迹和电子签名。机构负责人要确保计算机化系统适用于其使用目的，并且按照本规范的要求进行验证、使用和维护。专题负责人要确保计算机化系统得到确认或者验证，且处于适用状态。

13. 增加了研究过程中发生偏离试验方案和标准操作规程的情况，参加研究的工作人员都应当及时记录并报告给专题负责人，在多场所研究的情况下还应当报告给负责相关试验的主要研究者。专题负责人或者主要研究者应评估对研究数据的可靠性造成的影响，必要时采取纠正措施。

14. 增加了质量保证章节，对质量保证工作的独立性及实施作了明确规定；要求质量保证部门应当对审核的项目出具质量保证声明；明确了质量保证检查分为基于研究、基于设施和基于过程等三个类型。

15. 增加了研究被取消或者终止时，专题负责人应当将已经生成的研究资料作为研究档案予以保存归档。

16. 增加了档案保管期满或研究机构停业情况下档案应当转移到委托方的档案设施或者委托方指定的档案设施中进行保管，直至档案最终的保管期限。

17. 增加了委托方作为研究工作的发起者和研究结果的申报者，对用于申报注册的研究资料负责，并承担相应的责任。

附录三 《关于仿制药质量和疗效一致性评价工作有关事项的公告》政策解读

国家食品药品监督管理总局

2017 年 9 月 20 日

一、《关于仿制药质量和疗效一致性评价工作有关事项的公告》（2017 年第 100 号，以下简称《公告》）出台的背景和意义

自《国务院办公厅关于开展仿制药质量和疗效一致性评价的意见》（国办发〔2016〕8 号）发布以来，仿制药质量和疗效一致性评价（以下简称一致性评价）工作扎实推进，有的企业已经完成了部分品种研究工作，进入申报审评阶段。为进一步加强对企业的指导，提高工作效率，我局对前期工作进行了总结和分析，研究制定了本《公告》，对一致性评价工作各环节进行了优化调整，旨在保障受理、检查、检验和审评等环节顺畅衔接，保障评价标准统一。

二、针对参比制剂确定和获得，《公告》中提出了哪些优化措施

为了便于企业开展研究工作，总局目前已发布 8 批 610 个品种规格的参比制剂，包括《关于落实〈国务院办公厅关于开展仿制药质量和疗效一致性评价的意见〉有关事项的公告》（2016 年第 106 号）中公布的《2018 年底前须完成仿制药一致性评价品种目录》（以下简称《289 品种目录》）中的 163 个品种（219 个品规）。该目录中另约有 90 左右品种为改规格、改剂型、改盐基的品种，按照《仿制药质量与疗效一致性评价工作中改规格药品（口服固体制剂）评价一般考虑》《仿制药质量与疗效一致性评价工作中改剂型药品（口服固体制剂）评价一般考虑》《仿制药质量与疗效一致性评价工作中改盐基药品评价一般考虑》等技术指南，上述改规格、改剂型、改盐基的约 90 左右品种的参比制剂选择依据也已明确。至此，已经对《289 品种目录》中大多数品种的参比制剂选择给出指导。《公告》一方面对参比制剂选择顺序进一步明确，

另一方面明确我局将继续对企业备案的参比制剂进行遴选和确认，符合参比制剂要求的发布参比制剂目录。

关于参比制剂获得事宜，企业可以通过申报一次性进口申请及进口备案、通关等程序来获得参比制剂，除此之外，《公告》明确企业还可以通过其他方式获得参比制剂，在提交一致性评价资料时，仅需在资料中提供购买凭证、产品包装及说明书等材料，或以其他适当方法证明参比制剂真实性即可。

三、对企业选择参比制剂的自主行为，是否明确企业所应承担的责任？《公告》第三条提出，企业自行从境外采购的参比制剂产品，企业发现所使用的参比制剂产品为假冒产品的，及时终止相关工作，将"视情况免于责任"，什么情况给予免责，标准如何把握，如何确保追责免责的准确执行，不会出现误伤或者纵容

企业负责参比制剂的选择、购买及使用，对全过程负责。发现参比制剂产品为假冒产品后，总局将依法进行调查，根据调查结果，如有证据证明企业非主观因素选择假冒产品，可免责。

四、针对开展临床机构不足问题，《公告》提出哪些解决方法

针对生物等效性试验机构"不足"问题，《公告》提出：一是对生物等效性试验机构实行备案制管理。一致性评价中的生物等效性试验可以在现有经认定的临床试验机构进行，也可以在其他具备条件的机构进行。我局前期已会同卫生计生委确定 619 家临床试验机构。我局正研究制定备案管理相关的配套规定。二是《公告》第六、七、八、九条中提出符合豁免条件或者可以免于评价的相关情况以及方式，根据科学判定，减少不必要的生物等效性试验。

五、《公告》提出，生物等效性试验发起方可聘请具备评估能力的第三方按 GCP 开展生物等效性试验机构评估。请问如何明确界定第三方评估能力

一致性评价中的生物等效性试验可以在现有经认定的临床试验机构进行，也可以在其他具备条件的机构进行。如选择在其他具备条件的机构进行，生物等效性试验申办者可以聘请具备评估能力的第三方按《药物临床试验质量管理规范》（GCP）要求对开展生物等效性试验的机构进行评估。第三方评估是一种有效的外部完善机制，可以弥补部分申办者因能力有限，不能够准确、系统评价拟选择机构的不足。第三方评估机构对评估结果负责。要充分发挥市场在资源配置中的决定性作用，通过市场化竞争，申办者可以选择具备较好基础、丰富经验和获得市场广泛认可的第三方。相关行业组织可以通过制定自律性的行业规则和技术规范，完善第三方评估机制。

六、对符合《人体生物等效性试验豁免指导原则》的品种，以及不适合开展人体内研究的品种，企业可向总局提出豁免申请并说明理由。请问豁免流程具体如何，是否有相关规定

在一致性评价工作中对部分品种豁免人体生物等效性研究，应当科学审慎地对待。企业的相关豁免要求可按照如下流程提出：

（1）申请人可向总局药品审评中心提出申请，内容包括品种具体情况、豁免人体生物等效性试验（以下简称 BE）的科学性依据等，向总局药品审评中心发公文申请 BE 豁免，总局药品审评中心将根据品种的具体情况进行评估后予以答复。

（2）对于总局已公布的豁免品种，申请人申请一致性评价时可在附加申请事项中注明豁免，并在申报资料中提交豁免的相关依据。总局药品审评中心将根据品种具体情况进行

审评。

七、《公告》提到，企业在报送一致性评价申请时，需由相关机构对其进行复核检验，这里是否可以由第三方机构检验？在选择第三方机构时有哪些具体标准？如果在审评过程中开展有因核查并抽样检验的，应交由哪些机构进行检验

企业提交一致性评价申请时，申报资料中应包含药品复核检验报告。可由申请人自行检验或委托法定药品检验机构、其他第三方检验机构进行。对《公告》发布前已由总局一致性评价办公室公告，由有关药品检验机构承担集中复核检验任务的品种，企业可以在该检验机构进行检验，也可以在其他机构开展检验。出具检验报告的机构，应通过实验室资质认定和国家实验室认可，在组织、管理体系、检验能力、人员、环境和设施、设备和标准物质等方面达到药品检验的要求，具有开展药品检验的能力。

药品审评中心在审评过程中，可以提出对申报品种进行检验，由总局审核查验中心组织抽样后，交法定药品检验机构进行检验。对此前公告已指定复核检验机构的品种，由指定机构进行检验；对未指定的，由总局一致性评价办公室另行指定。

八、关于未明确参比制剂的品种，企业如何解决一致性评价问题，是等待专家咨询委员会确定后再开展，还是将提出其他解决途径，以保证企业在规定时限内完成评价工作

总局药品审评中心将尽快组织研究讨论未明确参比制剂品种的相关问题；申请人也可根据品种情况，按照总局药品审评中心《关于进一步加强一致性评价相关咨询服务工作的通知》提出咨询，总局药品审评中心研究后予以回复。

九、对通过一致性评价品种，在药品集中采购等方面建立了哪些鼓励政策？如何保证这些政策真正落地？预计将对市场供应产生什么影响

《国务院办公厅关于开展仿制药质量和疗效一致性评价的意见》（国办发〔2016〕8号）规定，通过一致性评价的药品品种，在医保支付方面予以适当支持，医疗机构应优先采购并在临床中优先选用。同品种药品通过一致性评价的生产企业达到3家以上的，在药品集中采购等方面不再选用未通过一致性评价的品种。通过一致性评价药品生产企业的技术改造，在符合有关条件的情况下，可以申请中央基建投资、产业基金等资金支持。《国务院办公厅关于进一步改革完善药品生产流通使用政策的若干意见》（国办发〔2017〕13号）进一步规定，对通过一致性评价的药品，及时向社会公布相关信息，并将其纳入与原研药可相互替代药品目录。同品种药品通过一致性评价的生产企业达到3家以上的，在药品集中采购等方面不再选用未通过一致性评价的品种；未超过3家的，优先采购和使用已通过一致性评价的品种。有关部门将加快按通用名制订医保药品支付标准，尽快形成有利于通过一致性评价仿制药使用的激励机制。后期我局将配合有关部门做好政策的细化配套。上述将营造扶优汰劣的政策环境，提高医药产业集中度，引导优势企业形成规模效应，降低成本，保障市场供应，促进企业形成规模化，专业化的生产格局。

十、《公告》第十六条提到，"通过一致性评价"标识是用于通过或视同通过一致性评价药品的药品标签、说明书的标识。请问企业是否需要申请药品说明书变更

《公告》中提出我局将对通过一致性评价的品种发布公告。该项工作将与今后"橙皮书"编写工作统筹考虑，专门发布一类公告，明确发布通过一致性评价的药品目录及相关信

息，并以此为基础不断完善和发展，形成中国的"橙皮书"。通过一致性评价的品种，国产药品报省级食品药品监管部门备案，进口药品报国家食品药品监督管理总局备案后可在说明书、标签中使用"通过一致性评价"标识。

十一、《公告》是否有对以往发布的一致性评价相关文件内容有调整

本《公告》内容主要对一致性评价受理、审评、核查、检验等工作程序进行了调整，并对前期文件部分未明确事宜进行了补充，例如针对《关于发布普通口服固体制剂参比制剂选择和确定等3个技术指导原则的通告》（食品药品监管总局通告2016年第61号）、《关于落实〈国务院办公厅关于开展仿制药质量和疗效一致性评价的意见〉有关事项的公告》（食品药品监管总局公告2016年第106号）、《关于发布仿制药质量和疗效一致性评价工作程序的公告》（食品药品监管总局公告2016年第105号）等文件中有关内容根据前期一致性评价开展情况进行了调整。

十二、如2018年底前，一些基本药物口服固体制剂品种无法完成一致性评价，食品药品监管总局有哪些考虑

企业应当按照《国务院办公厅关于开展仿制药质量和疗效一致性评价的意见》（国办发〔2016〕8号）的要求，按时完成基本药物口服固体制剂品种的一致性评价工作。总局将会继续加强对企业的指导，科学组织审评工作，密切关注品种进度。对于由于通过一致性评价的生产企业数量少而影响市场供应的品种，由总局会同相关部委发布清单，鼓励企业研发申报仿制药，以保障市场供应。

十三、在欧盟、美国或日本上市但未在中国境内上市的，经临床研究证实无种族差异的，可使用境外上市申报的生物等效性研究、药学研究数据等技术资料向国家食品药品监督管理总局提出上市申请；可能存在种族差异的，应开展相应的临床试验。审评通过的视同通过一致性评价。为何考虑种族差异

已在欧美日上市的仿制药，可使用境外上市申报的生物等效性研究、药学研究数据等技术资料提出上市申请，证明其质量和疗效与原研的一致性。但是，由于本品未在国内上市，可能存在种族差异，因此，其用法用量是否适用于中国人群，还需要进一步试验研究。

十四、对原研地产化品种，总局将出台何种政策对其进行指导

《公告》中已明确原研企业在中国境内生产上市的品种申报参比制剂的路径，总局后续将发布细化资料要求。属于上市后未发生较大变更的，或上市后发生较大变更但经审评并不影响质量和疗效的，经总局审核和核查可列入参比制剂目录，在参比制剂目录发布中统一进行发布。

属于上市后发生重大变更并与原产国相同产品质量疗效存在差异的，由企业自行发布声明，说明存在的差异及原因，并按照要求开展一致性评价。

十五、企业在开展一致性工作遇到问题时，是否有反馈的渠道

企业在研究中遇到的具体问题，可以按照药审中心《关于进一步加强一致性评价相关咨询服务工作的通知》，向药审中心提出咨询。药审中心将对企业提出的问题进行研究。

十六、《公告》第八条第二款中，正在审评中的按照原化学药品注册分类受理的仿制药注册申请，申请人向食品药品监管总局药品审评中心提出按与原研药质量和疗效一致的标准审评的申请，可通过什么渠道提出申请

《公告》第八条第二款的情形，申请人可以书面申请的方式向中心提出按与原研药质量和疗效一致的标准审评的申请，并按照相关规定补交费用。

十七、随着 2018 年底的时限临近，留给企业的时间并不多。总局将采取哪些措施来推进一致性评价工作，如对原研地产化品种有何考虑，如何指导企业获取参比制剂，对 BE 豁免如何申请，监管部门能否根据实际情况（例如参比制剂可及性、临床疗效是否明确等指标）将药品分类，分批分期进行一致性评价，对有些特殊品种适当延期

《公告》中已明确原研企业在中国境内生产上市的品种申报参比制剂的路径，后续将发布细化资料要求。

为了便于企业开展研究工作，总局目前已发布 8 批 610 个品种规格的参比制剂，包括《289 品种目录》中的 163 个品种。该目录中另约有 90 左右品种为改规格、改剂型、改盐基的品种，按照改规格、改剂型、改盐基仿制药一致性评价相关的技术指南，上述改规格、改剂型、改盐基的约 90 左右品种的参比制剂选择依据也已明确。至此，已经对《289 品种目录》中大多数品种的参比制剂选择给出指导。《公告》一方面对参比制剂选择顺序进一步明确，另一方面明确我局将继续对企业备案的参比制剂进行遴选和确认，符合参比制剂要求的发布参比制剂目录。关于参比制剂获得事宜，企业可以通过申报一次性进口申请及进口备案、通关等程序来获得参比制剂，除此之外，《公告》明确企业还可以通过其他方式获得参比制剂，在提交一致性评价资料时，仅需在资料中提供购买凭证、产品包装及说明书等材料，或以其他适当方法证明参比制剂真实性即可。

关于 BE 豁免，总局药审中心将在认真研究的基础上分期分批公布 BE 豁免目录，企业可向总局药品审评中心发公文申请 BE 豁免，也可在申请一致性评价时在附加申请事项中注明豁免，并在申报资料中提交豁免的科学依据。

针对生物等效性试验机构资源事宜，我局前期已会同卫生计生委确定 619 家临床试验机构。此外《公告》提出对生物等效性试验机构实行备案制管理。我局正研究制定备案管理相关的配套规定。

《公告》整合了受理、审评、核查、检验等资源，并将一致性评价审评的主体部门调整全约审中心。企业在研究中遇到的具体问题，可以按照药审中心《关于进一步加强一致性评价相关咨询服务工作的通知》，向药审中心提出咨询。药审中心将对企业提出的问题进行研究。

十八、对于企业普遍放弃评价而市场又需要的品种，仿制需要一定时间，由此可能造成用药断档，可否考虑这些药品的接续期问题

总局在推进一致性评价工作中，将会继续加强对企业的指导，科学组织审评工作，密切关注品种进度。对影响市场供应、目前无替代的品种，由总局会同相关部委及时发布清单，鼓励企业研发申报仿制药，并加快审评审批，以保障市场供应。

总局将根据一致性评价工作进展，及时发布相关配套文件，并做好后续解读。

附录四 《关于调整进口药品注册管理有关事项的决定》政策解读

国家食品药品监督管理总局

2017 年 10 月 10 日

一、《决定》调整有关事项的适用范围有哪些

《决定》调整进口药品注册管理有关事项的适用范围包括在中国进行的国际多中心药物临床试验（以下简称 MRCT）申请、化学药品新药以及治疗用生物制品创新药进口临床和进口上市注册申请。

二、与现行做法相比，《决定》调整的事项主要有哪些

《决定》调整的事项主要有三个方面。一是允许同步研发申报。现行《药品注册管理办法》（以下简称《注册办法》）要求，境外申请人向总局申请开展 MRCT 的药物，应当是已在境外注册或者已经进入 Ⅱ 期或 Ⅲ 期临床试验。《决定》实施后，除预防用生物制品外，允许在中国境内外同步开展 Ⅰ 期临床试验。二是优化注册申报程序。《注册办法》中 MRCT 申报及审评审批是相对独立的程序，开展 MRCT 的药品申请进口的，需要按照进口药品注册程序申报。《决定》实施后，开展 MRCT 的药品申请进口，符合《药品注册管理办法》及相关文件要求的，可以直接提出进口上市注册申请。三是取消部分进口药品在境外上市的要求。具体而言，对于提出进口临床申请、进口上市申请的化学药品新药以及治疗用生物制品创新药，取消应当获得境外制药厂商所在生产国家或者地区的上市许可的要求。

三、《决定》第三条"取消应当获得境外制药厂商所在生产国家或者地区的上市许可的要求"是否适用于整个注册流程

是的。

四、《决定》第三条"取消应当获得境外制药厂商所在生产国家或者地区的上市许可的要求"是否适用于所有进口药品注册申请

对于提出进口临床申请、进口上市申请的化学药品新药以及治疗用生物制品创新药,取消应当获得境外制药厂商所在生产国家或者地区的上市许可的要求。其他药品注册申请,仍需按照《药品注册管理办法》等有关规定提供相关资料。

五、《决定》第三条"化学药品新药以及治疗用生物制品创新药"的定义是什么

化学药品新药是指《总局关于发布化学药品注册分类改革工作方案的公告》(2016 年第 51 号)规定的化学药品第 1 类、第 2 类。治疗用生物制品创新药是指未在国内外上市销售的治疗用生物制品。

六、国际多中心临床试验有何技术要求

国际多中心药物临床试验的申请、实施及管理等相关技术要求,按照 2015 年 1 月 30 日发布的《总局关于发布国际多中心药物临床试验指南(试行)的通告》(2015 年第 2 号)(http://www.sda.gov.cn/WS01/CL0087/114002.html)有关要求执行。

附录五 《国家食品药品监督管理总局关于修改部分规章的决定》解读

国家食品药品监督管理总局

2017 年 11 月 29 日

为贯彻落实国务院深化简政放权、放管结合、优化服务改革的要求，我局对涉及行政审批制度改革、商事制度改革等有关规章进行了清理，于 2017 年 11 月 21 日发布了《国家食品药品监督管理总局关于修改部分规章的决定》（国家食品药品监督管理总局令第 37 号），自公布之日起施行。现就有关问题解读如下：

一、为什么要修改规章

《国务院办公厅关于进一步做好"放管服"改革涉及的规章、规范性文件清理工作的通知》（国办发〔2017〕40 号）和《国务院法制办关于做好法规清理工作的函》（国法函〔2017〕84 号）要求国务院各部门对"放管服"改革涉及的部门规章和规范性文件进行清理，清理的重点是与国务院行政审批制度改革、商事制度改革、职业资格改革、投资体制改革、收费清理改革、价格改革和清理规范行政审批中介服务事项等改革决定不一致的有关规定，特别是与因上述改革而修改的法律、行政法规不一致的有关规定。

为贯彻落实国务院办公厅、国务院法制办上述要求，我局对照《2013 年以来党中央、国务院下发的有关"放管服"改革的文件目录》《2013 年以来"放管服"改革涉及修改的法律、行政法规目录》，组织开展了"放管服"改革涉及的规章、规范性文件清理工作，决定对《药品经营许可证管理办法》《互联网药品信息服务管理办法》《药品生产监督管理办法》《医疗器械生产监督管理办法》《医疗器械经营监督管理办法》《蛋白同化制剂和肽类激素进出口管理办法》《食品生产许可管理办法》《食品经营许可管理办法》等 8 部规章中与国务院行政审批制度改革、商事制度改革等决定不一致的条款予以修改。

二、修改了哪些内容

本次规章修正案是对规章部分条款的修改，而非全面修订，具体修改内容如下：

一是按照商事制度改革"一证一码"要求，删除《医疗器械生产监督管理办法》《医疗器械经营监督管理办法》《蛋白同化制剂和肽类激素进出口管理办法》等 3 部规章中关于"组织机构代码"的相关内容。

二是按照商事制度改革"先照后证"要求，将《药品经营许可证管理办法》《互联网药品信息服务管理办法》《药品生产监督管理办法》等 3 部规章中"工商行政管理部门出具的拟办企业核准证明文件""拟办企业名称预核准通知书"等修改为"企业营业执照"。

三是根据《药品管理法》将药品委托生产行政许可下放至省局的规定，将《药品生产监督管理办法》第二十八条第一款、第三十条有关药品委托生产申请由总局负责受理和审批修改为由省局负责受理和审批，并删去第二十九条关于部分药品委托生产申请由省局负责受理和审批的内容，以保持规章的整体协调性。

四是为深化行政审批制度改革，推行行政许可电子化审批，明确行政许可电子证书的法律效力，在《食品生产许可管理办法》《食品经营许可管理办法》《药品经营许可证管理办法》《药品生产监督管理办法》《医疗器械生产监督管理办法》《医疗器械经营监督管理办法》等 6 部规章的附则中分别增加一条：食品药品监督管理部门制作的食品、药品、医疗器械生产/经营许可电子证书与印制的食品、药品、医疗器械生产/经营许可证书具有同等法律效力。

三、药品生产质量管理规范（GMP）认证、药品经营质量管理规范（GSP）认证相关问题的说明

按照国务院办公厅印发的《国家食品药品监督管理总局主要职责内设机构和人员编制规定的通知》（国办发〔2013〕24号）"两证合一"的要求，我局积极推进将药品生产行政许可与药品生产质量管理规范（GMP）认证整合为一项行政许可，将药品经营行政许可与药品经营质量管理规范（GSP）认证整合为一项行政许可。

根据《国务院关于取消一批行政许可事项的决定》（国发〔2017〕46号），对于药品生产质量管理规范（GMP）认证、药品经营质量管理规范（GSP）认证，国务院将依照法定程序提请全国人民代表大会常务委员会修订相关法律规定后取消。

为落实国发46号文要求，我局在《药品管理法修正案》（草案送审稿）中取消了药品生产质量管理规范（GMP）认证、药品经营质量管理规范（GSP）认证制度。目前，草案送审稿已按程序提请国务院报请全国人大常委会审议。按照依法行政的要求，待《药品管理法》修改后，我局将对药品监管规章中涉及药品生产质量管理规范（GMP）认证、药品经营质量管理规范（GSP）认证的相关规定进行统一修改。

附录六《生物制品批签发管理办法》相关问题解读

国家食品药品监督管理总局

2017年12月29日

一、什么是批签发

批签发是指国家药品监管部门为确保疫苗等生物制品的安

全、有效，在每批产品上市前由指定的药品检验机构对其进行审核、检验及签发的监督管理行为。这种作法是国际上对疫苗等生物制品监管的一种通行做法，被世界卫生组织列为各国政府对疫苗类生物制品实行监管的关键职能之一。我国自 2001 年 12 月开始对百白破、卡介苗、脊髓灰质炎疫苗、麻疹疫苗、重组乙型肝炎疫苗等 5 种计划免疫疫苗试行批签发，2006 年 1 月 1 日起对所有疫苗实施批签发，2008 年 1 月，将血液制品全部纳入批签发管理。同全球其他疫苗生产国相比，我国疫苗批签发具有企业数量多、疫苗品种多、签发批次多、受众人群多等特点，批签发任务十分繁重。仅 2016 年，我国就对 51 个品种、3590 批次、6.46285 亿人份疫苗进行了批签发。

二、《办法》修订的背景是什么

现行《生物制品批签发管理办法》（以下简称《办法》）自 2004 年 7 月实施以来，对规范企业生产、提高产品质量、促进产业有序发展发挥了重要作用。但从近年的实践来看，随着生物制品产业的快速发展以及药品监管体制改革的深入推进，现行《办法》的有关要求已不能完全适应批签发工作，问题主要表现在：一是对批签发抽样主体、送样责任、签发流程规定不细致；二是对总局、省局、检查部门和批签发机构的责任分工不明确；三是任务时限规定不具体；四是对紧急情况下疫苗批签发的特殊处理未予规定。为加强批签发管理，总局自 2016 年启动了《办法》的修订工作。通过深入调研并公开征求国内外生物制品生产企业、地方药品监管机构、疾病预防控制机构以及行业组织等社会各界意见，结合生物制品产业发展和监管工作实际，完成了对《办法》的重新修订。《办法》已经局长办公会审议通过，将于 2018 年 2 月 1 日起正式实施。

三、《办法》主要修改了哪些内容

新《办法》共八章，分别为总则、批签发机构确定、批签发申请、审核检验检查与签发、复审、信息公开、法律责任和附则，共计49条，比现行《办法》增加了12条。主要修改内容包括：

一是进一步细化了批签发工作流程。细化完善了产品批签发的申请程序，增加了主动沟通、问题处理、风险管理的处理要求，明确强调了批签发机构在工作过程中需要主动进行现场核实的要求。

二是进一步明确了批签发相关单位职责。明确了总局、省局、中检院、核查中心及其他批签发机构的职责，规定了批签发过程中发现产品质量风险、企业生产缺陷甚至违法违规问题时各单位的工作衔接、处理原则、反馈方式，解决了批签发发现产品重大缺陷后，由于部门责任不清导致处理滞后、被动应对的问题。

三是进一步强化了批签发申请人的主体责任。明确企业对批签发产品的质量及申报资料、记录、数据的真实性负责；申报的批签发资料须经企业质量受权人审核并签发，在质量受权人等关键岗位人员变更时应主动报告；对于申报批签发产品所涉质量、工艺、监管等方面的变更企业应当主动说明；同时明确企业对批签发问题产品应主动查找原因并按规定召回、销毁的要求。

四是进一步明确了批签发工作时限要求。对批签发时限的起算、中止、恢复、完成或终止等主要节点进行了明确界定，增加了在突发公共卫生事件应急处置及不可抗力等特殊情况下批签发工作的处理要求。

五是进一步强化了批签发机构管理。对批签发机构申报程序、考核评估要求、批签发机构的批签发职权等进行了明确规定，同时增加并强化了监管部门和批签发机构或人员未能依法履职或失职渎职等情形时需要承担的法律责任。

六是进一步增强了批签发工作的透明度。增加了"第六章 信息公开"章节，明确了批签发信息系统管理及信息公开的要求，公众和批签发申请人可以通过信息系统查询批签发进度、签发结论以及已完成批签发的产品（包括未通过批签发的产品）批签发结论等信息。

四、哪些产品需要进行批签发

《中华人民共和国药品管理法》及其实施条例规定，疫苗类制品、血液制品、用于血源筛查的体外诊断试剂以及国家食品药品监督管理总局（以下简称食品药品监管总局）规定的其他生物制品，在每批产品上市销售前或进口时，都应当通过批签发审核检验。未通过批签发的产品，不得上市销售或进口。

五、批签发申请的主体及责任是什么

批签发申请人应当是持有药品批准证明文件的境内外制药企业。境外制药企业应当授权其驻我国境内办事机构或者企业法人作为代理人办理批签发。每批产品上市前，批签发申请人均应主动提出批签发申请，依法履行批签发活动中的法定义务，保证申报批签发的产品质量可靠以及批签发申报资料、过程记录、试验数据和样品的真实性。

六、批签发机构有哪些，其批签发业务范围分别是什么

批签发机构及其所负责的批签发品种由食品药品监管总局根据批签发工作需要和对检验机构的评估情况确定。目前，国内的批签发检验机构有中国食品药品检定研究院（以下简称中检院）和北京市药品检验所、上海市食品药品检验所、广东省药品检验所、湖北省药品监督检验研究院、四川省食品药品检验检测院、吉林省药品检验所以及甘肃省药品检验研究院。

对于疫苗批签发，中检院可独立签发全部疫苗品种。七个省级药品检验机构负责指定区域内企业疫苗产品的无菌及异常毒性等指定项目检验，并将结果报送中检院。上海药品检验所除可进行上述提到的指定项目检验外，自 2013 年 4 月 9 日起，

可独立签发指定区域内批签发申请人申报的流感疫苗。

对于血液制品批签发，中检院可独立签发所有血液制品，七个省级药品检验机构可独立签发指定区域内企业的血液制品及从相应辖区口岸进口的人血白蛋白产品。

目前，用于血源筛查的体外诊断试剂由中检院进行批签发。

七个省级药品检验机构所负责批签发管理辖区如下：

北京市药品检验所：北京市、天津市、河北省、山西省和内蒙古自治区

上海市食品药品检验所：上海市、山东省、江苏省、浙江省

吉林省药品检验所：黑龙江省、吉林省和辽宁省

湖北省药品监督检验研究院：湖北省、安徽省、江西省和河南省

广东省药品检验所：广东省、湖南省、福建省和海南省

四川省食品药品检验检测院：重庆市、四川省、云南省、贵州省、广西壮族自治区、西藏自治区

甘肃省药品检验研究院：陕西省、甘肃省、宁夏回族自治区、青海省和新疆维吾尔自治区

七、成为批签发机构应满足什么条件

食品药品监管总局根据批签发工作需要，适时公布新增批签发机构及已有批签发机构扩增批签发品种的遴选标准和条件。申请成为批签发机构的药品检验机构应符合遴选标准和条件要求，并通过中检院进行的能力评估和考核。食品药品监管总局根据考核结果确定由该药品检验机构承担相应品种的批签发工作，或者对已设立的批签发机构扩大批签发品种范围。

八、新批准上市的生物制品如何申请批签发

新批准上市的生物制品首次申请批签发前，批签发申请人应当向中检院提交相关材料，申请在批签发信息管理系统内登

记建档。相关资料符合要求的，中检院将在 10 日内完成所申请品种在批签发信息管理系统内的登记确认工作。企业和产品的信息将被录入批签发系统，同时在系统内指定承担该产品批签发的机构。批签发申请人可凭密钥登录批签发系统，在系统内按照要求填写批签发申请表，即可正式申请具体批次产品的批签发。

九、如何进行批签发产品抽样

批签发申请人凭生物制品批签发申请表向省级食品药品监督管理部门或其指定的抽样机构提出抽样申请，抽样人员在 5 日内组织现场抽样，并将所抽样品封存。批签发申请人将封存样品在规定条件下送至批签发机构办理批签发登记，同时按照本办法第十五、十六条的规定提交批签发申请资料。

省级食品药品监督管理部门负责组织本辖区生产或者进口的批签发产品的抽样工作，确定相对固定的抽样机构和人员并在批签发机构备案，定期对抽样机构和人员进行培训，对抽样工作进行督查指导。

十、批签发的具体工作形式是什么

《办法》规定批签发可以采取资料审核的方式，也可以采取资料审核和样品检验相结合的方式进行，并可根据需要进行现场核实。生物制品批签发审核、检验的标准为食品药品监管总局核准的药品注册标准，并应同时符合中华人民共和国药典要求。批签发机构可对药典规定的及总局核准的注册标准内容中任何检验项目进行检验，并可根据监管工作需要进行其他特定项目的检验。对不同品种所采用的批签发方式及检验项目和检验比例，由中检院负责组织论证，各批签发机构按照确定的批签发方式和检验要求进行检验。

十一、批签发检验项目和检验比例是如何确定的

批签发机构在对具体品种的批签发过程中，可以根据该品

种的工艺及质量控制成熟度、既往批签发等情况行综合评估，动态调整对该品种的检验项目和检验频次。批签发产品出现不合格项目后，批签发机构应当对后续批次产品的相应项目增加检验频次。

批签发机构应当根据批签发申请人既往质量管理情况、相应品种工艺成熟度和产品质量稳定情况等，对申报批签发的产品开展不同比例的现场核实，并可按需要抽取样品进行检验。

十二、需要进行全部项目检验的情形有哪些

有下列情形之一的，产品应当按照注册标准进行全部项目检验，至少连续生产的三批产品批签发合格后，方可进行部分项目检验：

（一）批签发申请人新获食品药品监管总局批准上市的产品；

（二）生产场地发生变更并经批准的；

（三）生产工艺发生变更并经批准的；

（四）产品连续两年未申请批签发的；

（五）因违反相关法律法规被责令停产后经批准恢复生产的；

（六）有信息提示相应产品的质量或者质量控制可能存在潜在风险的；

（七）其他需要进行连续三批全部项目检验的情形。

十三、批签发机构的工作时限是如何要求的

批签发机构对疫苗类产品应当在 60 日内完成批签发，对血液制品和用于血源筛查的体外诊断试剂应当在 35 日内完成批签发。需要复试的，批签发工作时限可延长该检验项目的两个检验周期，并告知批签发申请人。因品种特性及检验项目原因确需延长批签发时限的，经中检院审核确定后并公开。

需要说明的是，批签发申请人补正资料的时间、现场核实、现场检查和技术评估时间不计入批签发工作时限。

批签发机构因不可抗力或者突发公共卫生事件应急处置等原因，在规定的时限内不能完成批签发工作的，应当将批签发延期的时限、理由及预期恢复的时间书面通知批签发申请人。确实难以完成的，由中检院协调其他批签发机构承担。

十四、哪些情形的产品不能通过批签发，这些产品如何处理

有下列情形之一的，批签发机构不予批签发，向批签发申请人出具生物制品不予批签发通知书，并抄送批签发申请人所在地省级食品药品监督管理部门：

（一）资料审核不符合要求的；

（二）样品检验不合格的；

（三）现场检查发现违反药品生产质量管理规范、存在严重缺陷的；

（四）现场检查发现产品存在系统性质量风险的；

（五）批签发申请人无正当理由，未在规定时限内补正资料的；

（六）其他不符合法律法规要求的。

不予批签发的产品，由所在地省级食品药品监督管理部门按有关规定监督批签发申请人销毁。进口生物制品由口岸所在地食品药品监督管理部门监督销毁，或者退回境外厂商。批签发申请人应当将销毁记录同时报食品药品监督管理部门和相应的批签发机构。

十五、通过批签发的产品就一定安全有效吗

批签发是企业在完成产品生产并自检合格后提出申请，由批签发机构进行审核、检验的一种监督管理行为。由于每批产品均需申报，并且生物制品检验项目多、耗时长，为保证产品能够及时进入市场、满足供应，国际通行作法是采取资料审核与实验室检验相结合的方式，且是抽取部分批次进行检验，而并非对每批产品均由批签发机构再次进行全项检验。因此，批

签发工作是建立在企业提交的申请资料和样品真实可靠基础上的，具有一定的局限性，它不是保证产品质量的唯一手段。产品通过批签发，说明当时送检产品的申报资料及批签发检验结果（如有）显示其生产合规、自检合格、质控指标符合药品注册标准，安全性、有效性是有保证的。

企业产品通过批签发后，在其运输、销售、贮存直至临床使用等每个环节都应按照规定要求进行操作，任何一个环节出现问题，都可能会影响产品质量。甚至有时还会因为企业工艺或产品自身稳定性问题，在临近效期前出现产品效价下降的情况。因此，对于疫苗类生物制品的管理是一个系统工程，批签发工作和上市许可、上市后监测、实验室管理、生产销售日常监管以及临床试验监管等环节共同构成了完整的国家疫苗管理体系。同时，生产企业作为产品质量的第一责任人，应当承担批签发产品全生命周期管理，对产品生产制造、销售配送、不良反应报告等承担全部法律责任。

十六、公众如何查询某一批次产品的批签发结果

批签发机构应当在本机构每一批产品批签发决定作出后7日内公开批签发结论等信息。公众可根据疫苗名称、批号和生产企业名称在批签发机构网站上查询该批次产品是否合格。对于批签发未通过的批次信息，批签发机构也将予以公开。

附录七 《国务院办公厅关于改革完善全科医生培养与使用激励机制的意见》政策解读

国家卫生和计划生育委员会

2018 年 1 月 24 日

近日，国务院办公厅印发《关于改革完善全科医生培养

与使用激励机制的意见》（以下简称《意见》），就健全适应行业特点的全科医生培养制度和创新全科医生使用激励机制作出重要部署。

一、《意见》出台的背景与意义是什么

全科医生是综合程度较高的复合型临床医学人才，主要在基层承担常见病多发病诊疗和转诊、预防保健、病人康复和慢性病管理等一体化服务，为个人和家庭提供连续性、综合性和个性化的医疗卫生服务，在基本医疗卫生服务中发挥着极为重要的作用，被称为居民健康的"守门人"。"强基层"不仅要加强基层医疗卫生机构硬件建设，关键是要吸引和培养更多合格的全科医生到基层工作。

党中央、国务院历来高度重视全科医生队伍建设。党的十九大报告明确要求"加强基层医疗卫生服务体系和全科医生队伍建设"。2016 年，习近平总书记出席全国卫生与健康大会并发表重要讲话，提出了"以基层为重点，以改革创新为动力，预防为主，中西医并重，将健康融入所有政策，人民共建共享"的新时期卫生与健康工作方针，要求树立大卫生、大健康观念，把以治病为中心转变为以人民健康为中心，关注生命全周期、健康全过程，把健康"守门人"制度建立起来，推动建立分级诊疗制度等 5 项基本医疗卫生制度。李克强总理在部署医改工作时明确要求，要积极推进健康中国建设，加快培养基层全科医生，为分级诊疗打好基础。

2011 年 7 月，国务院印发《关于建立全科医生制度的指导意见》，开启了我国全科医生制度建设的崭新一页。在党中央、国务院的坚强领导下，全科医生制度建设取得了重要进展，院校教育、毕业后教育、继续教育三阶段有机衔接的全科医生培养体系逐步形成，以"5＋3"为主体、"3＋2"为补充的全科医生培养模式逐步建立，实施全科医生特岗计划，全科医生职称晋升、岗位聘用等多方位的协同保障政策不断完善，

通过全科专业住院医师规范化培训、助理全科医生培训、转岗培训、农村订单定向医学生免费培养等多种渠道，加大全科医生培养力度，全科医生队伍不断壮大。截至 2016 年底，我国培训合格的全科医生已达 20.9 万人，每万人口拥有全科医生 1.5 人，较制度实施前增长了近 1 倍，为卫生与健康事业发展提供了有力支撑。

同时，也应清醒地看到，受经济社会发展水平制约，我国全科医生队伍建设与深化医改和建设健康中国的需求相比还有较大差距，基层仍然是医疗卫生事业发展的短板，基层人才队伍依然是短板中的短板。从数量上看，全科医生只有 20.9 万人，每万人口拥有全科医生 1.5 人，与人民群众健康需求相比有较大差距。从质量上看，基层临床医生本科及以上学历的不到 40%。农村基层就更低一些，且多数没有接受过严格、规范的住院医师培训。从职业发展上看，由于全科医生薪酬待遇较低、职称晋升较难、发展空间小等诸多困难，全科岗位还缺乏吸引力。这些问题不解决，分级诊疗制度将难以全面落实。

再过 3 年，我国将全面建成小康社会，并开启迈向基本现代化的新征程，人民群众对医疗卫生服务需求更加迫切。针对当前全科医生队伍建设中的突出问题，着眼于满足健康中国建设的迫切需求，国家卫生计生委会同有关部门，按照党的十九大提出的"抓重点、补短板、强弱项"要求，以问题和需求为导向，开展系统调研，广泛听取了各级教育、卫生计生等政府部门，以及不同类型院校、医疗卫生机构、有关行业学会协会及专家等的意见，形成了《意见》，并经中央全面深化改革领导小组同意，以国务院办公厅名义印发实施。

二、文件确定的工作目标、重点任务有哪些

工作目标：到 2020 年，城乡每万名居民拥有 2—3 名合格的全科医生；到 2030 年，城乡每万名居民拥有 5 名合格的全科医生，全科医生队伍基本满足健康中国建设需求。从 2018 年起，新增临床医学、中医硕士专业学位研究生招生计划重点

向全科等紧缺专业倾斜；力争到 2020 年全科专业住院医师招收数量达到当年住院医师招收总计划的 20%，并逐年增加。

改革重点任务：围绕建立适应行业特点的全科医生培养制度、创新全科医生使用激励机制、加强贫困地区全科医生队伍建设、加大政策保障等提出了若干重点改革举措。

三、如何深化全科医学教育改革，提高人才培养质量

院校医学教育方面，一是全面加强全科医学教育。要求高校面向全体医学类专业学生开展全科医学教育和全科临床见习和实习。鼓励有条件的高校成立全科医学教研室、全科医学系或全科医学学院，开设全科医学概论等必修课程。二是深入实施农村订单定向医学生免费培养，推进农村基层本地全科医学人才培养。三是依托全科专业住院医师规范化培训基地和助理全科医生培训基地，建设一批全科医学实践教学基地。四是加强全科医学师资队伍建设。全科医学实践教学基地有教学潜质的全科医生可聘任高校教师专业技术职务。

毕业后医学教育方面，一是加强全科医学学科建设，住院医师规范化培训基地（综合医院）要独立设置全科医学科，与基层实践基地联合培养全科医生。二是以县级综合医院为重点，加强助理全科医生培训基地建设。三是严格培训基地动态管理，将全科专业基地建设和作用发挥情况作为培训基地考核评估的核心指标。四是完善全科专业住院医师规范化培训人员取得硕士专业学位的办法，推进住院医师规范化培训与专业学位研究生教育的衔接。

继续医学教育方面，鼓励二级及以上医院有关专科医师参加全科医生转岗培训，对培训合格的，在原注册执业范围基础上增加全科医学专业执业范围，允许其在培训基地和基层提供全科医疗服务。

四、如何进一步加大全科医生培养力度

一是着眼长远，加大全科专业住院医师规范化培训力度。

扩大全科专业住院医师招收规模，力争到 2020 年全科专业招收数量达到当年总招收计划的 20% 以上。2018 年起，新增临床医学和中医硕士专业学位研究生招生计划重点向全科等紧缺专业倾斜。二是立足当前，继续做好助理全科医生培训、全科医生转岗培训和农村订单定向医学生免费培养，加快壮大全科医生队伍。三是加强在岗全科医生、乡村医生进修培训，不断提高医疗卫生服务水平。通过以上多种方式，力争到 2020 年全科医生达到 30 万人以上，力争 2030 年全科医生达到 70 万人，基本实现城乡每万人口拥有 5 名全科医生的目标。

五、提高全科医生职业吸引力方面有何重要政策创新

（一）提高全科医生薪酬待遇。一是基层绩效工资改革取得重大突破。按照"两个允许"要求，合理核定政府办基层医疗卫生机构绩效工资总量，提升基层医疗卫生机构全科医生工资水平，并与当地县区级综合医院同等条件临床医师工资水平相衔接。鼓励基层医疗卫生机构聘用经住院医师规范化培训合格的全科医生，地方要根据实际，在核定绩效工资总量时给予其进一步倾斜。建立基层医疗卫生机构绩效工资水平正常增长机制。二是合理调整医疗服务价格，充分体现包括全科医生在内的医务人员技术劳务价值。三是完善绩效工资分配，基层医疗卫生机构内部绩效工资分配可设立全科医生津贴。四是推进家庭医生签约服务，签约服务费作为家庭医生团队所在基层医疗卫生机构收入组成部分，可用于人员薪酬分配。

（二）到基层就业享受优惠政策。一是优先纳入编制管理。基层医疗卫生机构在核定的编制内对经住院医师规范化培训合格的全科医生要优先安排。二是招聘程序更加便捷。对本科及以上学历医学毕业生或经住院医师规范化培训合格的全科医生简化招聘程序，可采取面试、组织考察等方式公开招聘。三是创新人事管理政策。可实行"县管乡用"或"乡管村用"。

（三）拓展职业发展前景。一是将住培合格全科医生与专

硕研究生同等对待。对到基层医疗卫生机构工作、取得住院医师规范化培训合格证书的本科学历全科医生，在人员招聘、职称晋升、岗位聘用等方面，与临床医学、中医硕士专业学位研究生同等对待。二是职称晋升享受优惠政策。增加基层医疗卫生机构的中高级专业技术岗位比例，重点向经规范化培训合格的全科医生倾斜。本科及以上学历毕业、经全科专业住院医师规范化培训合格并到基层工作的，可直接参加中级职称考试，考试通过的直接聘任中级职称。三是职称评价更加契合实际。基层全科医生参加中级职称考试或申报高级职称时，外语成绩可不作为申报条件，对论文、科研不做硬性规定，申报高级职称实行单独分组、单独评审。

（四）显著提升全科医生职业荣誉感和社会地位。在享受国务院政府特殊津贴人员推选和全国杰出专业技术人才、全国先进工作者、全国五一劳动奖章、全国优秀共产党员等评选工作中，向基层全科医生倾斜。

六、对社会力量举办全科诊所有何优惠政策

一是明确规定医疗机构相关规划布局不对全科诊所的设置作出限制，实行市场调节。二是对提供基本医疗卫生服务的非营利性全科诊所，执行与政府办基层医疗卫生机构同等补助政策。三是鼓励有条件的地方加大对全科诊所基本建设和设备购置等发展建设的投入力度。

七、国家将采取哪些措施加强贫困地区全科医生培养

一是通过定向免费培养本、专科医学生，免费实施国家继续医学教育培训项目、加强县级以上医疗卫生机构对口支援，加快壮大全科医生队伍。二是扩大全科医生特岗计划实施范围。到2020年，特岗计划试点范围覆盖所有集中连片特困地区县和国家扶贫开发工作重点县（以下统称贫困县）的乡镇卫生院，所需资金由中央和地方财政共同承担并提高补助标准。鼓励地方实施本地全科医生特岗计划，引导和激励优秀人

才到基层工作。三是进一步加大职称晋升政策倾斜力度。对长期扎根贫困县农村基层工作的全科医生，可突破学历等限制，破格晋升职称。全科专业住院医师规范化培训合格、取得中级职称后在贫困县农村基层连续工作满 10 年的，可经职称评审委员会考核认定，直接取得副高级职称。

附录八　《关于深化中医药师承教育的指导意见》解读

国家中医药管理局
2018 年 4 月 11 日

近日，国家中医药管理局印发了《关于深化中医药师承教育的指导意见》（以下简称《指导意见》），现解读如下。

一、为什么要制定《指导意见》

中医药师承教育是独具特色、符合中医药人才成长和学术传承规律的教育模式，是中医药人才培养的重要途径。发展中医药师承教育，对发挥中医药特色优势、加强中医药人才队伍建设、提高中医药学术水平和服务能力具有重要意义，是传承发展中医药事业，服务健康中国建设的战略之举。为深入贯彻落实《中华人民共和国中医药法》《中医药发展战略规划纲要(2016—2030 年)》，逐步建立健全中医药师承教育制度，研究制定了该《指导意见》。

二、《指导意见》的指导思想、基本原则、总体目标是什么

指导思想是全面贯彻党的十九大精神，以习近平新时代中国特色社会主义思想为指导，认真落实党中央、国务院决策部署，牢固树立和贯彻落实新发展理念，以传承发展中医药事业

为统领，以解决中医药师承教育发展的重点难点问题为突破口，以中医药师承教育体系建设为重点，以中医药师承教育政策机制建立为支撑，进一步深化中医药师承教育，逐步建立健全中医药师承教育制度，为推进中医药人才队伍建设和中医药事业传承发展提供有力保障。

基本原则是遵循规律，特色发展；注重质量，规范发展；统筹兼顾，协调发展；深化改革，创新发展。

总体目标是构建师承教育与院校教育、毕业后教育和继续教育有机结合，贯穿中医药人才发展全过程的中医药师承教育体系，基本建立内涵清晰、模式丰富、机制健全的中医药师承教育制度。到 2025 年，师承教育在院校教育、毕业后教育和继续教育中的作用充分发挥，师承教育指导老师队伍不断壮大，以师承教育为途径的中医药人才培养模式不断丰富，基本实现师承教育常态化和制度化。

三、《指导意见》提出了哪些发展中医药师承教育的主要举措

《指导意见》从七个方面提出了发展中医药师承教育的主要举措。

一是发展与院校教育相结合的师承教育。推动师承教育与院校教育相结合的人才培养模式改革。深化医教协同，实行人文教育和专业教育的有机结合。推进中医药经典理论教学与临床（实践）相融合。鼓励有条件的中医药院校开设中医药师承班，逐步实现将师承教育全面覆盖中医药类专业学生。探索师承教育制度与学位和研究生教育制度衔接的政策机制，进一步完善全国老中医药专家学术经验继承工作与中医专业学位衔接政策。

二是加强与毕业后教育相结合的师承教育。发挥师承教育在毕业后教育中的作用，建立符合中医药特点的毕业后教育制度，建立具有中医特色的住院医师规范化培训模式。试点开展以传承名老中医药专家学术思想与临床经验，提升中医医师专

科诊疗能力与水平为主要内容的中医医师专科规范化培训。

三是推进与继续教育相结合的师承教育。在省级及以上中医药继续教育项目中设置师承教育专项和师承教育专项学分，逐步将师承教育专项学分作为中医药人员专业技术职务评审与聘用的重要依据。参加省级以上老中医药专家学术经验继承工作的中医药专业技术人员，经考核合格，符合职称晋升有关规定的，在同等条件下优先评聘高一级职称。鼓励中医药专家积极开展多形式的中医药继续教育活动。医疗机构开展继续教育和师承教育的质量评价将作为医院等级评审与综合考核等的重要内容。实施中医药人才培养专项推动师承教育。探索以学术共同体为特征的师承教育资源的共享模式，加强师承教育的相互交流。

四是支持以师承方式学习中医中药的师承教育。鼓励临床医学专业人员以师承教育学习中医。规范非医药类人员以师承方式学习中医中药，按照《中华人民共和国执业医师法》《中华人民共和国中医药法》及其相关配套文件等有关规章准则规定执行。支持经多年实践、确有专长的中医（专长）医师，通过师承方式传承其独特技术专长。中医（专长）医师按中医药继续教育相关规定，履行接受中医药继续教育的权利与义务。

五是加强师承教育指导老师队伍建设。支持符合师承教育指导老师条件的中医药专业技术人员参与师承教育，履行指导老师的责任和义务。制定不同层级指导老师的遴选条件和准入标准，建立健全指导老师队伍，逐步实现指导老师认证管理。建立完善师承教育指导老师激励约束机制。指导老师自主开展带徒授业等师承教育活动，向当地中医药主管部门申请备案，当地中医药主管部门可根据具体情况进行相关审核。

六是加强师承教育考核管理。结合不同师承教育的模式与特点，制定相应的考核及出师管理办法。规范指导老师和师承人员自主开展的师承教育，采取指导老师评价、或现场陈述回答、或实践操作等不同方式进行出师考核，并将出师的师承人员名单在本区域内予以公布并提供查询。

七是加强师承教育制度建设。建立贯穿中医药人才发展全过程的中医药师承教育体系，推进师承教育与院校教育、毕业后教育、继续教育相结合。完善传统师承教育模式，结合现代科技发展师承教育新模式。加强中医药师承教育内涵、外延及政策研究，探索建立师承教育与执业注册、表彰激励、专业学位和研究生教育制度、职称评定等相衔接的政策机制，建立健全中医药师承教育制度。

四、成为师承指导老师应具备哪些基本条件，如自主开展师承教育有哪些要求

要成为师承指导老师，首先是中医药专业技术人员，并具备以下基本条件：恪守职业道德，具有扎实中医药理论基础、丰富临床（实践）经验和技术专长，有较高的带教水平和传承能力，能够坚持师承带教。

指导老师自主开展带徒授业等师承教育活动，应当与继承人签订正式的跟师学习合同，明确学习时间、学习内容、职责规范及达到的预期目标，并向当地中医药主管部门申请备案，当地中医药主管部门可根据具体情况进行相关审核。

五、全国老中医药专家学术经验继承工作与中医专业学位衔接指的是什么

全国老中医药专家学术经验继承工作是国家中医药管理局开展的中医药人才培养项目，遴选符合条件的老中医药专家为指导老师，为其选配继承人，采取每位指导老师带教 2 名继承人的师承方式进行为期 3 年的培养，继承整理老中医药专家的学术经验和技术专长，培养高层次中医药人才。该项目至今已开展 6 批。在国务院学位委员会的支持下，从第四批开始，符合申请专业学位条件与要求的继承人可申请中医专业学位，首次实现了师承工作与专业学位的衔接，创新了中医药师承教育与院校教育相结合的模式。

六、非医药类人员通过师承教育学习中医应按哪些相关规定考核与管理

非医药类人员通过师承教育学习中医，按照《中华人民共和国执业医师法》《中华人民共和国中医药法》《中医医术确有专长人员医师资格考核注册管理暂行办法》等有关规章准则规定，进行考核与管理。

七、如何确保《指导意见》的组织落实

《指导意见》对强化组织落实、加大支持力度、加强部门协调、营造良好氛围等组织实施工作提出要求。各级中医药主管部门要明确目标任务，明确责任分工。要逐步建立政府投入与用人单位、社会组织、个人投入相结合的多元投入机制。要主动协调相关部门，加大相关衔接政策的落实力度，建立健全中医药师承教育的政策支持和制度保障。要加大师承教育宣传力度，及时总结典型经验、主要做法和突出成效并加以宣传推广，营造有利于推动师承教育发展的良好社会氛围。

附录九 《国医大师、全国名中医学术传承管理暂行办法》解读

国家中医药管理局
2018 年 4 月 11 日

近日，国家中医药管理局印发了《国医大师、全国名中医学术传承管理暂行办法》，现解读如下。

一、为什么要制定《暂行办法》

自 2008 年首届国医大师评选表彰启动以来，已经表彰了三届共 90 名国医大师，2017 年评选表彰了 100 名全国名中

医。国医大师、全国名中医是中医药行业宝贵的智力资源，在人民群众中享有崇高声望，具有广泛影响。为充分发挥国医大师、全国名中医在中医药学术传承、人才培养、行业作风中的榜样引领作用，确保国医大师、全国名中医荣誉称号的严肃性、权威性和先进性，研究制定了《国医大师、全国名中医学术传承管理暂行办法》。

二、国医大师、全国名中医开展学术传承活动的基本准则是什么

《暂行办法》明确国医大师、全国名中医应当承担传承发展中医药学术的责任与义务。首先，积极承担各级中医药主管部门组织开展的中医药学术传承及人才培养工作。其次，可根据自身实际情况自主开展相关的学术传承活动。在开展学术传承活动中，应当珍惜荣誉，坚持正确价值观，坚持继承和弘扬学术思想和临床实践经验，培养高层次中医药人才，推进中医药学术传承与创新。

三、国医大师、全国名中医自主开展学术传承活动有哪些要求

国医大师、全国名中医自主开展学术传承活动，要明确学术传承人的遴选标准、传承工作室的建设标准，合理确定数量，确保学术传承和人才培养质量。应当与学术传承人签订跟师学习合同，明确学习时间、内容、职责规范及达到的预期成效；与传承工作室依托单位签订建设任务合同，明确建设任务、职责规范及预期目标，并向所在地省级中医药主管部门备案。

四、《暂行办法》提出了哪些支持举措

一是各级中医药主管部门应当积极营造氛围、创造条件、制定举措，为国医大师、全国名中医开展学术传承做好服务与管理工作。二是鼓励支持国医大师、全国名中医开展学术传承活动和培养学术传承人。支持国医大师、全国名中医及其团队

申报以学术思想和临床实践经验为主要内容的中医药继续教育项目、科研课题，推广国医大师、全国名中医的学术思想和临床实践经验，组织开展相关研究。三是省级中医药主管部门按照属地管理的原则，与本地区的国医大师、全国名中医建立经常性联系制度，履行学术传承服务管理责任，掌握其基本情况，做好关爱支持、服务管理和示范引领等工作。

五、《暂行办法》提出了哪些约束性要求

一是任何机构、社会组织或个人不得利用国医大师、全国名中医荣誉称号进行不当炒作或进行不当商业牟利。二是国医大师、全国名中医开展学术传承活动不得以追求名利为目的，不得以国医大师、全国名中医的名义开展牟利性的商业活动；不得利用工作便利为本人或者他人直接或间接谋取不正当利益。三是国医大师、全国名中医因不当行为在行业内或社会上造成严重不良影响并经省级中医药主管部门进行诫勉警示、责令整改后仍不改正的，报请有关部门批准后，撤销其国医大师、全国名中医荣誉称号，并收回奖章、荣誉证书，停止享受有关待遇。

附录十　国家药物滥用监测年度报告（2016 年）

国家食品药品监督管理总局

2017 年 8 月 11 日

2016 年，国家食品药品监督管理总局按照国家禁毒委员会的统一部署，认真贯彻落实习近平总书记等中央领导同志重要指示批示精神，完善监测工作体制机制，提升监测能力和水平，日常监测和专项调查并重，推动药物滥用监测工作取得新进展。

拓宽监测网络，提高数据科学性。全年 31 个省（区、市）上报药物滥用监测调查表 27.6 万份，较 2015 年增长 10.7%。报告单位共 1794 家，比 2015 年增加 236 家，主要监测对象为强制隔离戒毒机构、禁毒执法机构、美沙酮维持治疗门诊、自愿戒毒机构。结合近年来我国禁毒工作形势和药物滥用流行趋势，2016 年加大了社区戒毒机构、精神专科医院和综合医院的监测力度。

突出制度建设，提升监测水平。研究起草了药物滥用报告与监测的管理办法，为药物滥用监测工作的制度化、规范化打下了基础。调整、改善、优化药物滥用监测系统，提升监测数据应用能力和水平。开展了专业技术培训，提升全国药物滥用监测机构的业务能力。

注重预防教育，强化风险意识。组织开展了以"合理用药，拒绝滥用"为主题的"6.26"国际禁毒日宣传活动，提高公众安全合理使用麻醉药品和精神药品、拒绝毒品的意识。

坚持问题导向，加强专项研究。组织开展戒毒药物维持治疗用盐酸美沙酮口服溶液滥用流行病学调查和医疗用药品滥用监测专项研究，主动评价我国医疗用药品滥用形势和面临的风险，为防治毒品滥用和进一步制定禁毒策略、规范医疗用药品监管提供科学依据。

一、药物滥用监测情况

（一）监测数据总体情况

1. 监测数据报告单位及有效报表

2016 年，全国 31 个省（区、市）1794 家单位上报有效《药物滥用监测调查表》276980 份，来自公安机关强制隔离戒毒机构、司法行政部门强制隔离戒毒机构、美沙酮维持治疗门诊、自愿戒毒机构、禁毒执法机构、社区戒毒机构以及医院等。（图 1）

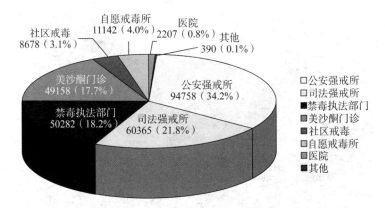

图1 填报《药物滥用监测调查表》机构及有效报表构成比

2. 药物滥用人群社会人口学特征

药物滥用人群中，男性占85.9%，女性占14.1%；35岁及以下年龄青少年占51.7%，其中25岁及以下人群占15.5%；初中及以下文化占81.5%；无业人员占61.6%。值得注意的是涉及一些敏感职业和人员，其中包括448名公务员、348名在校学生和212名演艺业人员。

3. 滥用物质（药物）种类

按"过去12个月曾经滥用药物"统计，滥用物质（药物）前五位为"冰毒"（占47.9%）、海洛因（占45.0%）、"麻谷丸"（占7.2%）、"K粉"（占2.5%）和美沙酮口服液/片（占1.2%）。"冰毒"和"麻谷丸"的主要成分为甲基苯丙胺，二者合计占比为55.1%，比2015年度增加3.2个百分点。甲卡西酮滥用例数和比例有所增加，2016年（707例）是2015年（246例）的2.9倍。

4. 药物滥用人群地区分布

药物滥用者现居住地前5位的省份是广东（12.6%）、湖南（8.8%）、四川（8.0%）、云南（6.3%）、上海（6.2%）。（图2）

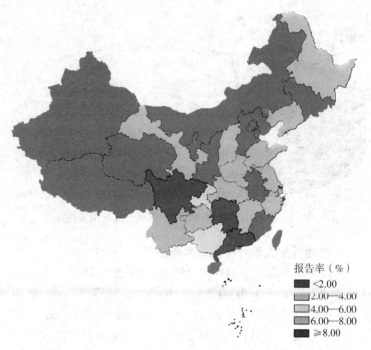

报告率（%）
<2.00
2.00—4.00
4.00—6.00
6.00—8.00
≥8.00

图 2　药物滥用人群的现居住省份分布图

5. 总体情况分析

2016 年，来自强制隔离戒毒所、禁毒执法机构、自愿戒毒机构、社区戒毒机构、医疗机构和药物维持治疗门诊等 1794 家单位上报有效药物滥用监测调查表 276980 份。在继续开展对查处管控人员药物滥用调查的基础上，药物滥用监测范围不断拓展，医疗机构和社区戒毒机构的监测单位进一步增加，监测数据的代表性进一步增强。

全年监测数据涵盖了目前主要流行滥用物质（药物）及其滥用人群，反映出不同地区药物滥用流行差异。同时，监测数据还反映了药物滥用人群药物滥用史、人员异地流动等基本特征。总体来看，药物滥用人群仍以男性、初中及以下文化程度、无业人员为主，但应注意涉及一些敏感职业和人员。

2016 年度滥用各类滥用物质（药物）达 87 种，"冰毒"、海洛因、"麻谷丸""K粉"和美沙酮口服液／片是主要滥用的前5种物质（药物）；含甲基苯丙胺的毒品（"冰毒""麻谷丸"）滥用所占比例55.1%，同比2015年度增加3.2个百分点，是我国流行滥用的主要合成毒品，反映了我国2016年药物滥用的基本趋势。甲卡西酮滥用例数和比例有所增加，2016年（707例）是2015年（246例）的2.9倍，占比增加0.2个百分点，需要密切关注和连续观察。

氯胺酮作为国际尚未列管而我国列管的品种，是"K粉"的主要成分。数据表明，"K粉"滥用数量和占总数的比例2016年（6844例，占2.5%）比2015年（5694例，占2.3%）继续增加。

（二）新发生药物滥用人群监测情况

2016年，全国共收集新发生药物滥用人群29316例（份），占总数的10.6%。

1. 新发生药物滥用人群社会人口学特征

新发生药物滥用者中，男性占85.3%，女性占14.7%；女性25岁及以下者占37.1%，男性25岁及以下者占27.4%；文盲占2.6%，小学占13.6%，初中占63.2%；无配偶者（未婚、已婚分居、离婚和丧偶）是有配偶者（已婚、未婚同居）的近1.4倍；无业人员占62.0%，有职业或学业人员占38.0%。外企／合资单位人员60人，离／退休人员47人，公务员27人，演艺人员20人。

2. 新发生药物滥用人群药物滥用基本情况

过去12个月曾经滥用药物种类：新发生药物滥用人群过去12个月曾经滥用药物种类共58种。合成毒品是新发生药物滥用人群的主要滥用种类，滥用人群占86.8%，与传统毒品滥用人群比例由2012年的3∶1上升为2016年的8∶1；滥用"冰毒"的人员比例（79.1%）是滥用海洛因人员比例（9.4%）的8.4倍；医疗用药品的滥用比例均较低（≤1.3%）。

传统毒品、合成毒品及医疗用药品滥用变化特征：传统毒品滥用人员比例2012年至2015年持续下降，但2016年（10.2%）较2015年（8.8%）有所回升。合成毒品的滥用者比例由往年持续上升的趋势，变为五年内首次下降，但2016年（86.8%）仍保持在较高水平。医疗用药品滥用比例为3.7%，略有抬头倾向，既往五年医疗用药品，滥用比例处于1.3%—3.7%区间变化。（图3）

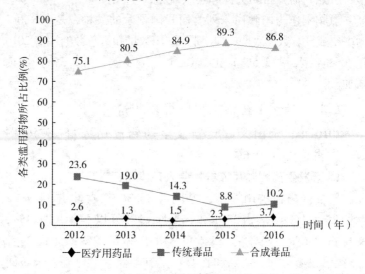

图3　2012—2016年新发生人群各类滥用药物所占比例变化趋势

多药滥用/使用情况：新发生滥用传统毒品的2978例人群中，同时曾经滥用麻醉药品精神药品的人群占1.7%（50例），滥用其他处方药及非处方药的人群占0.2%（7例），滥用合成毒品的人群占4.7%（139例）。新发生滥用合成毒品的25442例人群中，同时曾经滥用吗啡（含吗啡控/缓释片）的人群占0.1%（33例），滥用处方药及非处方药的人群占0.05%（13例），滥用传统毒品海洛因的人群占0.4%（106例）。

获得滥用药物的途径：新发生药物滥用人群获得滥用药物的途径主要是"同伴"（65.0%）、"黑市"（15.0%）以及"娱乐场所"（11.7%），由"药品销售机构"（指医院、零售药店、个体诊所和药品代理商）获得的占 1.1%。

3. 新发生药物滥用人员比例及变化趋势

新发生人群占监测报表总体的 10.6%，与 2012 年相比增加 2.5 个百分点。在连续四年持续上升的情况下，2016 年比 2015 年有所降低。（图 4）

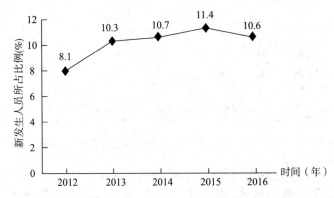

图 4　2012—2016 年药物滥用监测人群中新发生人员所占比例

合成毒品滥用者中新发生人员所占比例为 16.8%，同比 2015 年有所下降；传统毒品滥用者中新发生人员所占比例为 2.4%，同比 2015 年有所增加；医疗用药品滥用人群中新发生人员所占比例为 13.0%，同比 2015 年有所增加。（图 5）

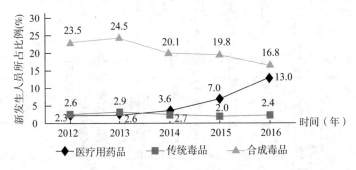

图 5　2012—2016 年各类药物滥用人群中新发生人员所占比例

4. 新发生药物滥用人群地区分布

各地区新发生人群所占比例呈现地区差异，东北地区新发生人群所占比例高达 40.4%，西北地区新发生人群所占比例最低，为 3.7%。（图6）

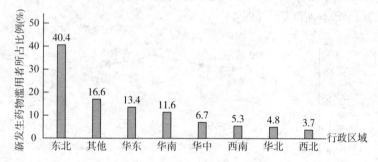

图6　2016 年各地区新发生人员占药物滥用监测人群的比例

新发生人群滥用物质种类也表现出地区差异，西北地区主要滥用药物是传统毒品（64.7%），但较 2015 年（65.5%）有所降低；其他地区主要滥用合成毒品，其中华东地区、东北地区和华中地区的滥用比例在 90% 以上。（图7）

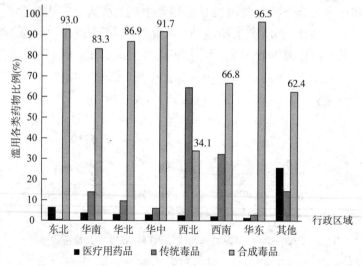

图7　2016 年各地区新发生人群主要滥用各类药物比例

主要滥用药物为甲卡西酮的滥用者 76 例，其中西北地区 75 例；滥用"底料＋黄皮"的报告在华北地区比例逐渐减少。

5. 新发生药物滥用人群监测报表来源

新发生药物滥用报表主要填报机构为禁毒执法部门和公安强戒所，本年度医院报表中，新发生人员比例为 8.5％。（图 8）

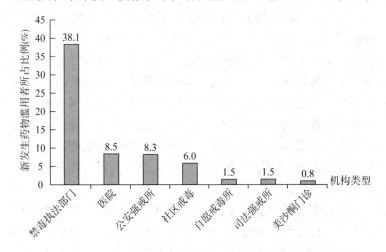

图 8　各类机构报告新发生药物滥用人群所占比例

6. 新发生药物滥用人群 HIV/AIDS 感染情况

新发生药物滥用人群中，已明确进行 HIV 检查的 9896 例，HIV 阳性率为 2.9％，提示新发生人群中的 HIV 感染状况应予关注。

7. 新发生药物滥用人群总体情况分析

2016 年度药物滥用监测人群中新发生药物滥用者以男性、初中及以下文化程度、无配偶、无业人员为主，女性低龄化（25 岁及以下年龄）问题比男性突出。新发生药物滥用者的从业状况看，外企/合资单位人员、离/退休人员、公务员、演艺人员等人群占比虽然只有 0.6％，但值得注意。

在新发生药物滥用人群中，合成毒品与传统毒品滥用人群比例由 2012 年的 3∶1 上升为 2016 年的 8∶1；滥用"冰毒"的人员比例是滥用海洛因人员比例的 8.4 倍。传统毒品滥用人员比例在 2012 年至 2015 年持续下降，但 2016 年较 2015 年有所回升，原因值得进一步关注研究。医疗用药品滥用比例为3.7%，略有抬头倾向，既往五年（2012—2016 年）滥用比例处于 1.3%—3.7% 区间变化。

新发生药物滥用人群获得滥用药物的途径主要是"同伴"（65.0%）、"黑市"（15.0%）以及"娱乐场所"（11.7%）。

新发生人群所占比例呈现地区差异，东北地区新发生人群所占比例高达 40.4%。新发生人群滥用物质种类也表现出地区差异，西北地区主要滥用药物依旧是传统毒品，其他地区主要滥用合成毒品，其中华东地区、东北地区和华中地区的滥用比例在 90% 以上。主要滥用药物为甲卡西酮的滥用者 76 例，其中西北地区 75 例；滥用"底料 + 黄皮"的报告在华北地区比例逐渐减少。

新发生人群占监测报表总体的 10.6%，与 2012 年相比增加 2.5 个百分点。在连续四年持续上升的情况下，2016 年比2015 年有所降低。合成毒品滥用者中新发生人员所占比例同比 2015 年有所下降；传统毒品滥用者和医疗用药品滥用人群中新发生人员所占比例同比 2015 年有所增加。

新发生药物滥用报表主要填报机构为禁毒执法部门和公安强戒所，医院报表中新发生人员比例为 8.5%。

新发生药物滥用人群中，已明确进行 HIV 检查的 9896例，HIV 阳性率为 2.9%，提示新发生人群中的 HIV 感染状况应予关注。

（三）海洛因滥用监测情况

2016 年，全国共收集海洛因滥用人群 124565 例（份），占总数的 45.0%。

1. 海洛因滥用人群社会人口学特征

本年度海洛因滥用人群平均年龄为 38.7 ± 8.7 岁；50 岁以上者占 9.1%。该人群中，男性占 87.8%，女性占 12.2%；

文化程度多为初中（53.8%）、小学（25.0%）和高中（13.7%）；无业者占大多数（61.2%）。

2. 海洛因滥用人群药物滥用基本情况

主要药物滥用种类与多药滥用/使用情况：海洛因滥用人群中多药滥用情况较为普遍，滥用物质种类（除海洛因和酒精外）为44种，除违禁毒品外，还有美沙酮口服液/片、吗啡、哌替啶等医疗用麻醉药品以及复方地芬诺酯、复方甘草片等非管制药品。

近5年来，海洛因滥用人群占全部滥用人群的比例呈逐年下降趋势，由2012年的74.4%降至2016年的45.0%。（图9）

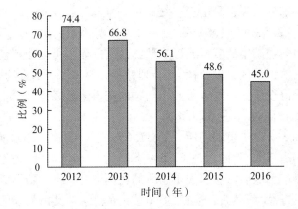

图9　近五年（2012—2016年）海洛因滥用者在全部滥用人群中所占比例

药物滥用年限：海洛因滥用人群进入戒毒机构的平均年龄为38.7±8.6岁；平均药物滥用年限为11.4±7.4年。其中，药物滥用年限在3年以下、3—10年及10年以上者分别占18.9%、30.4%和50.7%。结合海洛因滥用人群年龄分布分析，该人群中20岁以下青少年滥用者所占比例仅占1.4%，而绝大多数海洛因滥用者为滥用毒品时间10年及以上的中壮年群体。

药物滥用方式：海洛因滥用人群药物滥用方式以烫吸（踏食）和静脉注射方式为主，分别占各种滥用方式总人数的

55.2%和35.9%，在注射方式滥用人群中，有共用注射器经历的占6.1%。

药物滥用场所：海洛因滥用人群药物滥用场所以居家住所（42.9%）、无固定地点（36.4%）、朋友处（33.3%）、暂住地/租住屋（23.7%）为主，提示吸毒人群滥用场所相对隐蔽，发现难度增加。

药物滥用原因：海洛因滥用人群药物滥用原因比较复杂，除主要受"追求欣快刺激"（40.4%）、"家人或同伴影响/教唆"（29.7%）、"满足好奇"（28.4%）、"空虚无聊，为消遣"（24.5%）、"吸毒环境影响"（23.0%）等因素影响外，还有一部分人吸毒是由于"缓解戒断症状"（16.4%）、"认为时尚"（8.5%）、"被诱骗"（3.1%）等因素的影响。反映了人群中药物滥用的流行或影响药物滥用的原因可能受到包括对毒品的认识误区，以及社会/心理精神和躯体等多因素的影响。

获得途径：该群体所滥用药物的获得途径多样化，主要获得途径是同伴（占62.6%）、黑市（占22.7%）、电话信息（占16.3%）和娱乐场所（占11.6%）。获得途径是"同伴"的比例由2015年的占比69.5%下降为2016年的62.6%，而来自黑市、电话信息和娱乐场所的比例上升，提示新形势下吸毒人员毒品/药品获得途径的一些新特点，建议相关部门加强监管和执法力度，采取相应措施，依法打击非法制售药品的违法犯罪活动。

新发生人群所占比例与流行趋势：2016年共上报新发生海洛因滥用数据2759例，占本年度上报海洛因滥用人群总数的2.2%，同比2015年度有所增加。

3. 海洛因滥用人群中复发滥用者比例及药物滥用史

以既往戒毒治疗情况作为判定复发的主要依据，除本次进入戒毒机构进行戒毒治疗之外，既往有过1次及以上戒毒治疗经历者视为复发者。2016年，海洛因滥用人群有复发经历者占海洛因滥用人群总数的63.1%，其中戒毒3次及以上者占复发人群的23.0%，复吸超过5次者为复发人群的8.3%。

4. 美沙酮维持治疗人群药物滥用情况

本年度共报告参加社区美沙酮维持治疗（MMT）人员44581例，占海洛因滥用人群总数的35.8%，比2015年降低2.1个百分点。MMT人群中既往多药滥用情况比较突出，包括违禁毒品、医疗用麻醉药品精神药品和非管制处方药等。

5. 海洛因滥用人群 HIV/AIDS 感染情况

海洛因滥用人群中，做过检查人群的 HIV/AIDS 报告感染率为4.2%。但报告同时显示，不同药物滥用方式的海洛因滥用者均有 HIV/AIDS 感染病例。（图10）

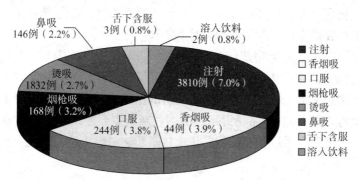

图10　海洛因滥用人群不同药物滥用方式 HIV 报告感染情况

6. 海洛因滥用监测总体情况分析

2016年，海洛因滥用监测数据占全部监测数据的45.0%，同比2015年下降3.6个百分点，近五年呈持续下降趋势。新发生海洛因滥用者的比例占海洛因滥用人群总数的2.2%，同比2015年度有所增加。海洛因滥用人群现居住地以西南地区最多；外籍吸毒人员有270例，较2015年增长221%。

本年度海洛因滥用人群的社会人口学特征同2015年比较无显著变化，多数为有10年及以上吸毒史的中壮年；文化程度多为初中、小学、高中；无业者占大多数。

海洛因滥用人群中多药滥用情况普遍，除违禁毒品外，还有医疗用麻醉药品以及非管制药品。反映了近年来海洛因滥用人群中麻醉药品和精神药品交互滥用、中枢抑制作用的物质（药品）和具有中枢兴奋作用的物质（药品）交互滥用的一种新的多药滥用现象和滥用模式。据此推断我国海洛因滥用人群中的一部分人由于长期的多药滥用已由早期的单纯阿片依赖演化成为镇静催眠药及苯丙胺类兴奋剂等多药依赖/成瘾状态，目前尚难以确定该群体使用上述医疗用药品的目的、原因和性质。

海洛因滥用人群有复发（一次以上戒毒）经历者占海洛因滥用人群总数的63.1%，提示海洛因滥用人群的戒毒康复防复发仍是今后禁吸戒毒工作的一项重要内容，应加强对这一群体在戒毒后社区的管理和必要干预。

该群体所滥用药物的获得途径多样化，从"同伴"处获得的比例由2015年的占比69.5%下降为2016年的62.6%，而来自黑市、电话信息和娱乐场所的比例上升，提示新形势下吸毒人员毒品/药品获得途径的一些新特点，建议加强监管和执法力度，采取相应措施，依法打击非法制售药品的违法犯罪活动。

社区美沙酮维持治疗（MMT）人员比例比2015年降低2.1个百分点。MMT人群中既往多药滥用情况比较突出，包括违禁毒品、医疗用麻醉药品精神药品和非管制处方药等。

海洛因滥用人群中，做过检查人群的HIV/AIDS报告感染率4.2%，但不同滥用方式的海洛因滥用者均有HIV/AIDS感染病例，反映了该群体中非注射方式（主要通过性传播方式）感染HIV的可能性。

（四）合成毒品滥用监测情况

2016年，全国共收集合成毒品滥用人群151854例（份），占总数的54.8%。

1. 合成毒品滥用人群人口学特征

在合成毒品滥用人群中，35岁以下青少年占65.8%，与整体药物滥用人群35岁以下年龄青少年（占51.7%）相比，高出14.1个百分点；初中及以下比例占79.4%；多为无业人员，占62.8%，有职业者以个体经营者、外出打工者居多。值得注意的是合成毒品滥用人群中包括外企/合资单位人员（378例）、离/退休人员（249例）、公务员（246例）、在校学生（226例）、演艺人员（157例）、科教文卫人员（53例）及军警（9例）等。

2. 合成毒品滥用人群药物滥用基本情况

合成毒品滥用总体趋势：合成毒品的报告滥用率为54.8%，同比2015年（51.6%）增长3.2个百分点。2012年（25.9%）至今，呈现逐年上升的趋势，五年累计增加28.9个百分点。（图11）

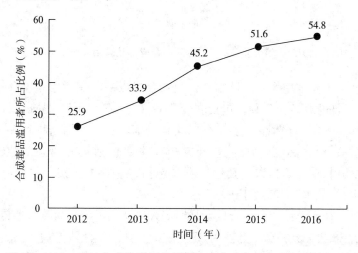

图11　2012—2016年药物滥用监测报表中合成毒品滥用人群所占比例

主要滥用合成毒品种类："冰毒"仍为滥用最严重的合成毒品，占合成毒品滥用人群的87.4%，五年累计上升13.5个百分点，提示"冰毒"流行强度持续增强。其他滥用合成毒品种类依次为："麻谷丸"（占13.2%），"K粉"（占4.5%），"摇头丸"（占1.1%）。"麻谷丸"滥用比例持续下降，五年累计下降8.7个百分点，提示"麻谷丸"流行强度减缓。（图12）

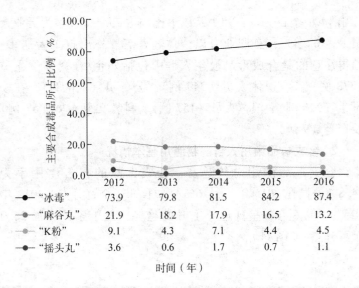

	2012	2013	2014	2015	2016
"冰毒"	73.9	79.8	81.5	84.2	87.4
"麻谷丸"	21.9	18.2	17.9	16.5	13.2
"K粉"	9.1	4.3	7.1	4.4	4.5
"摇头丸"	3.6	0.6	1.7	0.7	1.1

时间（年）

图12　2012—2016年主要合成毒品在合成毒品滥用人群中所占比例

　　主要滥用物质（药物）情况：合成毒品滥用者中滥用/使用过的物质达47种，包括麻醉药品（主要有大麻、吗啡、鸦片等），精神药品（主要有三唑仑、苯丙胺、丁丙诺啡片/注射液等），其他处方药/非处方药（主要包括复方地芬诺酯、复方甘草片等）以及其他物质（包括"底料＋黄皮""开心水/神仙水""套装丁丙"等）。

　　初始滥用年龄：合成毒品滥用人群初次平均药物滥用年龄为28.3±8.6岁，男性为28.6±8.6岁，女性为26.6±8.7岁。其中35岁以下青少年远高于整体药物滥用人群，43.3%的合成毒品滥用者开始滥用毒品年龄小于25岁。（图13）

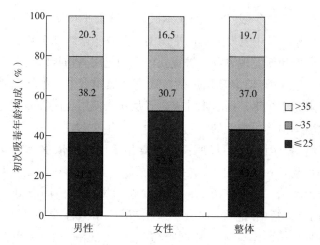

图 13　合成毒品滥用者初次药物滥用年龄分布

数据显示，不管是被查获时年龄还是初次滥用年龄，女性合成毒品滥用者均较男性提前 3—4 岁。结合女性无业人员比例高于男性的情况，提示应重视对女性的禁毒宣传和职业教育。(图 14)

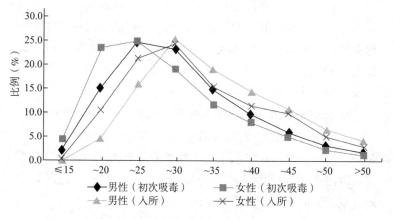

图 14　合成毒品滥用者被查获年龄和初次药物滥用年龄分布

滥用药物年限：该人群在本次被查获前平均滥用药物年限为4.0年。其中复发人群的平均滥用药物年限为6.1年，而新发生人群和新发现人群在被查获前平均滥用药物年限为0.2年和3.6年。90940名新增加的合成毒品滥用者中，平均滥用药物年限为2.6年，提示隐性吸毒者从初次使用合成毒品到被禁毒执法机构首次查获的时间平均为2.6年左右。

滥用原因及滥用场所：合成毒品滥用原因依次是"追求欣快刺激"（占49.0%）、"满足好奇"（占31.6%）、"空虚无聊为消遣"（占26.3%）等，滥用场所包括朋友处（占32.5%）、暂住地/租住屋（占27.0%）、居家住所（占26.0%）等，还有选择在网吧/游艺厅、洗浴中心/美容院和车内等场所滥用药物。

合成毒品获得主要途径及滥用方式：监测数据显示，"冰毒""麻谷丸""K粉"和"摇头丸"主要获得途径均来自同伴，超过46.0%。其次的途径，"冰毒""麻谷丸"和"K粉"来自黑市、娱乐场所和电话信息，"摇头丸"来自娱乐场所和电话信息。另外，便利店、网络、药品代理商和成人用品店等均为合成毒品的获得途径，提示一些新的营销途径也应引起重视并加强监管。"烫吸"和"溜冰"是"冰毒"和"麻谷丸"最重要的滥用方式，鼻吸是"K粉"的主要滥用方式，口服和溶入饮料是"摇头丸"的主要滥用方式。

3. 合成毒品滥用人群地区分布

合成毒品滥用有较强的地域特点，以华东地区最多，其次是华中和华南地区；华东、华中和华南三个地区的合成毒品报告人数占全部合成毒品人群的69.9%，显示这三个地区是我国合成毒品滥用比较严重的地区。（图15）

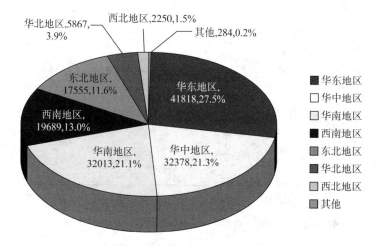

图15　各地区合成毒品滥用人群构成

　　甲卡西酮滥用者主要来自山西（693例），占甲卡西酮滥用者总数的98.0%，河南、河北、新疆、江苏四省也有上报病例，提示重点关注甲卡西酮滥用监测，密切关注各地新发生的病例，并采取相应的管控措施。

　　4. 不同种类合成毒品滥用人群的地区分布

　　"冰毒"在所有地区中滥用比例最高的合成毒品种类，"麻谷丸"以华中和西南地区滥用比例较高，分别占35.8%和26.8%，而"K粉"在华南地区（10.2%）所占比例最高，提示在这些地区要将相应毒品作为打击重点并加强对高危人群的宣传教育。

　　5. 新发生合成毒品滥用变化趋势

　　"冰毒"新发生滥用者占合成毒品滥用人群比例在15.0%—20.0%范围波动，2016年占15.3%，为五年最低；"麻谷丸"呈现逐年下降的趋势，五年累计下降4.0个百分点。（图16）

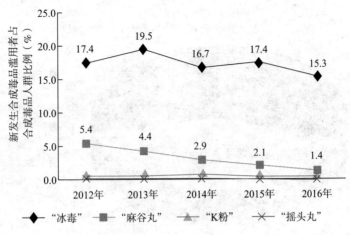

图 16 2012—2016 年主要新发生合成毒品滥用
人群在全部合成毒品滥用人群中所占比例

6. 合成毒品滥用人群多药滥用情况

合成毒品滥用人群中有 16522 例（占 10.9%）使用两种以上成瘾性物质，其中有一半以上（8782 例，占 53.2%）滥用过海洛因。新发生、新发现及复发的合成毒品滥用人群中多药滥用/使用物质种类分别为 27 种、43 种、41 种，提示随着合成毒品滥用人群基数及滥用年限的增长，多药滥用情况日益严重。

7. 合成毒品滥用人群 HIV/AIDS 感染情况

合成毒品滥用者中完成艾滋病病毒（HIV）检测的有 81446 例，HIV 阳性者 1521 例，占 1.9%，提示要加强合成毒品滥用人群中 HIV 感染的预防和干预。

8. 合成毒品滥用总体情况分析

2016 年合成毒品滥用人群共 151854 例，近 5 年来合成毒品滥用形势更加严峻。"冰毒"仍为滥用最严重的合成毒品，占合成毒品滥用人群的 87.4%，五年累计上升 13.5 个百分点，提示"冰毒"流行强度持续增强，应采取强有力措施遏制其发展。"麻谷丸"比例则持续下降，五年累计下降 8.7 个百分点，提示"麻谷丸"流行强度减缓。

合成毒品滥用人群以青少年为主，文化素质以低学历居多，多为无业人员，职业以个体经营者、外出打工者较多，是现实生活中合成毒品的高危人群，应加强面向此类高危人群的禁毒预防宣传教育。

35岁以下青少年在合成毒品滥用人群的占比远高于在整体药物滥用人群中的占比，43.3%的合成毒品滥用者开始滥用毒品年龄小于25岁，合成毒品滥用人群年轻化，青少年是进行毒品危害健康宣传教育的重点人群。女性合成毒品滥用者被查获（或接受治疗）时年龄和初次滥用年龄均较男性提前3—4岁，应重视对女性的禁毒宣传和职业教育。

合成毒品滥用有较强的地域特点，以华东地区最多，其次是华中和华南地区。"冰毒"是所有地区中滥用比例最高的合成毒品种类，"麻谷丸"以华中和西南地区滥用比例较高，而"K粉"在华南地区所占比例最高，提示在这些地区要将相应毒品作为打击重点并加强对高危人群的宣传教育。

2016年度合成毒品滥用者中滥用/使用过的物质达47种，10.9%使用两种以上成瘾性物质，其中有8782例（5.8%）合并使用海洛因。新发生、新发现及复发的合成毒品滥用人群中多药滥用/使用物质种类分别为27种、43种、41种，提示随着合成毒品滥用人群基数及滥用年限的增长，多药滥用情况日益严重。多药滥用对于身体健康的危害更大，戒断症状更严重。建议加强多药滥用的预防，以及全国范围内合成毒品滥用及相关疾病的诊疗系统建设，并提前做好相关恶性犯罪事件的干预预案。合成毒品滥用者中完成艾滋病病毒（HIV）检测者阳性检出率为1.9%，提示要加强合成毒品滥用人群中HIV感染的预防和干预。

（五）医疗用药品滥用/使用监测情况

2016年，全国共收集医疗用药品滥用/使用人群11132例，占总数的4.0%。

1. 医疗用药品滥用/使用人群社会人口学特征

医疗用药品滥用/使用人群具有以下特征：男性9295例，

占 83.5%；女性 1837 例，占 16.5%，平均年龄 39.1 ± 10.3
岁。以高中、初中及小学文化程度为主（共占 92.9%）。从业
状况以无业为主，占 52.3%，其次为农民占 12.6%，个体经
营者和自由职业者分别占 11.5% 和 9.4%，还包括少数公务
员、退休人员、演艺业人员、科教文卫等行业。

2. 医疗用药品滥用/使用人群滥用/使用基本情况

药品类别：医疗用麻醉药品占 53.4%（5940 例），医疗
用第二类精神药品占 42.9%（4774 例），医疗用第一类精神
药品、其他处方药及非处方药分别占 7.3%、9.0%。

药品品种：本年度报告滥用/使用医疗用药品涉及 58 种，
数量最多的前 5 种依次为美沙酮口服液/片（3313 例）、吗啡
（含吗啡控/缓释片）（2518 例）、地西泮（1749 例）、曲马多
（1711 例）和复方地芬诺酯（524 例），合计占全部医疗用药
品滥用/使用的 69.1%。重点关注的两种药品复方甘草片和含
可待因复方口服液体制剂分别为 298 例和 814 例。

医疗用药品滥用/使用率：2016 年我国医疗用药品滥用/
使用率比 2015 年（3.8%）有所升高，但低于 2014 年
（4.5%）。医疗用麻醉药品、精神药品滥用/使用率为 3.7%，
与 2015 年（3.6%）基本一致，比 2012 年（8.2%）下降 4.5
个百分点。其他处方药及非处方药使用率 0.4%，与 2015 年
持平，比 2012 年（1.8%）下降了 1.4 个百分点。（图 17）

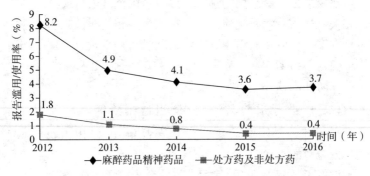

图 17　2012—2016 年医疗用药品滥用/使用趋势

3. 医疗用药品滥用/使用人群地区分布

有 14 个省的医疗用药品滥用/使用率大于全国平均滥用/使用率（4.0%）。内蒙古、陕西、海南 3 省/区的滥用/使用率大于 10.0%，17 个省的滥用/使用率小于 4.0%，其中有 10 个省的报告滥用/使用率低于 2.0%。（图 18）

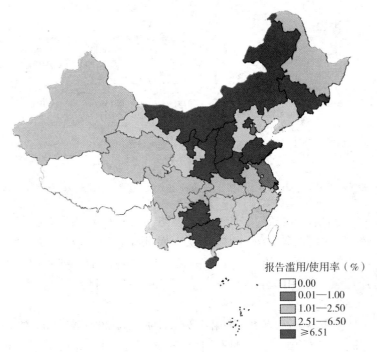

报告滥用/使用率（%）
- 0.00
- 0.01—1.00
- 1.01—2.50
- 2.51—6.50
- ≥6.51

图 18　各省医疗用药品报告滥用/使用率分布

4. 前五种滥用/使用及两种重点关注的医疗用药品分析

2016 年报告滥用/使用最多的前 5 种医疗用药品和两种重点关注医疗用药品近五年滥用/使用率有升有降。（图 19）

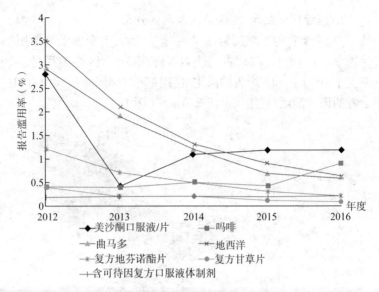

图 19　2012—2016 年五种主要及两种重点关注医疗用药品滥用/使用率

地西泮（安定）、曲马多和复方地芬诺酯片滥用/使用率较 2015 年降低，美沙酮口服液/片的报告例数、滥用/使用率（1.2%）在连续两年上升后保持稳定。吗啡（含吗啡控/缓释片）滥用/使用率上升明显，滥用/使用率绝对增量明显增加（0.5%）。

复方甘草片滥用/使用率为 0.1%，与 2015 年（0.1%）相同；含可待因复方口服液体制剂滥用/使用率为 0.3%，同比 2015 年（0.2%）有所升高。

5. 医疗用药品滥用/使用总体情况分析

2016 年度监测数据显示，医疗用药品滥用/使用率（4.0%）比 2015 年（3.8%）略有上升但仍处于较低水平。内蒙古、陕西和海南三个省（区）报告的医疗用药品滥用/使用率超过 10.0%。

滥用/使用最多的前 5 种医疗用药品为美沙酮口服液/片、吗啡（含吗啡控/缓释片）、地西泮（安定）、曲马多和复方地芬诺酯片。地西泮（安定）、曲马多和复方地芬诺酯片滥用/

使用率较 2015 年降低，美沙酮口服液/片的报告例数、滥用/使用率在连续两年上升后保持稳定。吗啡（含吗啡控/缓释片）滥用/使用率上升明显，滥用/使用率绝对增量明显增加，需要引起关注。

2015 年 5 月 1 日，含可待因复方口服液体制剂被正式列为第二类精神药品管理，但 2011 年至 2015 年间的监测数据没有发现该药滥用率的显著性变化。2016 年，含可待因复方口服液体制剂滥用/使用的绝对数量增加，而报告滥用/使用率略增，应引起关注，并进行连续观察，以准确判断其滥用形势。

说明：

一、本年度报告中的数据来源于药物滥用监测系统收集的 2016 年 1 月 1 日至 2016 年 12 月 31 日各地区上报的数据，主要报告单位为 31 个省（区、市）的强制隔离戒毒机构、禁毒执法机构、美沙酮维持治疗门诊、自愿戒毒机构。

二、与国际上多数国家一样，我国药物滥用报告是通过自发报告系统收集并录入的，也存在自发报告系统的局限性，如漏报、填写不规范、信息不完善、无法计算发生率等。

三、近年来，医疗用药品在药物滥用人群中的使用逐步得到世界范围的关注。为更准确地反映药物滥用现状，2016 年，我国在医疗用药品的滥用监测方面进行了探索，医疗机构参与监测和报告的力量逐步壮大。但由于尚处于初期，还不能确定此部分药品在人群中的滥用及医疗使用性质。吗啡作为临床常用的镇痛药，随着我国临床用药选择的改进而逐步加大使用量，因此，在判断其滥用现状时，需结合临床应用进行综合分析。

四、药物滥用监测系统是自发报告系统，监测人群除来自医疗机构外，主要是来自强制隔离戒毒机构、美沙酮维持治疗门诊、拘留所等被管控的吸毒人员。吸毒人员动态管控系统是法定的强制报告系统，所有被查获的吸毒人员都须登记。药物滥用监测系统监测的管控吸毒人员只是被查获吸毒人员的一部分。《国家药物滥用监测年度报告》是对药物滥用监测系统收集数据的分析,《中国毒品形势报告》中的毒品滥用部分数据来自吸毒人员动态管控系统。两个系统监测的人群有所区别,故而监测数据及其分析呈现的药物滥用流行趋势会有不同。

附录十一 2017年度药品审评报告

国家食品药品监督管理总局

2018年3月22日

　　2017年,国家食品药品监督管理总局(以下简称总局)认真贯彻中共中央办公厅、国务院办公厅《关于深化审评审批制度改革鼓励药品医疗器械创新的意见》(厅字〔2017〕42号,以下简称42号文件)和国务院《关于改革药品医疗器械审评审批制度的意见》(国发〔2015〕44号,以下简称44号文件)文件精神,以保证药品有效安全、满足公众临床用药需求为工作目标,在鼓励药物研发创新、提高药品质量方面开展了一系列工作,不断推进审评审批制度改革,坚持依法依规、科学规范审评,切实保护和促进公众健康。

一、药品注册申请审评审批完成情况

(一) 审评审批总体完成情况

1. 批准上市药品情况

　　2017年,总局批准上市药品394个(以药品批准文号计),其中化学药品369个,中药民族药(以下简称中药)2个,生物制品23个;国产药品278个,进口药品116个;国产药品中化学新药28个,中药新药1个,生物制品10个,化学仿制药238个,中药仿制药1个;纳入优先审评审批品种53个,占13.5%。

2. 全年审评审批完成情况

　　根据总局《关于调整部分药品行政审批事项审批程序的

决定》（局令第 31 号），在原有技术审评职能的基础上，国家食品药品监督管理总局药品审评中心（以下简称药审中心）承接药物临床试验、药品补充申请和进口再注册 3 项行政审批决定职能。2017 年，药审中心完成审评审批的注册申请共 9680 件（以受理号计，下同），其中完成审评的注册申请 8773 件，完成直接行政审批（无需技术审评，下同）的注册申请 907 件。排队等待审评的注册申请已由 2015 年 9 月高峰时的近 22000 件降至 4000 件（不含完成审评因申报资料缺陷等待申请人回复补充资料的注册申请），中药、化药、生物制品各类注册申请基本实现按法定时限审评审批，基本完成了国务院 44 号文件确定的解决药品注册申请积压的工作目标。2014—2017 年排队等待审评的注册申请数量变化情况详见图 1。

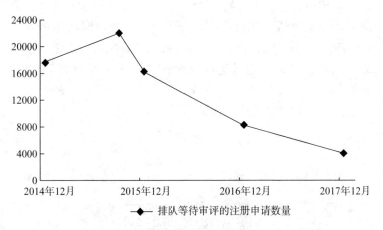

图 1　2014—2017 年排队等待审评的注册申请数量变化情况

完成审评的申请中，化药注册申请为 7729 件，约占全部审评完成量的 88%。各类药品注册申请审评完成情况详见图 2。

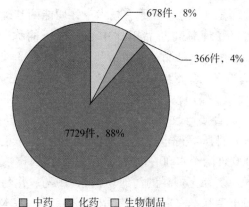

图 2　2017 年各类药品注册申请审评完成情况

3. 各类注册申请审评完成情况

药审中心完成新药临床试验（IND）申请审评 908 件，完成新药上市申请（NDA）审评 294 件，完成仿制药上市申请（ANDA）审评 4152 件；审评通过批准 IND 申请 744 件（涉及 373 个品种），审评通过建议批准 NDA 143 件（涉及 76 个品种），审评通过建议批准 ANDA 273 件（涉及 123 个品种）。各类注册申请审评完成情况详见图 3。

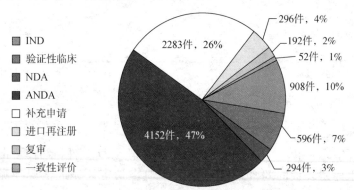

图 3　2017 年各类注册申请审评完成情况

注：化药的品种数以活性成分统计，中药和生物制品的品种数均以药品通用名称统计，下同。

（二）化药注册申请审评完成情况

1. 总体情况

药审中心完成审评的化药注册申请 7729 件，其中完成化药 ANDA 4135 件，占化药审评完成量的 53%，基本解决了仿制药注册申请积压的问题。完成审评的化药各类注册申请情况详见图4。

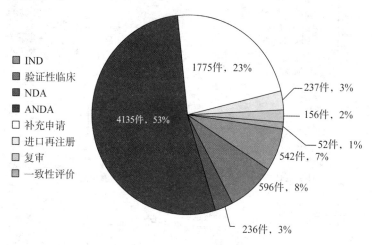

图4　2017 年完成审评的化药各类注册申请情况

2. 审评审批用时变化趋势

化药各类注册申请审评审批用时显著下降，其中，仿制药一致性评价（以下简称一致性评价）申请平均审评审批用时约为 70 个工作日，仅为法定时限的一半；IND 申请首轮审评审批平均用时约为 120 个工作日，为法定时限的 1.09 倍，基本实现按法定时限审评审批。2012—2017 年各年度申报的 IND 申请、NDA、ANDA 审评用时详见图5、图6 和图7。

注：1. 一致性评价申请法定审评时限为120 个工作日，审批时限为20 个工作日，审评审批时限共计140 个工作日；

2. IND 申请法定审评时限为90 个工作日，审批时限为20 个工作日，审评审批时限共计110 个工作日。

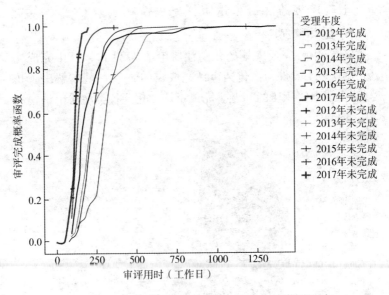

图5 2012—2017 年各年度申报的 IND 申请审评用时

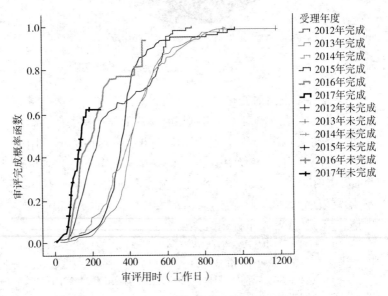

图6 2012—2017 年各年度申报的 NDA 审评用时

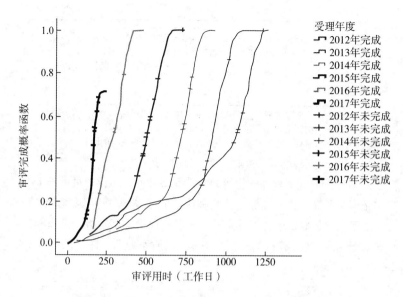

图7　2012—2017年各年度申报的 ANDA 审评用时

3. 审评建议批准的情况

药审中心完成审评的化药 NDA 236 件，其中审评通过建议批准上市 113 件。完成审评的化药各类注册申请批准情况详见表1。

表1　2017年完成审评的化药各类注册申请批准情况

申请类型	完成审评情况（件）			
	建议批准	建议不批准	其他	合计
IND	481	7	54	542
验证性临床	419	92	85	596
NDA	113	35	88	236
ANDA	272	1487	2376	4135
补充申请	1366	187	222	1775
进口再注册	171	17	49	237
一致性评价				52

申请类型	完成审评情况（件）			
	建议批准	建议不批准	其他	合计
复审				156
合计				7729

注："其他"是指申请人主动申请撤回的注册申请、完成审评等待申请人补充完善申报资料的注册申请、非药审中心审评报送总局药化注册司的注册申请、送总局医疗器械审评中心的药械组合注册申请和关联制剂撤回的原料/辅料注册申请等，下同。

药审中心完成审评的化药 IND 申请 542 件，审评通过批准 IND 申请有 481 件，其中批准创新药临床试验申请 399 件（共涉及 170 个品种），较 2016 年创新药临床试验批准数量翻了一番。化药创新药临床试验批准数量与前三年比较（以品种计）详见图 8。

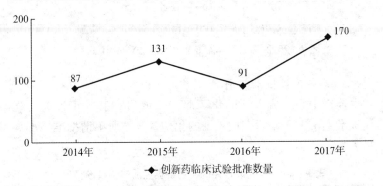

图 8　2017 年化药创新药临床试验批准数量与前三年比较（以品种计）
注：化药创新药注册申请是指按照《药品注册管理办法》（原国家食品药品督管理局令 28 号）附件 2 的要求申报的化药 1.1 类的注册申请及按照总局《关发布化学药品注册分类改革工作方案的公告》（2016 年第 51 号）附件 1 要求申的化药 1 类的注册申请，为境内外均未上市的全球新药物，不包括改良新药物；次统计未纳入进口原研药临床试验申请及国际多中心临床试验申请，下同。

药审中心审评通过批准创新药临床试验 170 个品种中，抗肿瘤药物、消化系统药物和内分泌系统药物较多，占全部创新药临床试验批准数量的 65%。批准临床试验的化药创新药适应症分布（以品种计）详见图 9。

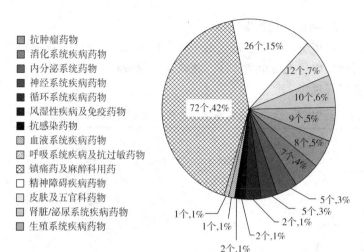

图例:
- 抗肿瘤药物
- 消化系统疾病药物
- 内分泌系统药物
- 神经系统疾病药物
- 循环系统疾病药物
- 风湿性疾病及免疫药物
- 抗感染药物
- 血液系统疾病药物
- 呼吸系统疾病及抗过敏药物
- 镇痛药及麻醉科用药
- 精神障碍疾病药物
- 皮肤及五官科药物
- 肾脏/泌尿系统疾病药物
- 生殖系统疾病药物

图9 2017年批准临床试验的化药创新药适应症分布（以品种计）

（三）中药注册申请审评完成情况

1. 总体情况

药审中心完成审评的中药注册申请366件，其中完成IND申请62件，完成NDA 8件，完成ANDA 17件。完成审评的中药各类注册申请情况详见图10。

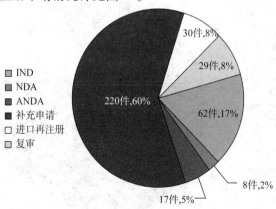

图例:
- IND
- NDA
- ANDA
- 补充申请
- 进口再注册
- 复审

图10 2017年完成审评的中药各类注册申请情况

2. 审评建议批准的情况

药审中心审评通过批准中药 IND 申请 36 件；审评通过建议批准中药上市申请 2 件。完成审评的中药各类注册申请批准情况详见表 2。

表 2 　2017 年完成审评的中药各类注册申请批准情况

申请类型	完成审评情况（件）			
	建议批准	建议不批准	其他	合计
IND	36	6	20	62
NDA	1	0	7	8
ANDA	1	11	5	17
补充申请	106	31	83	220
进口再注册	6	17	7	30
复审				29
合计				366

药审中心审评通过批准临床试验的中药 IND 申请 36 件，涉及 13 个适应症领域，其中心血管、呼吸、精神神经较多，共占 47%，具体治疗领域分布详见图 11。

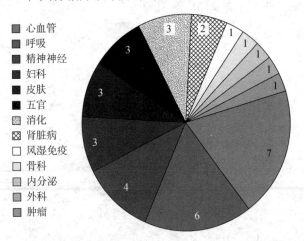

图 11 　2017 年批准临床试验的中药适应症分布

（四）生物制品注册申请审评完成情况

1. 总体情况

药审中心完成审评的生物制品注册申请共 678 件，其中完成预防用生物制品 IND 申请（预防用 IND）62 件，完成治疗用生物制品 IND 申请（治疗用 IND）242 件，完成预防用生物制品 NDA（预防用 NDA）15 件，完成治疗用生物制品 NDA（治疗用 NDA）35 件。完成审评的生物制品各类注册申请情况详见图 12。

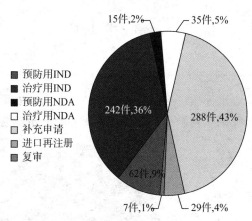

15件,2%   35件,5%

- ■ 预防用IND
- ■ 治疗用IND
- ■ 预防用NDA
- □ 治疗用NDA
- ■ 补充申请
- ■ 进口再注册
- ■ 复审

242件,36%   288件,43%

62件,9%

7件,1%   29件,4%

图 12　2017 年完成审评的生物制品各类注册申请情况

2. 审评建议批准的情况

药审中心审评通过批准预防用 IND 40 件，批准治疗用 IND 187 件；审评通过建议批准预防用 NDA 8 件，建议批准治疗用 NDA 21 件。完成审评的生物制品各类注册申请批准情况详见表 3。

表3　2017年完成审评的生物制品各类注册申请批准情况

申请类型	完成审评情况（件）			
	建议批准	建议不批准	其他	合计
预防用 IND	40	3	19	62
治疗用 IND	187	12	43	242
预防用 NDA	8	4	3	15
治疗用 NDA	21	0	14	35
补充申请	218	11	59	288
进口再注册	25	0	4	29
复审	/			7
合计	/			678

　　药审中心审评通过批准生物制品 IND 申请227件，批准临床试验的治疗用生物制品 IND 申请治疗领域分布详见图13。

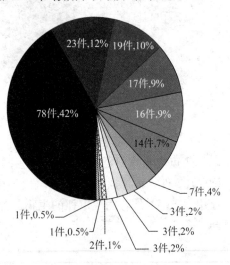

- ■ 抗肿瘤药物
- ▨ 血液系统疾病药物
- ■ 内分泌系统药物
- □ 皮肤及五官科药物
- ■ 风湿性疾病及免疫药物
- ▨ 呼吸系统疾病及抗过敏药物
- ■ 循环系统疾病药物
- ■ 抗感染药物
- ■ 神经系统疾病药物
- ■ 消化系统疾病药物
- □ 外科及其他药物
- ▨ 肾脏/泌尿系统疾病药物
- ▨ 生殖系统疾病药物

23件,12%　19件,10%
17件,9%
16件,9%
14件,7%
78件,42%
7件,4%
3件,2%
3件,2%
3件,2%
2件,1%
1件,0.5%
1件,0.5%

图13　2017年批准临床试验的治疗用生物制品适应症分布

二、药品注册申请受理情况

（一）总体受理情况

1. 总体情况

2017 年，药审中心接收新注册申请共 4837 件，其中需审评的注册申请 3783 件（含一致性评价注册申请 71 件），直接行政审批的注册申请 1054 件。化药注册申请受理量为 3870件，占全部注册申请受理量的 80%，中药和生物制品注册申请分别为 335 件和 632 件。各类药品注册申请接收情况详见图 14。

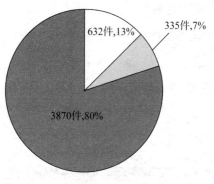

图 14　2017 年各类药品注册申请接收情况

2. 国产创新药受理情况

药审中心接收国产 1 类创新药注册申请 402 件（涉及 181个品种），其中接收临床申请 379 件（涉及 171 个品种），上市申请 23 件（涉及 10 个品种）。按药品类型统计，化药 324件（涉及 112 个品种），中药 2 件（涉及 1 个品种），生物制品 76 件（涉及 68 个品种），创新药的适应症主要集中在抗肿瘤、抗感染领域。

3. 进口药受理情况

药审中心接收进口药新药注册申请259件（涉及133个品种），其中接收5.1类进口原研药注册申请117件（涉及70个品种），1类进口创新药注册申请75件（涉及37个品种），接收进口药国际多中心临床申请67件（涉及26个品种），创新药的适应症主要集中在抗肿瘤、抗感染领域。

（二）化药注册申请受理情况

1. 总体情况

药审中心接收化药注册申请共3870件，其中接收IND申请480件，接收NDA 75件，接收ANDA 548件。化药各类注册申请接收情况详见图15。

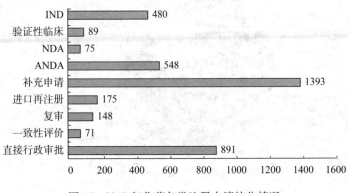

图15　2017年化药各类注册申请接收情况

2. 创新药受理情况

药审中心接收化药创新药注册申请149个品种，较2016年增长了66%，其中接收国产化药创新药注册申请112个品种，进口创新药注册申请37个品种，2014—2017年创新药注册申请接收情况详见图16。

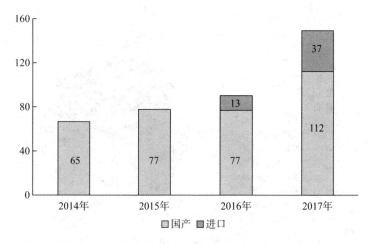

图 16　2014—2017 年化药创新药注册申请接收情况（以品种计）

3. 化药新药临床试验申请适应症

药审中心接收化药 IND 申请 480 件，其中接收国产化药 IND 申请 347 件，接收国际多中心临床试验申请 133 件。国产化药 IND 申请接收量较多的治疗领域为抗肿瘤药物、消化系统疾病药物和内分泌系统药物。国际多中心临床试验申请接收量较多的治疗领域为抗肿瘤药物、循环系统疾病药物和血液系统疾病药物，具体治疗领域分布详见图 17。

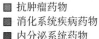

■ 抗肿瘤药物
■ 消化系统疾病药物
■ 内分泌系统药物
■ 镇痛药及麻醉科用药
■ 神经系统疾病药物
■ 抗感染药物
■ 循环系统疾病药物
▧ 风湿性疾病及免疫药物
▦ 呼吸系统疾病及抗过敏药物
⊠ 生殖系统疾病药物
□ 皮肤及五官科药物
□ 血液系统疾病药物
▨ 外科及其他药物
▨ 医学影像学药物
▤ 肾脏/泌尿系统疾病药物

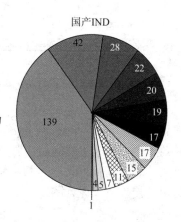

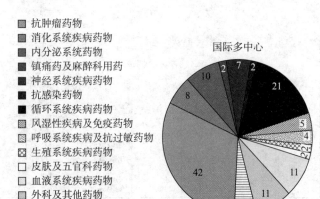

抗肿瘤药物
消化系统疾病药物
内分泌系统药物
镇痛药及麻醉科用药
神经系统疾病药物
抗感染药物
循环系统疾病药物
风湿性疾病及免疫药物
呼吸系统疾病及抗过敏药物
生殖系统疾病药物
皮肤及五官科药物
血液系统疾病药物
外科及其他药物
医学影像学药物
肾脏/泌尿系统疾病药物

图 17　2017 年接收的化药 IND 申请治疗领域分布情况

（三）中药注册申请受理情况

药审中心接收中药注册申请 335 件，其中接收中药 IND 申请 33 件，接收中药 NDA 1 件，接收中药 ANDA 7 件。中药各类注册申请接收情况详见图 18。

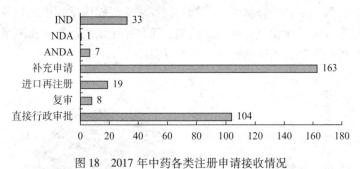

图 18　2017 年中药各类注册申请接收情况

（四）生物制品注册申请受理情况

药审中心接收生物制品注册申请 632 件，其中接收生物制品 IND 申请 254 件，接收生物制品 NDA 50 件。生物制品各类注册申请接收情况详见图 19。

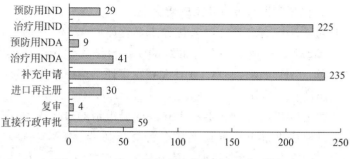

图 19 2017 年生物制品各类注册申请接收情况

三、优先审评与沟通交流情况

(一)优先审评

1. 优先审评品种纳入情况

根据总局《关于解决药品注册申请积压实行优先审评审批的意见》(食药监药化管〔2016〕19 号),截至 2017 年底,药审中心共将 25 批 423 件注册申请纳入优先审评程序,其中具有明显临床价值的新药占比最大,共 191 件,占 45%,儿童用药共 47 件。纳入优先审评程序的注册申请情况详见图 20。

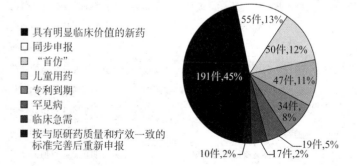

图 20 纳入优先审评程序的注册申请情况

2. 优先审评品种审评完成情况

截至 2017 年年底，纳入优先审评程序的 423 件注册申请中已有 272 件完成审评，占比为 64%。自纳入优先审评程序之日起，IND 申请、NDA、ANDA 首轮审评平均用时分别为 39 个工作日、59 个工作日和 81 个工作日。

截至 2017 年年底，共有 110 件注册申请通过优先审评程序得以加快批准上市（以通用名计算，共涉及 57 个品种），其中，2017 年有 50 个品种，具体品种名单详见表 4。包括国产自主研发的创新药重组埃博拉病毒病疫苗、口服丙肝治疗用新药阿舒瑞韦软胶囊、非小细胞肺癌靶向药甲磺酸奥希替尼片、儿童抗癫痫用药左乙拉西坦注射用浓溶液、治疗乙肝和艾滋病的国产仿制药富马酸替诺福韦二吡呋酯胶囊等一批具有明显临床价值的药品通过优先审评程序得以加快、优先批准上市，为满足临床用药需求、降低用药费用、促进公众健康提供了有效保障。

表 4　2017 年完成审评建议批准上市的优先审评药品名单

序号	药品名称	纳入优先审评的理由
1	阿柏西普眼内注射溶液	具有明显临床价值的新药
2	阿达木单抗注射液	具有明显临床价值的新药
3	阿法替尼片	具有明显临床价值的新药
4	阿舒瑞韦软胶囊	具有明显临床价值的新药
5	艾曲泊帕片	具有明显临床价值的新药
6	奥比帕利片	具有明显临床价值的新药
7	达比加群酯胶囊	具有明显临床价值的新药
8	达塞布韦片	具有明显临床价值的新药
9	德谷胰岛素注射液	具有明显临床价值的新药
10	地塞米松玻璃体内植入剂	具有明显临床价值的新药
11	多替阿巴拉米片	具有明显临床价值的新药
12	枸橼酸托法替布片	具有明显临床价值的新药
13	甲苯磺酸索拉非尼片	具有明显临床价值的新药

序号	药品名称	纳入优先审评的理由
14	甲磺酸奥希替尼片	具有明显临床价值的新药
15	甲磺酸雷沙吉兰片	具有明显临床价值的新药
16	利奥西呱片	具有明显临床价值的新药
17	利伐沙班片	具有明显临床价值的新药
18	磷酸芦可替尼片	具有明显临床价值的新药
19	马昔腾坦片	具有明显临床价值的新药
20	氢溴酸伏硫西汀片	具有明显临床价值的新药
21	瑞戈非尼片	具有明显临床价值的新药
22	沙库巴曲缬沙坦钠片	具有明显临床价值的新药
23	舒更葡糖钠注射液	具有明显临床价值的新药
24	索磷布韦片	具有明显临床价值的新药
25	维莫非尼片	具有明显临床价值的新药
26	西美瑞韦胶囊	具有明显临床价值的新药
27	盐酸达拉他韦片	具有明显临床价值的新药
28	伊布替尼胶囊	具有明显临床价值的新药
29	乙磺酸尼达尼布软胶囊	具有明显临床价值的新药
30	茚达特罗格隆溴铵吸入粉雾剂用胶囊	具有明显临床价值的新药
31	重组埃博拉病毒病疫苗	具有明显临床价值的新药
32	注射用阿扎胞苷	具有明显临床价值的新药
33	注射用艾普拉唑钠	具有明显临床价值的新药
34	富马酸替诺福韦二吡呋酯片	临床急需
35	来那度胺胶囊	临床急需
36	左乙拉西坦注射用浓溶液	儿童用药
37	醋酸加尼瑞克注射液	首仿
38	丁酸氯倍他松乳膏	首仿
39	富马酸替诺福韦二吡呋酯胶囊	首仿
40	酒石酸利斯的明胶囊	首仿
41	拉坦噻吗滴眼液	首仿

序号	药品名称	纳入优先审评的理由
42	洛索洛芬钠凝胶膏	首仿
43	曲伏前列素滴眼液	首仿
44	吸入用乙酰半胱氨酸溶液	首仿
45	苯磺顺阿曲库铵注射液	同步申报
46	缬沙坦片	同步申报
47	注射用阿奇霉素	同步申报
48	注射用培美曲塞二钠	同步申报
49	注射用帕瑞昔布钠	专利到期
50	注射用硼替佐米	专利到期

（一）沟通交流情况

1. 沟通交流总体情况

为进一步为申请人提供便利，提高沟通交流的质量和效率，药审中心丰富了沟通交流渠道，形成了沟通交流会议、网络平台咨询（一般性技术问题）、电话咨询、邮件咨询和周三现场咨询的多渠道、多层次的沟通交流模式。2017 年召开沟通交流会议 321 场，较 2016 年增长了 172%；全年接收网络平台咨询 5881 个，电话咨询超过上万次，邮件咨询数千次，每周三定期开展现场咨询。

2. 沟通交流会召开情况

自总局《关于发布药物研发与技术审评沟通交流管理办法（试行）的通告》（2016 年第 94 号）发布以来，药审中心进一步加大了与申请人的沟通交流，截至 2017 年底，近 3 年共召开沟通交流会 493 场。2015—2017 年各类沟通交流会议召开情况详见图 21。

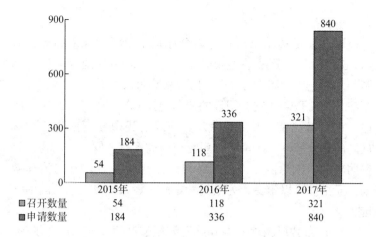

	2015年	2016年	2017年
召开数量	54	118	321
申请数量	184	336	840

图 21 2015—2017 年各类沟通交流会议召开情况

　　药审中心收到沟通交流会会议申请共 840 件，总体召开率为 38%。其中 Pre – IND 会议和 Ⅱ 期后会议召开数量较多，共召开 173 场，占全年沟通交流会议召开总量的 54%。各类沟通交流会议召开情况详见表 5。

表 5　2017 年各类沟通交流会召开情况

会议类型	召开数量	申请数量	召开率
Pre – IND 会议	97	302	32%
IND 会议	39	139	28%
Ⅰ 期后会议	57	112	51%
Ⅱ 期后会议	76	128	59%
Pre – NDA 会议	52	159	33%
合计	321	840	38%

四、重要治疗领域品种情况

　　2017 年，一批具有明显临床价值的创新药、临床急需药、专利到期药和我国首仿药通过技术审评建议批准上市。

抗肿瘤药物：

1. 甲磺酸奥希替尼片：为全球首个第三代晚期肺癌靶向药，适用于既往经表皮生长因子受体（EGFR）酪氨酸激酶抑制剂（TKI）治疗时或治疗后出现疾病进展，并且经检测确认存在 EGFR T790M 突变阳性的局部晚期或转移性非小细胞性肺癌（NSCLC）成人患者的治疗。肺癌是我国发病率和死亡率最高的恶性肿瘤，对于上述患者目前尚无有效的治疗药物，存在明确的临床急需。该药品针对上述患者具有较好的治疗效果，安全性可以耐受，为上述特定的患者人群提供了新的治疗选择。

2. 伊布替尼胶囊：为 Bruton 酪氨酸激酶（BTK）抑制剂，适用于治疗既往至少接受过一种治疗的套细胞淋巴瘤和慢性淋巴细胞白血病患者。该药品是全球首个全新作用机制的治疗慢性淋巴细胞白血病药物，为慢性淋巴细胞白血病患者带来更多的治疗选择。

3. 维莫非尼片：为一种小分子 BRAF 丝氨酸－苏氨酸激酶抑制剂，适用于治疗 BRAF V600 突变阳性的不能切除或转移性黑色素瘤。该药品是全球首个治疗恶性黑色素瘤的靶向药物，可有效提高患者用药的可及性。

4. 磷酸芦可替尼片：为小分子 JAK1/JAK2 激酶（Janus 相关激酶）抑制剂，适用于治疗中危或高危的骨髓纤维化。骨髓纤维化是罕见的骨髓增殖性肿瘤疾病，目前国内尚无明确有效治疗手段，该药品为全球首个用于治疗骨髓纤维化药物，可有效提高患者用药的可及性。

抗感染药物：

5. 盐酸达拉他韦片、6. 阿舒瑞韦软胶囊、7. 西美瑞韦胶囊、8. 索磷布韦片、9. 奥比帕利片、10. 达塞布韦片：为直接抗丙型肝炎病毒（HCV）药物，适用于治疗成人慢性丙型肝炎（CHC）。我国约有1000万丙型肝炎患者，上述药物批准上市有效解决了我国没有直接抗病毒药物的局面，为我国慢性丙肝患者提供了有效的突破性治疗手段。

11. 多替阿巴拉米片：为含有多替拉韦、阿巴卡韦和拉米夫定 3 种成分的新型抗人类免疫缺陷病毒（HIV）感染的固定剂量复方制剂，适用于治疗成人和 12 岁及以上的青少年的 HIV 感染。目前治疗艾滋病药物有不良反应发生率高、耐受性差、药物相互作用多等缺点，且长期服药存在耐药可能，该药品较已上市的治疗方案有一定的临床优势，为临床增加新的治疗选择。

风湿性疾病及免疫药物：

12. 枸橼酸托法替布片：为 Janus 激酶（包括 JAK3）选择性抑制剂，适用于治疗对甲氨蝶呤疗效不足或对其无法耐受的中度至重度活动性类风湿关节炎（RA）成年患者，可作为单药治疗，或者与甲氨蝶呤或其他非生物改善病情抗风湿药（DMARD）联合使用。该药品是全球首个口服治疗类风湿关节炎的靶向药物，将为风湿关节炎患者带来更多的治疗选择。

内分泌系统药物：

13. 达格列净片：为高选择性的人体肾脏钠葡萄糖共转运体（SGLT2）抑制剂，适用于 2 型糖尿病患者单药治疗。该药品是全球首个全新作用机制的口服降糖药物，可有效提高患者用药的可及性。

循环系统药物：

14. 沙库巴曲缬沙坦钠片：为血管紧张素受体脑啡肽酶抑制剂，适用于治疗伴有射血分数降低的慢性心脏衰竭患者（心功能 II—IV 级），以降低心血管死亡和心力衰竭住院的风险。该药品是近 20 年来全球慢性心衰治疗领域的突破性创新药物，在减少心血管死亡、全因死亡、心衰住院（包括首次住院和全部住院），以及改善症状和患者报告结局方面，超过目前指南推荐的循证治疗，可为临床增加新的治疗选择。

皮肤五官药物：

15. 康柏西普眼用注射液：为国内首个适用于治疗继发于病理性近视的脉络膜新生血管引起的视力损伤的生物制品药物。由于城市化进程加快，用眼过度现象普遍存在，病理性近视引起的视力损伤并导致失明的发病人数呈上升趋势，该药品批准上市对有效提高此类病症患者的临床用药可及性具有积极意义。

16. 阿达木单抗注射液：为重组人免疫球蛋白（IgG$_1$）单克隆抗体，新增适应症适用于需要进行系统治疗或光疗，并且对其他系统治疗（包括环孢素、甲氨蝶呤或光化学疗法）不敏感，或具有禁忌症，或不能耐受的成年中重度慢性斑块状银屑病患者。该药品为国内首个全人源的 TNFα 单抗，在抗药抗体产生及安全性方面具有一定优势，为临床带来一种更安全且有效的治疗选择。

神经系统药物：

17. 甲磺酸雷沙吉兰片：为选择性不可逆单胺氧化酶-B（MAO-B）抑制剂，适用于治疗原发性帕金森病。该药品在国外用于帕金森病早期的一线单药治疗，或与左旋多巴联用治疗中、重度帕金森病，可有效提高患者用药的可及性。

消化系统药物：

18. 艾普拉唑肠溶片：为首个国产质子泵抑制剂创新药，新增适应症适用于治疗反流性食管炎，为临床提供更多有效治疗选择，增加了临床可及性。

呼吸系统药物：

19. 丹龙口服液：为新的中药复方制剂，适用于治疗中医热哮证、支气管哮喘患者。该药品为我国上市许可持有人制度试点实施以来首个获批的中药新药品种，为哮喘病患者提供一种全新的安全有效的治疗方案，对提高患者的生存质量具有重要意义。

预防用生物制品（疫苗）：

20. 重组埃博拉病毒病疫苗（腺病毒载体）：为我国自主研发的重组埃博拉疫苗，也是全球首个 2014 基因突变型埃博拉疫苗。药审中心按照有条件批准程序完成了该疫苗上市申请的审评，该药品对于应对埃博拉疫情的公共卫生需求和完成国家战略储备具有重大意义。

五、主要工作措施及进展情况

（一）审评审批制度改革纵深推进

一是在 2016 年确立的以临床疗效为审评工作导向的基础上，以制度创新、流程再造为突破口，有破有立，逐步建立起以临床价值为导向，以适应症团队审评模式为核心的科学审评工作体系，形成了由项目管理人制度、适应症团队审评制度、沟通交流制度、专家咨询委员会与技术争议解决制度、优先审评制度、审评信息公开制度等组成的审评制度体系，组建了38 个专家咨询委员会，建立起规范指导在前、沟通交流在中、审评决策在后的审评管理模式，加强审评环节的沟通和指导，申请人满意度不断提高。

二是审评体制机制问题逐步得到了改善。实现了两个统一集中受理，9 月实现仿制药一致性评价的集中受理，12 月实现总局审评审批、备案的注册申请的集中受理，统一并规范了受理工作，解决了一直存在的受理与技术审评分离的问题。为推动审评审批一体化，5 月 1 日起，药审中心承接临床试验等 3 项行政审批决定职能，这极大地提高了审评审批的效率，又落实了审评人员的责任，提升了审评人员的责任意识。实行了原辅包与制剂共同审评审批的管理制度，逐步建立起以制剂为核心、原辅包为基础的质量管理体系，药品上市许可持有人承担制剂质量主体责任的责任体系。

三是认真落实 42 号文件，积极推进改革临床试验管理，加快上市审评 19 项具体改革任务。建立了《中国上市药品目录集》制度，发布了首批纳入目录集的药物；发布首批包含 9个专利到期、终止、无效且尚无仿制药申请的药品品种清单；起草《拓展性同情使用临床试验用药物管理办法》《接受境外临床试验数据的技术要求》《急需药品有条件批准上市的技术指南》《药物临床试验风险控制管理办法》《药品注射剂基本技术要求》《关于调整药物临床试验审评审批的公告》《化学原料药、药用辅料及药包材共同审评审批管理办法》，修订《药物研发与技术审评沟通交流管理办法（试行）》，完善《药品技术审评信息公开管理办法》，进一步探索了专利链接、专利补偿、数据保护等制度。此外，药审中心还积极配合总局应对马兜铃酸、莎普爱思、匹多莫德、羧甲基淀粉钠等紧急突发事件，探索并建立了应对突发事件的工作机制和处理流程。

（二）仿制药一致性评价工作取得突破性进展

完成首批 52 件一致性评价申请的审评工作，其中通过一致性评价药品共 13 个品种（17 个品规）。8 月药审中心正式承接一致性评价整体工作以来，全面梳理一致性评价工作的受理、立卷审查、审评流程，调整审评系统，制定受理审查指南和立卷审查技术标准；建立专业审评依据，包括生物等效性以及临床药理学审评模板的构建，统计学审评要点和模板的进一步完善，以及国际、国内指导原则的归类、整理和更新等。备案参比制剂 6028 条，其中 289 品种备案 3141 条，备案的企业数量 695 个。经详细调研、企业确认、专家讨论等，通过的164 个参比制剂已分期分批向社会发布或即将发布。圆满完成口服固体制剂已备案参比制剂的遴选工作。生物等效性研究（BE）备案和豁免研究方面，截至 2017 年底，一致性评价 BE备案共计 309 条，其中 289 品种 182 条，共计 124 家企业，73个品种；非 289 品种 127 条，共计 84 家企业，77 个品种。共提出基于科学性研究可豁免体内 BE 的品种 82 个（2 批），首批推荐 49 个品种可豁免或简化体内 BE。此外，为保证一致性评价工作高效开展，在药审中心网站还设立专栏集中公开相关公告，解答咨询问题 3000 余个，并梳理形成共性咨询问题解答，形成了《一致性评价百问百答》。

（三）ICH 工作迈出坚实一步

2017 年 6 月，总局成为国际人用药品注册技术协调会（ICH）成员，7 月总局成立 ICH 工作办公室并设在药审中心。ICH 工作办公室本年度开展了一系列工作。一是密切保持对话与往来，促进双方业务良好对接，就指导原则协调议题的处理、指导原则在中国的实施、转化与培训以及总局加入 ICH 管委会事宜等进行对话和磋商。二是派遣专家工作组（EWG）/执行工作组（IWG）专家 36 名参与国际指导原则的协调工作，11 月代表团顺利参与了 ICH 日内瓦大会及专家组会议，出色地完成了各项出访任务，实现了预期工作目标，EWG 专家在所在工作组的会议上的表现也获得各方认可和积极评价。三是规范 ICH 指导原则议题的处理工作，制定相关工作程序，针对 ICH 正在协调的 27 个指导原则，组织主办单位及外部协会成立了 26 个国内专家工作组，已组织处理的 ICH 指导原则协调议题共 10 个。四是深入研究指导原则在国内的转化实施，并组织开展研讨和培训工作，不断推进同国际标准接轨。

（四）审评科学基础实现重点强化

一是加快审评质量体系建设。组建 48 人的质量管理内审员队伍，制定《药品审评质量管理规范（试行）》，首次实现了中药、化药、生物制品全品种全部通过 ISO 9001 质量管理体系认证；按照世界卫生组织（WHO）监管能力提升要求，WHO 2019 国家认证标准完成了上市许可和临床试验监管两个模块的首轮自评估。二是加强审评技术指导原则体系建设。起草技术指导原则 53 个，系统梳理国外监管机构技术指导原则 515 个；依托新机制、新模式，与中国中医科学院西苑医院合作完成 5 个中药新药临床研究指导原则的制订工作，全面梳理中药技术指导原则和明确下一步制修订清单，加快完善符合中药特点的技术审评标准体系。三是加快审评信息化建设。建立药品品种档案登记平台；建立原料药、辅料、包材登记备案数据库，为下一步实现药物主控文件（DMF）制度奠定基础；推进药品电子通用技术文档（eCTD）建设，初步完成我国 eCTD 申报流程设计，起草《药品电子通用技术文档结构》《化学仿制药电子通用技术文档申报指导原则》。

（五）人事制度改革持续发力

进一步优化内设组织机构，增设合规处、临床试验管理处、数据管理处和党委办公室（纪检监察室）4个职能部门；多渠道持续引进人才，全年新进人员223人，引进首席科学家2人，针对部分高层次人才不愿意参加公开招聘的情况，首次探索采用直接选聘方式对某些紧缺岗位进行招聘；加强与外单位合作联系，先后与山东省局、北京市局和浙江省局签订战略合作协议，加大人员培训力度，开展审评能力相关实践培训。

六、2018 年重点工作安排

2017年，药品审评工作取得了一定进展，但仍存在着一些问题：一是如何将鼓励创新要求落到实处，建立符合国情的审评审批体系，需要深入思考研究；二是审评队伍能力还不能完全适应新一轮全球科技革命、制药产业创新发展和转型升级的要求；三是由于历史原因，已经批准上市的部分药品中存在的疗效或质量隐患尚未彻底解决，药品全生命周期管理体系亟需建立。

2018年药审中心将紧密围绕总局工作部署，重点开展以下工作：

（一）落实重点工作部署，推动药品高质量发展。2018年，药审中心将加强统筹协调，提高紧迫感，加快落实各项改革任务。积极推动药品注册管理办法修订，逐步建立科学、符合实际的现代药、传统药概念，以法治理念和要求指导药品审评工作。研究启动中药注射剂再评价工作，制定再评价技术指导原则。不断丰富药品品种档案，建立完善包括生产工艺、处方、原辅料包材、质量标准、说明书、上市后安全性信息、工艺变化等信息的数据库。全力以赴做好一致性评价工作，对应开展而未开展评价工作的品种，提前研究退出机制和处理措施，把工作做在前面。实时更新《中国上市药品目录集》，做好批准上市品种和通过一致性评价品种的信息公开工作。

（二）继续围绕 42 号文件要求，不断推进各项改革措施落地。推进前瞻性、先导性和探索性的重大前沿技术与审评工作的结合，激发制药企业创新活力，促进制药产业创新发展和转型升级，加快新药好药上市，更好地满足公众临床用药需求。接受境外临床试验数据，优化临床试验审评审批程序，制定拓展性临床试验管理办法，支持拓展性临床试验。加快上市审评，制定急需药品有条件批准上市技术指导原则，修订完善药品注射剂基本技术要求，完善原料药、药用辅料和包装材料共同审评审批管理程序。提升技术支撑能力，制定药品审评项目管理办法，完善药品审评资料管理规范，加强药品审评审批信息保密管理。

（三）加强基础建设，推进药品审评审批制度与国际接轨。加强国际合作，积极推进 ICH 相关工作。组织开展转化实施二级指南的相关事宜，完善 ICH 工作办公室的架构，建立符合 ICH 工作章程的相关工作制度，积极参与 ICH 国际协调和指导原则制定。继续推进建立注册申请受理、数据采集、评估、审评报告形成和审评过程管理的 eCTD 系统，尽早实现化学仿制药按 eCTD 要求电子申报和审评。

（四）扎实推进审评体系和能力建设，加强人才队伍建设和管理。继续落实典型项目政府购买服务试点，积极推进新形势下药审中心组织体系建设，加快完善机构设置、专业设置、部门层级设置，提升药品审评审批能力，建立完善现代化的药品审评体系。根据审评工作的实际需要，进一步提高招聘精细化程度，探索高层次人才引进新渠道和新模式，不断优化人才结构。加大人员培训力度，设计分层次、有针对性的培训体系；深入推进适应症团队建设，提高适应症团队工作的质量和效率。

雄关漫道真如铁，而今迈步从头越。药审中心将坚定改革信心，不忘初心，牢记保护和促进公众健康的使命，以更加开拓创新的胆识魄力，更加锲而不舍的执着干劲，更加求真务实的工作作风，同心同德，真抓实干，加快建设具有国际影响力的、权威的、公众信赖的审评机构，继续谱写药品审评事业新篇章。

附录十二　国家药品不良反应监测年度报告（2017 年）

国家药品监督管理局

2018 年 4 月 10 日

为全面反映 2017 年我国药品不良反应监测情况，提高安全用药水平，促进临床合理用药，更好地保障公众用药安全，依据《药品不良反应报告和监测管理办法》，原国家食品药品监督管理总局组织国家药品不良反应监测中心编撰《国家药品不良反应监测年度报告（2017 年)》。

一、药品不良反应监测工作进展

2017 年，按照习近平总书记对食品药品安全提出的"四个最严"要求，全国药品不良反应监测体系继续扩大监测覆盖面，优化预警体系，夯实企业主体责任，着力防范药品潜在的安全风险。相关工作取得新进展：

进一步扩大药品不良反应监测网络覆盖面，完善药品不良反应监测体系。基层网络用户数量持续增长，全国药品不良反应监测网络已有 34 万余个药品生产企业、经营企业和医疗机构注册用户，可在线实时报送药品不良反应报告。2017 年全国 98.0% 的区县报告了药品不良反应，较 2016 年增长 0.3 个百分点，每百万人口平均报告数为 1068 份。2017 年继续拓展监测技术手段，与医疗机构合作开展哨点监测，已建立 60 余家哨点监测平台。

进一步增强药品不良反应分析评价能力，及时采取风险管理措施。2017 年，药品不良反应报告和监测工作有序开展。通过日监测、周汇总、季度分析等工作机制对国家药品不良反应监测数据进行分析评价，深入挖掘药品风险信号，并采取相应风险管理措施。全年共发布 16 期药品说明书修订公告（涉及 47 个/类品种）、3 期《药品不良反应信息通报》（涉及 10 个品种）、12 期《药物警戒快讯》（涉及 50 个/类品种）、2 期产品召回和暂停销售的公告。

进一步优化预警系统和评价模式，实现全国共享和分级审核。对重点关注的 140 余条药品不良事件聚集性信号及时进行处置，经评价对红花注射液等不良事件采取风险控制措施，做到早发现、早应对、早调查、早处置，进一步保障公众用药安全。

进一步强化药品上市许可持有人主体责任，推动建立药品上市许可持有人直接报告药品不良反应制度。根据中共中央办公厅、国务院办公厅印发的《关于深化审评审批制度改革鼓励药品医疗器械创新的意见》（厅字〔2017〕42 号），国家药品监督管理部门组织起草了《关于药品上市许可持有人直接报告不良反应事宜的公告（征求意见稿）》，拟对上市许可持有人开展药品不良反应报告、分析和评价工作提出进一步要求，提升风险管理能力和水平。

二、药品不良反应/事件报告情况

（一）报告总体情况

1. 2017 年度药品不良反应/事件报告情况

2017 年全国药品不良反应监测网络收到《药品不良反应/事件报告表》142.9 万份，较 2016 年降低了 0.1%（图 1）。1999 年至 2017 年，全国药品不良反应监测网络累计收到《药品不良反应/事件报告表》1218.2 万份。

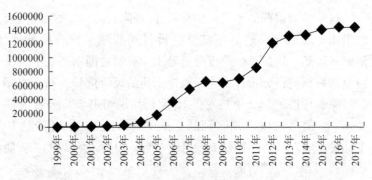

图1 1999—2017年全国药品不良反应/事件报告数量增长趋势

2. 新的和严重药品不良反应/事件报告情况

2017年全国药品不良反应监测网络收到新的和严重药品不良反应/事件报告43.3万份，较2016年增长了2.2%；新的和严重报告数量占同期报告总数的30.3%，较2016年增加了0.7个百分点。新的和严重药品不良反应/事件报告比例持续增加，显示我国药品不良反应报告可利用性持续增加。

2017年全国药品不良反应监测网络收到严重药品不良反应/事件报告12.6万份，严重报告数量占同期报告总数的8.8%，较2016年增加了1.6个百分点。（图2）

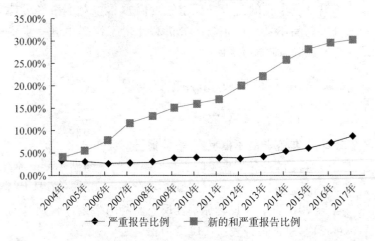

图2 2004—2017年新的和严重以及严重药品不良反应/事件报告比例

3. 每百万人口平均报告情况

每百万人口平均报告数量是衡量国家药品不良反应监测工作水平的重要指标之一。2017 年我国每百万人口平均报告数量为 1068 份，与 2016 年持平。

4. 药品不良反应/事件县级报告比例

药品不良反应/事件县级报告比例是衡量我国药品不良反应监测工作均衡发展及覆盖程度的重要指标之一。2017 年全国药品不良反应/事件县级报告比例为 98.0%，较 2016 年增长了 0.3 个百分点。

5. 药品不良反应/事件报告来源

药品生产企业、经营企业和医疗机构是药品不良反应报告的责任单位。按照报告来源统计，2017 年来自医疗机构的报告占 88.0%，来自药品经营企业的报告占 9.9%，来自药品生产企业的报告占 1.8%，来自个人及其他的报告占 0.3%（图3）。与 2016 年报告来源情况基本相同。

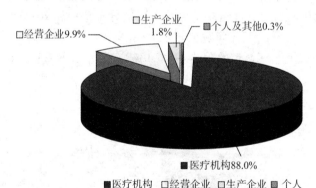

图 3 2017 年药品不良反应/事件报告来源分布

6. 报告人职业

按报告人职业统计，医生占 56.8%，药师占 23.7%，护士占 15.6%，其他职业占 3.9%（图4）。与 2016 年报告人职业构成情况基本相同。

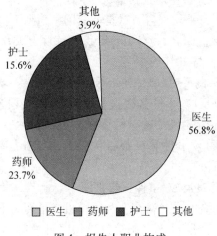

图4 报告人职业构成

7. 药品不良反应/事件报告涉及患者情况

2017 年药品不良反应/事件报告中，男性和女性患者比例接近 0.89∶1，女性略多于男性，性别分布趋势和 2016 年基本一致。14 岁以下儿童患者的报告占 9.9%，与 2016 年持平；65 岁以上老年患者的报告占 26.0%（图5），较 2016 年有所升高。

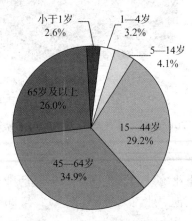

图5 药品不良反应/事件报告涉及患者年龄分布

8. 药品不良反应/事件报告涉及药品情况

按照怀疑药品类别统计，化学药品占 82.8%、中药占 16.1%、生物制品占 1.1%（图6），与 2016 年基本一致。

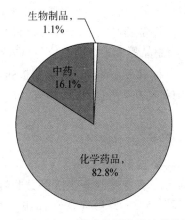

图 6 药品不良反应/事件报告涉及药品类别

按照药品给药途径统计，2017 年药品不良反应/事件报告中，静脉注射给药占 61.0%、其他注射给药占 3.7%、口服给药占 32.0%、其他给药途径占 3.3%（图7）。与 2016 年相比，静脉注射给药途径占比升高 1.3%。

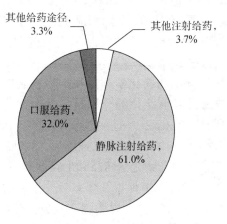

图 7 药品不良反应/事件报告给药途径分布

9. 药品不良反应/事件累及器官系统情况

2017 年药品不良反应/事件报告中，累及器官系统排名前 5 位的是皮肤及其附件损害（27.6%）、胃肠损害（24.4%）、全身性损害（11.1%）、神经系统损害（9.1%）和心血管系统损害（4.1%）。化学药品、中药累及器官系统前 5 位排序与总体一致，生物制品累及系统前 5 位与总体有所不同，依次为皮肤及其附件损害（32.7%）、全身性损害（19.7%）、免疫功能紊乱和感染（10.2%）、胃肠损害（6.5%）和神经系统损害（5.2%）。

（二）基本药物监测情况

1. 国家基本药物监测总体情况

2017 年全国药品不良反应监测网络共收到国家基本药物不良反应/事件报告 59.2 万份（占总体报告的 41.4%），较 2016 年减少 0.2 个百分点，其中严重报告 5.5 万份，占 9.2%。其中化学药品和生物制品占 84.1%，中成药占 15.9%。

2. 国家基本药物化学药品和生物制品情况分析

《国家基本药物目录（基层医疗机构配备使用部分）》（2012 版）化学药品和生物制品部分共包括 25 个类别，涉及 317 个（类）品种。2017 年全国药品不良反应监测网络共收到国家基本药物不良反应/事件报告 50.7 万例次，其中严重报告 5.3 万例次，占 10.6%。

2017 年国家基本药物化学药品和生物制品报告按照类别统计，报告数量排名前 5 位的分别是抗微生物药（47.7%）、心血管系统用药（8.6%）、抗肿瘤药（7.1%）、调节水电解质及酸碱平衡药（4.0%）、消化系统用药（3.9%）。

2017 年国家基本药物化学药品和生物制品不良反应/事件报告中，药品不良反应/事件累及器官系统排名前 5 位的是皮肤及其附件损害（27.7%）、胃肠损害（26.1%）、全身性损害（10.0%）、神经系统损害（9.0%）以及心血管系统损害

（3.8%）。

3. 国家基本药物中成药情况分析

《国家基本药物目录（基层医疗卫生机构配备使用部分)》（2012版）中成药部分涉及内科用药、外科用药、妇科用药、眼科用药、耳鼻喉科用药、骨伤科用药6类共203个品种。2017年全国药品不良反应监测网络共收到报告10.1万例次，其中严重报告8134例次，占8.1%。

2017年国家基本药物中成药部分六类中，药品不良反应/事件报告总数由多到少依次为内科用药、骨伤科用药、妇科用药、外科用药、耳鼻喉科用药、眼科用药，其中内科用药报告数量占86.8%。内科用药中排名前5位的分别是祛瘀剂、温理剂、开窍剂、清热剂、扶正剂，此五类药品报告占内科用药报告总数的89.9%。

2017年国家基本药物目录中成药部分药品不良反应/事件报告中，累及器官系统排名前5位的是皮肤及其附件损害（28.8%）、胃肠系统损害（23.9%）、全身性损害（14.4%）、神经系统损害（8.3%）、心血管系统损害（5.6%）。

监测数据分析显示，2017年国家基本药物监测总体情况基本保持平稳。

（三）化学药品、生物制品监测情况

1. 总体情况

2017年药品不良反应/事件报告中，涉及怀疑药品157.1万例次，其中化学药品占82.8%、生物制品占1.1%。2017年严重不良反应/事件报告涉及怀疑药品16.1万例次，其中化学药品占87.8%、生物制品占1.6%。

2. 涉及患者情况

2017年化学药品、生物制品不良反应/事件报告中，男性和女性患者比例接近0.88∶1，女性略多于男性；14岁以下儿童患者的报告占10.0%，65岁以上老年患者的报告占25.9%。2017年化学药品、生物制品涉及患者情况与总体趋势基本一致。

3. 涉及药品情况

2017 年药品不良反应/事件报告涉及的怀疑药品中，化学药品例次数排名前 5 位的类别为抗感染药（占化学药品总例次数的 42.3%），心血管系统用药（10.0%），肿瘤用药（7.3%），电解质、酸碱平衡及营养药（6.2%），神经系统用药（5.7%）。

2017 年化学药品严重药品不良反应/事件报告中，最常见的药品类别是抗感染药，占 32.9%，较 2016 年降低 2.1 个百分点；其次是肿瘤用药，占 26.0%，较 2016 年升高 3.2 个百分点。2017 年药品不良反应/事件报告涉及的生物制品中，抗毒素及免疫血清占 31.3%，细胞因子占 24.5%。

按剂型统计，2017 年化学药品不良反应/事件报告中，注射剂占 66.7%、口服制剂占 30.3%；生物制品中注射剂占 97.0%。

4. 总体情况分析

2017 年化学药品、生物制品不良反应/事件报告情况与 2016 年相比未出现显著变化。在化学药品不良反应/事件报告总体排名及严重报告排名中，抗感染药继续居首位，但其构成比呈现连年下降趋势，提示临床对抗感染药使用管理措施效果进一步显现。在患者年龄分布中，老年患者报告比例继续缓慢升高，提示老年患者受基础疾病较多、机体代谢水平较差以及用药情况复杂等因素影响，易发生药品不良反应，应持续关注老年人群用药安全。在给药途径分布中，静脉注射给药构成比显著高于其他给药途径，提示我国注射剂使用比较广泛，仍需进一步加强注射剂使用管理和安全监测。

（四）中药监测情况

1. 总体情况

2017 年药品不良反应/事件报告中，涉及怀疑药品 157.1 万例次，其中中药占 16.1%；2017 年严重不良反应/事件报告涉及怀疑药品 16.1 万例次，其中中药占 10.6%。

2. 涉及患者情况

2017 年中药不良反应/事件报告中，男性和女性患者比例接近 0.85:1。其中 14 岁以下儿童患者占 7.7%，65 岁以上老年患者占 27.0%。2017 年中药严重不良反应/事件报告涉及老年患者的报告比例为 36.8%，高于老年患者在中药整体报告的比例。

3. 涉及药品情况

2017 年药品不良反应/事件报告涉及的怀疑药品中，中药例次数排名前 10 位的类别分别是理血剂中活血化瘀药（31.1%）、清热剂中清热解毒药（9.5%）、补益剂中益气养阴药（8.7%）、开窍剂中凉开药（8.2%）、解表剂中辛凉解表药（5.6%）、祛湿剂中清热除湿药（4.9%）、祛湿剂中祛风胜湿药（3.0%）、祛痰剂中清热化痰药（2.3%）、补益剂中补气药（1.7%）、理血剂中益气活血药（1.5%），排序与 2016 年一致。2017 年中药不良反应/事件报告中，注射剂和口服制剂所占比例分别是 54.6% 和 37.6%。2017 年中药严重不良反应/事件报告的例次数排名前 10 位的类别与中药整体情况基本一致。

2017 年中药不良反应/事件报告按照给药途径分布，静脉注射给药占 54.0%，其他注射给药占 0.6%，口服给药占 39.4%，其他给药途径占 6.0%，与 2016 年相比，总体给药途径分布无明显变化。2017 年中药严重不良反应/事件报告按照给药途径分布，静脉注射给药占 84.1%，其他注射给药占 1.0%，口服给药占 13.2%，其他给药途径占 1.7%，与 2016 年相比，总体给药途径分布无明显变化。

4. 总体情况分析

2017 年中药不良反应/事件报告数量比 2016 年略有下降。从药品类别看，主要涉及活血化瘀类、清热解毒类、益气养阴类、凉开类等中药；从严重报告涉及的给药途径看，静脉注射给药占比较高，提示仍需要继续关注中药注射剂的用药风险。

三、相关风险控制措施

根据 2017 年药品不良反应监测数据和评估结果，国家药品监督管理部门对发现存在安全隐患的药品及时采取了相应风险控制措施，以保障公众用药安全。

（一）发布红花注射液和喜炎平注射液 2 个产品召回和暂停销售的公告。

（二）发布《药品不良反应信息通报》3 期，通报了关注麦考酚类药品的生殖毒性风险、关注甲氨蝶呤片的误用风险、关注含钆对比剂反复使用引起脑部钆沉积的风险，及时提示用药安全风险。

（三）发布注射用氨曲南、麦考酚类药品、复方甘草口服溶液等 47 个/类药品说明书的修订公告，增加或完善了说明书中的警示语、不良反应、注意事项、禁忌等相关安全性信息。

（四）发布《药物警戒快讯》12 期，提示了来那度胺、阿普斯特、左乙拉西坦等国外药品安全信息 56 条，涉及 50 个（类）品种。

四、各论

（一）关注抗感染药的风险

抗感染药，是临床应用最为广泛的药品类别之一，其不良反应/事件报告数量一直居于首位，是药品不良反应监测工作关注的重点。此外，面对日益严峻的耐药问题，合理使用抗感染药已成为全社会的广泛共识。2017 年全国药品不良反应监测网络共收到抗感染药不良反应/事件报告 50.8 万例，其中严重报告 4.0 万例，占 7.9%。抗感染药不良反应/事件报告占 2017 年总体报告的 35.6%。与 2016 年相比，抗感染药报告数量同期下降 2.0%，严重报告同期增长 19.2%。严重报告构成比较 2016 年增加了 1.4 个百分点。

1. 药品情况

2017 年抗感染药不良反应/事件报告数量排名前 3 位的药品类别是头孢菌素类、喹诺酮类、大环内酯类，排名前 3 位的品种为左氧氟沙星、阿奇霉素、头孢曲松，与 2016 年相比，排名无变化。2017 年抗感染药严重不良反应/事件报告数量排名前 3 位的药品类别是头孢菌素类、喹诺酮类、抗结核病药，排名前 3 位的品种是左氧氟沙星、头孢曲松、头孢哌酮舒巴坦，与 2016 年相比，排名未发生变化。

2017 年抗感染药不良反应/事件报告中，注射剂占 80.1%，口服制剂占 17.6%，其他剂型占 2.3%，与药品总体报告相比，注射剂比例偏高，与 2016 年的剂型分布基本一致。严重不良反应/事件报告中，注射剂占 81.8%，口服制剂占 17.6%，其他剂型占 0.6%，与药品总体严重报告相比，注射剂比例偏高，与 2016 年相比，注射剂下降了 0.3 个百分点，口服制剂上升了 0.3 个百分点。

2. 累及器官系统情况

2017 年抗感染药不良反应/事件报告中，整体报告和严重报告的药品不良反应/事件累及器官系统情况详见图 8。与抗感染药的整体报告相比，严重报告中全身性损害、免疫功能紊乱和感染、呼吸系统损害的构成比明显升高。

抗感染药整体药品不良反应/事件报告中，口服制剂累及器官系统前 5 位是胃肠损害（40.9%）、皮肤及其附件损害（28.6%）、神经系统损害（6.7%）、肝胆损害（4.4%）和全身性损害（3.7%）；注射剂累及器官系统前 5 位是皮肤及其附件损害（44.2%）、胃肠损害（19.4%）、全身性损害（8.6%）、免疫功能紊乱和感染（5.7%）、神经系统损害（5.3%）。

抗感染药严重药品不良反应/事件报告中，口服制剂累及器官系统排名前 5 位的是肝胆损害（26.1%）、皮肤及其附件损害（21.9%）、胃肠损害（10.7%）、全身性损害（8.9%）、代谢和营养障碍（4.5%）；注射剂累及器官系统排名前5位的是皮肤及其附件损害（24.2%）、全身性损害（18.6%）、免疫功能紊乱和感染（11.4%）、呼吸系统损害（10.4%）、胃肠损害（8.6%）。

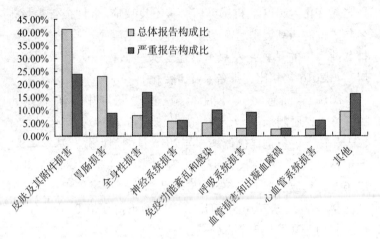

图8 抗感染药不良反应/事件累及器官系统情况

3. 监测情况分析及安全风险提示

2017年抗感染药不良反应/事件报告总数较2016年下降2.0%，严重报告数量较2016年增加19.2%。与2016年相比，2017年抗感染药不良反应/事件报告占总体报告比例下降了0.6个百分点；严重报告占总体严重报告比例下降了0.9个百分点；严重报告构成比上升了1.4个百分点。近年来，抗感染药不良反应/事件报告占总体报告比例呈现持续下降趋势，提示临床加强抗感染药使用管理等措施取得一定实效，但其严重不良反应及不合理用药风险仍需继续关注。例如，头孢硫咪、氨曲南等部分时间依赖性抗菌药物在临床使用中存在给药间隔不合理现象，以增加单次给药剂量替代推荐的每日多次给药。对于时间依赖性抗菌药物，要维持一定的血药浓度，适宜的给药间隔可保持其疗效。每日用药次数若少于推荐的给药间隔，可能影响患者的治疗效果，如果增加单次给药剂量可能会给患者带来潜在的安全风险。

（二）关注注射剂的用药风险

2017 年药品不良反应/事件报告涉及的药品给药途径分布中，注射给药占整体报告的 64.7%，严重报告中涉及注射给药途径的占 77.6%。

1. 药品情况

（1）化学药品注射剂

2017 年化学药品注射剂总体报告数量和严重报告数量排名前 5 位的均是抗感染药，肿瘤用药，电解质、酸碱平衡及营养药，神经系统用药，心血管系统用药。（图 9）

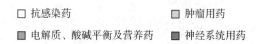

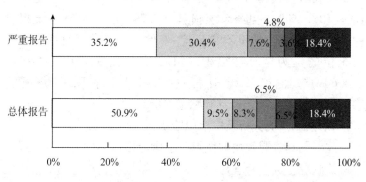

图 9 2017 年化学药品注射剂不良反应/事件报告情况

（2）中药注射剂情况

2017 年中药注射剂报告数量排名前 5 位的是理血剂、补益剂、开窍剂、清热剂、解表剂。（图 10）

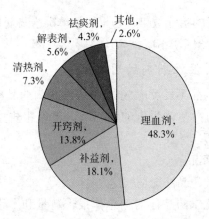

图 10　2017 年中药注射剂不良反应/事件报告类别分布

2. 累及器官系统情况

注射剂不良反应/事件中，累及器官系统排名前 5 位的是皮肤及其附件损害（32.2%）、胃肠损害（18.4%）、全身性损害（13.2%）、神经系统损害（7.7%）、心血管系统损害（4.7%）。注射剂严重不良反应/事件中，累及器官系统排名前 5 位的是为全身性损害（21.0%）、皮肤及其附件损害（14.6%）、血液系统损害（13.2%）、呼吸系统损害（10.1%）、免疫功能紊乱和感染（8.1%）。

3. 监测情况分析及安全风险提示

注射剂具备起效快的特点，临床应根据疾病治疗需要或患者机体状况等因素合理选用。监测数据显示，注射剂不良反应/事件报告总体以过敏反应为主，严重报告占比相对较高。

（1）报告数量依然较多

按照药品给药途径统计，2017 年药品不良反应/事件报告中，静脉注射给药占 61.0%、其他注射给药占 3.7%。与 2016 年同期相比，静脉注射给药途径占比升高 1.3%，显示注射剂安全用药风险仍需关注。

（2）存在不合理使用的现象

国家药品监督管理部门先后发布 76 期《药品不良反应信

息通报》，其中27期提示注射剂在临床使用存在不合理使用现象，主要表现为超剂量、超适应症、超适用人群用药；不合理长期用药；用药方法不当，如静脉给药浓度过高、滴速过快；未注意配伍禁忌，将存在配伍禁忌的药物混合配伍或使用同一输液器连续滴注；联合用药不当等，提示不合理使用仍是影响注射剂用药安全的重要因素之一。

（3）特殊人群用药风险

注射剂在特殊人群中使用风险相对较高。以儿童为例，2017年儿童药品不良反应/事件报告涉及的药品剂型分布中，注射剂占83.5%、口服制剂占12.7%、其他制剂占3.8%。儿童口服用药依从性差，使用注射剂相对较多。由于儿童脏器发育尚未完全，对药物更为敏感，耐受性较差，儿童注射用药风险值得关注。

（三）关注电解质、酸碱平衡及营养药的风险

电解质、酸碱平衡及营养药是指用于维持人体内环境恒定，保证细胞进行正常代谢和维持各脏器正常生理功能的药品，包括营养药、维生素类、电解质调节药、钙调节药、复方电解质输液及透析液、酸碱平衡调节药、微量元素与矿物质等，属于临床常用药品。近年来，该类药品不良反应报告总数及其严重报告占比均呈现上升趋势，提示我们需关注此类药品的安全风险。

2017年全国药品不良反应监测网络共收到电解质、酸碱平衡及营养药的不良反应/事件报告7.1万余例，占总体报告的5.0%；其中严重报告7000余例，占9.8%，略高于化学药品严重报告构成比。与2016年相比，电解质、酸碱平衡及营养药报告数量上升6.4%，严重报告数量上升18.6%，严重报告构成比增加了1.0个百分点。

1. 药品情况

2017年电解质、酸碱平衡及营养药的不良反应/事件报告中，排名前3位的药品类别是营养药、维生素类和电解质调节药，排名前10位的品种为复方氨基酸（18AA）、氯化钾、维

生素 C、脂肪乳、复方氨基酸、复方脂溶性维生素、复方水溶性维生素、维生素 B_6、丙氨酰谷氨酰胺和门冬氨酸钾镁。

2017 年电解质、酸碱平衡及营养药不良反应/事件报告中，注射剂占 88.8%，口服制剂 9.6%，其他剂型占 1.6%；严重报告中，注射剂占 97.5%，口服制剂占 1.9%，其他剂型占 0.6%。

2. 累及器官系统情况

2017 年电解质、酸碱平衡及营养药不良反应/事件报告中，整体报告和严重报告的药品不良反应/事件累及器官系统情况详见图 11，严重报告中全身性损害和呼吸系统损害的构成比较高。

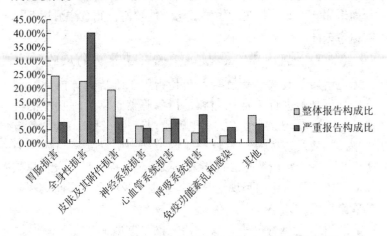

图 11 电解质、酸碱平衡及营养药不良反应/事件累及器官系统情况

该类药品总体报告中，口服制剂累及器官系统排名前 5 位的是胃肠损害（66.8%）、皮肤及其附件损害（11.9%）、神经系统损害（4.4%）、全身性损害（3.2%）和精神障碍（1.9%）；注射剂累及器官系统排名前 5 位的是全身性损害（25.3%）、胃肠损害（20.9%）、皮肤及其附件损害（20.9%）、神经系统损害（7.3%）和心血管系统损害（6.6%）。严重报告中，口服制剂累及器官系统排名前 5 位的是胃肠损害

（30.1%）、皮肤及其附件损害（16.9%）、全身性损害（9.0%）、生殖系统损害（6.4%）和肝胆损害（5.6%），注射剂累及器官系统排名前5位的是全身性损害（41.3%）、呼吸系统损害（11.1%）、皮肤及其附件损害（9.8%）、心血管系统损害（9.7%）和胃肠损害（8.0%）。

3. 监测情况分析及安全风险提示

2017年电解质、酸碱平衡及营养药的不良反应/事件报告总数及严重报告比例与2016年相比均呈现上升趋势。数据分析显示，该类药品合并用药情况比较常见，存在合并用药的病例报告超过三分之一，严重报告中合并用药情况更加普遍。

2017年电解质、酸碱平衡及营养药不良反应/事件报告中，注射剂相关报告占其总数的88.8%，严重报告中注射剂相关报告比例高达97.5%，其严重不良反应主要表现为寒战、高热、呼吸困难、过敏样反应、过敏性休克等，提示该类药品安全性风险主要是其注射剂导致的严重过敏反应。

针对上述风险，国家药品监督管理部门已发布复方氨基酸（18AA）、复方脂溶性维生素注射剂等药品说明书修订公告和门冬氨酸钾镁注射剂、维生素 K_1 注射液等药品不良反应信息通报，警示公众关注该类药品注射剂的严重过敏反应风险及临床不合理用药情况。

（四）关注非处方药的用药安全

非处方药是指由国家药品监督管理部门公布的，不需要凭执业医师或执业助理医师处方，消费者可以自行判断、购买和使用的药品。非处方药简称OTC（over the counter drug）。

2017年全国药品不良反应监测网络共收到非处方药不良反应/事件报告13.1万份，其中严重报告3064份，占2.3%。非处方药的不良反应/事件报告占2017年总体报告数量的9.2%，严重报告占全部严重报告数量的2.4%。

1. 患者情况

2017年非处方药不良反应/事件报告中，男性和女性患者比例约为0.86：1。严重报告中，男性和女性患者比例约为

1. 02：1。患者年龄分布统计中，老年患者在严重报告中占比明显高于非处方药总体报告情况，提示应关注老年人群使用非处方药的安全性问题。（图12）

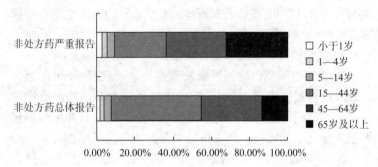

图12　非处方药不良反应/事件报告年龄分布情况

2. 品种情况

2017年非处方药不良反应/事件报告中，化学药品占56.0%，中成药占44.0%。

2017年非处方药化学药品报告按类别统计，报告数量排名前5位的是解热镇痛药、消化系统用药、呼吸系统用药、抗变态反应药、抗感染药（以局部用药为主），占非处方药化学药品报告的82.3%。2017年非处方药中成药报告按类别统计，报告数量排名前5位是清热剂、理血剂、祛湿剂、解表剂、止咳平喘剂，占非处方药中成药报告的69.5%。

3. 累及器官系统情况

（1）非处方药化学药品

2017年非处方药化学药品不良反应/事件报告中，累及器官系统排名前3位的是恶心、呕吐等胃肠损害（45.5%），皮疹、瘙痒等皮肤及其附件损害（16.4%），头晕、头痛等神经系统损害（12.9%）。

（2）非处方药中成药

2017年非处方药中成药不良反应/事件报告中，累及器官系统排名前3位的是恶心、呕吐等胃肠损害（41.8%）、皮疹、瘙痒等皮肤及其附件损害（28.3%）、头晕、头痛等神经系统损害（6.3%）。

4. 监测情况分析及安全风险提示

非处方药的不良反应/事件报告占 2017 年总体报告的 9.2%。非处方药的不良反应/事件报告以一般报告为主，严重报告占非处方药报告的 2.3%，严重报告构成比明显低于总体报告水平。非处方药不良反应/事件报告有 47.8% 来自药品经营企业，与总体报告来源分布明显不同，符合非处方药的流通特点。从年龄分布看，老年患者在严重不良反应报告中占比明显高于非处方药的总体报告占比，提示应关注老年人群使用非处方药的安全性问题。

（五）关注儿童用药安全

2017 年全国药品不良反应监测网络共收到来自医疗机构报告 123.7 万份，其中 0—14 岁儿童患者相关的报告 12.9 万份，占 10.5%，较 2016 年降低了 0.1 个百分点。2017 年共收到来自医疗机构儿童严重报告 8354 份，占儿童报告总数的 6.5%，较 2016 年升高 1.0 个百分点，与 2017 年总体报告中严重报告比例趋势一致。

1. 儿童患者情况

2017 年儿童药品不良反应/事件报告中，男性和女性患儿比为 1.46:1，男性高于女性。2017 年儿童药品不良反应/事件报告年龄分组情况见图 13。

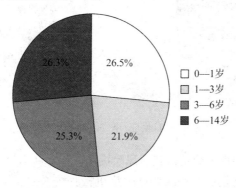

图 13　药品不良反应/事件报告涉及儿童患者年龄分布

2. 品种情况

2017 年儿童药品不良反应/事件报告中，化学药品及生物制品占 87.3%，排名前 3 位的是抗感染药（73.0%），电解质、酸碱平衡及营养药（6.4%），呼吸系统用药（5.5%）；中药占 12.7%，排名前 3 位的是清热剂（38.0%）、解表剂（18.0%）、开窍剂（15.8%）。

2017 年儿童药品不良反应/事件报告涉及的药品剂型分布中，注射剂占 83.5%、口服制剂占 12.7%、其他制剂占 3.8%。

3. 累及器官系统情况

2017 年儿童药品不良反应/事件报告中，累及器官系统情况详见图 14。累及器官系统排名前 3 位的是皮肤及其附件损害（52.2%）、胃肠损害（19.8%）、全身性损害（7.8%）。化学药品、中药累及器官系统排名前 3 位的与总体一致，生物制品累及器官系统与整体排序有所差异，分别是全身性损害（42.3%）、皮肤及其附件损害（25.5%）、用药部位损害（11.4%），药品不良反应表现和整体情况基本一致。（图 14）

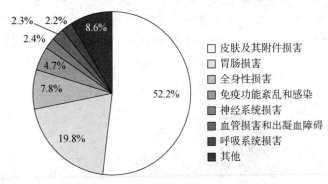

图 14　药品不良反应/事件累及器官系统情况

4. 监测情况分析及安全风险提示

2017 年儿童报告占来自医疗机构报告总量的 10.5%，较 2016 年略有下降；儿童患者新的和严重报告所占比例均低于医疗机构报告整体情况。近年监测数据分析显示，儿童报告的性别构成中，男性患儿的比例高于总体报告水平。2017 年儿童报告数据分析显示，化学药品中抗感染药占 73.0%，较 2016 年降低 3.5 个百分点，仍明显高于总体报告化学药品中抗感染药的构成比；在剂型分布上，注射剂占 83.5%，明显高于总体报告中注射剂的构成比。儿童监测数据与总体报告的差异，可能与儿童的疾病谱及自身特点有关，但仍需要加强关注。

五、有关说明

（一）本年度报告中的数据来源于国家药品不良反应监测数据库中 2017 年 1 月 1 日至 2017 年 12 月 31 日各地区上报的数据。

（二）与大多数国家一样，我国药品不良反应报告是通过自发报告系统收集并录入到数据库中的，存在自发报告系统的局限性，如漏报、填写不规范、信息不完善、无法计算不良反应发生率等。

（三）每种药品不良反应/事件报告的数量受到该药品的使用量和不良反应发生率等诸多因素的影响，故药品不良反应/事件报告数量的多少不直接代表药品不良反应发生率的高低或者严重程度。

（四）本年度报告完成时，其中一些严重报告、死亡报告尚在调查和评价的过程中，所有统计结果均为现阶段数据收集情况的真实反映，有些问题并不代表最终的评价结果。

（五）专业人士会分析药品与不良反应/事件的关联性，提取药品安全性风险信息，根据风险的普遍性或者严重程度，决定是否需要采取相关措施，如在药品说明书中加入安全性信息，更新药品如何安全使用的信息等。在极少数情况下，当认为药品的获益不再大于风险时，药品也会撤市。

（六）本年度报告不包含疫苗不良反应/事件的监测数据。

附录十三　2017 年度药品检查报告

国家药品监督管理局
2018 年 6 月 5 日

前　言

2017 年原国家食品药品监督管理总局组织开展药品注册生产现场检查、仿制药一致性评价现场检查、药品 GMP 跟踪检查、飞行检查、进口药品境外生产现场检查、流通检查及国际观察检查共计 751 项。

2017 年完成各类药品检查任务一览表

检查工作	检查企业数/品种数	派出组数	派出人次
药品注册生产现场检查	52	47	168
仿制药一致性评价检查	12	8	38
药品 GMP 跟踪检查	428	296	1234
药品飞行检查	57	55	183
进口药品境外生产现场检查	51	41	148
药品流通检查	67	62	202
国际观察检查	84	84	92
合计	751	593	2065

第一节　药品注册生产现场检查

按照《药品注册管理办法》（国家食品药品监督管理局令第 28 号）、《药品注册现场核查管理规定》等法规文件的要求，组织开展了药品注册生产现场检查、有因检查工作，同时根据《关于仿制药质量和疗效一致性评价工作有关事项的公告》（国家食品药品监督管理总局公告 2017 年第 100 号）开展了仿制药质量和疗效一致性评价的药学、生产现场检查工作。

一、检查基本情况

2017 年共有 68 个检查任务，共派出 47 个检查组 168 人次对 52 个品规进行了现场检查。完成现场检查报告 45 个，其中通过 42 个，占比 93.3%；不通过 3 个，占比 6.7%。（图 1 - 1、图 1 - 2）

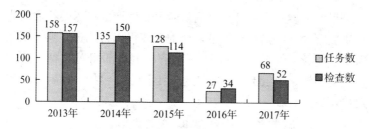

图 1 - 1　近五年药品注册生产现场检查任务数量图

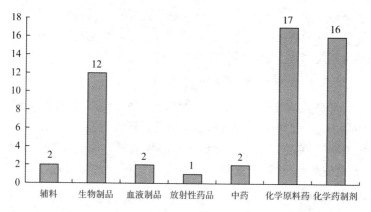

图 1 - 2　2017 年注册生产现场检查剂型分布图

二、发现的主要问题

2017 年现场检查发现的问题中，申报资料不真实、数据无法溯源等数据可靠性问题已不再突出。这与 2017 年度注册生产现场检查任务大部分通过了临床试验数据核查、企业在研发过程中对数据可靠性问题普遍提高重视有一定关系。但是，批准上市前药品GMP符合性问题较多，说明企业在药品研发过程中质量管理体系建设比较薄弱，对药品GMP的符合性关注不够。2017年度发现企业存在研发过程中生产质量管理规范执行不足、偏差及超标调查不充分、工艺验证不科学等问题。具体如下：

（一）中试或技术转移过程中药品GMP规范执行不足

目前大多数企业已意识到从研发到生产的技术转移需要进行质量管理，但仍存在不足。个别企业仍未将此过程纳入药品GMP体系之中，存在人员职责不清、生产部门对品种工艺知识理解不够、研发部门实施工艺验证未完全遵循药品GMP规定等现象。

（二）偏差、超标结果调查不充分

存在对偏差、超标结果未能及时调查，或者调查不深入、不全面，未能对产生的根本原因进行充分调查。特别是当发现稳定性试验数据偏离趋势的异常数据，未能引起足够重视，未及时开展调查，后期再查找原因变得十分困难。

（三）工艺验证不科学、不充分

部分企业对产品和工艺前期研究不足，对工艺理解不够，药品工艺验证方案设计不科学。工艺验证出现偏差不能按照药品GMP要求进行记录、分析，不能找到根本原因并制定纠正与预防措施。个别企业甚至把连续生产3批合格产品作为判定工艺验证合格的标准。

三、仿制药质量和疗效一致性评价的现场检查工作

2017年11月23日，原国家食品药品监督管理总局启动首批仿制药一致性评价品种的有因检查工作。首批现场检查的7个品种均在完成立卷审查的基础上开展，共派出6个检查组对7个品种的7家研制和生产单位进行了现场检查，涉及9个场地。同时本年度还对5个品种（涉及2家企业）的原研地产化产品进行了现场检查。具体检查品种见表1-1、表1-2。

表1－1　原研地产化现场检查品种

序号	检查品种	规　格	检查企业
1	尼莫地平片	30mg	拜耳医药保健有限公司
2	阿卡波糖片	50mg；100mg	
3	利培酮片	1mg；2mg	西安杨森制药有限公司
4	盐酸氟桂利嗪胶囊	5mg	
5	多潘立酮片	5mg；10mg	

表1－2　仿制药一致性评价现场检查品种

序号	检查品种	规　格	检查企业
1	阿法骨化醇片	0.5μg；0.25μg	重庆药友制药有限责任公司
2	盐酸阿米替林片	25mg	湖南洞庭药业股份有限公司
3	草酸艾司西酞普兰片	10mg	湖南洞庭药业股份有限公司
4	阿莫西林胶囊	0.25g	浙江康恩贝生物制药有限公司
5	阿托伐他汀钙片	10mg；20mg	北京嘉林药业股份有限公司
6	苯磺酸氨氯地平片	5mg（按 $C_{20}H_{25}C_1N_2O_5$ 计）	江苏黄河药业股份有限公司
7	恩替卡韦分散片	0.5mg	江西青峰药业有限公司

第二节　药品 GMP 跟踪检查

2017 年药品 GMP 跟踪检查遵循"以风险为基础，以品种为主线"的原则，采取"双随机""回头看"等多种方式，在总结过去两年跟踪检查经验的基础上，综合分析国家抽验、不良反应监测等风险信号制订国家药品检查计划，并按计划开展药品 GMP 跟踪检查。

一、检查基本情况

根据《2017年国家药品检查计划》，2017年计划对315家风险较高的企业和150家"双随机"抽取的企业开展跟踪检查。其中有37家企业因未通过药品GMP认证、药品GMP证书被收回、无相应药品批准文号等原因不具备现场检查条件。全年共完成药品GMP跟踪检查428家（478家次）（表2-1、表2-2），较2016年同比增长234%。对于跟踪检查发现问题的企业都已依法依规进行了处理。

表2-1 检查派组情况

检查总数（家）	检查组数	检查员人次
428	296	1234

表2-2 检查分布情况

类	别	检查数量（家次）
风险较高的企业	上次跟踪检查结论为不通过、有严重缺陷或主要缺陷超过3项、发过告诫信的企业，国外药品监管机构检查发现问题的企业，注册生产现场检查发现有必要进行跟踪检查的企业，2015年飞行检查原国家食品药品监督管理总局公告的企业等	114
	疫苗类生物制品生产企业	39
	血液制品生产企业	26
	2016年国家抽验不合格及抽验发现问题较多	27
	不良反应监测发现ADR或预警事件	8
	专项检查品种	123
双随机检查企业	麻醉药品、精神药品和药品类易制毒类生产企业	15
	中药材及饮片	48
	2016年省认证企业	30
	中药提取物	15
	生化药	17
	中药注射剂	16

类　别		检查数量 （家次）
合　计	单位：家次	478
	单位：家	428

2017 年药品 GMP 跟踪检查结论为不符合的企业共 37 家，占 8.6%，发告诚信的企业 108 家，占 25%。具体分布情况如图 2-1 所示。

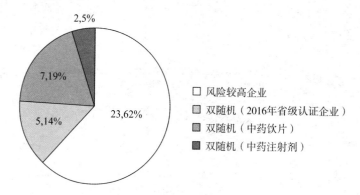

图 2-1　2017 年跟踪检查不符合企业分布情况

注：检查不符合的原因包括严重违反药品 GMP、涉嫌违法、产品质量不稳定等多种因素，不同原因导致不符合的处理措施存在不同。

二、发现的主要问题

（一）总体情况

428 家药品生产企业的检查发现药品 GMP 缺陷 4339 项，其中涉及药品 GMP 正文部分的缺陷共 3512 项，涉及计算机化系统附录的缺陷 224 项，涉及无菌药品附录的缺陷 200 项，涉及中药饮片的缺陷 116 项。

如图 2-2 所示，在质量控制与质量保证部分发现的缺陷最多，共 1205 条，占全部缺陷的 28%；其次是文件管理，占比 16%；再次是设备，占比 10%。

对提出缺陷的条款进行分析，频次超过 20 次的条款进行统计如图 2-3 所示。

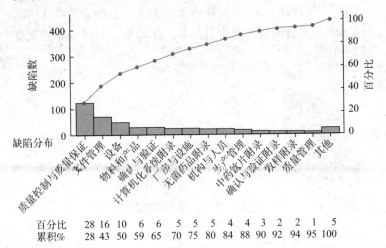

百分比	28	16	10	6	6	5	5	5	4	4	3	2	2	1	5
累积%	28	43	50	59	65	70	75	80	84	88	90	92	94	95	100

图 2-2　药品 GMP 跟踪检查缺陷项目分布情况

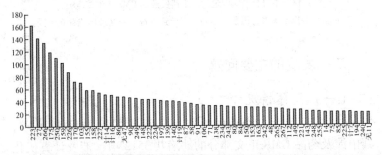

图 2-3　药品 GMP 跟踪检查不符合条款分布情况

注："计"表示计算机化系统附录，"无"表示无菌药品附录

缺陷不符合最多的条款是第 223 条（药品检验），其次是第 27 条（人员培训），排第三位的是第 266 条（产品质量回

顾分析），第四位的是第 175 条（批生产记录），第五位的是第 250 条（偏差调查及预防措施）。

整体上看，当前我国药品生产企业存在的问题主要集中于以下几个方面：质量控制与质量保证、文件管理、设备、物料与产品、确认与验证、计算机化系统附录、厂房与设施、无菌药品附录、机构与人员、生产管理、中药饮片附录、确认与验证附录、取样附录及质量管理等。上述缺陷占全部缺陷的95%，其中前八项占比80%。常见的一些问题包括：

1. 药品检验操作不符合要求，部分分析方法未经确认，检验用对照品、标准物质和菌种管理不规范，相关检验记录管控不足，记录信息不全，追溯性差；

2. 培训管理不符合要求，培训计划和培训方案针对性不强，部分人员培训效果较差，GMP 相关工作内容未进行培训；

3. 产品质量回顾规定不合理，回顾内容未涵盖产品关键信息，回顾数据与实际情况不一致，回顾发现的异常情况未采取相应措施；

4. 批记录信息不完整，可追溯性差，存在记录不规范、不及时等情况；

5. 偏差管理系统不能有效运行，一些偏差未开展偏差调查，部分偏差调查不充分；

6. 工艺规程中缺少部分操作的描述或描述不清晰，部分信息变更后未及时修订工艺规程；

7. 物料管理不规范，相关标识、记录信息不完整，可追溯性差，储存环境不符合要求；

8. 计算机化系统附录方面，主要是权限设置不合理，电子数据管理存在不足，审计追踪功能不完善等问题；

9. 无菌药品附录方面，在培养基模拟灌装试验和洁净区监测方面的问题比较集中，包括培养基模拟灌装试验不科学、洁净区监控记录未纳入批生产记录中审核等。

通过对检查不符合的企业缺陷进行分析，导致不符合的主

要问题包括:

1. 存在严重数据可靠性问题,包括修改系统时间后检测、关键数据无法溯源,原始记录、原始图谱、原始数据及计算过程缺失,检验原始记录内容不一致,恶意修改积分参数,套用图谱,生产和检验记录管理混乱,提前填写记录,未对分析仪器的计算机系统进行权限管理和有效控制等;

2. 质量管理体系不能有效运行,存在系统性问题。如人员资质和数量与生产要求不匹配,未对偏差、超标结果进行有效识别、调查,变更未执行变更控制程序等;

3. 物料质量控制不符合要求。如未按照《中国药典》(2015 年版)进行有效红外鉴别,物料账物不符等;

4. 未经注册批准擅自在处方中增加辅料,擅自修改关键工艺参数后生产;

5. 违法外购中药饮片进行分包装;

6. 产品质量不可控;

7. 实际生产工艺与注册申报工艺不一致。

(二) 疫苗类生物制品生产企业检查情况

2017 年对持有药品 GMP 证书的疫苗生产企业进行了 100% 覆盖检查,除 1 家企业因搬迁停产及计划注销 GMP 证书未实施检查外,对剩余 39 家企业均进行了检查。

疫苗生产企业检查缺陷主要集中在质量控制与质量保证、文件管理、无菌药品附录、确认与验证、设备、物料与产品、机构与人员、生产管理部分 (图 2-4)。检查中发现的比较突出问题如下:

1. 在工艺验证的实施方面,存在没有确定产品的关键质量属性、关键工艺参数及范围等问题;

2. 无菌工艺模拟试验方面没考虑最差条件,起始点没有从无菌操作的第一步开始模拟;

3. 一些企业使用一瓶原液用于多批成品的配制,多次开瓶存在污染风险;

4. 使用佐剂的质量标准不能反映佐剂的性能，也未对佐剂配制工艺、性能确认；

5. 中间产品的配制和分装的均一性验证存在取样量不足的情况；

6. 一些企业因产品生产季节性，存在招聘临时人员从事质量控制工作的情况；

7. 一些企业未严格执行《中国药典》2015年版规定，如减毒活疫苗主种子未进行全基因测序；

8. 一些企业年度质量回顾内容不全，没有将批签发不合格批次、撤检批次列入统计的情况。

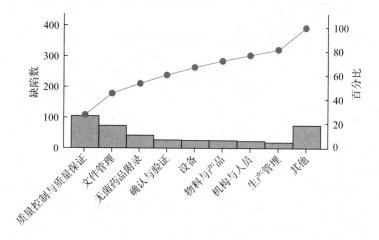

图2-4　疫苗生产企业缺陷分布图

（三）血液制品生产企业检查情况

2017年对持有药品GMP证书的血液制品生产企业进行了100%覆盖检查，除1家因药品GMP证书被回收未实施检查外，其余26家血液制品生产企业均进行了跟踪检查。

血液制品生产企业缺陷主要集中在质量控制与质量保证、文件管理、设备、无菌药品附录、物料与产品、血液制品附录、计算机化系统附录、确认与验证部分（图2-5）。检查中发现的比较突出问题如下：

1. 部分企业在产品效期内铝离子含量有上升的趋势，企业未及时启动相关调查或调查不彻底；

2. 部分企业存在乙醇回收情况，相关研究不足；

3. 年度质量回顾报告未能指导后续改进、提升工作。

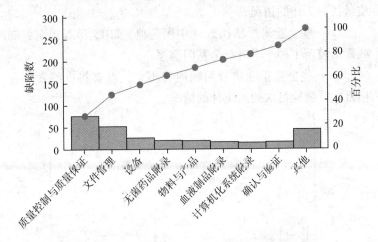

图 2-5　血液制品生产企业缺陷分布图

（四）四类专项产品检查情况

按照 2017 年检查计划，对桉丙酯系列产品、胞磷胆碱钠原料药、长春西汀注射剂和丹参注射剂等四类产品进行了跟踪检查，检查共发现缺陷 1243 项，其中桉丙酯系列产品检查发现缺陷 365 项（包括严重缺陷 4 项、主要缺陷 31 项、一般缺陷 330 项），胞磷胆碱钠检查发现缺陷 59 项（包括主要缺陷 6 项、一般缺陷 53 项），丹参注射剂检查发现缺陷 486 项（包括主要缺陷 38 项、一般缺陷 448 项），长春西汀注射剂检查发现缺陷 333 项（包括主要缺陷 26 项、一般缺陷 307 项）具体分布如图 2-6 所示。

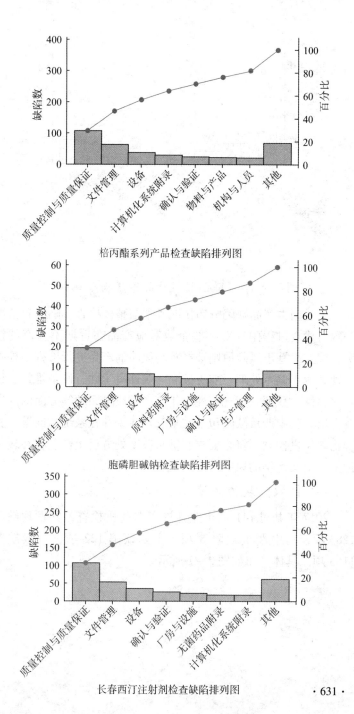

棓丙酯系列产品检查缺陷排列图

胞磷胆碱钠检查缺陷排列图

长春西汀注射剂检查缺陷排列图

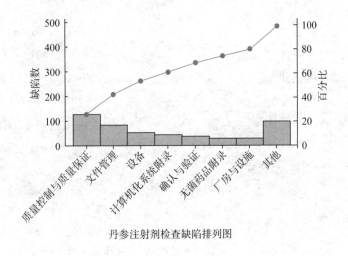

丹参注射剂检查缺陷排列图

图 2 - 6 四类特定产品生产企业缺陷分布排列图

上述四类产品缺陷分布情况基本与整体检查缺陷分布情况一致。检查过程中针对一些企业对应产品在近期不生产的情况，检查组基于风险原则选择较高风险的产品进行检查。检查发现企业在偏差处理、变更控制、验证科学性、设备维护、记录完整性、数据管理规范性、年度产品质量回顾等方面的问题较突出。其中严重缺陷包括质量管理体系存在系统性问题、关键物料质量控制不符合要求、擅自改变处方后生产、存在较大污染与交叉污染的风险等。

（五）双随机检查情况

2017 年共对 141 家企业开展了双随机检查，共发现缺陷 1283 项，其中严重缺陷 8 项，主要缺陷 122 项，一般缺陷 1153 项。具体分布如图 2 - 7 所示。

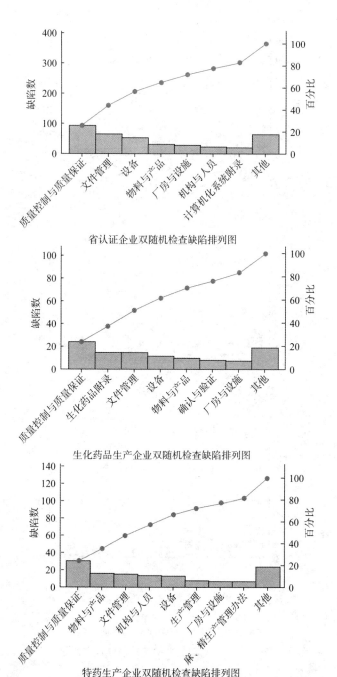

省认证企业双随机检查缺陷排列图

生化药品生产企业双随机检查缺陷排列图

特药生产企业双随机检查缺陷排列图

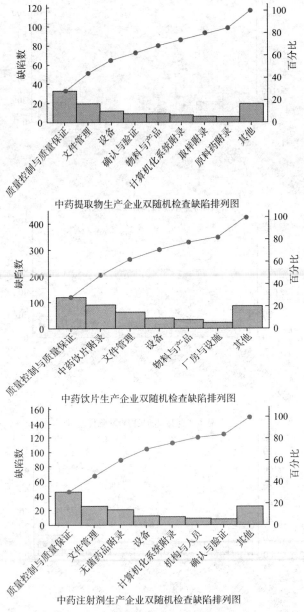

中药提取物生产企业双随机检查缺陷排列图

中药饮片生产企业双随机检查缺陷排列图

中药注射剂生产企业双随机检查缺陷排列图

图 2-7 "双随机"检查缺陷分布排列图

整体上看，质量控制与质量保证部分的缺陷在各类生产企业的检查中缺陷均排第一位。根据生产企业类型的不同，缺陷不符合情况存在一定的差异。2016年省认证企业、中药提取物生产企业和中药注射剂生产企业双随机检查的缺陷分布情况基本与整体缺陷分布情况一致。生化药品生产企业检查中，不符合生化药品附录的缺陷排第二位，主要是在供应链管理和避免交叉污染的措施方面存在不足。麻醉药品、精神药品和药品类易制毒类生产企业检查发现存在不符合《麻醉药品和精神药品生产管理办法》的情况，主要问题集中在特殊药品管控方面，包括检验剩余样品、生产过程不合格品的控制等。中药饮片生产企业检查发现的不符合条款中，居第二位的是中药饮片附录，主要问题包括购入药材检验、药材留样、药材养护、人员素质和操作规范性等方面。

第三节　药品飞行检查

按照《药品医疗器械飞行检查办法》规定，2017年原国家食品药品监督管理总局对药品生产企业开展了飞行检查及相关延伸检查。

一、检查基本情况

2017年共开展药品GMP飞行检查57家次。涉及吉林、四川、福建等21个省（市），包括5家生物制品生产企业（含血液制品）、14家普通化学药品生产企业、28家中药制剂生产企业、7家中药饮片生产企业和3家中药提取物生产企业。（图3-1）

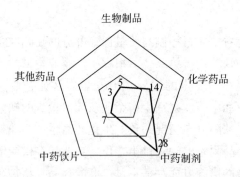

图 3-1　药品飞行检查剂型分布情况

2017 年开展的 57 家次飞行检查中，占比最高的是中药制剂生产企业，占全部飞行检查工作的 49%。中药饮片占比约 12%，普通化学药品占比约 25%，生物制品占比约 9%。全年飞行检查发现存在问题的共有 39 家企业，占比约 68%，其中有 27 家问题严重的企业要求省局收回 GMP 证书或立案查处。（图 3-2）

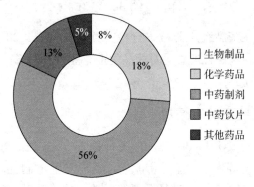

图 3-2　药品飞行检查发现严重问题的品种分布情况

2017 年飞行检查对中药类生产企业的检查较为集中，针对中药制剂、中药饮片、中药提取物生产企业共派出 30 个检查组 129 人次对 38 家企业进行了飞行检查。其中全国评价性抽验探索性研究发现问题的有 16 家企业，信访举报的有 12 家企业，针对检查发现问题开展延伸检查的有 8 家企业，经研判发现风险较高的企业 2 家。38 家中药类生产企业的飞行检查中共有 29 家企业不符合相关要求，其中 21 家企业被收回药品GMP 证书，符合要求的共有 7 家企业，2 家企业已无相关生产资质。

二、发现的主要问题

（一）中药类企业发现的主要问题

1. 中成药生产企业

（1）不按处方标准投料

检查发现该类违法违规的中成药生产企业只要求最终产品能够满足法定的质量控制标准，不考虑药品的安全性、有效性和患者的权益，主观故意不按处方标准投料生产。

（2）违背法定制法，擅自改变工艺

2017 年飞行检查发现的该类问题集中体现在企业为了降低生产成本或使用不合格原药材投料将处方中部分应提取的中药材不按标准提取，而是粉碎后直接投料。

（3）为应对监督检查，编造相关记录文件

2017 年的飞行检查发现多家企业存在两套甚至三套物料账、物料出入库记录和生产批记录的情况。

2. 中药饮片生产企业

2017 年，对中药饮片的飞行检查主要针对外购中药饮片直接进行分装、销售，购进中药材或炮制后的产品不按标准进行检验，以及染色、增重等问题。检查发现为应对监督检查，一些企业存在编造批生产记录和批检验记录的行为。

（1）外购饮片直接分装、销售

（2）未按照标准对购入或销售的中药材、中药饮片进行全检

• 不能提供对应药材检测设备使用登记记录。

• 缺少药材检验用对照品、毛细管柱，无对应项目检测能力，但仍出具全检报告。

（3）批生产记录不真实

• 不能提供主要生产设备的使用日志，特定药材批生产记录显示用量与领料单显示用量相差5倍，部分生产用辅料批生产记录用量前后不一致。

• 批生产记录中员工签名不真实。

3. 中药提取物的生产备案

2017年选取了两家低价销售的藿香正气水生产企业进行飞行检查，同时延伸至三家甘草浸膏、广藿香油的中药提取物生产厂进行检查。发现企业还是有不同形式的违反《食品药品监管总局关于加强中药生产中提取和提取物监督管理的通知》（食药监药化监〔2014〕135号）的情况。

（二）化学药品生产企业发现的主要问题

2017年共对14家普通化学药品生产企业进行了飞行检查，发现其中有7家企业存在问题。主要问题集中在以下几个方面：

1. 违反注册批准工艺生产

违法外购原料粗品生产本公司原料药。企业不能提供能够追溯原料药生产的起始物料来源记录，不能提供追溯药品生产、质量管理过程的相关记录。原料药无任何物料、生产、检验记录即放行销售，关键人员未履行职责。

2. 检测原始数据无法溯源，数据可靠性存在严重问题

随意开启、删除审计追踪日志。设备所用电脑系统时间可以修改，且系统日志中出现2016、2017年修改系统时间的记录；更改系统时间后进行有关物质检测。

部分超标调查处理不彻底，如超标结果调查描述到检验及取样过程无异常，但仍重新取样复检合格后放行。

3. 采用不合格原料生产药品

使用不符合《中国药典》2015年版标准的原料药生产片剂并上市销售；伪造、更换原料药生产企业标签，伪造原料药生产企业检验报告书；更换检验样品和留样样品，部分原料药

进厂检验结果不真实；企业关键管理人员不能依法依规履职尽责，直接参与实施违法行为。

（三）生物制品生产企业发现的主要问题

2017 年共对 5 家生物制品生产企业进行了飞行检查，发现其中有 3 家企业存在问题。主要问题集中在以下几个方面：

1. 过程控制数据或产品结果数据不真实

2. 实际生产工艺与产品注册工艺不一致

产品实际生产工艺催化剂活化工序存在反复活化操作的行为与注册批准工艺不一致。

3. 使用不符合质量标准的原材料、中间体及半成品进行投料

采用微生物标准不合格的血浆进行试验批投料生产；采用乙醇残留量、细菌内毒素、凝固活力、微生物限度、纯度、氯化钡残留量不合格的中间体和 pH 值、蛋白浓度、酶活力不合格的半成品进行投料。

4. 生产工艺及批量变更未进行相关研究

催化剂精制工序由 6000 分子量的超滤膜变更为 10000 分子量的超滤膜包，无验证数据支持此变更；催化剂超滤工序中重复超滤，未进行相关验证研究；主体胶纯化及精制工序变更滤芯组合，由滤芯变更为滤饼，除菌过滤工序材质由 PVDF 变更为 PES，未进行相关验证研究或验证数据不充分；溶解液批量由 2 万瓶变更至 4 万瓶，未进行相关验证研究。

5. 铝佐剂质量控制问题

未进行氢氧化铝佐剂对抗原吸附效果的检测，未开展佐剂氢氧化铝对产品质量影响的研究。氢氧化铝作为重要的辅料（佐剂）没有进行有效的质量控制。

第四节　进口药品境外生产现场检查

一、检查基本情况

2017 年原国家食品药品监督管理总局共派出 41 个检查组

148 名检查员完成了 51 个品种的进口药品境外生产现场检查任务。(图 4-1)

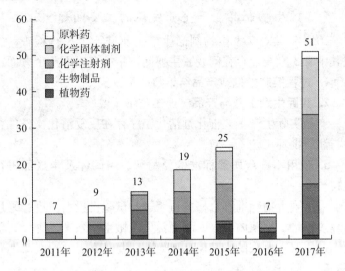

图 4-1　2011—2017 年境外检查执行数量

2017 年境外检查品种剂型较多,其中加大了对化学药品制剂延伸检查力度。全年任务中包括化学药品 36 个,含注射剂、固体制剂、粉雾剂、原料药等,疫苗、血液制品、治疗用生物制品 14 个,植物药 1 个。全年境外检查药品包括申报生产、再注册、补充申请阶段及正常进口销售的产品。主要集中在欧洲、北美地区,对印度等国家的检查数量呈增长趋势。

二、发现的主要问题

对 51 个开展现场检查的品种中,9 个品种现场检查结论为不符合药品 GMP 要求或不通过,根据产品处于的不同阶段(上市前审评或已上市),都已经分别进行了处理。8 个未开展现场检查的品种中,6 个品种企业已主动采取风险控制措施,其余的列入到下年度检查计划中。

检查共发现缺陷项 665 项,其中严重缺陷 27 项,主要缺陷 140 项。问题主要集中在质量控制与质量保证、文件管理、无菌药品管理等方面。严重缺陷主要包括生产工艺不一致、重大变更未及时向我国申报，注册申报资料存在真实性问题，生产厂房设施、设备和生产操作行为等不能有效降低产品污染或混淆的风险，不能对不合格产品进行有效控制等方面。（图4-2）

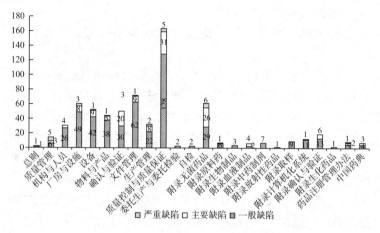

图4-2　2017年境外检查缺陷分布情况

根据出现缺陷频次统计，质量控制与质量保证部分发现缺陷最多，共164项（占比24.7%）；其次是文件管理部分，发现缺陷72项（占比10.8%），无菌药品附录部分发现缺陷61项（占比9.2%）。常见问题包括：

1. 偏差管理系统不能有效运行，一些偏差未开展调查，部分偏差调查不充分。

2. 药品检验取样操作和记录不符合要求；未对纯化水生产过程数据进行监控和验证；检验数据、环境监测数据采用不便于趋势分析的方法保存。

3. 批生产记录记录信息不足，如缺少灌装后已灭菌剩余胶塞和铝盖的数量和去向。

4. 年度回顾报告不完整，如没有对趋势分析规定纠偏限、警戒限。

5. 生产工艺规程内容制定不完整，如：缺少部分工艺参数（乳化温度、剪切速度等、隧道灭菌烘箱停留的最长时限、氮气压力等）规定。

6. 无菌药品附录中培养基模拟灌装验证不科学的问题较集中，如验证频次不合理、最差条件未考虑生产线最多允许人数、储罐灭菌后放置时间等。

2017 年境外检查中，企业出现检查不通过的主要问题包括：

1. 实际生产工艺、生产场地、检验项目等与注册申报不一致，或有重大变更等情况未向我国进行申报即已执行。如注射剂油相配制过程中，实际过滤方式、滤材与注册申报资料不一致；放行出口中国的产品未按进口注册标准进行有关物质检验及含量均匀度的测定；改变工艺处方；实际生产厂、生产地址与进口药品注册证标示的生产厂和生产地址不符等。

2. 存在严重数据可靠性问题。如多批次释放度检测图谱使用粘贴信息纸条进行复印伪造的材料作为提交注册审评的资料；现场检查无法提供原始检验记录；处方筛选样品试制批号与有关中间品、成品检验的批号不一致，同一批次样品试制记录、颗粒含量测定、释放度测定（成品）、含量测定（素片）批号不一致等。

3. 生产厂房设施、设备和生产操作行为等不能有效降低产品污染或混淆的风险。如注射水针配置灌装生产线与粉针制剂生产线（该生产线有激素类产品）位于同一车间，共用空气净化系统，企业未进行风险评估也未能采取有效防护措施以避免激素类产品对其他产品的污染；灌装操作人员需手工将胶塞压进铝盖，再将其放置于已灌装的三腔袋相应腔口；厂区内多处污水、垃圾；一般生产区防蚊虫措施不力，生产厂区常年高温（最高45℃），无降温措施，门窗不能密闭；纱窗多处破损，生产现场多处发现蚊虫；多处敞口投料或转料操作，无局部保护等。

4. 产品质量不可控制。在一项因进口检验细菌内毒素项目不合格启动的现场检查中发现企业重新检测该项目仍不符合规定未进行超标结果调查，未对产品及其所用原料药前后生产的相关批次进行风险评估；未按中国药典进行全检等。

第五节 药品流通检查

为进一步加强药品流通环节质量监管，规范药品经营秩序，2017 年原国家食品药品监督管理总局组织了对药品批发企业的跟踪检查和对零售药店的检查。

一、检查基本情况

（一）任务概况

按照《2017 年药品 GSP 跟踪检查计划》，全年共组织完成药品批发企业跟踪检查 55 家，涵盖广东、四川、湖北等 20 个省（自治区，直辖市）。为部署城乡接合部和农村地区药店诊所药品质量安全集中整治，还组织对辽宁、湖南、贵州 3 省 12 家零售药店进行了飞行检查。与 2016 年检查任务相比，本年度检查任务增加 34%。检查情况如表 5 - 1、图 5 - 1 所示。

表 5 - 1　2016、2017 年度药品流通检查任务量

年度	检查企业数（家）	派出人数（人次）
2016	50	77
2017	67	202
总计	117	206

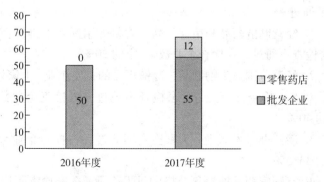

图 5 - 1　2016、2017 年度药品流通检查任务量

（二）检查原则及检查范围

按照风险管控原则，本年度药品流通跟踪检查选择经营品种安全风险高、品种储存条件要求高、有国家药品抽检不合格、有过被投诉举报的药品批发企业进行跟踪检查，检查采取"双随机"方式，从全国药品批发企业中按不同类型随机抽取55家批发企业，从城乡接合部和农村地区药店中抽取12家零售药店进行了检查，见表5-2。

表5-2 药品 GSP 检查范围

类 别	企业数（家）
经营麻醉药品和精神药品（含复方制剂）	15
经营范围含生物制品、冷链药品	15
新开办企业	15
国家药品抽检不合格	5
被投诉举报	5
城乡接合部和农村地区零售药店	12
共计	67

（三）检查结果

依据《药品经营质量管理规范现场检查指导原则》，29家经营企业严重违反《药品经营质量管理规范》，结果判定为检查不通过。

1. 经营麻醉药品和精神药品（含复方制剂）的批发企业：3家检查不通过，占检查企业数15家的20%。

2. 经营范围含生物制品、冷链药品的批发企业：1家处于歇业状态，检查无结论，6家检查不通过，占检查企业数15家的40%。

3. 新开办批发企业：5家检查不通过，占检查企业数15家的33.3%。

4. 有国家药品抽检不合格的批发企业：2家检查不通过，

占检查企业数 5 家的 40%。

5. 有过投诉举报的批发企业：3 家（其中 1 家处于 GSP 认证公示期间）检查不通过，占检查企业数 5 家的 60%。

6. 城乡接合部和农村地区零售药店：10 家检查不通过，占检查企业数 12 家的 83.3%。

综上，药品批发企业跟踪检查不通过企业 19 家，不通过率 34.5%。城乡接合部和农村地区零售药店飞行检查不通过企业 10 家，不通过率 83.3%（图 5 - 2）。与 2016 年检查情况对比，批发企业不通过率出现明显下降。对于检查不通过的企业，都已依法依规进行了处理。

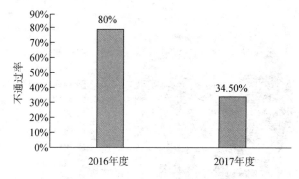

图 5 - 2　2016、2017 年度药品批发企业检查不通过率

二、发现的主要问题

（一）药品批发企业检查情况

本年度对药品批发企业的跟踪检查共发现缺陷 436 项，其中严重缺陷 58 项，主要缺陷 330 项，一般缺陷 48 项。各类型缺陷分布情况见图 5 - 3。

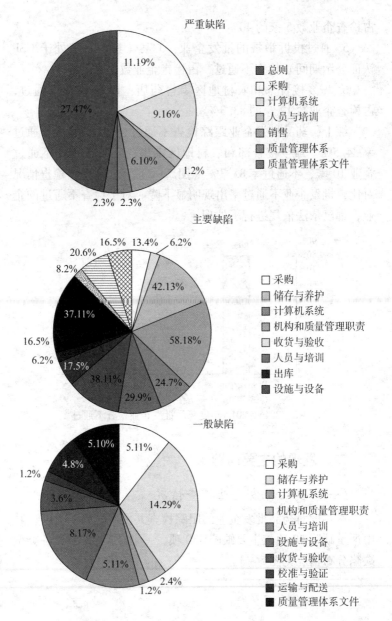

图 5-3 药品批发企业缺陷分布

药品批发企业严重缺陷主要分布在总则、采购、计算机系统、销售等方面。药品批发企业主要缺陷主要分布在机构和质量管理职责、储存与养护、设施与设备、校准与验证等方面。药品批发企业一般缺陷主要分布在储存与养护、设施与设备、采购、人员与培训等方面。

1. 经营麻醉药品和精神药品（含复方制剂）的批发企业检查情况

该类 15 家企业检查共存在缺陷 115 项，其中严重缺陷 10 项，分布在总则、计算机系统、质量管理体系，占全部缺陷的 8.7%，主要缺陷 90 项，一般缺陷 15 项。

检查发现的缺陷较多存在于机构和质量管理职责、校准与验证、设施与设备、采购、计算机系统、人员与培训等方面。现场检查时，检查组除对企业经营符合 GSP 情况进行检查外，还对其特殊管理药品经营情况进行了针对性检查，必要时根据情况对下游进行了延伸检查。检查发现，大部分企业特药经营情况较好，主要存在一些个别问题，如：邮寄麻醉药品和精神药品未办理准予邮寄证明；不能提供特殊药品运输证明等。

2. 经营范围含生物制品、冷链药品的批发企业检查情况

该类 15 家企业检查共存在缺陷 115 项，其中严重缺陷 14 项，分布在总则、计算机系统、采购，占全部缺陷的 12.2%，主要缺陷 94 项，一般缺陷 7 项。

检查发现的缺陷较多存在于机构和质量管理职责、设施与设备、校准与验证、储存与养护、计算机系统、人员与培训等方面。由于此类企业经营冷藏、冷冻药品，检查组特别关注其冷链情况。企业存在共性问题包括：冷藏设施设备不符合要求；验证不符合规定；从事冷藏药品储存、运输人员操作培训不到位；部分温湿度记录缺失；冷库温湿度超标后不能及时报警和发送短信；冷藏药品运送过程未能记录温度数据等。

3. 新开办批发企业检查情况

该类 15 家企业检查共存在缺陷 132 项，其中严重缺陷 21 项，分布在总则、采购、销售，占全部缺陷的 15.9%，主要缺陷 95 项，一般缺陷 16 项。

检查发现的缺陷较多存在于储存与养护、设施与设备、机构和质量管理职责、人员与培训、采购等方面。新开办企业存在问题较前两类企业有所增加，严重缺陷比例上升，如深泽县医药药材公司永济批发部存在缺陷30项，其中严重缺陷9项，违反《关于整治药品流通领域违法经营行为的公告》（国家食品药品监督管理总局公告2016年第94号，以下简称94号公告）1—10项；重庆恩康医药有限公司存在缺陷9项，其中严重缺陷4项，违反94号公告第1、4、5、10项。新开办批发企业存在共性问题包括：未按包装标示的温度要求储存药品；未对库房温湿度进行有效监测、调控；堆垛不符合要求；药品、非药品未分开存放；温湿度监控数据不能合理备份；质量管理人员兼职或未在岗等。

4. 国家药品抽检不合格的批发企业检查情况

该类5家企业检查共存在缺陷36项，其中严重缺陷4项，分布在总则、采购、计算机系统，占全部缺陷的11.1%，主要缺陷29项，一般缺陷3项。

检查发现的缺陷较多存在于机构和质量管理职责、储存与养护、设施与设备等方面。企业存在共性问题包括：设置岗位未制定岗位职责；药品质量档案填写内容不全；质量管理部门验收管理不到位；部分岗位未分配计算机系统操作权限；不同药品混品种码放；温湿度记录备份不符合要求；温湿度监测设施设备不符合规范要求等。

5. 被投诉举报的批发企业检查情况

该类5家企业检查共存在缺陷38项，其中严重缺陷9项，分布于总则、质量管理体系文件、计算机系统、销售，占全部缺陷的23.7%，主要缺陷22项，一般缺陷7项。

检查发现的缺陷较多存在于储存与养护、总则、机构和质量管理职责等。此类企业严重缺陷比其他企业均高，且主要存在于总则部分。企业存在共性问题包括：涉嫌违法经营行为；存在虚假、欺骗行为；药品流向，温湿度监测数据、计算机系统数据等无法追溯；未按要求温度储存药品；未对温湿度进行有效监控；企业存在外部人员兼职行为；质量负责人未独立履行职责等。

（二）城乡接合部和农村地区零售药店检查情况

该类 12 家企业检查共存在缺陷 91 项，其中严重缺陷 31 项，分布于总则、采购与验收，占全部缺陷的 34.1%，主要缺陷 50 项，一般缺陷 10 项。

检查发现的缺陷较多存在于陈列与储存、采购与验收、总则等方面。城乡接合部和农村地区零售药店检查不通过率为 83.3%，严重缺陷比例最高。企业存在共性问题包括：未能提供购进药品的随货同行单、发票，不能追溯该药品的来源；中药饮片未标识生产企业、无外包装、无产地、无生产批号；超范围经营药品、涉嫌从非法渠道购进药品；处方药与非处方药未分区陈列、处方药开架销售；违规销售米非司酮片；伪造处方、计算机系统自动生成处方等。

综上，94 号公告发布以来，各级药品监管部门对药品流通企业开展了多轮的飞行检查及跟踪检查（飞行检查形式），严厉打击流通领域违法违规行为，药品经营秩序有所改善。2016 年，原国家食品药品监督管理总局对 50 家药品批发企业进行的飞行检查，其中 38 家存在严重缺陷，检查通过率仅为 24%。本年度对 55 家批发企业进行检查，其中 19 家存在严重缺陷，检查通过率 65.5%，企业经营行为日趋规范。随着检查力度不断加大，药品流通行业合规意识在逐步增强，违法违规现象逐渐减少。检查促进了行业良性竞争和健康有序发展，为公众用药安全提供有力保障。

第六节　国外机构 GMP 观察检查

根据国外药品监管及检查机构的通知，原国家食品药品监督管理总局对国外药品监管及检查机构对我国药品生产企业的现场检查进行了观察，以掌握我国药品生产企业产品出口及生产质量管理情况，掌握主要国际组织和国外药品监管机构检查情况，评估分析风险信号、为药品检查工作提供参考。

一、检查基本情况

2017年共组织完成国外观察检查84次，涉及企业81家，涵盖浙江、广东等23个省（市），其中浙江、广东、北京、河北、江苏、山东占60%（图6-1），与上年度相比基本一致。

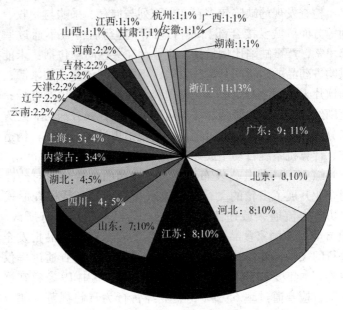

图6-1　2017年国外药品检查观察各省（市）分布情况

2017年检查观察涉及的检查机构包括美国食品药品管理局（US FDA）、世界卫生组织（WHO）、欧洲药品质量理事会（EDQM）、德国汉堡健康及消费者保护部（BGV）、巴西卫生监督局（ANVISA）、印度药物管制总局（DCGI）、英国药品与健康产品管理局（MHRA）、意大利药品管理局（AIFA）、泰国食品药品管理局、荷兰健康监察局（IGZ）、联合国儿童基金会（UNICEF）、欧洲药品管理局（EMA）、坦桑尼亚食品药品监督管理局、俄罗斯联邦国家药物和GMP研究院（FSI "SID&GP"）和哥伦比亚药监局等15个国际组织或国外药品

监管部门。其中发现 9 家制药企业存在严重缺陷，未通过国外监管/检查机构的现场检查（占比约 11%）。（图 6-2）

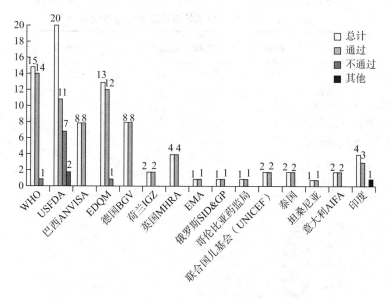

图 6-2　2017 年国外药品检查观察情况

与 2016 年相比，发现严重缺陷的企业占比基本一致（均为 11%）。在 9 家未通过检查的企业中，多数严重缺陷项均涉及数据可靠性问题（包括重复测试至合格、删除数据、选择性使用数据、试进样、记录不及时、记录不真实、数据和记录缺失、文件记录控制不足等），部分企业涉及检验方法错误、质量管理体系存在系统性缺陷、故意隐瞒阿莫西林合成中间体等问题。总体上，数据可靠性问题较为突出，这也是 2017 年国内企业接受国外检查发现严重缺陷的主要方面。对于未通过检查的药品生产企业，已经要求各地加强日常监管督促企业持续合规，同时将观察检查发现的问题，作为风险信号，在下一年度跟踪检查中也一并考虑加强跟踪。

2017 年检查观察共涉及 170 个产品，包括 98 个原料药、26 个口服固体制剂、33 个注射剂、10 个生物制品、3 个其他产品。在 84 次检查中涉及原料药的检查共 46 次，约占全部检查次数的 55%；涉及注射剂的检查 15 次，占比 18%；涉及口服固体制剂的检查 13 次, 约占全部检查次数 15% ; 涉及生物制品的检查 8 次, 占比 10% 。(表 6-1、图 6-3)

表 6-1 不同检查机构检查药品类型分布情况

检查机构		WHO	EDQM	美国 FDA	德国 BGV	巴西 ANVISA	其他机构	合计
药品类型	原料药	18	16	26	11	5	22	98
	口服固体制剂	2	0	6	6	1	11	26
	注射剂	6	0	9	1	4	13	33
	生物制品	5	0	0	0	1	4	10
	其他	0	1	2	0	0	0	3
	合计	31	17	43	18	11	50	170

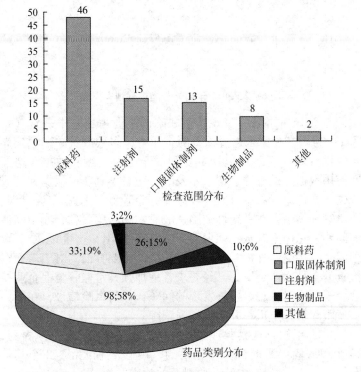

检查范围分布

药品类别分布

图 6-3 不同剂型检查情况分布

二、发现的主要问题

（一）整体情况分析

2017 年国外观察检查工作共发现缺陷项 1071 项，依据 2010 版中国 GMP 正文章节对缺陷项进行分类分析发现：质量控制与质量保证、文件管理、设备、厂房与设施、确认与验证、物料与产品六个类别的缺陷占了全部缺陷的 88%。与 2016 年相比，"厂房与设施"部分缺陷由第 6 位上升至第 4 位，占比由 9.1% 增加至 11.0%，呈现增长趋势，其余缺陷分布情况基本一致。（图 6-4）

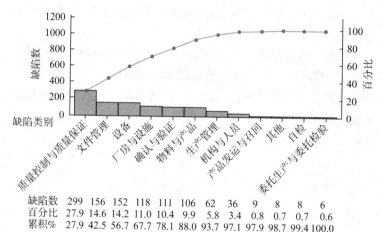

缺陷数	299	156	152	118	111	106	62	36	9	8	8	6
百分比	27.9	14.6	14.2	11.0	10.4	9.9	5.8	3.4	0.8	0.7	0.7	0.6
累积%	27.9	42.5	56.7	67.7	78.1	88.0	93.7	97.1	97.9	98.7	99.4	100.0

图 6-4 2017 年国外药品检查观察缺陷排列图

在国外药品 GMP 检查中，"质量控制与质量保证"部分共提出了 299 条缺陷，占总缺陷数的 27.9%，位居首位，主要问题集中在偏差处理与 CAPA、实验室计算机化分析仪器的管理、变更控制、产品质量回顾分析、超标/超趋势结果处理、微生物检验管理、检验相关物料管理、取样及实验室未遵循控制程序的规定。"文件管理"部分出现的缺陷居第二位，主要问题集中在记录完整性和可追溯性、文件完整性、文件的生命周期管理、记录操作四个方面。"设备"部分的缺陷居第三位，主要问题包括设备的使用与清洁、维护与维修、校准、设计选型安装改造、制水系统管理。"厂房与设施"部分的缺陷主要集中在降低污染和交叉污染的措施、厂房设施的生命周期管理、环境控制、人员进出控制。"确认与验证"方面的主要问题包括验证的科学性、验证管理、验证有效性。"物料与产品"部分出现的缺陷项集中在物料与产品标识、供应商管理、物料流程管理、放行管理、物料与产品标准的合规性等五个方面。

（二）部分国外药品监管/检查机构缺陷分布情况

尽管不同药品监管/检查机构对药品生产企业检查的重点存在一定差异，但通过对 2017 年国外观察检查中的缺陷情况分析发现缺陷分布情况基本一致。

与整体检查缺陷分布情况相同，WHO、EDQM、US FDA 及德国 BGV 的检查发现在质量控制与质量保证、文件管理、设备、物料与产品、确认与验证、厂房与设施等六个部分出现的缺陷相对较多。（图 6-5）

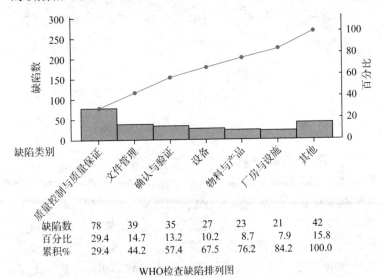

缺陷类别	质量控制与质量保证	文件管理	确认与验证	设备	物料与产品	厂房与设施	其他
缺陷数	78	39	35	27	23	21	42
百分比	29.4	14.7	13.2	10.2	8.7	7.9	15.8
累积%	29.4	44.2	57.4	67.5	76.2	84.2	100.0

WHO检查缺陷排列图

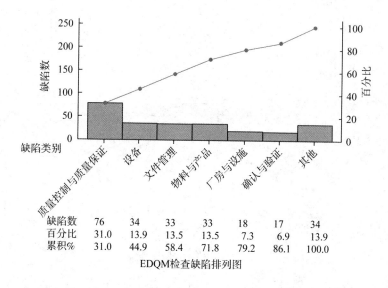

缺陷类别	质量控制与质量保证	设备	文件管理	物料与产品	厂房与设施	确认与验证	其他
缺陷数	76	34	33	33	18	17	34
百分比	31.0	13.9	13.5	13.5	7.3	6.9	13.9
累积%	31.0	44.9	58.4	71.8	79.2	86.1	100.0

EDQM检查缺陷排列图

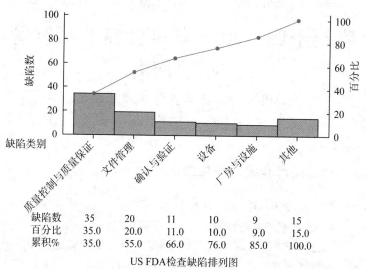

缺陷类别	质量控制与质量保证	文件管理	确认与验证	设备	厂房与设施	其他
缺陷数	35	20	11	10	9	15
百分比	35.0	20.0	11.0	10.0	9.0	15.0
累积%	35.0	55.0	66.0	76.0	85.0	100.0

US FDA检查缺陷排列图

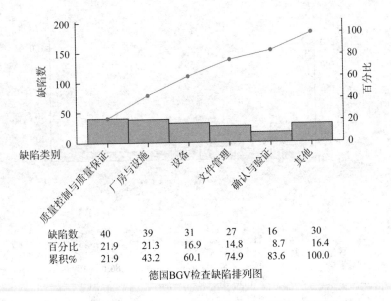

缺陷数	40	39	31	27	16	30
百分比	21.9	21.3	16.9	14.8	8.7	16.4
累积%	21.9	43.2	60.1	74.9	83.6	100.0

德国BGV检查缺陷排列图

图 6-5　WHO、EDQM、US FDA 及德国 BGV 检查缺陷分布

附录十四　2017 年度食品药品监管统计年报

国家食品药品监督管理总局

2018 年 4 月 2 日

一、生产和经营许可情况

（一）食品生产和经营许可情况

1. 食品生产许可情况

2017 年各省（区、市）局共新发放食品生产许可证 1.7 万张，食品添加剂生产许可证 231 张。截至 11 月底，全国共有食品生产许可证 15.9 万张，食品添加剂生产许可证 3695 张；共有食品生产企业 14.9 万家，食品添加剂生产企业 3685 家。

2. 食品经营许可情况

截至 2017 年 11 月底，全国共有食品经营许可证（含仍在有效期内的食品流通许可证和餐饮服务许可证）1284.3 万件，其中新版食品经营许可证 896.3 万件，食品流通许可证（旧版）267.5 万件，餐饮服务许可证（旧版）120.4 万件。

3. 保健食品生产许可情况

截至 2017 年 11 月底，全国共有保健食品生产许可证 2317 件。

（二）药品生产和经营许可情况

1. 药品生产许可情况

截至 2017 年 11 月底，全国共有原料药和制剂生产企业 4376 家。

2. 药品经营许可情况

截至 2017 年 11 月底，全国共有药品经营许可证持证企业 47.2 万家，其中批发企业 1.3 万家；零售连锁企业 5409 家，零售连锁企业门店 22.9 万家；零售药店 22.5 万家。

（三）医疗器械生产和经营许可情况

1. 医疗器械生产许可情况

截至 2017 年 11 月底，全国实有医疗器械生产企业 1.6 万家，其中：可生产一类产品的企业 6096 家，可生产二类产品的企业 9340 家，可生产三类产品的企业 2189 家。

2. 医疗器械经营许可情况

截至 2017 年 11 月底，全国共有二、三类医疗器械经营企业 41.0 万家，其中，仅经营二类医疗器械产品的企业 22.5 万家，仅经营三类医疗器械产品的企业 6.1 万家，同时从事二、三类医疗器械经营的企业 12.4 万家。

（四）化妆品生产许可情况

截至 2017 年 11 月底，共有化妆品生产企业生产/卫生许可证 4304 件。

二、注册审批情况

（一）特殊食品注册情况

2017 年共批准保健食品初次注册申请 797 件，变更注册申请1101件，延续注册申请348件。

2017年共批准婴幼儿配方乳粉产品配方注册申请952件。

2017年共批准特殊医学用途配方食品注册申请3件。

（二）药品注册情况

2017年在新药审批工作中共批准新药临床734件，新药证书及批准文号20件，批准文号9件；共批准按新药申请程序申报临床申请42件。

2017年共批准仿制药临床申请251件，生产申请224件。

2017年共批准进口药品申请临床316件，上市93件。

2017年总局共批准药品补充申请2158件，备案546件。全国各省（区、市）局共批准药品补充申请4251件，备案12264件。

2017年共批准直接接触药品的包装材料和容器生产申请552件，再注册申请338件，补充申请62件。

（三）医疗器械注册情况

2017年，全国共批准境内第二类医疗器械首次注册5993件，境内第三类医疗器械首次注册867件，进口（含港澳台）第二类医疗器械首次注册389件，进口（含港澳台）第三类医疗器械首次注册189件。批准境内第二类医疗器械延续注册7193件，境内第三类医疗器械延续注册1616件，进口（含港澳台）第二类医疗器械延续注册1655件，进口（含港澳台）第三类医疗器械延续注册1631件。境内第二类医疗器械许可事项变更4584件，境内第三类医疗器械许可事项变更489件，进口（含港澳台）第二类医疗器械许可事项变更555件，进口（含港澳台）第三类医疗器械许可事项变更591件。

（四）化妆品注册情况

2017年共批准特殊用途化妆品首次申报2537件，延续979件，变更2510件；批准进口非特殊用途化妆品首次备案12683件，延续3163件，变更1300件。

三、广告审批和查处情况

2017年，全国共审批药品广告1.2万件。向工商行政管理部门移送违法药品广告8774件。撤销药品广告批准文号389件。

2017年，全国共审批医疗器械广告1.7万件，向工商行政管理部门移送违法医疗器械广告1087件；撤销医疗器械广告批准文号18件。

2017年，全国共审批保健食品广告7029件，向工商行政管理部门移送违法保健食品广告2312件，撤销保健食品广告批准文号40件。

四、中药品种保护情况

截至2017年11月底，共有中药保护品种证书237个，其中初次申报品种110个，同品种12个，延长保护期115个。

五、投诉举报情况

2017年各级食品药品监管部门共受理食品（含保健食品）投诉举报88.0万件，立案3.1万件，结案3.1万件。受理药品投诉举报5.8万件，立案4825件，结案4737件。受理医疗器械投诉举报1.5万件，立案834件，结案828件。受理化妆品投诉举报3.1万件，立案1105件，结案1213件。

六、案件查处情况

2017年食品药品监管部门共查处食品（含保健食品）案件25.7万件，货值金额6.8亿元，罚款23.9亿元，没收违法所得1.6亿元。责令停产停业1852户次，吊销许可证186件，捣毁制假售假窝点568个，移送司法机关2454件。

2017年食品药品监管部门共查处药品案件11.2万件，货值金额3.3亿元，罚款4.0亿元，没收违法所得金额1.1亿元，取缔无证经营1146户，捣毁制假售假窝点238个，责令停产停业 1569 户，吊销许可证 162 件，移交司法机关 1951 件。

2017 年食品药品监管部门共查处药品包装材料案件 318 件，货值金额 362.3 万元。

2017 年食品药品监管部门查处医疗器械案件 1.7 万件，货值金额 1.8 亿元，罚款金额 4.3 亿元，没收违法所得金额 1969.1 万元，取缔无证经营 161 户，捣毁制假售假窝点 31 个，责令停产停业 98 户，吊销许可证 13 件，移交司法机关 62 件。

2017 年食品药品监管部门共查处化妆品案件 1.0 万件；货值金额 6851.2 万元，罚款 4294.7 万元，没收违法所得 1091.4 万元，责令停产停业 284 户，移交司法机关 24 件。

注：[1] 本报告数据来源于《食品药品监督管理统计报表制度》。除特殊说明外，数据报告期为 2016 年 12 月 1 日至 2017 年 11 月 30 日。

[2] 医疗器械生产许可情况：既生产一类产品又生产三类产品的企业，统计时分别计为一类生产企业和三类生产企业，企业总数仅计一家。

[3] 婴幼儿配方乳粉产品配方注册申请数据与特殊医学用途配方食品注册申请数据截止日期为 2017 年 12 月 31 日。

附录十五　2017 年我国卫生健康事业发展统计公报

国家卫生健康委员会规划与信息司
2018 年 6 月 12 日

2017 年，全国卫生计生系统贯彻落实党中央、国务院决策部署，积极推进健康中国建设，深化医改取得重大阶段性成效，公共卫生、疾病防控、医疗卫生服务能力逐步提升，生育服务管理、中医药等工作得到加强，综合监督水平不断提升，城乡居民健康水平持续提高。从 2016 年到 2017 年，居民人均预期寿命由 76.5 岁提高到 76.7 岁，孕产妇死亡率从 19.9/10 万下降到 19.6/10 万，婴儿死亡率从 7.5‰下降到 6.8‰。

一、卫生资源

（一）医疗卫生机构总数。2017 年末，全国医疗卫生机构总数达 986649 个，比上年增加 3255 个。其中：医院 31056 个，基层医疗卫生机构 933024 个，专业公共卫生机构 19896 个。与上年相比，医院增加 1916 个，基层医疗卫生机构增加 6506 个，专业公共卫生机构减少 4970 个（由于机构职能调整和资源整合，计划生育技术服务机构减少 4965 个）（表1）。

医院中，公立医院 12297 个，民营医院 18759 个。医院按等级分：三级医院 2340 个（其中：三级甲等医院 1360 个），二级医院 8422 个，一级医院 10050 个，未定级医院 10244 个。医院按床位数分：100 张床位以下医院 18737 个，100—199 张医院 4547 个，200—499 张医院 4223 个，500—799 张医院 1798 个，800 张及以上医院 1751 个。

基层医疗卫生机构中，社区卫生服务中心（站）34652 个，乡镇卫生院 36551 个（图1），诊所和医务室 211572 个，村卫生室 632057 个。政府办基层医疗卫生机构 120444 个。

专业公共卫生机构中，疾病预防控制中心 3457 个，其中：省级 31 个、市（地）级 412 个、县（区、县级市）级 2773 个。卫生计生监督机构 2992 个，其中：省级 31 个、市（地）级 395 个、县（区、县级市）级 2523 个。

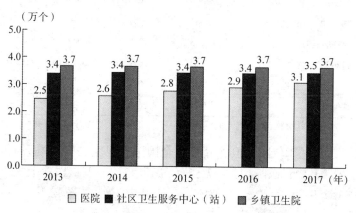

图1　全国医疗卫生机构数

表1 全国医疗卫生机构及床位数

	机构数（个）		床位数（张）	
	2016 年	2017 年	2016 年	2017 年
总计	983394	986649	7410453	7940252
医院	29140	31056	5688875	6120484
公立医院	12708	12297	4455238	4631146
民营医院	16432	18759	1233637	1489338
医院中：三级医院	2232	2340	2213718	2359911
二级医院	7944	8422	2302887	2450707
一级医院	9282	10050	517837	584911
基层医疗卫生机构	926518	933024	1441940	1528528
#社区卫生服务中心（站）	34327	34652	202689	218358
#政府办	18031	18014	144837	156855
乡镇卫生院	36795	36551	1223891	1292076
#政府办	36348	36083	1210942	1277665
村卫生室	638763	632057	–	–
诊所（医务室）	201408	211572	154	167
专业公共卫生机构	24866	19896	247228	262570
#疾病预防控制中心	3481	3457	–	–
专科疾病防治机构	1213	1200	40048	40833
妇幼保健机构	3063	3077	206538	221136
卫生计生监督机构	2986	2992	–	–
其他机构	2870	2673	32410	28670

注：#系其中数。以下各表同。

（二）床位数。2017 年末，全国医疗卫生机构床位 794.0 万张，其中：医院 612.0 万张（占 77.1%），基层医疗卫生机构 152.9 万张（占 19.3%）。医院中，公立医院床位占 75.7%，民营医院床位占 24.3%。与上年比较，床位增加 53.0 万张，其中：医院床位增加 43.1 万张，基层医疗卫生机构床位增加 8.7 万张。每千人口医疗卫生机构床位数由 2016

年5.37张增加到2017年5.72张。（图2）

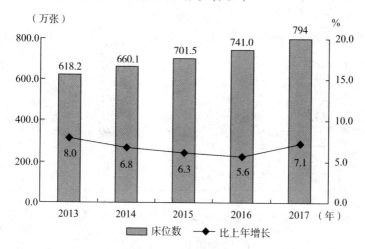

图2　全国医疗卫生机构床位数及增长速度

（三）卫生人员总数。2017年末，全国卫生人员总数达1174.9万人，比上年增加57.6万人（增长5.2%）。

2017年末卫生人员总数中，卫生技术人员898.8万人，乡村医生和卫生员96.9万人，其他技术人员45.1万人，管理人员50.9万人，工勤技能人员83.2万人。卫生技术人员中，执业（助理）医师339.0万人，注册护士380.4万人。与上年比较，卫生技术人员增加53.4万人（增长5.9%）。（图3、表2）

2017年末卫生人员机构分布：医院697.7万人（占59.4%），基层医疗卫生机构382.6万人（占32.6%），专业公共卫生机构87.2万人（占7.3%）。与上年比较，专业公共卫生机构人员总数增加1556人。（表3）

2017年末卫生技术人员学历结构：本科及以上占34.0%，大专占39.1%，中专占25.1%，高中及以下占1.8%；技术职务（聘）结构：高级（主任及副主任级）占7.8%、中级（主治及主管）占20.5%、初级（师、士级）占61.4%、待聘占10.3%。

2017年，每千人口执业（助理）医师2.44人，每千人口注册护士2.74人；每万人口全科医生1.82人，每万人口专业公共卫生机构人员 6.28 人。

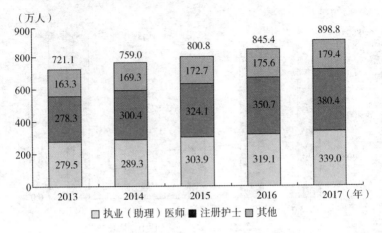

图 3　全国卫生技术人员数

表 2　全国卫生人员数

	2016 年	2017 年
卫生人员总数（万人）	1117.3	1174.9
卫生技术人员	845.4	898.8
#执业（助理）医师	319.1	339.0
#执业医师	265.1	282.9
注册护士	350.7	380.4
药师（士）	43.9	45.3
技师（士）	45.3	48.1
乡村医生和卫生员	100.0	96.9
其他技术人员	42.6	45.1
管理人员	48.3	50.9
工勤技能人员	80.9	83.2
每千人口执业（助理）医师（人）	2.31	2.44
每万人口全科医生（人）	1.51	1.82
每千人口注册护士（人）	2.54	2.74
每万人口公共卫生人员（人）	6.31	6.28

注：卫生人员和卫生技术人员包括公务员中取得"卫生监督员证书"的人数。下表同。

表3　全国各类医疗卫生机构人员数（万人）

	人员数		卫生技术人员	
	2016 年	2017 年	2016 年	2017 年
总计	1117.3	1174.9	845.4	898.8
医院	654.2	697.7	541.5	578.5
公立医院	534.0	554.9	449.1	468.5
民营医院	120.3	142.8	92.4	110.0
基层医疗卫生机构	368.3	382.6	235.4	250.5
#社区卫生服务中心（站）	52.2	55.5	44.6	47.4
乡镇卫生院	132.1	136.0	111.6	115.1
专业公共卫生机构	87.1	87.2	64.6	66.2
#疾病预防控制中心	19.2	19.1	14.2	14.2
卫生计生监督机构	8.2	8.3	6.8	6.8
其他机构	7.8	7.4	3.8	3.7

　　（四）卫生总费用。据初步推算，2017 年全国卫生总费用预计达 51598.8 亿元，其中：政府卫生支出 15517.3 亿元（占 30.1%），社会卫生支出 21206.8 亿元（占 41.1%），个人卫生支出 14874.8 亿元（占 28.8%）。人均卫生总费用 3712.2 元，卫生总费用占 GDP 百分比为 6.2%。（表4）

表4　全国卫生总费用

	2016 年	2017 年
卫生总费用（亿元）	46344.9	51598.8
政府卫生支出	13910.3	15517.3
社会卫生支出	19096.7	21206.8
个人卫生现金支出	13337.9	14874.8
卫生总费用构成（%）	100.0	100.0
政府卫生支出	30.0	30.1
社会卫生支出	41.2	41.1

	2016 年	2017 年
个人卫生现金支出	28.8	28.8
卫生总费用占 GDP（%）	6.2	6.2
人均卫生费用（元）	3351.7	3712.2

注：2017 年系初步推算数。

二、医疗服务

（一）门诊和住院量。2017 年，全国医疗卫生机构总诊疗人次达 81.8 亿人次，比上年增加 2.5 亿人次（增长 3.2%）（图 4）。2017 年居民到医疗卫生机构平均就诊 5.9 次。

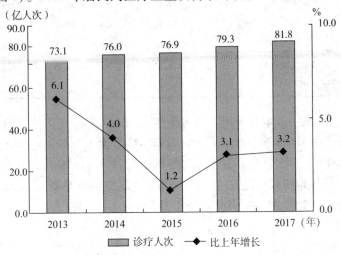

图 4　全国医疗卫生机构门诊量及增长速度

2017 年总诊疗人次中，医院 34.4 亿人次（占 42.1%），基层医疗卫生机构 44.3 亿人次（占 54.2%），其他医疗机构 3.1 亿人次（占 3.8%）。与上年比较，医院诊疗人次增加 1.7 亿人次，基层医疗卫生机构诊疗人次增加 0.6 亿人次。

2017 年公立医院诊疗人次 29.5 亿人次（占医院总数的 85.8%），民营医院 4.9 亿人次（占医院总数的 14.2%）。（表 5）

2017年乡镇卫生院和社区卫生服务中心（站）门诊量达18.8亿人次，比上年增加0.8亿人次。乡镇卫生院和社区卫生服务中心（站）门诊量占门诊总量的23.0%，所占比重比上年上升0.3个百分点。

表5　全国医疗服务工作量

	诊疗人次数（亿人次）		入院人数（万人）	
	2016年	2017年	2016年	2017年
医疗卫生机构合计	79.3	81.8	22728	24436
医院	32.7	34.4	17528	18915
公立医院	28.5	29.5	14750	15595
民营医院	4.2	4.9	2777	3321
医院中：三级医院	16.3	17.3	7686	8396
二级医院	12.2	12.7	7570	8006
一级医院	2.2	2.2	1039	1169
基层医疗卫生机构	43.7	44.3	4165	4450
其他机构	2.9	3.1	1035	1071
合计中：非公医疗卫生机构	17.6	18.4	2852	3401

2017年，全国医疗卫生机构入院人数24436万人，比上年增加1708万人（增长7.5%），年住院率为17.6%。

2017年入院人数中，医院18915万人（占77.4%），基层医疗卫生机构4450万人（占18.2%），其他医疗机构1071万人（占4.4%）。与上年比较，医院入院增加1387万人，基层医疗卫生机构入院增加285万人，其他医疗机构入院增加36万人。

2017年，公立医院入院人数15595万人（占医院总数的82.4%），民营医院3321万人（占医院总数的17.6%）。（表5）

（二）医院医师工作负荷。2017年，医院医师日均担负诊疗7.1人次和住院2.6床日，其中：公立医院医师日均担负诊疗7.6人次和住院2.6床日。医院医师日均担负工作量与上年相比略有下降。（表6）

表 6　医院医师担负工作量

	医师日均担负诊疗人次		医师日均担负住院床日	
	2016 年	2017 年	2016 年	2017 年
医院	7.3	7.1	2.6	2.6
公立医院	7.6	7.6	2.6	2.6
民营医院	5.5	5.3	2.2	2.3
医院中：三级医院	8.1	7.9	2.7	2.6
二级医院	6.9	6.8	2.7	2.7
一级医院	6.1	5.7	1.9	1.9

（三）病床使用。2017 年，全国医院病床使用率 85.0%，其中：公立医院 91.3%。与上年比较，医院病床使用率下降 0.3 个百分点（其中公立医院上升 0.3 个百分点）。2017 年医院出院者平均住院日为 9.3 日（其中：公立医院 9.4 日），与上年比较，医院出院者平均住院日缩短 0.1 日。（表 7）

表 7　医院病床使用情况

	病床使用率（%）		出院者平均住院日	
	2016 年	2017 年	2016 年	2017 年
医院	85.3	85.0	9.4	9.3
公立医院	91.0	91.3	9.6	9.4
民营医院	62.8	63.4	8.6	8.7
医院中：三级医院	98.8	98.6	10.1	9.8
二级医院	84.1	84.0	8.8	8.7
一级医院	58.0	57.5	9.0	8.6

（四）改善医疗服务。截至 2017 年底，二级及以上公立医院中，42.0% 开展了预约诊疗，81.4% 开展了临床路径管理，43.3% 开展了远程医疗服务，86.3% 参与同级检查结果互认，76.1% 开展了优质护理服务。

（五）血液保障。2017 年，全年无偿献血人次数达到

1459 万人次，采血量达到 2478 万单位，较 2016 年分别增长 4.2% 和 5.0%，千人口献血率接近 11。

三、基层卫生服务

（一）农村卫生。2017 年底，全国 2851 个县（县级市）共设有县级医院 14482 所、县级妇幼保健机构 1917 所、县级疾病预防控制中心 2109 所、县级卫生监督所 1839 所，四类县级卫生机构共有卫生人员 288.6 万人。

2017 年底，全国 3.16 万个乡镇共设 3.7 万个乡镇卫生院，床位 129.2 万张，卫生人员 136.0 万人（其中卫生技术人员 115.1 万人）。与上年比较，乡镇卫生院减少 244 个（乡镇撤并后卫生院合并），床位增加 6.8 万张，人员增加 3.9 万人。2017 年，每千农村人口乡镇卫生院床位达 1.35 张，每千农村人口乡镇卫生院人员达 1.42 人。（表 8）

表 8　全国农村乡镇卫生院医疗服务情况

	2016 年	2017 年
乡镇数（万个）	3.18	3.16
乡镇卫生院数（个）	36795	36551
床位数（万张）	122.4	129.2
卫生人员数（万人）	132.1	136.0
#卫生技术人员	111.6	115.1
#执业（助理）医师	45.5	46.6
每千农村人口乡镇卫生院床位（张）	1.26	1.35
每千农村人口乡镇卫生院人员（人）	1.36	1.42
诊疗人次（亿人次）	10.8	11.1
入院人数（万人）	3800	4047

	2016 年	2017 年
医师日均担负诊疗人次	9.5	9.6
医师日均担负住院床日	1.6	1.6
病床使用率（%）	60.6	61.3
出院者平均住院日（日）	6.4	6.3

注：＊农村人口系推算数。

2017 年底，全国 55.4 万个行政村共设 63.2 万个村卫生室。村卫生室人员达 145.5 万人，其中：执业（助理）医师 35.1 万人、注册护士 13.5 万人、乡村医生 90.1 万人。平均每村村卫生室人员 2.30 人。与上年比较，村卫生室数减少 0.7 万个，人员总数增加 1.9 万人。（表 9）

表 9　全国村卫生室及人员数

	2016 年	2017 年
行政村数（万个）	55.9	55.4
村卫生室数（万个）	63.9	63.2
人员总数（万人）	143.6	145.5
执业（助理）医师数	32.0	35.1
注册护士数	11.6	13.5
乡村医生和卫生员数	100.0	96.9
#乡村医生	93.3	90.1
平均每村村卫生室人员数（人）	2.25	2.30

注：村卫生室执业（助理）医师和注册护士数包括乡镇卫生院设点的数字。

2017 年，全国县级（含县级市）医院诊疗人次达 11.4 亿人次，比上年增加 0.6 亿人次；入院人数 8364.2 万人，比上年增加 514.8 万人；病床使用率 82.0%，比上年下降 0.1 个百分点。

2017 年，乡镇卫生院诊疗人次为 11.1 亿人次，比上年增加 0.3 亿人次；入院人数 4047 万人，比上年增加 247 万人。2017 年，医师日均担负诊疗 9.6 人次和住院 1.6 床日。病床使用率 61.3%，出院者平均住院日 6.3 日。与上年相比，乡镇卫生院医师工作负荷略有下降，病床使用率提高 0.7 个百分点，平均住院日比上年下降 0.1 日。

2017 年村卫生室诊疗量达 17.9 亿人次，比上年减少 0.6 亿人次，平均每个村卫生室年诊疗量 2831 人次。

（二）社区卫生。2017 年底，全国已设立社区卫生服务中心（站）34652 个，其中：社区卫生服务中心 9147 个，社区卫生服务站 25505 个。与上年相比，社区卫生服务中心增加 229 个，社区卫生服务站增加 96 个。社区卫生服务中心人员 43.7 万人，平均每个中心 48 人；社区卫生服务站人员 11.7 万人，平均每站 5 人。社区卫生服务中心（站）人员数比上年增加 3.3 万人，增长 6.3%。

2017 年，全国社区卫生服务中心诊疗人次 6.1 亿人次，入院人数 344.2 万人，医疗服务量比上年增加；平均每个中心年诊疗量 6.6 万人次，年入院量 376 人；医师日均担负诊疗 16.2 人次和住院 0.7 日。2017 年，全国社区卫生服务站诊疗人次 1.6 亿人次，平均每站年诊疗量 6266 人次，医师日均担负诊疗 14.1 人次。（表 10）

表 10　全国社区卫生服务情况

	2016 年	2017 年
街道数（个）	8105	8243
社区卫生服务中心数（个）	8918	9147
床位数（张）	182191	198586
卫生人员数（人）	410693	437400
#卫生技术人员	347718	370260
#执业（助理）医师	143217	151310
诊疗人次（亿人次）	5.63	6.07
入院人数（万人）	313.7	344.2
医师日均担负诊疗人次	15.9	16.2
医师日均担负住院床日	0.6	0.7
病床使用率（%）	54.6	54.8
出院者平均住院日	9.7	9.5

	2016 年	2017 年
社区卫生服务站数（个）	25409	25505
卫生人员数（人）	111281	117294
#卫生技术人员	98458	103750
#执业（助理）医师	44482	46893
诊疗人次（亿人次）	1.56	1.60
医师日均担负诊疗人次	14.5	14.1

（三）国家基本公共卫生服务项目。2017 年，国家基本公共卫生服务项目人均基本公共卫生服务经费补助标准从 45 元提高至 50 元，健康素养促进和免费提供避孕药具纳入国家基本公共卫生服务项目，项目内容从 12 类整合扩展至 14 类。

四、中医药服务

（一）中医类机构、床位及人员数。2017 年末，全国中医类医疗卫生机构总数达 54243 个，比上年增加 4716 个。其中：中医类医院 4566 个，中医类门诊部、诊所 49632 个，中医类研究机构 45 个。与上年比较，中医类医院增加 328 个，中医类门诊部及诊所增加 4391 个。（表 11）

表 11　全国中医类医疗卫生机构数和床位数

	机构数（个）		床位数（张）	
	2016 年	2017 年	2016 年	2017 年
总计	49527	54243	1033547	1135615
中医类医院	4238	4566	877313	951356
中医医院	3462	3695	761755	818216
中西医结合医院	510	587	89074	99680
民族医医院	266	284	26484	33460
中医类门诊部	1913	2418	461	494
中医门诊部	1539	2015	294	409
中西医结合门诊部	355	374	141	72

	机构数（个）		床位数（张）	
	2016 年	2017 年	2016 年	2017 年
民族医门诊部	19	29	26	13
中医类诊所	43328	47214	–	–
中医诊所	35290	38882	–	–
中西医结合诊所	7512	7747	–	–
民族医诊所	526	585	–	–
中医类研究机构	48	45	–	–
中医（药）研究院（所）	36	36	–	–
中西医结合研究所	3	2	–	–
民族医（药）学研究所	9	7	–	–
其他医疗机构中医类临床科室	–	–	155773	183765

注：中医类临床科室包括中医科各专业、中西医结合科、民族医学科。

2017 年末，全国中医类医疗卫生机构床位 113.6 万张，其中：中医类医院 95.1 万张（占 83.8%）。与上年比较，中医类床位增加 10.2 万张，其中：中医类医院床位增加 7.4 万张。

2017 年末，提供中医服务的社区卫生服务中心占同类机构的 98.2%，社区卫生服务站占 85.5%，乡镇卫生院占 96.0%，村卫生室占 66.4%。（表 12）

表 12　提供中医服务的基层医疗卫生机构占同类机构的比重（%）

	2016 年	2017 年
社区卫生服务中心	97.5	98.2
社区卫生服务站	83.3	85.5
乡镇卫生院	94.3	96.0
村卫生室	62.8	66.4

注：本表不含分支机构。

2017 年末，全国中医药卫生人员总数达 66.4 万人，比上年增加 5.1 万人（增长 8.3%）。其中：中医类别执业（助理）

医师 52.7 万人，中药师（士）12.0 万人。两类人员较上年有所增加。（表 13）

表 13　全国中医药人员数

	2016 年	2017 年
中医药人员总数（万人）	61.3	66.4
中医类别执业（助理）医师	48.2	52.7
见习中医师	1.4	1.6
中药师（士）	11.7	12.0
中医药人员占同类人员总数的%		
中医类别执业（助理）医师	15.1	15.5
见习中医师	6.6	7.7
中药师（士）	26.6	26.6

（二）中医医疗服务。2017 年，全国中医类医疗卫生机构总诊疗人次达 10.2 亿人次，比上年增加 0.6 亿人次（增长 5.9%）。其中：中医类医院 6.0 亿人次（占 59.3%），中医类门诊部及诊所 1.6 亿人次（占 15.7%），其他医疗机构中医类临床科室 2.6 亿人次（占 25.0%）。

2017 年，全国中医类医疗卫生机构出院人数 3291.0 万人，比上年增加 342.0 万人（增长 11.6%）。其中：中医类医院 2816.1 万人（占 85.6%），中医类门诊部 1.2 万人，其他医疗卫生机构中医类临床科室 473.7 万人（占 14.4%）。（表 14）

表 14　全国中医类医疗卫生机构医疗服务量

	诊疗人次（万人次）		出院人数（万人）	
	2016 年	2017 年	2016 年	2017 年
中医类总计	96225.1	101885.4	2949.0	3291.0
中医类医院	57670.4	60379.8	2556.7	2816.1
中医医院	50774.5	52849.2	2270.4	2481.9
中西医结合医院	5927.3	6363.0	227.5	259.9
民族医医院	968.7	1167.5	58.8	74.3

	诊疗人次（万人次）		出院人数（万人）	
	2016 年	2017 年	2016 年	2017 年
中医类门诊部	1978.3	2322.6	2.1	1.2
中医门诊部	1757.4	2063.9	1.4	1.1
中西医结合门诊部	217.9	253.0	0.6	0.1
民族医门诊部	3.0	5.7	–	–
中医类诊所	12517.9	13660.9	–	–
中医诊所	9886.0	10894.3	–	–
中西医结合诊所	2517.9	2644.4	–	–
民族医诊所	114.1	122.2	–	–
其他医疗卫生机构中医类临床科室	24058.5	25522.2	390.2	473.7
中医类服务量占医疗服务总量的%	15.8	15.9	13.1	13.6

五、病人医药费用

（一）医院病人医药费用。2017 年，医院次均门诊费用 257.0 元，按当年价格比上年上涨 4.7%，按可比价格上涨 3.0%；人均住院费用 8890.7 元，按当年价格比上年上涨 3.3%，按可比价格上涨 1.7%。日均住院费用 958.8 元。（表15）

2017 年，医院次均门诊药费（109.7 元）占 42.7%，比上年（45.5%）下降 2.8 个百分点；医院人均住院药费（2764.9 元）占 31.1%，比上年（34.6%）下降 3.5 个百分点。

2017 年各级公立医院中，三级医院次均门诊费用上涨 3.8%（当年价格，下同），人均住院费用上涨 1.9%，涨幅比上年有所下降，低于公立医院病人费用涨幅。（表15）

表15　医院病人门诊和住院费用

	医院		公立医院		三级医院		二级医院	
	2016 年	2017 年	2016 年	2017 年	2016 年	2017 年	2016 年	2017 年
次均门诊费用(元)	245.5	257.0	246.5	257.1	294.9	306.1	190.6	197.1
上涨%(当年价格)	5.0	4.7	4.8	4.3	3.9	3.8	3.5	3.4
上涨%(可比价格)	2.9	3.0	2.7	2.7	1.9	2.2	1.5	1.8
人均住院费用(元)	8604.7	8890.7	9229.7	9563.2	12847.8	13086.7	5569.9	5799.1
上涨%(当年价格)	4.1	3.1	4.5	3.6	2.0	1.9	4.0	4.1
上涨%(可比价格)	2.0	1.4	2.4	2.0	0.0	0.3	1.9	2.5
日均住院费用(元)	914.8	958.8	965.3	1017.4	1272.9	1334.3	636.4	665.9
上涨%(当年价格)	6.1	4.8	6.9	5.4	5.1	4.8	5.1	4.6
上涨%(可比价格)	4.1	3.2	4.8	3.7	3.6	3.2	3.1	3.0

注：①绝对数按当年价格计算；②次均门诊费用指门诊病人次均医药费用，人均住院费用指出院病人人均医药费用，日均住院费用指出院病人日均医药费用。下表同。2017 年居民消费价格指数为 101.6。

（二）基层医疗卫生机构病人医药费用。2017 年，社区卫生服务中心次均门诊费用 117.0 元，按当年价格比上年上涨 9.1%，按可比价格上涨 7.4%；人均住院费用 3059.1 元，按当年价格比上年上涨 6.5%，按可比价格上涨 4.8%。（表 16）

2017 年，社区卫生服务中心次均门诊药费（80.4 元）占 68.7%，比上年（69.6%）下降 0.9 个百分点；人均住院药费（1208.4 元）占 39.5%，比上年（41.8%）下降 2.3 个百分点。

表16　基层医疗机构病人门诊和住院费用

	社区卫生服务中心		乡镇卫生院	
	2016 年	2017 年	2016 年	2017 年
次均门诊费用（元）	107.2	117.0	63.0	66.5
上涨%（当年价格）	9.7	9.1	4.8	5.6

	社区卫生服务中心		乡镇卫生院	
	2016 年	2017 年	2016 年	2017 年
上涨%（可比价格）	7.6	7.4	2.8	3.9
人均住院费用（元）	2872.4	3059.1	1616.8	1717.1
上涨%（当年价格）	4.0	6.5	8.7	6.2
上涨%（可比价格）	2.0	4.8	6.6	4.5
日均住院费用（元）	296.0	322.2	251.2	272.0
上涨%（当年价格）	5.5	8.9	7.7	8.3
上涨%（可比价格）	3.4	7.2	5.6	6.6

注：绝对数按当年价格计算。2016 年居民消费价格指数为 102.0。

2017 年，乡镇卫生院次均门诊费用 66.5 元，按当年价格比上年上涨 5.6%，按可比价格上涨 3.9%；人均住院费用 1717.1 元，按当年价格比上年上涨 6.2%，按可比价格上涨 4.5%。日均住院费用 272.0 元。

2017 年，乡镇卫生院次均门诊药费（36.2 元）占 54.4%，比上年（54.8%）下降 0.4 个百分点；人均住院药费（725.2 元）占 42.2%，比上年（44.0%）下降 1.8 个百分点。

六、疾病控制与公共卫生

（一）传染病报告发病和死亡。2017 年，全国甲乙类传染病共报告发病 306.4 万例，死亡 19642 人。报告发病数居前 5 位的病种依次为病毒性肝炎、肺结核、梅毒、淋病、细菌性和阿米巴性痢疾，占甲乙类传染病报告发病总数的 92.8%；报告死亡数居前五位的病种依次为艾滋病、肺结核、病毒性肝炎、狂犬病、人感染 H7N9 禽流感，占甲乙类传染病报告死亡总数的 98.8%。（表 17）

2017 年，全国甲乙类传染病报告发病率为 222.1/10 万，死亡率为 1.4/10 万。

表17 全国甲乙类传染病报告发病及死亡数

病　名	发病例数		死亡人数	
	2016 年	2017 年	2016 年	2017 年
总计	2956500	3064073	17968	19642
鼠疫	1	1	0	1
霍乱	27	14	0	0
传染性非典型肺炎	0	0	0	0
艾滋病	54360	57194	14091	15251
病毒性肝炎	1221479	1283523	537	573
脊髓灰质炎	0	0	0	0
人感染高致病性禽流感	0	0	1	0
麻疹	24820	5941	18	5
流行性出血热	8853	11262	48	64
狂犬病	644	516	592	502
流行性乙型脑炎	1237	1147	47	79
登革热	2050	5893	0	2
炭疽	374	318	2	3
细菌性和阿米巴性痢疾	123283	109368	4	2
肺结核	836236	835193	2465	2823
伤寒和副伤寒	10899	10791	1	3
流行性脑脊髓膜炎	101	118	10	19
百日咳	5584	10390	3	0
白喉	0	0	0	0
新生儿破伤风	177	93	3	3
猩红热	59282	74369	0	0
布鲁氏菌病	47139	38554	2	1
淋病	115024	138855	1	1
梅毒	438199	475860	53	45
钩端螺旋体病	354	201	1	0
血吸虫病	2924	1186	0	0

病　名	发病例数		死亡人数	
	2016 年	2017 年	2016 年	2017 年
疟疾	3189	2697	16	6
人感染 H7N9 禽流感	264	589	73	259

2017 年，全国丙类传染病共报告发病 396.7 万例，死亡 154 人。报告发病数居前 5 位的病种依次为手足口病、其他感染性腹泻病、流行性感冒、流行性腮腺炎和急性出血性结膜炎，占丙类传染病报告发病总数的 99.8%。报告死亡数较多的病种依次为手足口病、流行性感冒和其他感染性腹泻病，占丙类传染病报告死亡总数的 100%。（表 18）

2017 年，全国丙类传染病报告发病率为 287.5/10 万，死亡率为 0.01/10 万。

表 18　全国丙类传染病报告发病及死亡数

病　名	发病例数		死亡人数	
	2016 年	2017 年	2016 年	2017 年
合计	3987740	3966806	269	154
流行性感冒	306682	456718	56	41
流行性腮腺炎	175001	252740	0	0
风疹	4535	1605	0	0
急性出血性结膜炎	34253	34652	0	0
麻风病	284	301	0	0
斑疹伤寒	1160	929	1	0
黑热病	305	182	1	0
包虫病	4777	5485	2	0
丝虫病	0	0	0	0
其他感染性腹泻病	1018605	1284644	14	18
手足口病	2442138	1929550	195	95

（二）血吸虫病防治。2017 年底，全国血吸虫病流行县

（市、区）450 个；达到消除、传播阻断、传播控制的县（市、区）分别为 215 个、153 个、82 个；年底现有病人 3.8 万人，比上年减少 1.7 万人。

（三）地方病防治。2017 年底，全国克山病病区县数 328 个，已消除、控制县分别为 236 个、73 个，现症慢型病人 0.83 万人；大骨节病病区县 375 个，已消除、控制县分别为 296 个、53 个，现症病人 48.67 万人；碘缺乏危害县数 2787 个，消除县 2612 个。地方性氟中毒（饮水型）病区县数 1115 个，病区村数 75287 个，控制县为 634 个，氟斑牙病人 1410.7 万人，氟骨症病人 111.4 万人；地方性氟中毒（燃煤污染型）病区县为 172 个，已消除、控制县分别为 87 个、65 个，氟斑牙病人 1382.4 万人，氟骨症病人 173.7 万人。

（四）职业病报告情况。2017 年，全国共报告各类职业病新病例 26756 例。职业性尘肺病及其他呼吸系统疾病 22790 例，其中职业性尘肺病 22701 例；职业性耳鼻喉口腔疾病 1608 例；职业性化学中毒 1021 例，其中急、慢性职业中毒分别为 295 例和 726 例；职业性传染病 673 例；物理因素所致职业病 399 例；职业性肿瘤 85 例；职业性皮肤病 83 例；职业性眼病 70 例；职业性放射性疾病 15 例；其他职业病 12 例。

七、妇幼卫生

（一）妇幼保健。2017 年，孕产妇产前检查率 96.5%，产后访视率 94.0%。与上年比较，产前检查率和产后访视率有所下降。2017 年住院分娩率为 99.9%（市 99.96%，县 99.75%），比上年提高 0.1 个百分点（市提高 0.01 个百分点，县提高 0.13 个百分点）。

2017 年，3 岁以下儿童系统管理率达 91.1%，与上年基本一致；产妇系统管理率达 89.6%，比上年降低 2.0 个百分点。（表 19）

表 19　孕产妇及儿童保健情况

	2016 年	2017 年
产前检查率（%）	96.6	96.5
产后访视率（%）	94.6	94.0
住院分娩率（%）	99.78	99.86
市	99.95	99.96
县	99.62	99.75
3 岁以下儿童系统管理率（%）	91.1	91.1
产妇系统管理率（%）	91.6	89.6

（二）5 岁以下儿童死亡率。据妇幼卫生监测，2017 年，5 岁以下儿童死亡率 9.1‰，其中：城市 4.8‰，农村 10.9‰；婴儿死亡率 6.8‰，其中：城市 4.1‰，农村 7.9‰。与上年相比，5 岁以下儿童死亡率、婴儿死亡率均有不同程度的下降。（表 20）

（三）孕产妇死亡率。据妇幼卫生监测，2017 年，孕产妇死亡率为 19.6/10 万，其中：城市 16.6/10 万，农村 21.1/10 万。与上年相比，孕产妇死亡率有所下降（表 20）。城市孕产妇主要死因构成：产科出血占 30.3%、羊水栓塞占 11.2%、妊娠期高血压疾病占 5.6%、合并心脏病占 10.1%；农村孕产妇主要死因构成：产科出血占 27.9%、羊水栓塞占 15.0%、妊娠期高血压疾病占 12.4%、合并心脏病占 8.0%。

表 20　监测地区孕产妇和儿童死亡率

	合计		城市		农村	
	2016 年	2017 年	2016 年	2017 年	2016 年	2017 年
孕产妇死亡率（1/10 万）	19.9	19.6	19.5	16.6	20.0	21.1
5 岁以下儿童死亡率（‰）	10.2	9.1	5.2	4.8	12.4	10.9
婴儿死亡率（‰）	7.5	6.8	4.2	4.1	9.0	7.9
新生儿死亡率（‰）	4.9	4.5	2.9	2.6	5.7	5.3

（四）国家免费孕前优生项目。全国所有县（市、区）普

遍开展免费孕前优生健康检查，为农村计划怀孕夫妇免费提供健康教育、健康检查、风险评估和咨询指导等孕前优生服务。2017 年全国共为 1173 万名计划怀孕夫妇提供免费检查，目标人群覆盖率平均达 91.7%。筛查出的风险人群全部获得针对性的咨询指导和治疗转诊等服务，落实了孕前预防措施，有效降低了出生缺陷的发生风险。

八、食品安全与卫生监督

（一）扩大食品安全风险监测范围。根据各省（区、市）及新疆建设兵团报告（下同），截至 2017 年底，全国设置食品安全风险监测点 2808 个，对 26 类 14 万份样品进行监测，获得监测数据 340 万个；在 9780 个医疗卫生机构设置监测点，开展食源性疾病监测试点工作。

（二）公共场所卫生监督。2017 年，全国公共场所卫生被监督单位 115.6 万个，从业人员 631.3 万人。对公共场所进行监督检查 192.1 万户次，依法查处案件 60227 件。

（三）生活饮用水卫生监督。2017 年，全国生活饮用水卫生（供水）被监督单位 7.1 万个，直接从事供、管水人员 41.7 万人。对生活饮用水卫生（供水）监督检查 12.9 万户次。全国涉及饮用水卫生安全产品被监督单位 5147 个，从业人员 11.2 万人。对涉及饮用水卫生安全产品进行监督检查 5934 户次。依法查处生活饮用水和涉及饮用水安全产品案件 4991 件。

（四）消毒产品和餐具饮具集中消毒卫生监督。2017 年，全国消毒产品被监督单位 5021 个，从业人员 78195 人。消毒产品监督检查 40286 户次，抽检 5031 件，合格率为 96.9%。依法查处案件 1922 件。2017 年，全国餐具饮具集中消毒服务单位 4611 个，从业人员 4.6 万人。监督检查 10039 户次，依法查处案件 919 件。

（五）学校卫生监督。2017 年，全国被监督学校 19.8 万所，监督检查 31.3 万户次，查处案件 4338 件。

（六）职业病防治机构和放射诊疗卫生监督。2017 年，全国共有职业健康检查机构 2754 个、职业病诊断机构 478 个、放射卫生技术服务机构 345 个，依法查处案件 125 件，其中依法作出卫生行政处罚案件 124 件。全国放射诊疗被监督单位 54880 个，依法查处案件 4101 件。

（七）医疗卫生、血液安全和传染病防治卫生监督。2017 年，依法对医疗机构或医务人员作出卫生行政处罚 33244 件。行政处罚无证行医 16160 件。依法对血液安全作出行政处罚 94 件。依法查处传染病防治案件 33510 件，其中依法作出卫生行政处罚案件 33498 件。

（八）计划生育监督。2017 年，全国开展计划生育和母婴保健技术服务的被监督单位 13690 个，其中累计监督检查 16757 户次（单位），依法查处案件 828 件。

九、计划生育

（一）实施全面两孩政策。全面两孩政策实施以来，政策效应逐步释放。2017 年全国住院分娩活产数为 1758 万，二孩占比为 51%。

（二）全面推进流动人口基本公共卫生计生服务均等化。培育和建设流动人口健康促进示范企业、学校共 308 个，不断提高基本公共卫生计生服务的公平性、可及性，全国流动人口基本公共卫生计生服务覆盖率保持在 87% 以上。

（三）计划生育家庭奖励和扶助政策。2017 年计划生育家庭奖励和扶助"三项制度"共投入资金 158.5 亿元，比上年增加 17.5 亿元；农村计划生育家庭奖励扶助制度受益 1204.7 万人，计划生育家庭特别扶助制度独生子女伤残死亡家庭受益 112.2 万人，西部地区"少生快富"工程受益 2.3 万户。（表21）

表 21　计划生育"三项制度"进展情况

制度名称	扶助人数（万人）		资金（亿元）		中央财政	
	2016 年	2017 年	2016 年	2017 年	2016 年	2017 年
总　　计	1166.4	1316.9	141.0	158.5	63.6	73.8
奖励扶助	1065.9	1204.7	102.3	115.7	45.6	52.8
特别扶助	100.5	112.2	37.7	42.1	17.2	20.4
少生快富	3.4	2.3	1.0	0.7	0.8	0.6

注解：

（1）医疗卫生机构包括医院、基层医疗卫生机构、专业公共卫生机构、其他机构。

（2）公立医院指经济类型为国有和集体办的医院（含政府办医院）。

（3）民营医院指公立医院以外的其他医院，包括联营、股份合作、私营、台港澳投资和外国投资等医院。

（4）基层医疗卫生机构包括社区卫生服务中心（站）、街道卫生院、乡镇卫生院、村卫生室、门诊部、诊所（医务室）。

（5）专业公共卫生机构包括疾病预防控制中心、专科疾病防治机构、妇幼保健机构、健康教育机构、急救中心（站）、采供血机构、卫生计生监督机构、计划生育技术服务机构。

（6）政府办指卫生、教育、民政、公安、司法、兵团等行政部门举办的医疗卫生机构。

（7）中医类医疗卫生机构包括中医、中西医结合、民族医的医院、门诊部、诊所及科研机构。

（8）卫生人员包括卫生技术人员、乡村医生和卫生员、其他技术人员、管理人员、工勤技能人员。按在岗职工数统计，包括在编、合同制、返聘和临聘半年以上人员。

（9）卫生技术人员包括执业（助理）医师、注册护士、药师（士）、技师（士）、卫生计生监督员（含公务员中取得卫生监督员证书的人数）、其他卫生技术人员。

（10）执业（助理）医师指取得医师执业证书且实际从事临床工作的人员，不含取得医师执业证书但实际从事管理工作的人员。

（11）注册护士指取得注册护士证书且实际从事护理工作的人员，不含取得护士执业证书但实际从事管理工作的人员。

（12）每千人口卫生技术人员数、执业（助理）医师数、注册护士数、全科医生数、专业公共卫生机构人员数、医疗卫生机构床位数按常住人口计算。